北京协和醫院

PEKING UNION MEDICAL COLLEGE HOSPITAL

内科大查房

（三）

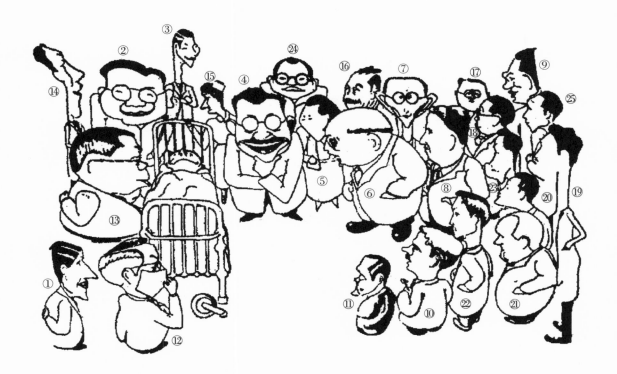

源于20世纪20年代、传承至今的内科大查房，始终是北京协和医院内科临床、教学工作的亮点。上图为北京协和医学院1940级学生林俊卿所绘，以漫画形式描绘了当年内科大巡诊的壮观场面。

内　　　科：①朱宪彝　　②刘士豪　　　⑤郁采蘩　　⑥斯乃博　　　⑦诸福棠

　　　　　　⑫董承琅　　⑬钟惠澜　　　⑭张光璧　　⑮美籍护士长　⑱王叔咸

　　　　　　⑳王季午　　㉑阿斯布兰德　㉒卞万年　　㉓邓家栋

皮　肤　科：③李洪迥　　④傅瑞思

放　射　科：⑨谢志光　　⑰许建良

病　理　科：㉔秦光煜

神经精神科：⑩希　尔　　⑯魏毓麟

寄生虫科：⑪许雨阶

儿　　　科：⑧麦考里　　⑲范　权

病　毒　科：㉕黄祯祥

内科大查房时，几百名医生"集思广益"，为一个患者会诊，解决患者诊治过程中的疑难问题，可以称得上是真正意义上的全科，甚至全院大会诊。很多查房时提出的意见和建议极具针对性，既解决了罕见、复杂、疑难病例的诊断与提出下一步治疗方案，更是培养医学生、青年医师形成临床思维的好形式。

北京协和醫院
PEKING UNION MEDICAL COLLEGE HOSPITAL
内科大查房
（三）

名誉主编　张抒扬

主　　编　张奉春　李雪梅

副主编　严晓伟　刘晓清　李　航

中国协和医科大学出版社

北　京

图书在版编目（CIP）数据

北京协和医院内科大查房. 三 / 张奉春，李雪梅主编. —北京：中国协和医科大学出版社，2022.4

ISBN 978-7-5679-1938-9

Ⅰ.①北…　Ⅱ.①张…②李…　Ⅲ.①内科－诊疗　Ⅳ.①R5

中国版本图书馆CIP数据核字（2022）第040975号

北京协和医院内科大查房（三）

主　　编：张奉春　李雪梅
责任编辑：杨小杰
封面设计：许晓晨
责任校对：张　麓
责任印制：张　岱

出版发行：**中国协和医科大学出版社**
　　　　　（北京市东城区东单三条9号　邮编100730　电话010-65260431）
网　　址：www.pumcp.com
经　　销：新华书店总店北京发行所
印　　刷：北京联兴盛业印刷股份有限公司
开　　本：787mm×1092mm　　1/16
印　　张：24.5
字　　数：550千字
版　　次：2022年4月第1版
印　　次：2022年4月第1次印刷
定　　价：128.00元
ISBN 978-7-5679-1938-9

编委会名单

名誉主编　张抒扬

主　　编　张奉春　李雪梅

副 主 编　严晓伟　刘晓清　李　航

审　　稿　（按姓氏笔画排序）

刘晓清　严晓伟　李　航　李太生　李雪梅　李景南

张奉春　施举红　韩　冰　曾学军

编　　委　（按姓氏笔画排序）

王　为　王　亮　毛玥莹　白　炜　李源杰　吴海婷

张　黎　陈　洋　范俊平　承　飞　胡蓉蓉　秦　岭

夏　鹏

编写秘书　王　孜　徐天铭　于晓晨

编者名单

（按姓氏笔画排序）

于晓晨　马改改　马明磊　马婉璐　王石　玉穿　王田　立然
王辉　王强　方楚玲　艾三喜　刘洋　杨明　刘昕　超
乐偲　冯俊　朱铁楠　乔琳　李杨　玥妮　李云　超娇
刘颖娴　刘慧婷　麦毓麟　芦波　沈恺妮　陈华　张　路
李骥　李秀霞　李佳宁　李艳萍　陈华　郑金相　陈　罡
杨晓曦　杨燕丽　吴东　吴迪　郑金楠　姜一　孟　婵
张黎　张上珠　张智旸　陆逸云　姜一潇　彭　倪岳　晖
范洪伟　罗亚平　罗金梅　周炜洵　彭琳　潇　斯晓　燕
赵静　赵一晓　赵久良　赵羽西　韩　　谢　静
徐娜　翁利　郭涛　曹玮伟
董润　董芊汝　蒋颖　蒋青伟
赖晋智　廉慧

前　言

北京协和医院内科大查房从1921年北京协和医院建院延续至今，历时整整一个世纪，其连绵不绝的生命力、博大精深的知识内涵和经久不衰的感召力，影响深远。一直以来，内科大查房维系着协和内科独特的学习氛围，使内科的医教研工作始终保持在全院的前列；它生动诠释了协和人严谨求精的工作作风、对疾病事实的虔诚尊重、对医学知识的自由分享和对患者的人文关怀。每一次大查房中各学科专家所展示的学识、经验、作风、人文关怀的交织与碰撞，激发出最耀眼的火花，宛若夜空中璀璨的星光，激励和引领着一代又一代协和内科人，在浩瀚的医学知识海洋里不断追求、拼搏和探索，同时赋予了内科大查房浓郁的学术氛围和深厚的人文情怀。

《北京协和医院内科大查房》系列丛书已经出版两册，每一册均经过数次印刷，发行数量过万，受到了业内同道的普遍关注，也给予我们极大的鼓舞，激励着协和内科人不断努力，将既错综复杂、又阐微入理的病历源源不断地呈现给业界同道。

《北京协和医院内科大查房（三）》在2019年底撰写完毕，由于受新型冠状病毒肺炎（简称 "新冠肺炎"） 疫情的影响推迟了出版时间。经过这次新冠肺炎疫情的考验及武汉战疫的洗礼，面对病毒的肆虐和死神的威胁，我们对同舟共济、救死扶伤、医者仁心有了更深刻、更全面的认识。在武汉同济医院中法新城院区新冠肺炎的重症监护病房，面对全新的病毒和多系统的严重损害，在没有特效治疗药物的情况下，协和医疗队把协和内科的大查房传统移植到了武汉前线的新冠重症病房。来自北京协和医院重症监护室、感染科、心内科、呼吸内科、肾内科、血液科、消化内科等多学科的专家教授，每天进 "红区" 查房，对患者进行多学科会诊，旨在给每个患者提供全方位、最恰如其分的个体化医疗支持；此外，还进行了24次武汉前线与协和后方的远程联合会诊，其中最令人难忘的是5次（5例）死亡患者的临床病理讨论会，这也是将协和传统移植武汉前线的实例。 因为协和内科大查房的临床病理讨论会具有悠久的历史，通过临床学家和病理学家的通力协作，曾解决无数内科疑难病诊断和治疗难题。在本书中，精选了2例新冠肺炎尸检患者的临床病理讨论会呈现给读者，以分享协和人在武汉前线救治重症的体会和经验。

尽管对本书中每一份病历都进行了认真的梳理，并请资深专家把关，希望尽可能准确地重现每一例患者的临床诊治思维过程和治疗环节，但由于内科疾病本身的复杂性、治疗手段的限制、编者知识面的局限或理解角度的差异，难免存在不足之处。真诚地希望广大读者在阅读后通过各种渠道联系编者，在交流中取长补短、共同进步，进一步提高同仁们对内科复杂疾病的诊治水平。

最后，我代表北京协和医院内科全体同仁，向为本书的编写和出版做出了巨大努力的主编、副主编、审稿人、编委、编写秘书、编者、办公室工作人员及中国协和医科大学出版社的老师们表示诚挚的谢意，向多年来给予北京协和医院内科支持和帮助的前辈、领导和同事们表示衷心的感谢。

北京协和医院院长

张抒扬

2021年5月25日

目　录

5 普通内科

6 肾 内 科

7 消 化 内 科

8 心 内 科

9 血 液 科

附 录

1 新冠肺炎临床病理讨论会

发热、咳嗽12日

引言　　本例为一例急性进展的新冠肺炎病例，在机械通气积极呼吸支持的同时合并严重的消化道出血、弥散性血管内凝血（DIC）、指端坏疽，背后的病理生理机制究竟是什么？让我们从临床到病理，解开神秘的谜底。

病历摘要

患者，女性，66岁。因"发热、咳嗽12日"于2020年2月10日入院。

死亡日期：2020年3月4日，讨论日期：2020年3月12日。

（一）现病史

患者2020年1月28日无诱因发热，Tmax 38.9℃，伴畏寒、咽痛、咳白痰、食欲差、恶心、呕吐、反酸、头痛、肌肉酸痛、全身乏力。1月31日外院肺部CT提示双肺多发斑片影，符合新冠肺炎表现，2月2日复查提示双肺磨玻璃影，血常规：WBC 3.32×10^9/L，淋巴细胞绝对值315/μl，鼻咽拭子试验提示新型冠状病毒（简称"新冠病毒"）核酸阳性，口服阿比多尔、莫西沙星治疗，静脉注射利巴韦林，为进一步治疗以"新冠肺炎"收入外院普通病房。病来精神、饮食、睡眠差，尿便正常，体力、体重稍下降。

（二）既往史

腔隙性脑梗死。

（三）个人史、家族史

否认烟酒嗜好。其丈夫、丈夫的弟弟和弟妹有类似发病情况。

（四）入院查体

T 36.3℃，R 20次/分，P 102次/分，BP 153/89mmHg，SpO₂ 94%，神志清楚。

（五）诊治经过

入院后完善常规检验检查。

血常规：WBC 5.08×10^9/L，NEUT 4.12×10^9/L，LY 0.63×10^9/L，Hb 126g/L，PLT 222×10^9/L；肝肾功能：Alb 31.3g/L，ALT 29U/L，TBil 13.3μmol/L，LDH 613U/L，Na^+ 144mmol/L，K^+ 3.2mmol/L，BUN 4.70mmol/L，Cr 57μmol/L；炎症指标：hsCRP 49.8mg/L，ESR 54mm/L，IL-6 72.77pg/ml，Fer 1109.6μg/L；IgG 8.7g/L，IgA 2.63g/L，IgM 0.73g/L；PCT 0.07ng/ml；心脏标志物：hscTnI 6.7pg/ml，Myo 77.9ng/ml，CK-MB 1.3ng/ml，NT-proBNP 176pg/ml；凝血：PT 15.1s，APTT 43.0s，Fbg 5.43g/L，D-Dimer＞21μg/ml，FDP＞150μg/ml；便常规＋OB（－）；尿常规：WBC（＋＋），Pro（＋）。入院后首日（2月10日）（起病后第14天，简称"d14"，以此类推）予利巴韦林0.5g bid、阿比多尔0.2g tid抗病毒，体温正常，SpO_2 96%@NC 4L/min。d15夜间呼吸困难加重，SpO_2 83%，升级为储氧面罩吸氧；同时因D-Dimer水平显著升高，加用依诺肝素4000U sc qd。d16患者出现咯血，监测血红蛋白稳定，遂停用低分子量肝素，同时加用甲泼尼龙80mg iv qd（d16～d19）＋IVIg 15g qd（d16～d19）＋洛匹那韦利托那韦2片bid＋头孢哌酮钠舒巴坦钠抗感染，并予托珠单抗480mg iv once，升级氧疗为高流量鼻导管吸氧－无创通气交替。d18患者氧疗升级为持续无创通气，查ABG：7.484/36/52/26.9/3.9，下午4时行气管插管接呼吸机通气（VC模式，Vt 390ml，PEEP 5cmH$_2$O，f 25次/分，FiO_2 70%）。d19胃管引流少量鲜红色－暗红色液体，无呕血，血压下降至63/45mmHg，心率100次/分左右，予留置中心静脉导管泵入去甲肾上腺素0.1～0.3μg/（kg·min），复查Hb 113→62g/L，凝血：PT 73.9s，INR 8.75，APTT＞150s，Fbg＜0.5g/L，D-Dimer 19.18μg/ml，FDP 108.6μg/ml；考虑急性消化道出血伴弥散性血管内凝血，予红细胞和新鲜冷冻血浆输注；伴有低氧，予肺复张（开放压50cmH$_2$O，滴定PEEP 20cmH$_2$O）。d19夜间转入外院新冠重症病房。入室时呼吸机VC模式（Vt 380ml，PEEP 16cmH$_2$O，f 18次/分，FiO_2 100%），可维持SpO_2 98%；循环方面，NE 0.15μg/（kg·min）泵入下，无创血压110/72mmHg，HR 109次/分。

入ICU后：①消化道出血治疗，胃管内间断暗红色－咖啡色液体，每日总量200ml以下，予禁食水，灌肠曾有黑便，后未见黑便，复查便OB阴性，持续质子泵抑制剂（PPI）泵入，3天后调整为静脉滴注；转入ICU后24小时内共输注红细胞6U、新鲜冷冻血浆1000ml和单采血小板1U，逐渐稳定，d22停用血管活性药，未行胃镜检查。②原发病治疗及呼吸支持，予IVIg 25g qd＋维生素C 6g qd治疗，未使用糖皮质激素或抗凝，后期应用中成药和胸腺肽，复查鼻咽拭子、气道吸取物新冠核酸阴性，血新冠病毒IgG和IgM阳性。持续有创机械通气，间断需肺复张，减轻镇静后呛咳存在，少量微黄痰，间断血性痰。d22，T 38℃，加用头孢哌酮钠舒巴坦钠抗感染。d21调整为PC模式，PC 16→20cmH$_2$O，PEEP 10→14cmH$_2$O，FiO_2 50%→70%，监测ABG PaO_2/FiO_2 112%→60%→83%，$PaCO_2$ 48→39→45mmHg。d25开始俯卧位，床旁胸片提示双侧磨玻璃渗出范围逐渐增多、双侧胸腔积液。d30起引流双侧胸腔积液（左侧共1800ml，右侧共1200ml），胸腔积液化验提示渗出液，新冠核酸阴性，但引流后氧合指数改善不明显。③血液系统，消化道出血稳定后仍存在贫血（60～90g/L）、血小板减少［（20～40）×10^9/L］，PT延长、Fbg水平降低，D-Dimer、FDP水平升高，狼疮抗凝物、抗磷脂抗体阴性，间断输注新鲜冷冻血浆、血小板、红细胞、人纤维蛋白原。患者转入后发现右手小指和示指末端缺血，稳定约1周后四肢末梢逐渐缺血坏疽（期间血管活性药已停）。④循环方面，d27晨10时出现无诱因心动过缓，HR 35次/分，BP 74/40mmHg，双侧瞳孔较前扩大，直径5mm，对光反射弱，急查生化＋心肌酶：cTnI 96.4pg/ml，CK-MB 16.4ng/ml，Myo＞1200ng/ml，CK 1893U/L，K^+ 4.4mmol/L，予地塞米松10mg＋甘露醇250ml降颅压，多巴胺4μg/（kg·min）＋去甲肾上腺素0.06μg/（kg·min）泵入后BP 130/60mmHg，HR 70次/分，此后未再出现心率减慢，瞳孔恢复正常，多巴胺减停。完善床旁超声心动图示左心室壁轻度均匀增厚（12mm，正常＜11mm），左心室舒张末内径偏小（35mm，正常37～55mm），左心室射血分数正常，左心室舒张功能明显受损，右心比例偏大，无明显肺动脉高压证据，少量二尖瓣反流。⑤其他系统，监测肝肾功能基本正常。d32起患者病情恶化，俯卧位下氧合指数改善不明显，仍需反复肺复张，二氧化碳潴留进行性加重，改为VC模式，平台压持续超过30cmH_2O，氧合指数100→68；同时出现低体温，HR 55次/分，予保温毯治疗，此后监测体温未再低于35℃。患者血压进行性下降，加用去甲肾上腺素，剂量逐渐上调。d35更换深静脉，留取血培养，抗生素调整为美罗培南＋万古霉素，去甲肾上腺素增加至1.0μg/（kg·min），乳酸水平进行性升高至＞15mmol/L，患者双侧瞳孔散大，直径6mm，光反射消失，监测ScvO_2 70%～85%，Gap 2～6mmHg，下腔18～20mm，加用大剂量去甲肾上腺素和肾上腺素及垂体后叶素。d37上午9时17分患者宣告临床死亡。

　　死亡临床诊断：新型冠状病毒肺炎
　　　　　　　　　2型呼吸衰竭
　　　　　　　　　感染性休克
　　　　　　　　　弥散性血管内凝血
　　　　　　　　上消化道出血
　　　　　　　　血流感染？

临床讨论

　　心内科严晓伟教授：总结病例特点，老年女性，确诊新冠肺炎，因严重呼吸衰竭、机械通气、消化道出血、DIC转入ICU。发病存在家族聚集性特点。既往有脑血管病病史，入室之前接受过短暂糖皮质激素及托珠单抗治疗。在ICU住院期间，经过积极呼吸、循环、营养支持、保护胃黏膜治疗、抗感染、新鲜血浆、单采血小板、IVIg、大剂量维生素C治疗，病情一度僵持。患者进入ICU后，血红蛋白持续在低水平，需要不断输血，血小板计数低，所以进入ICU后无法抗凝治疗。最终并发严重肺部感染、胸腔积液、弥散性血管内凝血加重、呼吸机指标持续恶化、呼吸循环衰竭死亡。

张抒扬书记：请协和后方专家团队就以下问题进行指导，直接死亡原因是什么；是否有感染，感染部位及微生物；重要脏器病理改变，肺心肾脑等脏器的病理表现，消化道出血的病理基础；血三系减少的原因及骨髓变化。

呼吸内科许文兵教授：根据病毒核酸和抗体检测结果、肺部影像学改变特点，本例患者属于急性肺损伤，病变发展到后期不除外急性纤维化，咯血是由肺损伤引起的，以前病毒性肺炎出现急性呼吸窘迫综合征也会出现肺损伤咯血。消化道出血考虑应激性溃疡可能性大，可能存在感染引起的DIC。后期低氧、二氧化碳水平高的表现符合在一般病毒性肺炎中观察到的开始僵持最后恶化的变化过程。后期因肺弥散功能恶化造成氧合障碍，也不除外气道分泌引起气道阻塞导致的二氧化碳潴留。患者低氧、二氧化碳潴留、呼吸机条件较高，最大可能还是由肺损伤引起的。

呼吸内科施举红教授：①病毒感染引起的严重肺损伤，病理改变应该符合病毒性肺炎的表现。此外，还包括CT表现、呼吸衰竭状态，以及机械通气以后呼吸进一步恶化。②肺除受到双重打击、病毒感染外，还可能有炎症瀑布造成的损伤。影像学磨玻璃改变可能对应病理看到的肺泡腔内纤维素样渗出，蛋白样物质沉积。还应考虑肺部是否存在小血管病变，主要有3个理由，即临床有咯血、存在血性气道分泌物及消化道出血停止以后患者血红蛋白无法维持。肺小血管的病变到底是由血管本身炎症（通透性增加，淋巴细胞浸润）导致，还是肺血管微小血栓的形成，期待病理给出答案。关于死亡原因，感染性休克放第一位考虑，理由是2次体温升高，第一次在插管后，抗生素使用后好转；第二次在病情恶化时，白细胞增多，容量管理很好的情况血压无法维持。

免疫内科曾小峰教授：本例患者新冠肺炎诊断明确。同意施教授意见，病毒及炎症风暴在肺损伤中都起作用。患者有咯血，消化道出血是棕色的，不除外肺泡出血导致。还有值得注意的地方是患者肌酶水平高，是否合并肌炎需要确定。肌炎可以加重呼吸衰竭，如皮肌炎患者可见纵隔肌受累。淋巴细胞减少免疫缺陷，插管上机后感染很难避免。淋巴细胞亚群T细胞、B细胞都受影响，与HIV感染不一样，与重症急性呼吸综合征（SARS）也不一样。最近有文章报道，病毒可以影响造血功能，所以淋巴细胞减少是一个非常复杂的问题。我个人认为，就本例患者而言，可以早期应用激素，在感染出现之前为患者创造治疗机会。

免疫内科张文教授：本例患者有3个特点：①外周血淋巴细胞极度减少。②炎症因子明显增多，与淋巴细胞减少相反，跟病情恶化呈平行关系。③除肺和血液系统损伤外，血管损伤突出，临床有手和足末梢发黑、有坏疽现象，肺泡灌洗有出血表现，结合已有肺部病理改变的报道，血管除内皮损伤还伴有血管炎表现。基于上述3大特点，本例患者除新冠病毒感染外，还应考虑炎症风暴。尽管对于炎症风暴有争议，但炎症风暴在本例患者病情中的作用无法回避。感染和炎症风暴是什么关系？动物实验发现，小鼠死亡和炎症风暴程度有关，和病毒载量关系不密切。如何解释患者淋巴细胞计数低和炎症指标高的关系，以及淋巴细胞计数低的原因。淋巴细胞表面几乎不表达ACE2，因此可能不是病毒直接攻击淋巴细胞造成的，大量炎症因子导致淋巴细胞的活化和损伤。所以在某些病例，激素和细胞因子抑制剂的使用可能是有帮助的，但时机很重要，晚期应用可能效果有限。

血液内科赵永强教授： 第一个问题是患者存在DIC，有感染、缺血、缺氧的病因，前期持续高凝阶段，后期临终阶段是消耗性低凝状态，是否需要抗凝是最主要的问题。关于抗凝治疗的时机，前期抗凝肯定有获益，若已出现明显出血倾向，是否抗凝需要权衡。第二个问题是血三系改变。血红蛋白减少是失血，血小板减少是DIC消耗导致的，白细胞随着感染有波动。随着炎症因子大量释放，很多炎症因子对骨髓有抑制作用，但最终要看病理结果。

肾内科李雪梅教授： 肾脏情况前期比较稳定，恶化时尿量减少，有肾功能损伤。本例患者有肾损伤的因素是休克和低白蛋白血症。此外，还有血管活性药物的使用。总体来看，如果是灌注问题，会导致急性肾小管坏死。本例患者有炎症状态，还用了很多药物，可能造成急性间质性肾炎，与炎症和免疫相关。此外，还有新冠病毒本身是否对肾脏造成损伤也需要研究，希望电镜结果给出答案。

重症医学科隆云教授： 死亡原因是感染性休克。第一次休克发生在入室时，为失血性休克，经过大量扩容逆转。第二次是感染性休克，首先表现为低体温，低体温可能与感染播散有关。另外，需要除外是否有心脏的因素，起病27天时心肌酶水平升高，但静脉氧合和血流灌注良好，不支持心源性休克，分布性休克可能性大。第27天出现过一侧瞳孔大，脱水治疗后好转。第35天出现双侧瞳孔大，这些都不是常见的感染性休克表现，可能存在颅内高压。本例患者感染明确，有肺部影像学恶化、炎症因子水平升高。感染的原因一是病毒，病毒是否仍在继续复制？二是细菌，可能存在继发的院内感染，血培养导管血和外周血同时报警，提示可能有血流感染。结合总体病情，考虑为感染性休克，但心源性休克不能完全除外。肺损伤的问题，起病、僵持、恶化3个阶段分别是20、10和5天，第二阶段虽然临床状况相对稳定，但呼吸机条件一直在增加，肺损伤逐渐加重，除炎症因素外，呼吸机本身就可导致肺损伤，也需要纳入考虑。

病理科梁智勇教授： 本例患者新冠病毒感染明确。已有新冠肺炎患者肺损伤、微血栓形成、多脏器损伤的报道。本例患者的病理特点有待院士团队揭晓。

病理解读

中国人民解放军陆军军医大学第一附属医院卞修武院士： 把本例患者已获得的病理结果向大家汇报。

体表：指端坏疽。胸腔有中等量淡黄色积液，腹腔中等量积液，心包腔有非常少量积液。

气管、支气管和肺：外观无异常，未见痰栓、出血等情况，腔内少量泡沫状黏液。肺明显实变，介于大叶性肺炎和小叶性肺炎之间。气管支气管通畅，未见明显堵塞或栓塞。肺组织低倍镜下可见小片状出血，血管内血栓形成，内皮细胞有广泛脱落，部分有渗出，有纤维化，有过度通气。高倍镜下可见增生、渗出相交织的情况。肺泡腔被渗出物占据，渗出物里有变性、坏死的单核吞噬细胞。Ⅱ型肺泡上皮细胞增生、变性、坏死和脱落。肺泡隔充血、破坏。各级支气管黏膜上皮增生非常显著，变性、坏死、脱落到肺泡腔。肺泡肉质变（早期），间质轻度纤维化。肺泡上皮ACE2高表达，病毒阳性。肺组织片状坏死，右下肺可见细菌感染的微小脓肿。未见明显透明膜或浆液性渗出肺水肿。

脾：地图样梗死，淋巴细胞荒芜，脾巨噬细胞ACE2阳性，高度活跃，增生明显，CD68和CD163强阳性。T细胞减少，CD20$^+$B细胞数量不少。

肺门淋巴结、纵隔淋巴结：病毒阳性，主要在巨噬细胞，少数在淋巴细胞。

消化道：胃、小肠、结肠黏膜上皮有轻度脱落，没看到明显肠管出血和胃出血。肠道靠近基底部的黏膜上皮细胞有ACE2受体阳性及病毒阳性，尤其是在黏膜层和黏膜下层的淋巴细胞和巨噬细胞里面，但黏膜上皮存在非特异性染色可能，需要电镜进一步确证。

肝：总体病体比较轻，汇管区少量炎细胞浸润。

肾：总体结构良好，近端肾小管保存较好，肾小管上皮是否存在病毒存疑，肾小管上皮非常容易非特异性染色，需要PCR和电镜验证。ACE2受体主要表达在近端肾小管，而很多报道在远端肾小管发现病毒，因此还有待证实。

心血管系统：有动脉粥样硬化，瓣膜未见明显异常，有脉管炎，有小血管血栓形成，心肌间质水肿，有少量单核细胞和淋巴细胞浸润。

病毒检测：肺组织上，所有肺叶新冠病毒核酸阳性。肺门淋巴结和纵隔淋巴结新冠病毒核酸阳性，其他器官新冠病毒核酸PCR阴性。

病理改变小结：①病理学改变以肺最为显著，主要表现为肺泡渗出性炎和间质炎，单核细胞和吞噬细胞渗出为主，支气管黏膜上皮细胞、肺泡上皮细胞显著增生、坏死、脱落；肺肉质变和纤维化明显。渗出、透明膜、病毒包涵体等不明显。②病变导致的气-血屏障增厚和小气道阻塞可能是呼吸衰竭的重要病理基础。③新冠病毒肺部感染还累及多个脏器发生炎症反应，淋巴器官损害可能在发病机制中发挥作用。

主要病理诊断：新冠肺炎累及淋巴结、脾、心脏、肝、肾、消化管等器官，脾贫血性梗死，指端坏疽。

临床病理讨论

心内科严晓伟教授：请问两位免疫科教授，卞院士已揭晓患者各种组织里面病毒核酸情况，死亡以后肺组织病毒核酸仍然阳性，免疫科对免疫抑制治疗怎么考虑？

免疫内科曾小峰教授： 本例患者肯定存在病毒感染，继发了炎症。在控制病毒的基础上，如何抑制并发的炎症反应，是我们应该考虑的问题。在抗病毒之外，给予免疫抑制剂控制炎症也许有临床获益，但确实是两难问题，对于新冠肺炎这种全新的疾病我们没有经验，但过去在 SARS、HIV 合并卡氏肺孢子菌肺炎（PCP）中都有用到免疫抑制剂治疗。早期使用免疫抑制剂也许可能延缓或减轻炎症。

张抒扬书记： 请问卞院士，脾有梗死缩小，同时又有巨噬细胞增生活跃，跟临床有什么关联，对治疗有什么建议？

卞修武院士： 所解剖的病例，第一都有脾缩小、变性、坏死。第二很多伴有梗死。脾梗死不是由病毒直接造成，而是由内皮细胞损伤导致的栓塞造成。在治疗上，主要是如何减少单核巨噬细胞增生带来的大量细胞因子释放，同时提升 T 细胞功能。

感染内科李太生教授： ①本例患者病程 30 多天，病理发现肺组织中的病毒是否具备传染性？②本例患者有过一过性瞳孔不等大，颅内有没有病变，有没有出血？③是否存在广泛微血栓形成？

卞修武院士： 无论 PCR 还是免疫组化，检测的都是病毒成分，电镜下看到完整病毒颗粒可能具有传染性，病毒分离培养是金标准。因为防护条件限制，无法用电锯开颅，只做了组织穿刺，穿刺组织有限，没有看到具有病毒性脑炎特征的病理学改变。内皮细胞损伤存在，也是触发 DIC 原因之一，可见微血栓形成。

呼吸内科王京岚教授： 从病理解剖的角度，患者死亡原因是原发病导致，还是原发感染的基础上继发感染性休克导致的？心脏的小血管内皮受损及微血栓形成情况如何？临床上看到很多患者出现突发心源性猝死。

卞修武院士： 从病理上看，继发感染不明显，还是以新冠肺炎导致的呼吸衰竭为主要死亡原因。本例没有观察到心肌梗死，或明显的心脏间质内血管内皮损伤、血栓形成、脉管炎等改变，对传导系统的影响也不明显。

重症医学科周翔教授： 血红蛋白水平明显降低的过程非常像消化道大出血，但病理上没有观察到消化道有非常严重的损伤。如果存在应激性溃疡，病理上应该有所提示。

卞修武院士： 胃肠黏膜仅有一般性改变，出血不明显，肺出血明显。骨髓结果还没出来，骨髓造血抑制也可能是血红蛋白水平降低的原因之一。

（麦毓麟根据江伟、谢静医生前线资料整理）

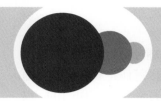

发热、乏力1周

引言　本例为一例以发热、乏力起病的新冠肺炎病例，病程进展迅速至气管插管、呼吸机通气，屋漏偏逢连夜雨，ICU治疗期间合并严重的肺部细菌感染、血流感染、急性肾衰竭、休克，呼吸机支持、大剂量血管活性药、连续性肾脏替代治疗（CRRT）多方努力也无法挽救患者的生命。让我们从该例尸检病理中吸取经验，更好地治疗以后的患者。

病 历 摘 要

患者，女性，57岁。因"发热、乏力1周"于2020年2月7日入院。

死亡日期：2020年3月6日，讨论日期：2020年3月19日。

（一）现病史

患者2020年2月1日无诱因出现发热、乏力，Tmax 39.0℃，伴食欲减退、腹泻，居家隔离，自服阿莫西林效果不佳，上述症状逐渐加重。2月6日就诊于外院，血常规：WBC 8.93×10^9/L，LY 1.53×10^9/L；CRP 116.8mg/L；肝肾功能：ALT 71U/L，Alb 38g/L，LDH 840U/L；未行新冠肺炎相关病原学检测；胸部CT：双肺弥漫磨玻璃改变、部分实变，下垂部位明显，外院给予莫西沙星 0.4g qd、甲泼尼龙 80mg qd，效果不佳。2月7日出现喘息，收入武汉同济医院中法新城院区协和新冠重症病房。病来精神、饮食、睡眠差。

（二）既往史

既往体健。

（三）个人史、家族史

无特殊。

（四）入院查体

高流量吸氧，SpO₂ 60%，烦躁，呼吸窘迫，R 40次/分，HR 147次/分。

（五）诊治经过

入室后（起病后第7天，简称d7，以此类推）气管插管、呼吸机辅助通气（VC 300ml，f 15次/分，PEEP 15cmH$_2$O，FiO$_2$ 100%）；咽拭子、气道吸取物新冠病毒核酸阴性，血新冠病毒抗体IgG和IgM阳性；血常规：WBC 10.5×10^9/L，LY 0.71×10^9/L，Hb 109g/L，PLT 116×10^9/L；肝肾功能：ALT 38U/L，Alb 29.5g/L，LDH 926U/L，SCr 46μmol/L；炎症指标：CRP 127.8mg/L，ESR 23mm/h，IgG 13.8g/L，Fer 1074.3μg/L，PCT 0.61ng/mL；凝血：PT 18.2s，APTT 42.1s，Fbg 1.26g/L，D-Dimer＞21μg/ml，FDP＞150.0μg/mL；心脏标志物：hscTnI 139.3pg/ml，NT-proBNP 5596pg/ml；Hb1Ac% 8.6%；尿常规：pH 6.0，RBC（＋），Pro（＋），Glu（＋＋＋），酮体（＋＋）。入ICU后予IVIg 30g qd×3d、维生素C 6g qd，d12抗凝、肠内营养支持、白蛋白输注、头孢哌酮钠舒巴坦钠抗感染，后调整为莫西沙星；呼吸方面予肺保护通气，俯卧位，d9调整为PC模式，PC 15→18→14→20cmH$_2$O，PEEP 12→10cmH$_2$O，FiO$_2$ 63%→50%，PaO$_2$ 60→45→63mmHg，PaCO$_2$ 60→45→63mmHg，多次评估未达到脱机条件，肺部超声示双肺弥漫性B线，提示广泛间质渗出；超声心动图：左心室壁轻度均匀增厚（12mm，正常＜11mm），左心室舒张末内径偏小（33mm，正常37～53mm），LVEF约60%，左心室松弛功能减低（E/A＝0.5），右心比例轻度增大。患者在病程中曾出现肺动脉高压（估测肺动脉收缩压＝64mmHg），合并三尖瓣中度关闭不全，经降低容量负荷后明显好转。d20夜间高热，留取血培养、深静脉导管尖端培养，升级抗生素（亚胺培南＋万古霉素），体温高峰逐渐下降。d25痰培养回报鲍曼不动杆菌＋铜绿假单胞菌＋大肠埃希菌。d27调整为替加环素＋多黏菌素。d29联合米卡芬净＋美罗培南治疗，在此期间血培养阴性×3。d34血培养回报铜绿假单胞菌阳性。d35痰培养回报鲍曼不动杆菌＋铜绿假单胞菌＋肺炎克雷伯菌，均为产金属碳青霉烯酶和ESBL阳性。

患者d24呼吸条件恶化，PC模式（PC/PEEP 31/15cmH$_2$O，FiO$_2$ 100%，R 35次/分，SpO$_2$ 92%），血气pH 7.05，PaCO$_2$ 108mmHg，考虑不除外气道梗阻，紧急更换气管插管后呼吸机条件无好转。d28～d34期间呼吸情况进一步恶化，PC 28～35cmH$_2$O，PEEP 12→8cmH$_2$O，平台压40cmH$_2$O左右，PaCO$_2$ 60～80mmHg，床旁胸片显示右肺肺大疱进行性增大，考虑与正压通气相关。同时，d20～d24患者连续正平衡，利尿效果欠佳，遂于d25开始床旁血滤，血滤后连续负平衡，呼吸循环改善：平台压50→35→40cmH$_2$O，FiO$_2$ 100%→70%，NE维持0.2～0.3μg/（kg·min），乳酸水平下降至正常。监测外周血NK细胞、CD8$^+$T细胞不同程度减少，B细胞显著增加。d29患者呼吸循环衰竭进一步恶化，NE 1.0μg/（kg·min）仍不能维持，加用垂体后叶素持续泵注（1.0～1.5U/h），Lac持续上涨；二氧化碳潴留，PaCO$_2$ 60～80mmHg持续上涨，最高曾超范围测不出。d35进一步加用肾上腺素泵注维持血压，20时24分心电监护示ABP 50/30mmHg，HR 60次/分并持续下降，对肾上腺素反应不佳，20时35分心电图为直线，宣布临床死亡。

死亡临床诊断：新型冠状病毒肺炎

急性呼吸窘迫综合征

呼吸衰竭

急性肾衰竭

弥散性血管内凝血

细菌性肺炎

感染性休克

临床讨论

心内科严晓伟教授：总结病例特点，中年女性，新冠肺炎确诊病例，起病后病情进展迅速，发病1周时因呼吸衰竭转入ICU，并于入院当天行气管插管、呼吸机辅助通气，经积极呼吸、循环、营养支持、抗感染、输血、输血浆、血滤、IVIg、大剂量维生素C、中药等综合治疗，病情一度稳定，死亡前1周因严重肺部感染，2次痰培养发现鲍曼不动杆菌和铜绿假单胞菌，急性肾衰竭，并发感染性休克、DIC，呼吸机指标持续恶化，持续正压通气出现肺大疱，最终呼吸循环衰竭死亡。

吴文铭副院长：请各科专家就以下问题进行指导。①本例患者肺部病理改变与单纯新冠肺炎的差异（继发细菌感染的影响）？②急性肾损伤的形态学特点？③肺大疱的形态学基础，机械通气中如何调整而避免其进一步加重？④其他重要脏器（骨髓、心脑）的病理改变？

呼吸内科许文兵教授：胸片可见双肺弥漫斑片实变，考虑急性呼吸窘迫综合征（ARDS）及肺部感染并存。病毒感染引起细胞因子风暴造成急性肺损伤；上呼吸机2周后本例患者出现细菌性感染，成为肺损伤进一步加重的原因。肺大疱的原因有2个：①新冠病毒感染的小气道病变引起。②呼吸机损伤，PEEP和平台压高引起气压伤。我个人认为，本病例有小气道闭塞造成肺大疱的可能性存在。后期CRRT之后，呼吸功能有所改善，这也符合患者肺部病变是由细胞因子炎性损伤造成的。急性间质性肺炎的治疗，除激素免疫抑制剂外，还可以考虑血浆置换、血滤去除细胞因子来改善临床状况。

呼吸内科施举红教授：第一，肺部影像学上，肺间质病变肯定存在。但与其他间质性肺炎相比，新冠肺炎的间质改变存在特殊性：①低氧状况下有明显的二氧化碳潴留。②其他间质性肺炎的呼吸机相关肺损伤多为气胸和纵隔气肿，以肺大疱为表现的相对少见。因此，我推测细支气管和呼吸细支气管的病变与新冠病毒感染有关。第二，超声心动图从早期的基本正常到发病2周时肺动脉高压，虽然一方面可能与低氧有关，但2周即出现肺动脉高压，不能单纯用低氧解释，推测可能也有小血管受累。第三，死亡前2周出现的感染是否会影响原发病肺部病变的病理形态特征？显微镜下应该能够区分两者对肺造成的损伤。

免疫内科曾小峰教授：本例患者肺损伤、大量吞噬细胞浸润、坏死，是病毒感染后出现的过度反应，是出现呼吸衰竭、ARDS的基础，后期细菌性感染导致病情雪上加霜。患者有肺间质病变，间质病变较易出现肺大疱，如在皮肌炎患者中，肺间质病变急性进展，可以出现肺大疱。本例患者的肺大疱也可能与机械通气有关。此外，本例患者多系统受累可能存在血管病变，如血管炎，包括原发性和继发性血管炎，感染和肿瘤都可能出现血管炎，我们称之为mimics。

免疫内科张文教授：跟第一例新冠肺炎病例相比，本例患者有相似之处：①持续炎症，C反应蛋白增多。②合并ARDS和DIC。不同之处：①本例患者免疫系统的破坏比前一个患者轻，包括淋巴细胞亚群的改变特点，新冠病毒抗体阳性说明存在体液免疫应答。因此，我推测这个病例的肺内浸润细胞可能淋巴细胞多一些，后期的感染还会导致中性粒细胞浸润。②本例患者入室时血糖水平高，酮症，后期血培养阳性，抗生素治疗有效，因此肺部病理上除新冠病毒的损伤以外还有细菌感染的证据。上一个病例肺部仅有微脓肿存在。③肺高压，是缺氧造成或者肺纤维化后牵拉导致，抑或肺内小血管病变造成，期待病理提供答案。

肾内科李雪梅教授：本例患者前期以新型冠状病毒感染为主，后期合并细菌感染。从损伤因素来考虑，存在导致肾灌注不足的因素，包括持续低氧、血管活性药物应用、休克。灌注引起的损伤以肾小管坏死和上皮脱落为主。此外，患者存在非常明显的炎症反应，此类炎症导致的肾损伤以小管间质改变为主。

血液内科赵永强教授：第一个问题，凝血方面，入院时本例患者存在明显高凝状态，但未达到显性DIC水平，此时应评估有无抗磷脂抗体阳性、有无外周凝血表现。后期血小板减少，DIC明确。第二个问题，患者有类白血病反应。机体有一定的反应能力，如果能做血涂片检测可以提供更多证据。我们发现很多新冠肺炎患者有贫血，究其原因可能有3个：①无效造血，网织红细胞增多，骨髓红系增生尚可，有无效造血可能性。②血液丢失，应该有出血的相应临床表现。③溶血，无论是DIC还是抗磷脂抗体综合征都可以有微血管病性溶血，此种溶血表现不具有特异性，持续缓慢溶血可导致血红蛋白减少。

重症医学科隆云教授：患者病程后期有3次明显加重，分别在起病后第20、24、29天。第一次，体温升高，抗生素有效；第二次，机械通气指标升高；第三次，顽固性休克。在3次病情加重过程中血培养均为阴性，第34天出现血培养阳性。这3次加重是否都由感染解释？感染的病原和部位如何？第一次病情加重，更换导管并加用抗生素后好转，但未获得病原学证据，是否可能出现一过性血流感染导致病原进入肺部形成肺脓肿？第二次加重，考虑呼吸机相关肺损伤、肺部病变导致肺高压、水负荷过重均有参与，而肺间质病变、缺氧、微血栓形成、高乳酸血症、很高的呼吸条件都是导致肺高压的原因，但值得注意的是，高呼吸驱动压可能会使肺部感染的微生物入血。第三次加重出现顽固性休克，除感染导致的分布性休克，是否还存在肺高压导致的梗阻性休克？如果条件具备，早期ECMO可能会减少肺部损伤。

病理科梁智勇教授：本例患者病理方面有2点较重要，一是肺大疱的改变需要寻找小气道损伤的病理基础，二是寻找感染的来源。前期发现，几乎所有病例都存在广泛微血栓、微血管内皮肿胀增生。微血栓、微血管内皮肿胀增生可能能够解释肺高压。期待病理解读给我们答案。

重症医学科周翔教授：患者治疗早期遵循肺保护性通气原则，控制气道压力，但后期发现呼吸条件不断增加，已经超出所允许的压力，此时理论上讲应进行ECMO治疗，但没有ECMO机器可供使用。我们尝试进行CO_2清除，但因肺损害严重，高动力状态，CO_2清除效果不理想。

病理解读

卞修武院士：向大家汇报本例患者病理检查获得的结果。

肺和气管：大体看，大气道没有明显的分泌物堵塞，黏膜有充血和出血。肺实变程度不严重，肺呈鲜红色，不是暗红色。切面上，既有类小叶性肺炎样局灶表现（细支气管周围化脓性炎），又有类大叶性肺炎样改变（大面积实变）。气管黏膜出血，大片黏膜坏死，炎细胞浸润。低倍镜下，肺内小支气管狭窄，黏膜上皮变性坏死脱落，肺泡腔不同程度被渗出物堵塞，以细胞性渗出为主，局部肺泡可见以淋巴细胞渗出为主。高倍镜下，部分肺泡壁结构已破坏，部分肺泡壁结构尚存，肺泡内渗出物存在多样性，变性坏死的单核吞噬细胞、中性粒细胞、增生后脱落的Ⅱ型上皮细胞、部分Ⅱ型肺泡上皮细胞增生仍位于肺泡壁（这与SARS不同，SARS增生的Ⅱ型肺泡上皮细胞都会脱落至肺泡腔，而且崩解严重）、纤维蛋白、出血。部分肺泡隔有纤维化，成纤维细胞增生，胶原纤维增加。部分纤维化改变无法排除由既往基础疾病导致的可能性。大叶性肺炎的渗出以纤维蛋白为主，本例患者肺部也可见类似于大叶性肺炎的纤维蛋白、红细胞、白细胞渗出改变。部分肺泡有肺泡隔炎症、淋巴细胞浸润，单核巨噬细胞渗出，表现为病毒性肺炎特征。部分可见纤维蛋白网形成，再进一步发展就可见纤维蛋白减少，单核巨噬细胞增多，形成肉质化，最终与间质纤维化一起形成全肺纤维化。全肺病理改变的进程参差不齐，早中晚期病理改变均可见。可见局灶性出血，肺结构破坏，有肺不张，肺泡腔内大量渗出，通气换气功能障碍。可见支气管周围碳末沉积。更高倍镜下，可见小血管、微血管内透明血栓形成，说明正在或刚刚发生DIC不久。肺大疱的形成与肺实变有关，实变部位无法通气，导致相对正常的肺组织过度充气导致肺大疱。部分肺组织可见嗜酸性粒细胞和中性粒细胞浸润，虽然未见细菌菌落，不除外合并细菌感染的可能性。小气道被破坏，充满渗出物及变性坏死的上皮。

特殊标志物免疫组化染色：增生细胞以甲状腺转录因子1（thyroid transcription factor1，TTF1）阳性的Ⅱ型肺泡上皮细胞为主，增生细胞ACE2强阳性，肺泡腔内细胞成分以CD163阳性巨噬细胞为主，肺内可见$CD4^+T$细胞、$CD8^+T$细胞及少量$CD20^+B$细胞。怀疑有细菌感染部位可见中性粒细胞。

病毒检测结果：双肺、肺门淋巴结、右心房、右心室、胰腺、小肠病毒RT-PCR

阳性。

脾：未见大的梗死灶，可见几处小的梗死灶，脾明显缩小，也未见淋巴细胞荒芜现象。CD3$^+$细胞与正常相比减少，CD20$^+$细胞略减少。

心脏和大血管：有轻度心肌炎，小血管内膜炎明显，心肌间质高度水肿，部分心肌有坏死，间质有炎细胞浸润。心房部分心肌细胞有断裂，心外膜可见感染灶。主动脉有动脉粥样硬化。

肝：肝变化没有特异性，肝细胞可见变性萎缩，少数肝细胞有脂肪变（属于基础病变），部分肝细胞有坏死灶，坏死灶局部有急性炎症反应，表现为炎细胞浸润。推测是缺血缺氧或其他因素引起的肝损害。

消化道：从胃、小肠到结肠有不同程度黏膜上皮变性坏死脱落，炎细胞浸润，未见特殊改变。

肾：低倍镜下，皮质和髓质大致正常。高倍镜下，肾小球数量略少，肾小管之间间隙增宽，部分肾小球有纤维素样坏死，个别肾小球有纤维化，近端肾小管上皮细胞肿胀，部分脱落，远端小管部分上皮脱落。部分区域除水肿外有轻度纤维化，均为非特异性表现。

肾上腺：灶性坏死。

胰腺：少数胰岛细胞溶解，其他未见特殊改变。

卵巢和输卵管：未见特异性变化。

脑：血管充血，小脑扁桃体有压迹，推测有轻度小脑扁桃体疝。镜下待取材。

骨髓：增生不明显。

病理改变小结：病理学改变以肺最为显著，主要表现为肺泡渗出性炎和间质炎，单核细胞和吞噬细胞渗出为主；支气管黏膜上皮、肺泡上皮细胞显著增生、坏死、脱落；病原学检测阳性；肺肉质变和纤维化明显。病变导致的气-血屏障增厚和小气道阻塞可能是呼吸衰竭的重要病理基础。新冠病毒肺部感染还累及多个脏器发生炎症反应，特别是淋巴器官损害可能在发病机制中发挥作用。

主要病理诊断：新冠肺炎，累及脾、淋巴结、肝、肾、消化道等器官；并发肺出血性梗死和化脓性炎（待进一步证实病菌）；脾贫血性梗死；双侧肾上腺灶性坏死；心肌灶性坏死及轻度心肌炎，主动脉粥样硬化，小动脉内膜炎，多脏器微血管透明血栓；肝细胞变性、灶性坏死，汇管区炎细胞浸润；肾小球渗出性炎，肾小管变性、坏死，间质轻度纤维化；胃肠黏膜上皮坏死，脱落。

临床病理讨论

张抒扬书记：请问卞院士，①本例患者的肝损害能否区分新冠病毒直接损害和药物损害？②右心室新冠病毒核酸PCR结果阳性，病毒到达右心室的途径是什么？

卞修武院士：①肝脏的变性坏死、炎性浸润，从分布到程度未见特异性，从病理上无法区分病毒直接攻击、炎症风暴、药物或其他因素导致的损伤，而且肝脏组织未检测到任何病原体的证据，推测是全身炎症反应导致损伤的可能性大。②关于心脏，有的病例肺外组织一点都查不到病毒核酸，有的病例在肺外器官会发现核酸检测阳性多一些，不是每例患者的心室或心房组织核酸检测都阳性。仅有组织匀浆的核酸检测结果无法推论是否有完整病毒颗粒存在及所在位置，目前电镜结果尚未出来，在心脏内是否能看到完整病毒颗粒有待证实。血液里、组织中浸润的单核巨噬细胞都可以检测到病毒核酸，心脏组织中测到的核酸不除外是由单核巨噬细胞携带至心脏中。

呼吸内科施举红教授：①本例患者心脏小血管有血管炎表现，那么其肺小血管有无血管炎表现？肺小血管的血栓是局限的还是广泛的？②与上例患者相比，本例患者小气道病变相对较轻，但临床上呼吸机条件很高、CO_2潴留、肺大疱形成，临床表现和病理改变不一致。从整体病理表现上看，气-血屏障破坏后造成低氧血症，CO_2潴留和肺大疱形成是由具有功能的肺组织非常少导致的。不知这样理解对不对？

卞修武院士：①在另外两例患者的尸检中观察到更为严重的小血管内膜炎，心肌和其他脏器的小动脉及外周的小动脉内膜炎都可以引起血栓形成，进而影响血液循环，肺内也可见血管炎，肺内皮细胞更容易脱落，小血管内膜炎可以引起小血栓形成，肺内小血管主要是肺泡隔的毛细血管，有时会被透明血栓和白细胞嵌顿掩盖，有时不容易发现内膜炎表现。②关于小气道，在其他病例主要是小支气管以下的终末肺组织，尤其到细支气管和呼吸细支气管，甚至肺囊泡，容易蓄留黏液、变性坏死脱落的上皮混杂在一起，视野下非常多见。本例患者上述表现少见。小气道堵塞轻并不一定意味着不会缺氧，因为其肺泡病变严重影响了换气功能，肺泡内被渗出物完全堵塞。某些病例的小气道堵塞明显，肺泡存在含气空腔，气道堵塞引起的通气功能障碍、肺泡腔被渗出物占据所引起的换气功能障碍在不同患者呼吸衰竭中起作用的程度可能存在差异。

感染内科刘正印教授：从病理的角度来看，肺损伤是病毒直接导致，还是免疫反应炎症介导的损害？

卞修武院士：病理上无法区分，推测早期始动因素是病毒攻击，后期放大是炎症因子的作用为主。病变特别重的部位并不代表每个细胞都有病毒存在，2/3以上的Ⅱ型上皮和黏膜上皮病毒阴性，损伤是免疫因素导致的。

感染内科李太生教授：①发病30多天，肺、肺门淋巴结和右心室检测病毒核酸阳性，是否有传染性？②淋巴细胞曾经有减少，最少到$0.4×10^9$/L，后期白细胞、淋巴细胞和单核细胞都增多，有没有可能刚开始淋巴细胞减少后又增多？

卞修武院士：①从病理角度，病原学证据，核酸检测有病毒成分，免疫组化有病毒蛋白定位，电镜下有完整病毒颗粒结构，如果三者同时存在，尤其是电镜提示在囊泡里、内质网附近甚至粗面内质网池里有病毒正在复制，从形态上可以证明细胞不仅被感染而且病毒有活性，提示有活病毒存在、很可能有传染性。单纯PCR阳性无法判断传染性。②本例患者的骨髓病理形态上比较好，三系未见明显减少，增生也不明显，这可能与外周血各种血细胞的变化有一定关系，而且本例患者脾和淋巴结内淋巴细胞的消减不显著，所以无论是从外周血液检查的指标还是其他器官淋巴细胞的浸润，推测可能与造血功能并没有衰竭及组织内淋巴细胞嵌顿不明显有一定关系。

重症医学科隆云教授：患者死亡原因是缺氧，但临床印象是休克，即血管麻痹导致死亡，因此需要找到病灶。肺的病理改变是否能解释肺内感染？您提到的类大叶性肺炎和非大叶性肺炎部位病理改变是否一样？大叶性肺炎部位是否能证实感染更重？

卞修武院士：我提到的大叶性肺炎是一种比喻，其病理还是新冠肺炎，其渗出物成分和分布状态、肺泡结构的保存和经典大叶性肺炎的病理改变类似，如果病变持续不被吸收，就会产生弥漫性肺泡破坏的表现，就和大叶性肺炎的病理特点完全不同。本例患者有几片肺叶中有大量中性粒细胞、嗜酸性粒细胞浸润，说明存在细菌感染，但未找到细菌菌落，因此尸检上无法诊断感染性休克（感染性休克是病理生理诊断和临床诊断），只能证实有细菌感染或化脓性炎。

肾内科李雪梅教授：肾脏病理有肾小球渗出，在不考虑病因的情况下，单纯炎症就可引起新月体肾炎和肾小球损伤。请问卞院士：①本例患者的肾小球损伤是广泛还是局部存在？②其性质是单纯渗出还是新月体形成？③其他尸检的肾小球损害比例多吗？

卞修武院士：一般主要是肾小管损伤为主。本例患者确实存在部分肾小球损伤表现，除渗出外，部分有纤维素样坏死，病变范围较局限，所累及肾小球的数量也较少。新月体一般是球囊壁增生所引起的，本例患者新月体不明显。新冠肺炎的发病时间较短，如果有新月体改变一般是患者的基础疾病导致的。其他病例如果没有基础病，肾小球损害比较少。新月体甚至纤维化，一般是基础病导致的。

血液内科赵永强教授：请教卞院士，关于休克，DIC导致很多脏器微小血栓形成，也是多脏器功能衰竭最大的帮凶之一，本例患者存在肾上腺梗死，其程度有没有可能导致肾上腺功能不全，是不是可以用糖皮质激素？

卞修武院士：第一，观察到肾上腺灶性坏死，这是第二例，发生率不高。第二，推测可能是病程后期出现的，如果早期即出现肾上腺尤其是皮质改变的话，病理上无论是肾上腺塌陷的程度，还是炎细胞浸润的方式可能是不一样的，因此肾上腺灶性坏死应该是死亡前几天出现的。这个信息对临床使用糖皮质激素提供参考，不一定是作为早期应用的依据。

心内科严晓伟教授：临床上观察到严重贫血，可见血红蛋白以每天50g/L的速度减少，但临床看不到出血征象，这种贫血既非大细胞性也非小细胞性，为正常细胞正常色素性贫血，您在骨髓里有没有观察到红细胞成熟障碍的情况？

卞修武院士：一部分病例有红细胞成熟障碍的情况。虽然临床上没有发现出血，但病理中发现几乎所有病例都有多种器官不同程度出血，小到灶性出血，大到出血性梗死，充血、出血，包括漏出性出血、破裂性出血，都存在。整体来看，骨髓增生并不明显，可能与本例患者年龄较大有关。

呼吸内科施举红教授：请问卞院士，①两例患者都是新冠肺炎引起呼吸衰竭，新冠病毒感染的病理学特征跟其他冠状病毒和其他呼吸道病毒感染有无区别，新冠肺炎有无特征性改变？②肺组织损伤有无可能恢复？

卞修武院士：①与 SARS 相比，新冠肺炎病理上有很多相同点，主要病灶都位于肺泡，性质为渗出性炎，增生细胞都是Ⅱ型上皮细胞，渗出炎性细胞组成类似，后期都会出现肉质化和纤维化。稍有不同的是，二者Ⅱ型细胞的增生程度、脱落程度、变性坏死程度存在不同；另外，肺外 T 细胞损伤和消减程度新冠肺炎似乎重于 SARS。相比而言，其他肺部病毒感染以肺泡间质炎为主，肺泡内渗出很少，炎症消退后肺泡的破坏程度很轻。②对于病变是否存在可逆性，如果把病程分为 3 期，前 1/3 期以浆液性渗出为主，此时肺泡壁尚未被破坏，此时如果渗出被吸收，可以恢复，对肺的通气和换气功能没有大的影响。中后 2/3 期如果上皮细胞脱落太多，肺泡壁完整性受损，甚至出现纤维化，肺泡腔内渗出物不能被完整吸收，则出现机化，即肉质变，肺组织损伤恢复的可能性较小。病程后期出现间质纤维化，肺组织的通气和换气功能丧失，剩余有功能的肺泡出现代偿，甚至形成代偿性肺气肿、肺大疱。如果合并感染，加重病变和损伤，肺内炎症成分能吸收的成为瘢痕挛缩，无法吸收的则形成脓肿，患者很可能会死于这些并发症。

（麦毓麟根据吴东、谢静医生前线资料整理）

2 感染内科

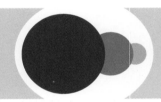

反复发热3月余

引言

　　本例患者是一位反复发热的中年男性，病程中有皮疹、指端结节、听力下降、腹痛、意识障碍、全血细胞减少、肝肾功能受损等多系统受累表现，入院检查发现主动脉瓣有赘生物，但多次血、脑脊液病原学检查为阴性，患者高炎症状态、抗核抗体、抗磷脂抗体阳性，给予激素冲击治疗，治疗后病情一度好转又再次加重，最终诊断在病原学回报后终于"柳暗花明"。

病历摘要

　　患者，男性，56岁。因"反复发热3月余"于2016年6月8日入院。

（一）现病史

　　患者2016年3月3日起持续出现午后低热，体温37.4℃左右，未注意。3月10日受凉、饮酒后出现寒战（未测体温），伴头晕、乏力、肌肉酸痛及咽痛，自服感冒药后症状无缓解，逐渐出现尿量减少且呈深茶色，无尿急、尿频、尿痛等不适，当地医院予对症补液后尿量逐渐恢复，但仍间断低热，并逐渐出现巩膜黄染，四肢一过性散在红疹，压之褪色，无疼痛、瘙痒。3月14日就诊于当地医院，血常规：WBC $4.21×10^9$/L，PLT $58×10^9$/L，Hb 158g/L；尿常规：Pro（＋），BLD（＋＋）；PCT 2.25ng/ml；生化：Cr 694～496μmol/L，LDH 597.0U/L，ALT 303.6U/L，AST 309.6U/L，TBil 202.4μmol/L，DBil 184.5μmol/L。凝血：APTT 57.8s，FIB 1.85g/L；ESR 6mm/h，CRP 96.8mg/L，24hU-TP 1.53～3.75g；完善EBV、CMV、单纯疱疹病毒、风疹病毒IgM抗体、结核抗体、呼吸道病原体谱11项、ASO、肥达外斐试验、血培养（需氧＋厌氧）×2套均阴性；RF、补体、ANCA、抗GBM、自免肝5项均阴性，ANA 1∶160（高尔基体型）。胸部CT：双肺索条影。腹部B超：肝大、脂肪肝，胆囊炎、胆囊絮状物，胰腺囊肿，脾大，双肾回声改变。先后予头孢米诺（3天）、利巴韦林联合头孢哌酮钠舒巴坦钠（5天），保肝、补充白蛋白等治疗，并予甲泼尼龙40mg iv×2次。3月18日血小板升至正常，肝肾功能逐渐好转。

　　3月22日起患者出现高热，Tmax 39.0℃，伴寒战、咳嗽、咳黑黏痰，右手无名指尖局部红肿、无破溃、有按压痛。先后使用克林霉素、哌拉西林他唑巴坦、更昔洛韦等抗感染治疗，体温无好转。3月29日再次就诊于外院，血常规：WBC 5.79×10⁹/L，PLT 193×10⁹/L，Hb 103g/L；生化：Cr 78μmol/L，ALT 79.3U/L，TBil 63.0μmol/L，DBil 62.0μmol/L。Fer 1209.5ng/ml，hsCRP 164.8mg/L。PCT 0.99ng/ml，血培养（需氧＋厌氧）阴性，痰抗酸染色阴性；ASO、RF、Ig3项、补体2项、抗CCP、AKA、APF均阴性，肿瘤标志物未见异常。ECHO：左心室稍大，左心室舒张功能减低，LVEF 68%。肺部CT：双肺结节、斑片影。先后予头孢他啶（3天）、美罗培南联合莫西沙星（5天）抗感染，同时保肝、补充白蛋白等治疗。患者仍发热，Tmax 38.0℃以上。4月5日就诊外院，监测血常规：WBCmin 2.63×10⁹/L，PLTmin 73×10⁹/L，Hbmin 86g/L；ESR 24mm/h，BST阴性，血培养阴性（4套）；骨髓涂片：增生活跃，粒细胞：红细胞＝2.66:1，考虑感染骨髓象。肺部CT：两肺多发斑片影。予甲磺酸左氧氟沙星联合拉氧头孢（12天）、美罗培南联合万古霉素（6天）、利福平（0.6g po qd）联合依替米星（0.3g iv qd）（11天）、复方磺胺（2片/日）（9天）治疗。5月2日起患者体温有所下降，体温高峰见于夜间，37.8℃左右，可自行降至正常。27日患者左手中指根部出现局部红肿，同时再次发热，Tmax 39.6℃，咳少量白痰，就诊当地医院，PCT 0.259ng/ml，ESR 44mm/h，Cr 140μmol/L，肝功能大致正常，予头孢菌素抗感染效果不佳。6月2～7日，患者自服中药治疗，体温控制在37.2～38.8℃，为进一步诊治收入院。

起病以来，患者精神弱，听力下降，反应较前迟钝、记忆力下降，食欲减退，睡眠尚可，体重减轻约20kg，尿便尚可。病程中否认口腔溃疡、光过敏、口眼干、关节痛、脱发、雷诺现象等。

（二）既往史

既往体健。

（三）个人史、家族史

初中文化，司机，饮酒30余年，约每周1次，每次半斤，病来已戒。父亲9岁时耳聋（具体不详）；4个兄弟、1个妹妹体健。

（四）入院查体

T 38.9℃，P 115次/分，R 20次/分，BP 90/77mmHg，SpO₂ 97%，神志淡漠，反应迟钝，对答尚切题。左手中指根部掌面可见一直径为1.5cm的红色肿物，质硬，有压痛，浅表淋巴结未及肿大，左肺呼吸音减低，心、腹（－），双侧巴宾斯基征（＋），双下肢不肿。

（五）诊治经过

入院后完善相关检查。

血气：RA 7.415/26.1/78.1/16.4/6.5/0.9。血常规：Hb 99g/L，WBC 3.63×10^9/L，NEUT% 71.8%，PLT 128×10^9/L。尿常规＋沉渣：Pro 0.3g/L，RBC 20.3/μl，Ab.RBC% 90%。便常规＋潜血：OB（－），未见寄生虫卵。生化：Alb 29g/L，Na^+ 126mmol/L，Urea 8.76mmol/L，Cr（E）167μmol/L，K^+ 5.1mmol/L，肝功能大致正常。凝血：APTT 44.2s，D-Dimer 2.29mg/L FEU；APTT（1:1）纠正试验可部分纠正。vWF抗原：vWF-Ag% 397.6%。凝血因子活性：FⅧ、FⅪ、FⅨ未见异常。TB细胞亚群11项：NK细胞 19/μl，T细胞256/μl，CD4 173/μl，CD8 63/μl，$CD38^+CD8^+$% 88.1%，$CD28^+$ $CD4^+$% 95.8%，CD4/CD8 2.77。ESR 55mm/h，hsCRP 31.16mg/L。24h尿总蛋白定量3.72g；尿蛋白电泳：U-Pro 1853.8mg/L，肾小管性蛋白（T-P）%77.4%。感染筛查：感染4项、血培养（厌氧＋需氧）×4套、BST、肥达外斐试验、ASO、CMV-DNA、EBV-DNA、嗜肺军团菌抗体IgM、PPD试验均阴性；PCT＜0.5ng/ml，G试验＜50pg/ml。T-SPOT.TB（A＋B）：204＋0 SFC/10S6MC；肺炎支原体抗体IgM、细小病毒B19-IgM阳性；痰细菌涂片及培养、墨汁染色、六胺银染色阴性，真菌涂片：少量酵母样孢子。中段尿培养阴性。免疫：Ig＋补体2项：IgM 2.85g/L（↑）。血清IgG亚类测定：IgG1 11 800mg/L（↑）；ANA（18项）：ANA抗高尔基体抗体1:80（＋），余阴性；RF、抗ENA抗体、ANCA、ACL、抗β_2GP1、LA均阴性；Coombs试验 IgG 弱阳性；抗GBM阴性。肿瘤筛查：肿瘤标志物Cyfra211 5.28ng/ml，TPS 480.66U/L，余无殊；血清免疫固定电泳（－）。

影像学检查：腹部B超示脂肪肝，胰头囊肿可能，脾大。泌尿系超声示双肾偏大，前列腺稍大伴钙化。血管彩超示双侧颈动脉分叉处内中膜增厚、右侧锁骨下动脉斑块形成。胸部高分辨CT示双肺多发肺气肿、肺大疱，右肺中叶、左肺上叶舌段、双肺下叶斑片实变影，纵隔见肿大淋巴结，双侧胸膜增厚，肝脾大。6月16日头MRI示双侧半卵圆中心及侧脑室旁斑点状异常信号，非特异性改变；其中左侧半卵圆中心中央前沟旁斑点状异常信号，考虑亚急性脑梗死可能。

6月12日骨髓涂片见（髂后）增生尚可，粒细胞：红细胞＝5.56:1，未见明显异常。骨髓活检病理见骨髓组织中脂肪组织增多，造血组织明显减少。6月15日行左手皮肤活检，病理考虑肉芽肿性炎，抗酸染色（－）。肾内科会诊：纠正凝血后可行肾穿刺活检。耳鼻喉科会诊：双耳混合性听力下降。

入院后予碳酸氢钠1.0g tid、磺胺2片 qd、对症保肝治疗。患者间断发热，予洛索洛芬钠对症退热，体温高峰逐渐减低（39.0→38.0℃），热峰由2个减为1个。6月18日再次突发高热，Tmax 40.1℃，查体：全腹压痛，中上腹及右腹部为著，墨菲征（＋），反跳痛（＋），无肌紧张。查血常规：Hb 86g/L，WBC 2.27×10^9/L，NEUT 1.77×10^9/L，PLT 65×10^9/L；生化：AMY 216U/L，LIP 1083U/L。胰腺薄扫CT：胰颈部小类圆形稍低密度影，囊肿可能。考虑急性胰腺炎不除外，予禁食水、抑酸、补液及厄他培南经验性抗感染治疗。消化内科会诊考虑胰腺损伤，胰功异常不除外周围脏器病变影响，建议条件允许时复查胰腺增强CT伴三维重建。

6月19日出现嗜睡、反应迟钝较前加重，言语混乱，对答不切题。急查头颅CT并请神经内科急会诊：①患者高级智能下降，需考虑与全身疾病相关，警惕感染及结缔组织病。②6月19日头CT（较6月16日头MRI）新见左侧尾状核头及壳核密度稍高，左侧大脑皮质散在高密度，需警惕代谢相关脑病及静脉血管性疾病。

6月20日完善腰椎穿刺，CSF压力115mmH$_2$O，常规：清亮透明，WBC 2×10^6/L，单核细胞2×10^6/L；生化：CSF-Pro 0.78g/L，CSF-Glu 1.6mmol/L，CSF-Cl正常。细胞学：未见明显异常。真菌涂片、细菌涂片、抗酸染色、墨汁染色、隐球菌抗原、奴卡菌涂片＋培养、放线菌培养均阴性；EB病毒IgM/VCA、TORCH-IgM均阴性；免疫荧光病理6项（血＋脑脊液）（Hu.Yo.Ri）、免疫组化6项（VGKC.NMDA）均阴性；特异IgG寡克隆区带分析5项：IgG（CSF）134.00mg/L，IgG（S）16.80g/L，OB（CSF）阳性，OB（S）阳性。患者神志进行性恶化，并出现眼球活动受限及双眼粗大水平眼震；监测血三系进行性减低，以PLT、WBC受累为主，WBCmin 1.03×10^9/L，NEUT 0.75×10^9/L，PLTmin 36×10^9/L，Hbmin 84g/L；肾损加重（Cr 134→217μmol/L，BUN 8.76→12.29mmol/L），肝功能异常、胆管酶水平升高为主（ALP 681U/L，GGT 171U/L，AST 111U/L）；胰酶水平进行性上升，凝血功能差（PT 12.9s，APTT 67.1s，Fbg 1.54/L），多次复查血涂片未见明确破碎红细胞。免疫内科会诊：系统性血管炎证据不足，但无法除外，完善血涂片、肾穿等检查，由于病情恶化中，必要时可尝试激素治疗。血液科会诊：目前无机械性溶血的证据，难以诊断血栓性血小板减少性紫癜（thrombotic thrombocytopenic purpura，TTP）；警惕噬血细胞综合征，复查骨穿刺。患者病情危重，6月20日加用甲泼尼龙 80mg qd ivgtt。6月21日复查骨髓涂片：粒细胞∶红细胞＝4.77∶1，中性分叶核粒细胞比例增高，余各系形态比例正常。全片共计巨核细胞4个，其中颗粒巨细胞2个，裸核巨细胞2个，血小板减少。6月21日头MRI＋T$_2$*＋MRS：与6月17日比较，大致同前。头MRA、MRV均未见明显异常。6月23日超声心动图：主动脉瓣无冠瓣增厚，主动脉瓣可疑赘生物（约14mm×6mm），LVEF 66%。

大查房时患者间断言语混乱，时间、地点、人物定向力障碍，有间断发热、咳嗽、咳白痰，Tmax 38.1℃，尿便可。查体：BP 120/70mmHg，HR 96次/分，SO$_2$ 96%（3L/min），神志欠清，对答部分切题，皮肤、巩膜未见黄染，双瞳孔等大等圆2.5mm，直接、间接对光反射灵敏，间断水平眼震，双肺呼吸音清，心律齐，腹软，全腹轻压痛（＋），墨菲征（±），无反跳痛、肌紧张，肠鸣音可，双下肢不肿。神经系统：鼓腮、龇牙、伸舌、皱眉试验大致对称，四肢肌力V-级，肌张力增高，踝阵挛（＋），巴宾斯基征（－），颈部稍硬，克尼格征（－），轮替试验不能配合。

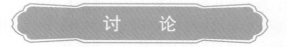

讨 论

放射科朱亮医师： 患者6月14日行HRCT，总体来说，肺部无太多斑片影或肺部渗出，双肺纹理较清晰，双肺散在薄壁、囊状透亮影；叶间胸膜、双侧胸膜、肺实质基本正常，气管、支气管未见明显异常；左侧斜裂叶间胸膜稍增厚，左下肺索条影，其他阳性表现较少；纵隔窗见稍增大淋巴结，无明显坏死或钙化；平片所及上腹层面，可见肝脾弥漫性增大，胰腺饱满，胰周清晰，小叶间隔清楚，无明确胰腺炎证据；可见部分胆囊大致正常。6月16日头常规MRI＋T_2*：与年龄相符的非特异性白质改变为主；双侧半卵圆中心及侧脑室旁散在斑点状长T_2信号，FLAIR呈高信号，非特异性白质改变；左侧半卵圆中心上部中央前沟可见斑点状DWI高信号，ADC值减低，非典型部位、病变小，解释困难；T_2*无明确阳性发现。6月19日头CT有异常发现：左侧扣带回内侧小条片状高密度影，左侧尾状核头密度升高，其他部位无明确阳性发现。6月19日胰腺薄扫CT：上腹脂肪密度浑浊增高，似乎有炎症改变，胰周间隙脂肪密度增高，细索条影，提示轻度炎症改变，胰腺整体未见明显肿胀，胰周未见渗出，胰颈部小片状稍低密度灶，定性不明确，可能为囊性病灶或小片坏死，平扫CT难以判断，初步判断可能为囊性病灶，建议行增强CT。6月21日因神经系统症状、体征，行头MRI常规＋T_2*＋MRS＋MRA＋MRV：无明确阳性发现，大致同前；常规MRI无新的发现，仍然为左侧半卵圆中心小的斑点状DWI高信号，弥散受限；MRS未见明显代谢异常；MRA见前循环、后循环血管完好；MRV颅内静脉系统未见明显异常。

感染内科曹玮医师：总结目前阶段病例特点：患者中年男性，发热3月余入院，慢性病程，临床最突出的为发热，除此之外有多系统受累特点，病程早期曾出现急性肾衰竭、肝功能不全，病程中有皮肤黏膜受损、指端结节，有前庭和听力系统受损，包括在病程急转直下时出现粗大眼震和前庭功能障碍。入院后系统评估发现患者有胰腺、心脏、神经系统受累，尤其神经系统受到较严重影响。炎症指标偏高，红细胞沉降率和超敏C反应蛋白水平中度升高，外院曾予经验性抗感染治疗，包括抗细菌、真菌、病毒甚至抗结核治疗，并未见明显效果。入院后第二周开始，患者病情急转直下，先后出现腹部、神经系统及全血细胞减少等多个重要脏器受累的特点。多脏器受累，从起病基础来看，在全身循环的基础上发生。可以是病原体的循环，如细菌、寄生虫、部分病毒引起的血流感染，感染播散到终末器官，可有多系统受累；还有感染性心内膜炎（infective endocarditis，IE），赘生物脱落，形成脓毒性栓塞也可有多脏器受累表现。除感染外，其他疾病也可有在疾病过程中呈现多系统受累特点，如抗原抗体复合物广泛循环及全身广泛炎症反应，常见的有结缔组织病如系统性红斑狼疮、肌炎、全身系统性血管炎尤其是小管炎，血液科常见的噬血细胞综合征（hemophagocytic syndrome，HPS）等。此外，血栓栓塞、血液科疾病，如在全身多脏器广泛血栓形成，同样会有此特点；部分病毒感染、副肿瘤综合征等引起的免疫模拟过程，均会出现类似表现；内分泌疾病、激素和代谢、肿瘤或恶性细胞多发转移，同样会出现上述特点。对于本例患者，进一步分析可能主要聚焦于前3个方面，即病原体、抗原抗体复合物及广泛炎症反应、血栓栓塞。感染方面我们进行了系统筛查：4次血培养需氧＋厌氧均阴性，胸腹部影像学筛查，包括病情进展后胰腺及头部的影像学检查，均未见明显占位或感染性表现；神经系统方面，完善了腰椎穿刺，当时颅压不高，细胞数不高，除蛋白轻度增多外，其他无明确感染证据，病原学筛查均阴性。入院后筛查T-SPOT.TB轻度升高，ECHO见主动脉瓣可疑赘生物，经过整体病情评估，认为结核直接感染或感染性心内膜炎似乎不能解释多系统如此广泛、严重的受累，同时结合前阶段广谱抗生素的疗效不佳，考虑普通感染不能完全解释患者全身改变。免疫方面，外院曾有ANA抗高尔基体1∶160阳性，入院后筛查免疫指标，ANA抗高尔基体1∶80阳性，除此之外，其他ANA、ANCA、抗ENA均阴性，Coombs试验弱阳性，β_2GP1初次阴性，复查低滴度转阳，是否提示免疫诱发多系统受累，或是在感染基础上与免疫性炎症互为促进，尚不清楚。血液系统角度，患者在病程后期突出变化为胰腺急腹症、神志改变、肾功能急剧下降，是否有TTP可能？进行血液系统相关检查，APTT轻度异常，正浆纠正不能完全纠正，但2次骨穿刺涂片、活检均阴性，未见明确肿瘤证据及嗜血现象，多次外周血涂片未见破碎红细胞，胆红素、网织红细胞水平不高，无活动性溶血证据，TTP证据不足。CT和MRI未见明确占位，肿瘤证据不足。因经济原因未行PET/CT。入院初病情平稳，肌酐水平轻度升高，完善检查同时给予对症退热治疗，在出现急腹症可疑胰腺炎后曾予厄他培南经验性抗感染治疗，发现心内膜赘生物后曾用过加酶青霉素，作用不大。鉴于全身多系统广泛而强烈的炎症过程，重要脏器受累进行性加重，6月20日加用甲泼尼龙80mg qd。加用激素后，肌酐水平未进一步上升，血小板水平仍下降，胰酶水平波动升高。目前多脏器受累，提请大查房讨论诊断及下一步治疗选择。

肾内科袁群生医师： 患者病情复杂，肾脏表现为受累器官之一，肾脏疾病不能解释疾病全貌。肾功能损害可分为2次，第一次为3月14日～3月18日，肌酐最高700μmol/L左右，2周左右时间降至78μmol/L，变化快，不考虑肾脏器质性病变，容量因素、药物因素不能排除。第二次为入院后肌酐水平进行性上升。除肾功损害外，尿中有蛋白、少量红细胞，24小时尿蛋白与尿常规蛋白不匹配，尿蛋白电泳显示小管性蛋白77%，提示尿中蛋白非白蛋白为主，不是单纯小球病变，血气提示严重代酸失代偿，尿渗透压低，如有免疫因素参与，可以有小球损害，但结合患者尿中小管蛋白较多，考虑小管间质病变可能性大，且病程中药物性肾损害始终不能排除。如有肾脏病理更有助于诊断，但凝血条件不允许。如为小管间质损害，药物性引起多为急性肾小管坏死或急性间质性肾炎，可考虑给予激素治疗，观察肾功能及小管功能改善情况。总体认为第二次存在器质性病变，小球病变不能排除，但更倾向于小管间质病变。

消化内科谭蓓医师： 消化科相关的胰腺问题，首先本例患者可否诊断急性胰腺炎？急性胰腺炎定义为多种病因导致胰酶在胰腺内被激活，引起胰腺及其周围组织自身被消化，出现水肿、出血、坏死的急性炎症表现。诊断标准包括4部分：急性发作剧烈而持续性上腹痛；血清淀粉酶≥正常上限3倍；影像学有/无胰腺形态学改变；排除其他急腹症。本例患者无常见急性胰腺炎诱因，如胆石症、高脂血症、酒精、高钙血症、药物等，也无先天遗传代谢基础。起病初期虽有腹痛，但存在意识障碍，主诉并不明确，查体有全腹、右上腹压痛，血清学淀粉酶、脂肪酶水平升高，但起病初期、腹痛发作时淀粉酶未达3倍以上，后续AMY 1046U/L，LIP 8000U/L左右，但无腹痛表现。影像学表现上，腹部CT、胰腺薄扫可见胰腺饱满，但胰周无明显渗出，更无进一步坏死表现，胰颈部小的类圆形低密度影，非典型胰腺炎表现。淀粉酶、脂肪酶水平后续持续升高数周，但腹痛症状不明显，影像学也无相关胰腺炎表现，因此考虑本例患者不能诊断为普通的急性胰腺炎，胰腺炎也不能解释疾病全貌。结合胆管酶水平升高，建议进一步完善MRCP除外胰胆管局部不通畅因素。患者因意识障碍不能配合检查，但后期平扫＋增强CT未见明确胰胆管扩张，总体考虑全身系统性疾病胰腺受累。

神经科韩菲医师： 神经科相关症状包括听力下降，2次短暂性脑缺血发作，主要表现为运动性失语，持续约5分钟可缓解。另外，贯穿病程始终的为进行性认知功能下降，入院后病情加重，出现意识水平及意识内容改变，阳性神经系统体征包括粗大水平眼震和眼球活动异常，双侧病理征高指数阳性，颏胸距3横指，头部影像学主要为多发颅内斑点状DWI上高信号，相应ADC上低信号。2次MRI对比，左侧基底节外囊可见新发DWI上高信号，性质首先考虑急性缺血性改变，且病灶时象不一，MRA及颈部大血管未见明确狭窄，病灶分布不符合单一血管分布区，因此颅内病灶首先考虑来源于心脏及主动脉弓的栓子脱落引起的栓塞，可以是动脉粥样硬化栓子、感染性栓子或肿瘤性栓子。第一次腰穿，除葡萄糖水平稍低、蛋白水平稍高，无其他特异性改变。患者未做脑电图，因肾功能未行头增强MRI。总结定位诊断，考虑患者反复颅内栓塞性病灶，弥漫皮质功能受损，双侧听力下降，不除外颅底脑膜受累，双侧锥体束征高指数阳性，颅内病灶无法解释，考虑可能存在脊髓及脊膜受累。定性诊断：反复发热伴认知功能、意识水平下降，中枢神经系统感染需首先考虑，但患者腰椎穿刺常规、细胞学均未见白细胞，提示脑膜炎症反应并不突出；但葡萄糖水平低、蛋白水平升高需要警惕特殊类型感染，脑脊液病原学筛查未有相关证据；同时需警惕脑膜癌，细胞学不支持；结合反复栓塞及ECHO提示心脏瓣膜赘生物，需考虑感染性栓子脱落导致颅内栓塞。其次考虑免疫介导炎症可能，对于消耗症状较重的中老年男性，警惕副肿瘤综合征，特别是副肿瘤性边缘叶脑炎可能。脑脊液相关抗体筛查阴性，且胸腹盆增强CT未见明确肿瘤证据。再次患者反复颅内缺血病灶需考虑颅内血管炎可能，但MRA未见局灶血管狭窄不支持，且中枢神经系统血管炎，影像学上多表现为皮质、近皮质团块样病灶，患者影像学不支持。另外，继发于结缔组织病，也可有神经科相关表现，除此之外患者病程中低钠，进食差，追问病史20岁既有反应慢及可疑家族史（父亲耳聋、智力障碍），需考虑遗传代谢性脑病可能，但无法解释患者全身多系统受累情况。因此，结合全身情况、"一元论"解释，定性首先考虑感染和免疫介导炎症可能性大，肿瘤不能完全除外。治疗上除继续寻找病因方面证据，因颅内反复栓塞事件，若无感染性栓子证据，可考虑抗凝或抗板治疗。

血液科韩潇医师： 患者病情出现急转直下变化：高热、原有肾功能不全基础上肾功能再次恶化、中枢神经系统变化（嗜睡、反应迟钝甚至浅昏迷）。鉴于上述变化，病房高度怀疑是否有TTP问题。对于高热，新出现的急性肾损伤及中枢神经系统异常、血小板减少患者，鉴别诊断上需考虑TTP，但回顾TTP发病机制及病理生理基础，我们不难得出后面的结论。首先TTP主要发病机制是由存在抑制物或原发性体内ADAMS13（金属蛋白裂解酶）活性下降，导致体内血管性血友病因子vWF裂解障碍，致其分子量不断增长，由单聚体变为多聚体，裂解异常导致两个结果：血小板持续激活、血管内皮激活，均导致共同的病理生理机制——血栓微血管病（thrombotic microangiopathy，TMA），即广泛的血管内小血栓形成，且为富血小板性血栓，引起经典五联征：发热、血小板减少、微血管病性溶血、肾损害、中枢神经系统异常。并非所有患者均有五联征，最核心的两大症状为机械性溶血性贫血及血小板减少。对于本例患者，本身无溶血表现（间接胆红素多次检查均正常，网织红细胞未增多），多次血涂片未见破碎红细胞，基于上述表现，患者无机械性溶血症证据。当时出现多系统受累、凝血障碍，但TTP极少出现凝血异常，一旦出现凝血异常，需高度怀疑诊断错误。因此，我们认为患者当时并不支持TTP，也未建议进一步行TTP相关检查。血管病相关表现不多，血管炎表现较多，全身多发炎症表现多，铁蛋白水平很高，TG水平高，出现剧烈凝血功能异常，APTT部分纠正，非DIC表现，2次低滴度磷脂抗体，推测当时存在血中抑制物干扰凝血，支持患者当时处于剧烈炎症变化过程。多系统损伤，脑脊液蛋白水平高，葡萄糖水平低，细胞不多，IG水平升高，OB阳性，非单纯脑血栓事件或血栓性脑病表现。当时情况下，高度怀疑患者存在剧烈的炎症反应综合征，类似于灾难性抗磷脂抗体综合征（catastrophic antiphospholipid syndrome，CAPS）。虽不符合CAPS诊断标准，但确实有超过3个及以上多系统损伤，在很短时间内相继出现，有抗磷脂抗体阳性，不能完全除外CAPS可能性。

风湿免疫科沈敏医师：患者起病强烈的免疫损伤，发热＋多系统损害，全身炎症指标高，血液系统从单纯血小板减少至血三系减少，考虑免疫相关血液系统损伤；肾脏损伤除急性肾小管坏死、急性间质性肾炎相关药物损伤，患者尿常规检查蛋白阳性、潜血阳性，以异形红细胞为主，考虑存在小球损伤；此外，有严重肝损伤；中枢神经系统改变以炎症型改变为主，出现脑梗死；有皮肤损伤，肉芽肿性。综合判断有免疫疾病、结缔组织病可能。不典型部分：ANA低滴度阳性（1:80～1:160），核型为不常见的高尔基体，病理检查因为血液系统受累、凝血异常，无法肾穿等取得更多组织学证据，结缔组织病不除外，但无十足把握确诊。患者临床表现谱类似TTP/TMA，但无破碎红细胞机械性溶血证据，APTT正浆纠正部分纠正，如部分纠正或不能被纠正，需高度怀疑患者血中存在磷脂抗体。患者 β_2GP1 低滴度阳性，对诊断APS实验室检查方面抗体滴度需相隔12周，临床上有血管栓塞证据。本例患者抗磷脂抗体滴度很低，相隔时间短，临床上栓塞证据比较确凿的是脑梗死，其他部位高度怀疑存在微血管微小血栓，但无病理证据。患者在很短期时间出现多脏器损伤，需怀疑是否有CAPS。CAPS定义为急性或亚急性（2周内）3个脏器以上功能异常及栓塞事件，确诊病理证实微血管栓塞。临床上很难拿到病理，在此节点，CAPS不能除外。CAPS与APS不同在于，除形成微小血栓外，更多可继发身体内部炎症瀑布，炎症反应更加强烈，免疫损伤更严重，治疗上除抗凝外，还需很强的炎症控制，在此基础上，患者有指征应用激素。在此之前，充分排除感染或肿瘤，因为感染或肿瘤会诱发机体免疫反应。我们注意到患者ECHO显示主动脉瓣赘生物，有无感染性心内膜炎（IE），在此方面病房做了很多，血培养阴性、经验性抗感染病情无好转，考虑有无特殊病原菌或免疫损伤。APS

也可有瓣膜赘生物，系统性红斑狼疮患者可有非典型疣状心内膜炎（Libman-Sacks心内膜炎），但其赘生物与IE赘生物有差别，如部位上APS可在各个部位，IE赘生物多在血流淤滞、缓慢易形成涡流处形成；IE患者赘生物往往较大，较松脆，较易脱落，相对来说APS赘生物较小而结实，不易脱落，请心内科医生超声上帮我们提示。此时炎症瀑布下游出现病损，如只控制上游，不用抗炎或免疫抑制，很难对病情起到逆转作用，在此同意病房处理。患者生命垂危，意识不清，血三系严重减少，急性肝损伤和肾衰竭，有应用激素指征。当然，感染方面还需做更多的工作。

感染内科曹玮医师：考虑原发病不清，但临床判断继发CAPS或血管炎不能除外，是否存在结缔组织病也不能除外。患者有很多重要脏器受累，病情危重，经过多科室会诊及专业组查房，6月24日～6月26日予甲泼尼龙1g冲击治疗3天，同时抑酸，美罗培南抗感染及对症支持治疗。冲击治疗后血小板有所恢复，PLT > 50×10⁹/L，基于CAPS或血管炎不能除外，加用依诺肝素钠抗凝。冲击治疗后甲泼尼龙减至80mg qd iv，前期患者反应非常好，体温正常，神志明显好转，能正常对答、交流，时间、地点定向力好，各脏器迅速恢复，指标好转。血小板逐渐增多至正常，血红蛋白稳定增至105g/L，白细胞、中性粒细胞仍少，予间断升白细胞治疗；肌酐水平逐渐下降至130mmol/L左右；胰酶水平明显下降。6月28日起患者再次出现发热，最高体温38.8℃，有畏寒，热峰多出现在上午。予甲泼尼龙调整为40mg q12h iv，病情有所缓解。6月30日夜间再发意识障碍，时间、地点、人物定向力障碍，尿失禁。急查头部CT较前无明显变化，未见大片低密度灶或出血变化。神经内科会诊考虑患者反应迟钝、认知功能下降等难以用DWI上高信号病变解释，尚需考虑栓子脱落等其他情况，可继续抗凝治疗，监测并控制血钠。7月6日复查腰穿，压力182mmH₂O，常规：淡黄透明，细胞总数92×10⁶/L，白细胞总数56×10⁶/L，单核细胞40×10⁶/L；生化：CSF-Pro 5.48g/L，CSF-Glu 1.5mmol/L，CSF-Cl 124mmol/L；真菌涂片、细菌涂片、培养、药敏、TORCH-IgM、隐球菌抗原、淋球菌涂片、墨汁染色均阴性。距离激素冲击治疗1周余，患者病情戏剧性好转后出现进行性恶化，除中枢神经系统外，其他如肾功能、胰腺、血常规未见恶化。中枢神经系统变化是与免疫炎症控制不佳相关，需进一步加强激素治疗，还是冲击后出现新的或潜伏的神经系统感染，应加强抗感染治疗？有无血管因素参与其中？免疫科考虑部分免疫性疾病激素冲击治疗后可有单系统反复。下一步治疗很困难，此时检验科回报，7月6日脑脊液抗酸染色：荧光法抗酸染色（＋），姜尼法抗酸染色（＋）。结核/非结核分枝杆菌核酸测定：结核分枝杆菌（＋）。考虑患者此次神志改变为中枢神经系统结核感染导致。复查胸部CT平扫新见双肺沿着支气管血管束弥漫分布微小结节影，血行播散性肺结核表现。7月7日起予利福平0.6 qd po、异烟肼0.4 qd iv、吡嗪酰胺0.5 tid po、乙胺丁醇0.75 qd po及莫西沙星0.4 qd iv五联抗结核治疗。同时，考虑患者仍有全身强烈的系统性炎症，予甲泼尼龙40mg q12h iv维持治疗一段时间后减至40mg qd po，并逐渐每周减1片，同时保肝、降颅压治疗。患者体温高峰逐渐下降，神志有波动，7月21日体温恢复正常，神志基本恢复，目前可基本对答，逻辑思维可。激素规律减量，目前甲泼尼龙28mg qd po；明确结核性脑膜炎后，考虑出血风险大，征求免疫科意见后停用抗凝，改为阿司匹林肠溶片抗血小板治疗。7月20日复查腰椎穿刺，压力80mmH₂O，脑脊液常规：无色透明，细胞总数 120×10⁶/L，白细胞总数 60×10⁶/L，单核细胞 52×10⁶/L；生化：CSF-Pro 1.56g/L，CSF-Cl 117mmol/L，CSF-Glu 1.9mmol/L。7月25日复查头MRI：与6月21日比较，左侧半卵圆中心中央前沟旁斑点状异常信号致大致同前。胰腺方面，冲击治疗后胰酶水平总体下降，间断进食水、抑酸补液，胰酶波动，8月初末次复查AMY 254U/L，LIP 1800U/L；血常规、肝肾功恢复正常；抗结核治疗方面，因消化道反应严重，7月21日将利福平调整为利福喷丁0.45g 每周2次。心脏瓣膜赘生物方面，7月1日复查超声心动图：主动脉瓣无冠瓣增厚，无冠瓣左心室面可见一甩动的低回声团块影，大小约9mm×7mm，余瓣膜形态结构及启闭未见异常。7月28日复查超声心动图：主动脉瓣增厚，主动脉瓣赘生物大小约18mm×9mm，轻度主动脉瓣关闭不全，LVEF 69%。经过激素及抗结核治疗患者病情明显好转，但我们仍不明确病程最初发生强烈炎症反应的原因。正在此时，细菌室回报：6月9日及6月18日血分枝杆菌快速培养（＋），金标法（＋），6月28日及7月7日血分枝杆菌快速培养（＋），金标法（－）。明确患者入院即存在血行播散性肺结核感染，是整个病程的始动因素。目前诊断：血行播散性结核分枝杆菌感染；结核性脑膜炎；结缔组织病不除外；胰腺损伤原因未明；主动脉瓣赘生物性质待定；左侧半卵圆中心亚急性脑梗死可能；慢性病性贫血；胰腺囊肿；脾大。

放射科朱亮医师： 患者后半程影像学检查，6月28日CT示肺部干净，未见斑片实变影，左侧胸膜增厚，索条影稍多，但基本正常；腹部胰腺稍饱满，腹膜轻微渗出、索条影，胃肠道、其他腹部脏器未见异常，无腹盆腔积液。7月初因神经系统症状行头CT平扫，尾状核头见斑片状密度增高影，其他基本正常。7月8日脑脊液抗酸染色阳性，复查胸部CT见双肺多发微小结节，分布均匀，结节大小均一，出现双侧胸腔积液，双下肺斑片实变影。腹部无明显改变。7月25日头MRI示除之前关注的半卵圆中心小片弥散受限征象外，其他没有阳性征象。8月2日胸部治疗有效，呈缓解趋势，肺部粟粒样结节较前吸收减少，双肺积液有吸收减少，斑片影减少。腹部增强CT＋胰腺薄扫示胰腺仍饱满，同前无明显变化，无胰周积液或胰腺实质坏死，胰颈部小片稍低密度影，增强后病灶无明显改变，液体密度为主，小片影，病灶周围可疑的轻度环形强化，定性不明确，腹部无其他新发表现；胆囊无明显炎性改变。

感染内科曹玮医师： 总结病程，本例患者为以全身多脏器广泛非直接感染受累为主要表现的结核血流感染。结核感染临床表现，一是结核分枝杆菌本身引起的损伤和破坏，二是结核分枝杆菌感染引起的免疫介导炎症，宿主的免疫应答强度、免疫反应对预后有重要作用。结核感染的免疫反应很多，最常见的有皮肤黏膜表现如结节红斑、黏膜溃疡、结膜炎、葡萄膜炎等表现；关节表现如反应性关节炎；血管受累如血管炎。文献报道，结核病患者自身抗体阳性率升高，突出表现为抗心磷脂抗体IgG型、抗Scl-70抗体阳性。其他可能与结核相关的免疫现象，如结核性脑膜炎相关中枢神经系统血管炎。多例报道，结核性脑膜炎可伴中枢神经系统小血管炎，有些报道后者可作为前驱症状，抗结核治疗后中枢神经系统血管炎可自愈。结核继发APS报道，文献有2例，合并明确APS，有肾脏、血液系统受累，仅限于个案。有很多报道结核与ITP发病相关。综上，结核与自身免疫、炎症关系密切。此外，本例患者有多系统病变基础，是否也存在血栓栓塞因素参与其中？病房考虑，炎症指标中度升高，hsCRP不匹配全身脏器受累程度，怀疑有微血栓或血管栓塞事件参与。免疫方面，ANA低滴度（＋）、抗β₂GP1低滴度（＋）、Coombs试验IgG（＋），且激素冲击治疗前脑脊液OB（＋）、IgG（＋），提示可能有结缔组织病参与。患者另一特点为冲击治疗后全身炎症反应改善明显，激素减量过程中稳定，下一步应继续激素逐渐减量维持以及是否抗凝需专科老师帮助判断。胰腺病变性质，是结核直接感染，还是免疫介导炎症？胰腺结核罕见，我院消化科曾诊断至少1例。影像学占位效应为主，文献报道与胰腺癌、胰腺肿瘤难以区别。实性占位为主，少量报道囊性变。从治疗反应看，胰腺免疫介导炎症可能性大，激素冲击治疗后胰酶水平迅速持久下降，反过来推断，如为结核感染，激素冲击治疗后可能播散，或恢复缓慢，为临床推断，有条件可活检。心脏赘生物方面，除最常见的感染性赘生物，心脏可有非感染性赘生物，其中常见的为瘤栓或血栓，患者行3次ECHO，冲击前（6月23日）主动脉瓣无冠瓣左心室面14mm×6mm，当时治疗为甲泼尼龙80mg；7月1日冲击治疗1周后，甲泼尼龙80mg＋依诺肝素钠抗凝，此时赘生物长径为9mm；此次血培养阳性后复查，长径18mm，治疗调整为五联抗结核，停抗凝加抗血小板。治疗调整是否为造成赘生物大小变化的因素？结核性心内膜炎罕见，1892年首次报道，20世纪70年代前多数为尸检报道。临床隐匿，结核感染少见表现，也是心内膜炎很少见的病原，临床表现为结核感染特点：发热、消瘦、盗汗、乏力等结核中毒症状，大多数有播散性粟粒样结核感染。结核心内膜炎赘生物无特异性，二尖瓣、主动脉瓣、右心均可，大小从几毫米至几厘米不等。回顾综述研究，20世纪70年代以前，结核性心内膜炎无有效的抗结核治疗，瓣膜以二尖瓣、主动脉瓣为主；大部分通过组织学诊断，后面通过病原学诊断。绝大部分有心脏外结核受累，全身血液播散。我科2014年曾诊断1例结核性心内膜炎患者，21岁，女性。因"间断发热2月余"入院，主要临床表现为发热、肝损伤、肝脾大、血小板减少。曾行肝穿刺活检病理：肉芽肿性炎；骨髓活检：肉芽肿型病变。ECHO：主动脉无冠瓣16mm×8mm中强团块影，伴轻度关闭不全。血培养：结核分枝杆菌（＋）；骨髓活检结核DNA（＋）。结核感染明确，心外科行手术，术中见左冠瓣15mm×10mm赘生物，左冠状瓣、无冠瓣下、主动脉瓣-二尖瓣纤维连接处脓肿形成。术后瓣膜分枝杆菌培养阳性，因此诊断非常明确。而本例患者的临床表现及治疗反应提示绝大多数脏器受累并非结核分枝杆菌直接侵犯所致，病程中存在症状的波动性，如胰酶及神志状态，怀疑有血栓或赘生物脱落风险。从治疗反应看，经过激素冲击治疗和抗凝治疗后赘生物似乎有所缩小，有效抗结核治疗后停用抗凝治疗赘生物范围增大。目前对本例患者有以下几个问题：一是赘生物的性质和处理，感染性还是无菌性赘生物，请超声心动图老师协助。下一步治疗手术还是抗凝？虽然赘生物性质未明，但目前大小已经将近2cm，风险很大，有脱落及猝死风险，请心内科、心外科老师协助。二是除抗结核外其他辅助治疗，考虑患者多脏器受累有可能是免疫炎症或微血管栓塞，激素减量方案，有什么注意事项，是否需要其他免疫抑制治疗？抗凝有否必要？三是结核培养，病原检查至关重要，如何提高培养阳性率？

检验科杨启文医师： 血培养报警时间取决于血液中菌量多少及菌种本身。本例患者菌种鉴定很困难，难以诊断。患者入院第一套血培养结核瓶报警时间38天，说明当时血里有结核分枝杆菌，但量不大；本身菌种特点决定培养周期长。后期血培养报警时间缩短至十几天，考虑菌量在血中有增殖过程。本例患者有趣之处在于6月23日送检的血培养分枝杆菌阳性，金标法阳性，证明为结核；6月28日送检的血培养分枝杆菌瓶阳性，但金标法阴性，此瓶至7月3日金标法报警阳性，7月5日再次转阴，很少见到此类情况，金标法试剂盒质控无异常，当时是否为结核/非结核分枝杆菌感染轮替？后将此血培养瓶进行分子鉴定，测16sRNA基因，最终证实为牛型结核分枝杆菌，为做卡介苗的牛型分枝杆菌亚种，属于结核分枝杆菌中的一种，有致病意义。本例患者结核分枝杆菌明确，血液中始终为该菌存在。针对本例患者金标法时阳时阴，我们参考试剂盒说明，MPB64抗原金标法测定以下两点可能影响结果：卡介苗牛型分枝杆菌亚株及标本中菌量。目前我院结核分枝杆菌培养使用国际通用方法，BactecTB960主要培养非血液标本结核分枝杆菌，血液标本结核分枝杆菌使用血培养瓶系统。我们也考虑是否有快速检测、快速诊断方法，几年前开展结核/非结核分枝杆菌核酸测定，灵敏度较高，可以直接用标本进行核酸检测，不需将标本培养出来。此外，涂片方法也可发扬光大，血结核抗体、T-SPOT.TB也有助于诊断。分子生物学方法虽可鉴定有无核酸，但无法明确为活菌还是死菌，技术手段还在改进。目前诊断手段较全，但尚无既快速又准确、特异的方法。临床医师需根据不同报告综合分析。

消化内科谭蓓医师： 在第一个节点我们判断胰腺问题应该为全身系统性疾病胰腺受累，当时未能明确全身系统性疾病是什么，现在进一步讨论胰腺原发问题，"一元论"考虑结核。因为胰酶消化作用，胰腺对结核有特殊抵抗力，胰腺结核临床罕见，可见于免疫缺陷人群，原发性结核极罕见，几乎均继发于全身播散性结核。患者有血行播散结核感染的基础，有免疫缺陷，CD4细胞数低。途径方面，可有血行、淋巴播散，或邻近器官、腹膜后结核干酪性坏死穿至胰腺，或结核菌素引发胰腺免疫反应而肿胀、变硬，为反应性胰腺炎。不仅仅存在感染问题，而是感染、免疫相互作用。胰腺结核典型症状为上腹痛，源于压迫胰管，伴AMY水平升高，可触及包块；侵犯压迫胆总管下段引起梗阻性黄疸；严重患者可有结核中毒症状。影像学文献报道多为胰腺肿大或多发低密度肿块，增强CT可边缘强化，中央低密度干酪样坏死灶。金标准超声引导下细针穿刺，穿刺干酪样坏死或乳白色液体经抗酸染色和培养可确诊。本例患者意识状态差，细针穿刺不能配合；影像学病灶很小，穿刺阳性概率低，当时凝血功能不支持活检。考虑本例患者胰腺问题继发并平行于全身整体问题，应在抗结核治疗后观察淀粉酶、脂肪酶及胰腺影像学变化。文献报道，典型胰腺结核表现，病变90%为低密度或混合低密度，好发于胰体56%，其次胰头50%，75%合并有胰周淋巴结肿大、坏死。结合患者影像学，因肾功能因素，初期行CT平扫可见胰腺肿胀饱满，胰颈有低密度影，但无胰头附近淋巴结坏死，不支持；好转后行CT增强扫描，胰腺饱满程度有所好转，增强后除胰颈部外，胰头也有低密度病灶，可能为多灶性病变，更支持感染性疾病诊断。胰腺结核支持点：有基础免疫缺陷、血行播散，影像学虽不是非常典型，但为低密度灶。不支持点：无胰周淋巴结肿大。其他考虑感染继发血管炎或微血栓栓塞引起，胰腺缺血是不常见病因，但胰腺对缺血很敏感，可能引起胰腺血管病变、胰腺炎的有以下原因：血管炎常见于系统性红斑狼疮和结节性多动脉炎、动脉粥样硬化栓塞、术中低血压、失血性休克。本例患者需要考虑感染继发血管炎或免疫反应，微血管栓塞引起胰腺炎或小灶性梗塞。从治疗效果看，患者目前淀粉酶、脂肪酶及影像学均好转，胰腺情况好转。好转可能有3个方面因素：①长期禁食禁水，胰腺得到充分休息。②激素冲击治疗后，胰酶水平一路稳定下降，可能是抑制了感染继发的血管炎，也可能胰腺结核为结核菌素引起的免疫反应，抑制免疫反应从而抑制反应性胰腺炎。③加用抗结核治疗。目前治疗的建议：针对原发病积极抗结核治疗；虽然胰腺有炎症，主张早期恢复肠内营养，有利于肠道菌群调整及肠黏膜屏障保护，尽快由肠外营养过渡到肠内营养；鼻空肠营养管有助于早期恢复。

神经科韩菲医师： 结合腰椎穿刺结果，结核性脑膜脑炎诊断明确，虽然认知功能下降、意识水平改变不特异，结核直接感染或继发于结核的免疫介导脑炎均可有类似表现，倾向于患者整个神经系统症状及临床相可用此解释。一方面激素冲击治疗后，其他系统好转，神经系统恶化，支持此前存在颅内感染；主要不支持点为第一次脑脊液结果与临床相不完全平行。头增强MRI对判断结核性脑膜脑炎有价值，如有颅底软脑膜广泛强化，更支持结核直接感染。颅内多发病灶倾向于来源于心脏赘生物的栓塞，不好用结核直接感染解释。颅内栓塞病灶考虑为无症状性病灶，不能解释患者整体神经科临床相。另一方面病程中双侧锥体束征高指数阳性，无法用颅内病灶解释，可行脊髓MRI明确有无脊髓、脊膜受累。结核感染易合并颅内血管炎，结核性脑膜炎以颅底脑膜受累为主，为Willis环走行部位，但MRA未见大血管狭窄，颅内病灶不支持结核球或结核继发的血管炎表现，颅内血管炎不能诊断。近期看患者，神志情况较此前好转，锥体束征转阴性，神经系统临床好转滞后于实验室检查，神经细胞再生缓慢，且患者病程偏长，极有可能遗留神经系统后遗症。动态追踪脑电图对预后判断有意义。

心内科陈未医师： 超声心动图可见主动脉瓣无冠瓣甩动的团块影。①患者共行3次ECHO，第二次赘生物形态偏小，考虑测量相关。影响测量大小的原因包括赘生物甩动而非固定，不同切面、不同时间点测量会有差别；患者消瘦明显，肋骨处寻找好的切面，如图像打得不好，或未找到最大直径切面结果会有差别。因此，第二次直径减小不认为是治疗导致。第三次较前有轻度增大。②此团块是赘生物或其他？其他性质的团块最常见为血栓，心脏血栓最主要见于心房颤动患者，心耳处可见较多血栓。此外，心肌梗死，心内膜变薄，回声增强，纤维化，心腔增大，室壁瘤形成，可见附壁血栓。此两种基于血流明显缓慢，ECHO甚至可见血流自显影、烟雾样改变。本例患者主动脉瓣摆动明显的团块样物，不认为是血栓形成，常见血栓在内膜损伤、血流缓慢、固定团块与心壁结合牢固，血栓基本不会有太大摆动，血栓较大时可见质地不均匀，外周回声低，内部回声高。③是否为免疫反应引起瓣膜纤维素样赘生物？最常见为Libman-Sacks心内膜炎，见于二尖瓣增厚，二尖瓣心房面、心室面均可见，回声强，像鹅卵石样排布于二尖瓣心房面、心室面，活动度大，不考虑。主动脉瓣可见无菌性赘生物，为纤维素样，条索样，很细，多数认为无临床意义，也有报道头部栓塞与其有关。本例患者感染性心内膜炎诊断明确，可见主动脉瓣团块影，有发热，多个动脉栓塞影像表现，肾小球肾炎，Osler结节明确。病原微生物结果并结合诊断过程，高度怀疑结核相关，目前赘生物大小已达18mm，条件允许应尽快手术，否则造成栓塞后果严重。

心外科刘兴荣医师：同意心内科医师意见，IE诊断明确，超声见赘生物最大直径18mm，活动度大，条件允许情况下，尽快行外科手术治疗。病原菌为结核分枝杆菌可能性大，药物治疗反应慢，应积极行外科清创。但目前患者一般情况是否能够耐受手术需进一步讨论，一方面患者有脑膜炎、神志问题，目前已有好转，非绝对手术禁忌，也有相关文献报道结核性脑膜炎行体外循环或开放性心脏手术；另一方面血行播散性肺结核不除外，痰抗酸染色多次阴性，但有一次结核核酸阳性，在我院有可能通过呼吸道传播而不允许手术。

转　归

大查房后病房组织细菌室、重症监护病房、医务处、心外科、麻醉科等多科会诊，结论为可于我院行手术治疗。患者经抗结核治疗情况逐渐好转，与患者家属积极沟通，家属同意行手术治疗。转入心外科后，经心内科及心外科联合查房，考虑患者一般情况仍差，手术风险大可能难以耐受，与患者及家属沟通后继续抗结核药物治疗。患者出院后继续口服抗结核药物，体温正常，神志清楚，一般状况逐渐改善，体重回升，可自主进行日常生活活动。2016年11月于当地医院复查超声心动图，赘生物较前明显缩小，于当地结核病医院继续随访。

点　评

本例为一例临床表现特殊的结核分枝杆菌感染患者，肺内无结核提示，但出现血行感染、感染性心内膜炎、中枢神经系统感染，亦引起全身炎症状态及免疫异常。由于结核分枝杆菌培养时间长、检测手段受限，大大限制了其诊断的及时性。从本例患者诊治中，我们吸取经验，结核性心内膜炎少见但仍有发生可能，我国结核发病率高，针对发热待查需充分评估结核可能性。

（李艳萍　曹　玮）

HIV感染7年，肝功能异常2年，腹胀3天

引言 这是一例明确存在HIV感染的中老年女性，在治疗过程中出现肝功能异常、肾功能异常、酸碱电解质紊乱、肠梗阻。经检查后发现存在范科尼综合征，肝脏病理为慢性活动性炎症。扑朔迷离的病情和线索中，最终病因到底为何？

病历摘要

患者，女性，58岁。因"HIV感染7年，肝功能异常2年，腹胀3天"于2016年6月2日入院。

（一）现病史

患者2009年3月检查发现HIV抗体阳性，CD4$^+$T细胞（简称"CD4细胞"）800/μl。2012年3月复查CD4细胞350/μl，HIV-RNA高拷贝阳性（具体不详），予拉米夫定、齐多夫定、依非韦伦抗病毒治疗2年，定期复查CD4细胞800/μl，HIV-RNA TND。2014年因肝功能异常对抗病毒药物行2次调整（2014年5月齐多夫定换成替诺福韦，2015年10月依非韦伦换成洛匹那韦/利托那韦），但肝功能未恢复正常，转氨酶70～200U/L，伴胆红素水平轻度升高。2016年3月查血常规大致正常；尿常规：尿蛋白0.3g/L；肝肾功能：Alb 33g/L，ALT 62U/L，AST 72U/L，ALP 195U/L，GGT 93U/L，TBil 33μmol/L，DBil 20μmol/L，Cr 83μmol/L，TCO$_2$ 22mmol/L，K$^+$ 2.5mmol/L，P 0.69mmol/L；肝炎病毒全套、自免肝抗体谱、自身抗体谱、EBV、CMV相关检查均阴性；HIV-RNA TND；IgG 34g/L。3月18日外院肝穿刺病理示药物性肝损伤伴免疫反应。4月加用甲泼尼龙口服，转氨酶水平一度下降，但激素减量过程中再次升高，胆管酶水平持续升高。5月10日复查尿常规：Glu（＋＋），BLD（＋），Pro（＋）；肝肾功能：ALT 86U/L，AST 33U/L，ALP 102U/L，GGT 600U/L，TBil 38μmol/L，DBil 26μmol/L，Cr 89μmol/L，K$^+$ 3.5mmol/L，Na$^+$ 138mmol/L，P 0.51mmol/L，TCO$_2$ 16.2mmol/L，UA 95μmol/L，Lac 3.7mmol/L；ANA均质型1:3200，抗dsDNA（＋＋），抗核小体（＋＋）。外院予保肝治疗后肝功能稍好转，为进一步诊治收入我院感染内科。服激素后患者出现高血压、高血糖，予硝苯地平及胰岛素治疗。

患者自发病以来乏力，食欲减退，睡眠可，排尿正常，4月份服激素后出现便秘，近半月需开塞露通便，近3天腹胀，近半年体重减轻10kg。

（二）既往史

多年前行阑尾切除术，2007年行胆囊切除术，2009年因子宫肌瘤行子宫切除术，术中曾输血。

（三）个人史、家族史

无烟酒接触史，否认重金属及毒物接触史。其丈夫HIV抗体阳性，否认高危性行为史。家族史无特殊。

（四）入院查体

BP 104/70mmHg，HR 90次/分，SpO$_2$ 97%（RA），R 19次/分。一般情况可，满月脸，心、肺查体无明显异常，腹软，无压痛及反跳痛，肠鸣音稍弱，移动性浊音阳性。

（五）诊治经过

入院后完善相关检查。

ABG（@RA）：pH 7.34，pCO$_2$ 22.8mmHg，pO$_2$ 76.4mmHg，cHCO$_3^-$ 12.2mmol/L，BE -11.7mmol/L，cLac 2.0mmol/L，AG＝0；血常规：WBC 7.0×10^9/L，Hb 120g/L，PLT 87×10^9/L；尿常规＋沉渣：pH 5.5，Pro 0.3g/L，Glu＞55mmol/L，RBC 80cells/μl（正常形态为主）；24hUP 1.53g，肾小管性蛋白76%；尿NAG、TRF、β$_2$-MG、α$_1$-MG水平均升高，尿氨基酸（＋）；便OB（＋）；血生化：Alb 35g/L，ALT 66U/L，AST 50U/L，TBil 21.6μmol/L，DBil 15μmol/L，GGT 547U/L，ALP 167U/L，LDH 401U/L，Cr 99μmol/L，Urea 9.13mmol/L，UA 102μmol/L，P 0.57mmol/L，TCO$_2$ 11.8mmol/L，Ca^{2+} 1.97mmol/L，K$^+$ 3.0mmol/L，Na$^+$ 127mmol/L，CD4$^+$T 422/μl。

免疫方面：ANA H 1:1280；抗dsDNA（-），抗核小体抗体（＋＋＋）；AMA-M2 63RU/ml；补体、RF、免疫球蛋白、ANCA、抗ENA（4＋7）均阴性。外院肝穿病理我院会诊：慢性活动性肝炎，淋巴细胞性胆管炎。

感染方面：甲、乙、丙、戊型肝炎病毒以及CMV、EBV相关检查均阴性。

内分泌方面：FT$_3$ 1.69pg/ml（参考值：1.80～4.10pg/ml），FT$_4$、TSH3正常，抗Tg、抗TPO（-）；β-胶原降解产物1.82ng/ml（参考值：0.21～0.44ng/ml）；PTH正常；24小时尿钙正常；1,25双羟维生素D$_3$ 6.65pg/ml（参考值：19.6～54.3pg/ml），25羟维生素D$_3$正常；磷廓清指数0.33mmol/L（参考值：0.80～1.35mmol/L）。

治疗方面：

肠梗阻：患者入院后腹胀明显，停止排气排便，肠鸣音极弱，6月3日起腹胀加重，腹部CT示小肠扩张积气伴气液平。考虑麻痹性肠梗阻合并机械性梗阻（粪石），予禁食水、纠正低钾、灌肠、导泻、补液等治疗后腹胀缓解并恢复进食。

范科尼综合征：患者存在低钾、低磷、低尿酸及AG正常型代谢性酸中毒，考虑范科尼综合征，替诺福韦药物相关可能性大，6月5日停所有抗反转录病毒药物，予枸橼酸钾、碳酸氢钠口服，代谢性酸中毒、低血钾和低血钠纠正，尿NAG、TRF、β_2-MG、α_1-MG、氨基酸、葡萄糖仍阳性，肌酐水平由最高时120μmol/L降至60μmol/L。

肺炎：患者6月3日出现呼吸困难，5日出现低热，CT示右下肺实变、肺不张伴右侧胸腔积液，考虑肺部感染不除外，先后给予头孢吡肟联合甲硝唑、亚胺培南/西司他丁抗感染治疗，病情无好转。9日体温升至38.5℃，血氧不能维持。13日CT示肺部斑片影加重，给予气管插管和机械通气。因外周血中见2个pp65阳性细胞，用PCR扩增，在肺泡灌洗液中检测出CMV-DNA和PCP-DNA，予更昔洛韦、复方磺胺及甲泼尼龙治疗后，患者体温正常，氧合指数改善，脱机拔管后呼吸情况稳定。7月7日CT示肺部病变明显吸收。

便血：7月5日患者间断排暗红色血便约2000ml，血红蛋白水平由82g/L降至46g/L，腹盆腔CTA未发现出血部位。肠镜进镜至横结肠中段也未见明确病变。经禁食水、抑酸、补液等治疗后病情一度稳定。9日开始进水后再次排暗红色血便约2000ml，血红蛋白水平由100g/L降至41g/L，腹盆CTA示十二指肠球部对比剂外溢，胃镜示十二指肠球腔0.6cm溃疡有渗血，予钛夹钳夹止血，后未再出血。11日复查胃镜及结肠镜未见出血灶。

HIV感染：6月5日停止抗反转录病毒药治疗。23日HIV载量TND。

肝功能损伤：考虑原发性胆汁性肝硬化（primary biliary cirrhosis，PBC）不除外，6月22日给予熊去氧胆酸口服，转氨酶、胆红素水平降至正常，胆管酶水平逐渐下降，GGT 317U/L，ALP 246U/L。

大查房时情况：患者禁食水、补液及抑酸治疗中，消化道出血基本停止，循环、呼吸情况稳定。心、肺、腹查体无特殊，颜面部及四肢轻中度水肿。

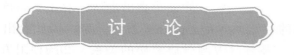

讨　论

放射科朱亮医师：患者6月3日立位腹平片提示多发肠管积气扩张，上腹部可见小肠拱桥样扩张伴多发气液平，肠梗阻诊断明确。另外，结肠区域可见粪便影，提示存在慢性便秘。6月9日CT较6月5日相比，肺部出现大片融合磨玻璃影，经抗感染治疗后6月20日及7月7日CT示双肺弥漫性斑片影和磨玻璃影逐渐好转。患者7月5日出现消化道出血，当时CTA未见活动性出血。7月9日再次出血时复查CTA，在十二指肠降段肠壁可见动脉期对比剂外溢，延迟期形成血泊，提示活动性出血。

病理科游燕医师：患者肝脏病变弥漫，同时存在汇管区病变及小叶病变，汇管区为典型慢性肝炎表现，小叶表现为点灶、桥接坏死，活动性。病毒感染、自身免疫、药物均可引起病理上这种慢性肝炎表现。从病理上鉴别困难。

感染内科刘昕超医师：本例为获得性免疫缺陷综合征（acquired immunodeficiency syndrome，AIDS）患者，抗病毒治疗4年，方案为替诺福韦＋拉米夫定＋洛匹那韦/利托那韦，抗病毒反应好，数次检测病毒载量未检出，CD4 422/μl。患者因肝功能异常2年入院，主要表现为轻度转氨酶水平升高，同时伴有轻度胆红素和胆管酶水平升高。入院后发现患者存在多个学科的问题：①肾脏方面。尿常规提示肾性糖尿，尿蛋白1.53g/24h，以肾小管性蛋白为主，尿中氨基酸及中小蛋白分子增多，提示肾小管功能异常。另外有轻度肌酐水平升高、低钾血症、低磷血症、低尿酸血症、AG正常型代谢性酸中毒，范科尼综合征诊断明确。患者为中老年女性，近端肾小管损害考虑继发性可能性大。常见病因需鉴别：干燥综合征方面，其多为远曲小管损害，本例患者无干燥综合征临床表现；浆细胞病如淀粉样变、多发性骨髓瘤方面，本例骨髓穿刺涂片及血、尿免疫固定电泳均无相关提示；重金属中毒方面，本例患者无相关病史；药物因素方面，很多药物可以引起肾小管损害，包括本例患者所用的替诺福韦。替诺福韦是核苷类似物抗病毒药，我国目前主要用于治疗HIV感染，并且已经被批准用于治疗慢性乙型肝炎，预计将来会更广泛地应用在慢性乙型肝炎人群中。而替诺福韦可以引起肾小管损害却没有被充分认识，它不仅可引起急性和慢性肾功能不全，还能导致范科尼综合征，机制可能与其影响肾小管上皮细胞的线粒体功能有关。使用替诺福韦后容易出现肾小管酸中毒的危险因素包括联合使用蛋白酶抑制剂、去羟肌苷等抗反转录病毒药，存在基础肾功能不全，低体重，替诺福韦药物浓度增高（服药过量/药物相互作用）。替诺福韦治疗后患者出现肾小管酸中毒的时间不一，文献报道1周至7年不等，本例患者在2年后出现，与文献报道一致。停药后肾功能恢复时间不一，酸中毒大概在停药后1周之内恢复，肌酐恢复需要1～6个月。本例患者肌酐水平已经降到60μmol/L，酸中毒已经纠正，尿氨基酸等近端小管标志物仍阳性。请肾内科医师分析药物和肾小管损害之间的关系，是否还有其他药物可能引起肾小管间质损害？对于使用可疑药物的患者，如何早期识别肾小管损伤？同时请内分泌科医师指导补磷治疗，明确患者乳酸水平升高是否也与药物有关？抗病毒药物出现后，对于早期抗病毒并获得良好控制的AIDS患者，他们的存活期与正常人几乎没有差别，因此会出现越来越多老龄及治疗相关的骨质疏松，请阐述HIV与骨质疏松的关系。②肠梗阻方面。患者有明确低钾血症，立位腹平片提示肠管弥漫扩张，考虑麻痹性为主。患者有3次腹部手术史，便秘3个月，粘连及粪石阻塞的机械性因素可能也参与发病。患者肠梗阻经保守治疗后好转，但又出现消化道出血3次，血红蛋白水平每次下降4～6g/L，十二指肠球腔对比剂外溢，消化科急诊胃镜可见溃疡出血，钛夹止血。但患者以便血为主，肠镜未见异常，出血部位是否除十二指肠外还有小肠出血？患者消化道功能如何重建？请消化科医师阐述。③免疫方面。患者因肝功能异常来我院，ANA及AMA-M2阳性，肝穿病理提示慢性活动性肝炎，淋巴细胞性胆管炎，熊去氧胆酸治疗后肝功能好转，嗜肝病毒检查阴性，请免疫科医师分析PBC诊断是否成立？如何理解患者免疫功能低下的同时合并自身免疫病？

肾内科袁群生医师： 患者为58岁女性，HIV感染7年，使用替诺福韦2年余，肾损害在2016年3月已经显现，尿蛋白（＋），Cr 83μmol/L，GFR＜60 ml/min，6月停药。停药后肾功能恢复，目前Cr 48μmol/L，GFR接近90ml/min。患者近端肾小管功能损害明确，多项反映肾小管功能受损的标志物阳性，表现为糖尿、氨基酸尿，尿NAG、β_2-MG水平均升高，低磷、低尿酸血症，2g以下的尿蛋白，肾小管来源，阴离子间隙正常的代谢性酸中毒，尿pH≤5.5，低钾血症。综上，范科尼综合征、肾小管酸中毒（Ⅱ型可能性大）诊断明确。肾小管功能损害原因：①原发病。AIDS可合并肾脏病变，发生率约为10%，但多为肾小球病变，典型病变为塌陷型局灶节段性肾小球硬化（focal segmental glomerulosclerosis，FSCS），也可为免疫复合物介导的膜性肾病、膜增、系膜增生性肾小球肾炎等，甚至血栓性微血管病（TMA）。这些表现与本例患者表现不符。②HIV感染治疗药物相关的肾损害。如本例患者使用的替诺福韦可引起近端肾小管损害及范科尼综合征。替诺福韦经肾代谢，肾损害与剂量及累积剂量相关，应根据肾功能调整剂量。本例患者存在使用替诺福韦易致肾小管损害的伴随危险因素，如年龄偏大、低体重、糖尿病、CD4偏少、同时使用蛋白酶抑制剂等。其他可引起肾小管损害的药物还有特定的抗生素、非甾体类抗炎药（NSAID）等。因此，替诺福韦是本例患者肾小管功能损害的主要原因。处理措施主要为停用肾损害药物（替诺福韦）及对症处理（如纠正酸中毒、补钾治疗等）。到目前为止，监测近端肾小管功能的指标主要有尿氨基酸、尿糖、β_2-MG、NAG、转铁蛋白等，尚无更新的观察指标。

内分泌科王曦医师： 由于抗病毒药物治疗，AIDS患者生存期延长，故骨代谢问题如骨质疏松应引起重视。AIDS患者可出现各种钙磷异常：低钙血症，少部分可出现高钙血症，低磷血症一般与范科尼综合征相关。多项研究表明，AIDS患者骨丢失增加，而且脆性骨折风险增加。骨质疏松患病率达23%，骨量减少接近一半，且随着病程延长发生率逐渐上升。这些患者骨转换指标升高，包括骨来源的ALP及尿NTx，分别指示成骨活性和破骨活性。AIDS患者容易合并对骨代谢不利的危险因素，如高龄、体重下降、合并使用蛋白酶抑制剂、替诺福韦、T细胞激活、CD4细胞数量减少、肝炎病毒感染。AIDS患者骨代谢异常的治疗目前无指南，参考原发性骨质疏松的治疗。唑来膦酸对骨密度改善有效，且疗效可持续至少5年，但骨折风险是否有下降还有待确认。本例患者为绝经后女性，HIV感染7年，替诺福韦治疗2年，曾使用糖皮质激素，近几个月卧床为主，无骨骼相关症状如骨痛、骨折、尿中排石，检查提示范科尼综合征明确。骨代谢指标方面有低磷血症，磷廓清指数降低，血钙、尿钙基本正常，ALP水平升高但可能受肝功能影响，β胶联降解产物（β-CTX）反映溶骨活性升高，PTH正常，25羟维生素D、1,25双羟维生素D_3均下降，影像学检查暂时未完成。基于法国的一项研究，AIDS患者的范科尼综合征与高龄和替诺福韦相关。患者除肾小管功能损害外，合并胃肠道功能异常，维生素D缺乏，进食减少，长期抑酸药也是导致低磷血症的次要原因。另外，本例患者存在对骨代谢不利的因素，包括长期卧床、绝经后女性、皮质激素、维生素D及1α羟化酶活性下降（蛋白酶抑制剂相关）。一般治疗前需完善影像学检查，定量分析骨骼的骨矿含量，骨质疏松和骨软化的鉴别依赖于X线检查。目前可予骨化三醇0.25μg bid的治疗，在不加重胃肠道疾病的情况下，亦可考虑每日多次口服中性磷溶液，但目前胃肠道情况不允许，亦可继续监测空腹血磷，期待停用替诺福韦后肾小管功能恢复。药物与乳酸酸中毒：二甲双胍、苯乙双胍多见，二甲双胍在肝肾功能正常、低氧血症者发生率很低，苯乙双胍已在20世纪70年代因乳酸酸中毒问题已下市。核苷类似物引起乳酸酸中毒的概率约为0.7%，但无症状高乳酸血症可达10%～40%，本例患者无其他引起乳酸水平升高的因素，药物相关可能性不除外。

消化内科谭蓓医师： 患者消化系统的问题包括消化道出血、肠梗阻和肝功能异常。目前最突出的为反复消化道出血，结合腹盆CTA和胃肠镜检查结果考虑十二指肠球降移行处出血，钛夹夹闭后渗血停止。出血病变性质方面，患者十二指肠病变位于球部和降部移行部位，非典型十二指肠球部溃疡好发部位，病变小但出血量大，结合内镜下表现考虑血管性病变、血管畸形出血可能性大。

肠梗阻方面，立位腹平片可见小肠多发气液平，提示梗阻部位在小肠。病因倾向于动力性肠梗阻，首先考虑范科尼综合征相关低钾血症，但低血钾与梗阻表现不太平行，且CT提示末段小肠有絮状沉积物，提示存在长期肠道动力减低，结合患者ANA抗体高滴度阳性，需警惕免疫病肠道平滑肌受累所致肠道动力障碍可能。治疗方面建议待消化道出血稳定后，逐渐恢复饮食，首先以流质肠内营养为主，同时积极治疗原发病。

肝功能损害为慢性过程，以胆管酶水平升高为主，原发性胆汁淤积性肝硬化支持点为ANA高滴度阳性，AMA-M2两次低滴度升高，病理示淋巴细胞性肝内胆管炎，考虑PBC不除外，治疗方面首选熊去氧胆酸。药物性肝损害因素亦不能除外，患者有长期服用抗病毒药物史，药物性肝损害病理表现多样，肝穿刺活检病理提示药物性肝损害可能。即使是药物性肝病，患者主要表现为慢性胆汁淤积和胆管损伤，治疗上亦首选熊去氧胆酸。关于是否谨慎应用糖皮质激素，考虑患者存在HIV感染免疫缺陷状态，应用糖皮质激素后感染风险较高，且既往糖皮质激素治疗效果欠佳，故暂不考虑应用。

风湿免疫科彭琳一医师： 患者临床上无口眼干、关节肿痛、皮疹、光过敏等表现，存在血清学异常及内脏受累表现。其中血清学异常包括ANA H 1:1280（＋），抗核小体抗体阳性，AMA-M2低滴度阳性，病程中曾有补体水平下降及IgG水平升高。而受累内脏为肝和肾。肝受累表现为胆管酶及胆红素水平升高，病理提示慢性活动性肝炎，可见到淋巴细胞浸润的胆管炎、桥接坏死和界板炎。从病理上难以鉴别药物、自身免疫性肝炎或PBC。文献报道，AIDS患者中ANA低滴度阳性占17%～23%，而本例患者ANA为高滴度阳性，故不除外合并结缔组织病可能。结合患者肝脏受累的临床及病理表现，综合考虑存在自身免疫性肝病，PBC不除外。肾方面，患者主要表现为肾间质损伤，停抗病毒药物后肾功能恢复正常，考虑药物相关可能性大。免疫病最常出现肾间质受累的为干燥综合征，主要表现为肾间质淋巴细胞浸润，但较少引起肾功能异常。且患者无口眼干的临床表现，无抗SSA/SSB抗体及类风湿因子水平升高，尚不支持原发性干燥综合征的诊断。HIV感染本身亦可能出现弥漫性淋巴细胞浸润的病理改变。本例患者肾损害在抗HIV治疗后出现，停药后肾功能恢复，故考虑与药物相关可能性大，CTD、HIV感染相关可能性小。下一步治疗方面，患者整体处于免疫抑制状态，新近出现严重机会性感染，建议暂缓糖皮质激素使用，可先用熊去氧胆酸，观察肝功能情况。

文献中有AIDS合并自身免疫性疾病包括系统性红斑狼疮、系统性硬化症、类风湿关节炎（rheumatoid arthritis，RA）等的报道，两种疾病发病之间无排斥或相互促进的关系，两种疾病共存的发病机制尚缺乏深入研究。AIDS患者虽然CD4细胞数目上减少，其功能亦可能存在异常，可能影响整个免疫系统的稳定性。

感染内科李太生医师： 本例患者有多处不典型之处。①肺孢子菌肺炎不典型，AIDS患者出现PCP感染时一般CD4细胞＜200/μl，而本例患者CD4细胞＞200/μl。②消化道出血也不典型，大量血便从诊断思路上应首先考虑下消化道出血，但检查提示患者为十二指肠球部溃疡出血。提示我们对消化道出血需要考虑全面，即使是血便也可能是上消化道出血。本例患者是我国第一例替诺福韦引起的范科尼综合征、肾小管酸中毒，外院未及时发现，直到出现明确的肠梗阻、范科尼综合征后才被诊断，提示感染内科医师对替诺福韦的严重副作用仍认识不足。目前全国有30万HIV感染患者接受治疗，其中大约20万接受含替诺福韦方案治疗。未来我国预计会有几千万乙肝患者会接受替诺福韦治疗。希望本例患者能抛砖引玉，引起广大临床医师尤其是感染科医师的认识和重视。

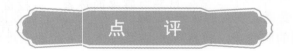

转　归

患者消化道出血停止，逐渐恢复流食，监测血红蛋白稳定。HIV方面，7月13日复查HIV-RNA 14 500copies/ml，7月20日开始拉替拉韦联合洛匹那韦/利托那韦抗病毒治疗，继续口服磺胺预防感染。患者病情稳定，于7月22日出院，出院半年后门诊复诊，肝功能已恢复正常，HIV-RNA未检出，CD4细胞603/μl。

点　评

本例患者为替诺福韦药物导致的范科尼综合征、肝功能异常，临床医师对药物副作用不熟悉，直到出现严重酸碱失衡、电解质紊乱、肠梗阻时才引起重视，明确诊断。药物副作用是临床中经常面对的问题。临床医师不但要熟悉药物适应证、禁忌证，而且要充分了解药物副作用，才能对临床问题进行更全面的分析。

（艾三喜　刘昕超　李太生）

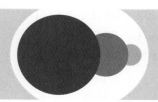

发热2年余，胸闷气促1月，加重10余天

引言　　这是一例以发热、呼吸困难和膝关节炎为主要表现的中年女性病例，伴多浆膜腔积液，尤其以心包积液显著增多为特征，并伴有骨受累、炎症指标显著升高等多系统表现。发热、心包积液的鉴别诊断包括结核、布鲁氏菌病、自身免疫病、肿瘤等。经完善一系列检查后，明确诊断为血液系统疾病。

病历摘要

患者，女性，50岁。因"发热2年余，胸闷气促1月，加重10余天"于2016年1月11日入院。

（一）现病史

2013年12月患者无明显诱因出现发热，体温38℃左右，最高39℃，多于傍晚出现，伴畏寒、乏力、盗汗，无寒战。2014年5月当地医院查布鲁氏菌病凝集试验（BST）阳性，服用多西环素、利福平20余天体温无下降，遂自行停用。6月患者就诊于外院，血常规：WBC 7.12×10^9/L，Hb 78g/L，ESR 107mm/h，CRP 66.8mg/L；血培养（2套）、肥达外斐试验阴性，血清EBV、CMV、嗜肺军团菌、肺炎支原体、贝纳柯克斯体、肺炎衣原体、腺病毒、RSV、流感/副流感病毒抗体、抗核抗体阴性。先后静脉滴注喜炎平、利福平、左氧氟沙星及口服多西环素、克拉霉素治疗，口服利福平＋多西环素1个月仍发热，自行停用所有药物。2015年3月，患者无明显诱因出现左膝关节疼痛，与发热平行，活动后略加重，无红肿。于当地医院查CT示骨坏死、骨刺。因左膝关节逐渐出现肿胀，X线片显示左膝关节积液，先后抽取关节积液3次，前2次抽出淡血性液体约60ml，第3次抽出黄色脓性液约10ml，均未送检。9月以后，患者左膝关节未再肿胀，但仍有间断疼痛，影响行走。2015年5月，患者无明显诱因间断出现双下肢对称性可凹性水肿，晨轻暮重。2015年12月中旬，患者出现胸闷气促，穿衣及步行20米后即出现气促，伴中上腹胀，于当地医院行胸片提示心影增大。12月下旬，患者喘憋加重，夜间端坐呼吸，平卧时喘憋明显，双下肢可凹性水肿进行性加重，伴尿量减少。2015年12月29日患者就诊我院门诊，查血WBC 14.02×10^9/L，NEUT% 60.6%，Hb 95g/L，PLT 655×10^9/L，Alb 29g/L，Cr（E）94μmol/L，ESR 100mm/h，hsCRP 142.58mg/L，BST（＋），全血T-SPOT.TB 0 SFC/10S6MC；下肢深静脉超声未见血栓。患者为进一步诊治收入我院感染内科。

病程中，患者无头晕、头痛，无咽痛、咳嗽、咳痰，无皮疹、肌肉酸痛、关节肿痛，无腹泻、腹痛，无尿频、尿急、尿痛。发病以来，患者可疑光过敏，表现为阳光照射后出现双颧潮红，精神疲乏、活动耐力进行性减退，食欲差，睡眠不佳。大便如常，体重半年减轻5kg。

（二）既往史

否认明确慢性病史，否认结核、肝炎等传染病史及接触史，否认食物药物过敏史。

（三）个人史、家族史

患者居住在济宁梁山的农村，当地是布鲁氏菌病多发地区，邻居饲养山羊等牲畜，工作中有明矾接触史。家族史无特殊。

（四）入院查体

T 36.1℃，BP 117/85mmHg，P 110次/分，SpO$_2$ 94%（@RA）。全身浅表淋巴结未触及明显肿大，颈静脉曲张，心尖搏动减弱，心音低且遥远，心界向两侧扩大，左下肺叩诊浊音，右下肺听诊呼吸音减低，左下肺听诊呼吸音消失，左中肺可闻及细小湿啰音。腹部略膨隆，上腹部触硬，肝区压痛、叩击痛，剑突下压痛，无反跳痛、肌紧张，肝肋下2指可触及，脾肋下未触及。左膝关节肿胀、压痛、浮髌试验（－），右膝凉髌征消失，无压痛。双下肢明显可凹性水肿，漫延至臀部。

（五）诊治经过

入院后患者憋气明显，胸部CT见双侧胸腔积液，大量心包积液。肘静脉压为24.3cmH$_2$O，入院次日（1月12日）于局麻下行心包穿刺，引出血性液体，患者呼吸困难渐好转，先后共引流约2500ml心包积液。心包积液常规：WBC 526×10^6/L，单核细胞% 56.9%；生化：TP 30g/L，Alb 14g/L，ADA 7.7U/L，LDH 177U/L，Glu 6.5mmol/L，黎氏试验（＋）；心包积液的细菌、真菌培养阴性，涂片染色也未发现细菌、真菌或抗酸杆菌；心包积液T-SPOT.TB 0 SFC/10S6MC，未见瘤细胞。血常规：WBC 14.27×10^9/L，NEUT% 76.2%，Hb 95g/L，PLT 782×10^9/L；血液生化：Cr（E）69μmol/L，Alb 26g/L；ESR ＞140mm/h，hsCRP 200mg/L。考虑结核病可能，入院第3天（1月13日）加用利福平、异烟肼、吡嗪酰胺、乙胺丁醇和莫西沙星抗结核治疗，口服泼尼松30mg/d。

进一步检查发现：血清CA125 239.7U/ml（↑）；补体、免疫球蛋白定量、血清蛋白电泳、免疫固定电泳、甲状腺功能、ANA、抗dsDNA、抗ENA和ANCA均正常；

CMV-IgM 阳性转为阴性，但CMV-pp65抗原和血清CMV-DNA均阴性，EBV-IgM/DNA、G试验、PPD、全血T-SPOT.TB均为阴性。重复BST仍为阴性。多套血培养均阴性，多次痰液涂片未发现细菌、真菌或抗酸杆菌，分离培养阴性。1月20日复查超声心动图显示少量心包积液，室间隔呈轻度抖动征，心尖部可见心包粘连，双心房轻度增大。CT平扫：胸椎体不规则高密度影；腰椎体、骶骨、髂骨、坐骨多发不规则高密度，双肾结石；左肾积水可能；盆腔积液；腹盆部皮下软组织水肿；腹膜后多发小淋巴结；左股骨内髁后缘骨折，病理性骨折不除外；双膝关节骨干密度不均。骨扫描：双侧多处肋骨（相当于第4、5、7、8、11胸椎）、第2～4腰椎、骶骨异常所见，不能除外恶性病变可能。

入院以后患者仍持续高热，多于午后、夜间及晨起时出现发热。1月27日开始加用洛索洛芬（60mg q8h）对症治疗，体温逐渐下降至正常，一般状况明显改善。洛索洛芬和泼尼松逐渐减量，偶有低热。抗结核治疗1个月后，患者体温正常；仍有间断膝关节疼痛。2月22日，ESR 107mm/h，hsCRP水平降至71.3mg/L。

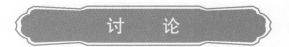

讨　论

放射科张大明医师：患者胸腰椎正侧位示椎体骨质密度减低，左侧髂骨翼可见类圆形稍低密度影。双膝关节正侧位示股骨下段、胫腓骨不均匀骨质密度改变，骨髓腔不均匀密度增高，股骨内侧髁见骨皮质不连续。胸部CT见双肺多发斑片、索条影，叶间胸膜增厚，胸腔积液，左肺下叶实变影，膨胀不全，心影增大，心包积液。腹部CT见腹盆腔积液，左侧肾盂饱满，考虑肾盂积水；右肾下极片状高密度影，考虑小结石。皮下肌肉、脂肪密度增高，考虑水肿。骨窗见胸腰椎体、双侧髂骨、股骨片状高密度影，考虑骨质硬化改变。膝关节CT示双股骨下段、双胫骨上段不均匀骨质密度增高；左侧股骨内侧髁形态异常，皮质不连续，考虑骨折后改变。椎体MRI示胸、腰椎椎体多发片状异常信号，T_1、T_2均为低信号，压脂后呈高信号。左肾肾盂饱满，呈长T_2改变，考虑肾积水。骨盆MRI：CT上所示髂骨的片状高密度影呈T_1、T_2低信号，压脂后为高信号；除双侧髂骨外，双侧股骨也有类似信号改变。左膝关节MRI：股骨、胫骨、小部分腓骨，T_1大片多发低信号，压脂后信号不均匀，高信号居多，也有低信号；髌上囊积液，左膝内侧半月板后角慢性损伤。

感染内科刘昕超医师：总结病例特点，患者中年女性，慢性病程，病程2年。临床表现为发热（中、高热），突出表现为多浆膜腔积液，胸部CT示胸腔积液及大量心包积液，有心包填塞表现，不能平卧；心包积液为血性渗出液，多次送检未发现病原体和瘤细胞。外院诊治过程中发现膝关节炎，表现为关节积液，共抽取3次膝关节积液，前2次为血性，后一次为脓性，未行检查。炎症反应突出，表现为ESR、CRP、PLT水平明显升高。患者来自布鲁氏菌病流行区，有牛羊接触史，曾有BST阳性，但标准的抗布鲁氏菌病治疗无效。患者发热、心包积液表现突出，以发热、心包积液为出发点进行鉴别，主要考虑感染性疾病、免疫性疾病、肿瘤性疾病及其他四个方面。①感染性疾病：细菌、结核、病毒、真菌均可导致发热及心包积液。患者病程2年，病毒可能性不大，且CMV、EBV筛查阴性，不支持病毒性疾病的诊断。患者无基础疾病，多次心包积液及外周血病原学检测均阴性，真菌感染也不支持。长期慢性细菌感染如布鲁氏菌病、结核病均可导致慢性发热；患者来自布鲁氏菌病高发区，曾有BST阳性，布鲁氏菌病可引起发热、多浆膜腔积液，需考虑有无布鲁氏菌病可能。我国结核病常见，常引起血性心包积液，病程长，炎症指标高，需考虑有无结核性心包积液可能。②免疫性疾病：根据既往经验，免疫性疾病引起的心包积液量通常不大，故不太支持。③肿瘤性疾病：患者既往曾有关节痛、关节积液，结合患者存在血性心包积液，需警惕肿瘤可能，容易引起血性心包积液的肿瘤包括肺癌、乳腺癌等，入院后可完善胸腹增强CT、骨穿及骨髓活检进一步筛查有无实体瘤和血液系统肿瘤。④其他疾病：还需鉴别甲状腺功能低减、心肌梗死后、放疗、尿毒症等，但均无相关证据支持。故鉴别诊断主要集中于感染及肿瘤两个方面。

关于布鲁氏菌病：①流行病学史，患者来自布鲁氏菌病高发区，邻居养羊。②血清学，外院曾有BST阳性，后复查转阴性；但BST有假阳性。③培养，布鲁氏菌为慢生长菌，培养时间短可有假阴性；入院后≥3套血培养，并延长培养至21天，均无细菌生长。④治疗反应，外院先后行正规布鲁氏菌病治疗7周无效。综合以上分析，不支持布鲁氏菌病的诊断。因不能除外结核病，患者入院第3天起开始五联抗结核（异烟肼、利福平、吡嗪酰胺、乙胺丁醇、莫西沙星）治疗，为防止心包粘连同时加用泼尼松30mg/d。从治疗反应来看，治疗中加用洛索洛芬控制体温，抗结核治疗2周后，患者体温高峰逐渐下降，抗结核治疗4周后患者体温降至正常，一般状况有所改善，膝关节疼痛减轻，心包积液及胸腔积液减少。ESR水平由140mm/h降至107mm/h；hsCRP水平由200mg/L降至71.3mg/L。抗结核治疗期间，影像学扫描发现患者存在多发骨代谢异常。本次大查房需解决的问题：患者是否为结核？还需进一步完善哪些检查？

观众发言：本例患者结核的支持点包括患者病程长，伴乏力、盗汗、体重减轻，炎症指标高，CT显示骨坏死，膝关节第3次为黄色脓液，大量胸腔积液及心包积液，且居住地为结核高发区。不支持点包括外周血、体液中T-SPOT.TB及PPD阴性，上述检查阳性时可能无法鉴别潜伏及活动性结核，但阴性的除外意义更大，因此考虑本例患者结核病的可能性不大，首先考虑非结核性疾病；患者心包积液为血性，而结核性心包积液多为黄色，需考虑有无恶性可能；此外，虽为渗出性心包积液，但单核细胞比例不高（56%），结核可能性相对低；治疗方面，患者临床症状的改善可能为抗结核治疗有效，也可能为抽取心包积液后症状得以缓解，泼尼松也可降低体温，故疗效并不明确。关于布鲁氏菌病，可做BST定量，必要时可行病理活检指导诊断。总体来讲，结核不能除外，但需考虑有无恶性肿瘤可能，若肿瘤证据不足，还需考虑结核可能。

感染内科李太生医师：目前对T-SPOT.TB诊断价值的期望值太高，即使阴性，也可能为结核；血性心包积液首先考虑恶性疾病，最常见的是间皮细胞瘤，结核病也可能合并血性心包积液或胸腔积液。

感染内科刘正印医师： 多浆膜腔积液原因方面，肿瘤与结核的重要鉴别点为肿瘤所致者，抽液后通常还会迅速增加，如转移瘤、间皮瘤（胸膜增厚明显，可通过胸膜活检鉴别）、淋巴瘤（可有多种临床表现）。结核所致者，抽液后很少再增加。此外，免疫病如系统性红斑狼疮，也可能出现多浆膜腔积液表现。

感染内科刘昕超医师： 本例患者心包积液引流后，积液未再增加。我院目前暂时无法对BST进行滴度检测；患者于1月26日行腰椎椎体穿刺活检，病理报告示不除外非朗格汉斯细胞组织细胞增生症埃德海姆－切斯特病（Erdheim-Chester disease，ECD），建议检测*Braf*基因。随后的基因检测发现*Braf* V600E突变阳性。PET/CT扫描发现全身多发骨骼、心脏、肺代谢增高，心肌MRI见右房室沟团块样占位，包绕右冠脉，符合ECD表现。

放射科张大明医师： 心肌MRI见右房室沟等信号的占位性病变，增强后有强化；延迟成像见增强时间较长，类似心肌纤维组织，符合ECD表现；心包增厚，增强后有强化。ECD容易出现多系统受累，骨骼最常受累，下肢长骨常见，典型表现为长骨近骨骺区对称性、硬化性骨病，溶骨性改变或骨膜炎表现少见。骨扫描可见长骨对称性高摄取；中枢神经系统约50%患者有受累，影像学可见垂体结节、脑实质脱髓鞘改变，但不特异；心血管系统受累既往认为不常见，但随着检查方法的改进，发现受累并不少见。典型表现为主动脉周围软组织浸润，围管式生长，呈动脉鞘样改变，可有分支受累、狭窄，但少有缺血，也可侵犯心肌、心包、瓣膜；呼吸系统受累者不足一半。CT可见小叶间隔增厚、囊变，胸膜增厚，多通过肺泡灌洗、病理活检鉴别。腹膜后、肾脏受累占68%，腹膜后浸润可累及周围组织，如泌尿系，患者有肾积水，因未行增强，难以鉴别肾积水是否为肾受累所致；患者虽有小结石，但导致肾积水可能性不大，可疑累及腹膜后；CT可见肾周毛发样线状高密度影。

病理科肖雨医师： 组织细胞增生性疾病包括朗格汉斯细胞组织细胞增生症（LCH）、非朗格汉斯细胞组织细胞增生症（如ECD）等，均为少见病。ECD病理主要表现为黄色肉芽肿、黄瘤样浸润，泡沫样组织细胞（组织细胞吞噬脂质形成）包绕纤维组织增生、纤维化形成肉芽肿为典型表现；特异的免疫组化为CD68（＋），CD1α（－）。与此相反，LCH表现为CD68（＋），CD1α（＋）。ECD诊断依据组织学表现［CD68（＋）、CD1α（－）的黄瘤细胞形成肉芽肿］及相应的临床表现。本例的骨髓组织中纤维组织显著增生，可见小灶泡沫细胞聚集，免疫组化示CD68（＋）、CD1α（－），符合ECD诊断标准。多种肿瘤存在Ras-Raf-MEK-ERK通路突变，最早发现LCH存在*Braf-V600E*基因突变，后发现ECD也存在此突变，且ECD中突变比例高于LCH，故建议完善此基因检测。

核医学科牛娜医师： 骨扫描对ECD诊断意义重大，但本例患者骨扫描表现不典型。ECD主要表现为膝关节、肋骨、椎体成骨性病变；完善PET/CT示四肢长骨多发弥漫性高代谢病灶，比较符合ECD骨受累的典型表现；另外，肋骨可见成骨性改变，且摄取增高。双侧肾盂大量示踪剂滞留，提示肾脏受累。其他ECD高发部位：心脏见右房室间高代谢病灶，向下延伸至心底，符合ECD心脏受累表现；肺见正常SUV 0.4～0.6，本例患者SUV平均1.0，最高1.4，考虑肺部也有受累。

心内科林雪医师： 超声心动图除大量心包积液外无其他过多表现，未见到房室沟占位性病变；可见对于心肌占位性病变，超声心动图并非最佳选择。40%的ECD患者有心血管受累，主动脉及其分支可出现周围软组织包绕，心包及胸膜受累可表现为大量积液。文献报道心肌浸润多在右心，原因尚不明确。ECD需要与以下疾病进行鉴别：IgG4相关性疾病心脏受累，也表现为主动脉及其瓣膜动脉瘤、动脉炎改变，难以与ECD鉴别，鉴别诊断主要依赖病理；白血病心肌受累，可有心肌、心包弥漫性受累，但血管周围浸润不多见。

血液科曹欣欣医师： 截至2015年，全球共发现650例ECD患者。近年来，随着对疾病认识的增加，病例报道数也逐渐增多。ECD为罕见的非朗格汉斯细胞组织细胞增生症，与LCH鉴别主要依赖CD1α、BirBerk颗粒检查。ECD的中位发病年龄55岁，男性多见。病理上HE染色可见泡沫细胞，纤维组织包绕；免疫组化可见CD68（＋），CD1α（－），S100既可阴性也可阳性。ECD为肿瘤性疾病，发病机制与Raf-Ras-MEK-ERK突变相关，文献报道50%～100%存在*Braf V600E*突变。本病全身各系统均可受累，特征表现为骨骼受累，常见股骨远端、胫骨近端改变，其他如软组织、突眼、眶周黄色瘤、coated aorta、hairy kidney等也为常见表现，约1/4患者存在右心房占位，原因不清；神经系统可有受累，临床表现与受累部位相关。

治疗方面，目前干扰素α为一线治疗，每次6～9MU，一周3次；对于重要脏器受累者，包括中枢神经系统、大血管受累患者，建议每次9MU。具体疗程不定，但至少应治疗3年。回顾53例ECD患者，使用干扰素的患者5年生存率68%；使用干扰素相对未使用者，生存率存在明显差异。近年来随着对疾病认识的加深，预后较前有明显改善。新型药物BRAF抑制剂（Vemurafenib）可提高5年生存率。截至2015年4月，北京协和医院共收治16例ECD患者，受累脏器包括骨骼、皮肤、腹膜后、心脏（心房占位、心包积液）、中枢神经系统等，其中6例有B症状（发热、盗汗、体重减轻）。ECD为肿瘤合并高炎症反应，激素治疗不改变远期预后，但可减轻炎症反应。

感染内科刘昕超医师： 患者予抗结核治疗后似乎有所好转，ECD似乎能解释发热及心包积液，但从讨论中未发现ECD可导致关节炎、脓性关节积液。结核病虽为常见病，但关节积脓也相对少见。能否用ECD解释关节炎，以及能否停用抗结核治疗仍然值得商榷。医疗上用"一元论"解释病情更为合适，因此病房倾向于暂不诊断结核病、停用抗结核治疗。结核病为慢性病程，如果本例患者停用抗结核治疗并在充分治疗ECD的基础上，病情出现反复，需考虑再次加用抗结核治疗。

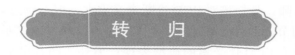

转　归

本例患者停用抗结核治疗，加用干扰素6MU qod iH，治疗2周后，炎症指标进一步下降，ESR水平降至63mm/h，hsCRP水平降至13.32mg/L；患者体温持续正常，膝关节疼痛明显好转，整体病情好转出院。出院后门诊随诊中，ECD病情稳定，未抗结核治疗，膝关节症状无明显变化。

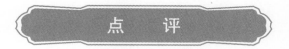

点　评

　　本例患者最终经病理明确诊断为ECD，但是否合并结核病仍存疑。关节脓性积液究竟是常见病的罕见表现，还是罕见病的罕见表现值得进一步追溯。患者罕见病诊断明确，而常见病诊断临床证据不足，故先停用常见病治疗，观察是否会再次出现临床表现。目前无直接证据表明有结核或非结核分枝杆菌感染，但较多间接证据表明不支持结核分枝杆菌感染。希望日后血液科随诊过程中了解患者病情变化，再向大家进行反馈。

（马明磊　刘昕超　范洪伟）

3 呼吸内科

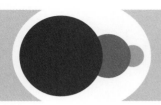

发热、咳嗽、多发淋巴结肿大1月余

引言　　这是一例以发热、咳嗽、腹胀、多发淋巴结肿大为主要表现的病例，患者为中年女性，辅助检查提示白细胞、嗜酸性粒细胞及炎症指标明显升高，肺部实变及双肺弥漫粟粒样结节、胸腔积液、腹水、肠壁水肿，PET/CT提示肺、脾、肠系膜、盆壁及多发浅表和深部淋巴代谢增高病灶，在肺穿刺组织、淋巴结及胸腔积液中找到致病菌并确诊。

病历摘要

患者，女性，53岁。因"发热、咳嗽、多发淋巴结肿大1月余"于2016年4月20日入院。

（一）现病史

患者2016年3月出现发热，Tmax 39.4℃，热峰多在午后，伴畏寒，无寒战，同时有干咳，右颈部、左腹股沟淋巴结肿大，否认其他伴随症状，对症退热效果不佳，就诊于当地医院。血常规：WBC 18.9×10^9/L，NEUT% 65.6%，NEUT 12.4×10^9/L，EOS% 22.3%，EOS 4.22×10^9/L，PLT 397×10^9/L，Hb 118g/L；肝肾功基本正常，CRP 79.70mg/L→84.50mg/L；总IgE＞5000kU/L；CA125 152.5U/ml，余肿瘤指标（－）；T-SPOT.TB、血吸虫、肺吸虫、曼氏裂头蚴、疟原虫等病原学检查均（－）；HRCT：右肺上叶大片实变影，双肺多发斑片、索条及小结节影，右侧少量胸腔积液，纵隔淋巴结明显肿大（图3-1）；行右上肺病灶穿刺，病理提示反应性增生，嗜酸性粒细胞浸润；右侧锁骨上窝淋巴结、甲状腺结节穿刺未见明显异常；予亚胺培南西司他丁钠、万古霉素、利奈唑胺等抗感染治疗后症状无缓解，并出现胸闷、气促及腹胀。予利福霉素、异烟肼、吡嗪酰胺、乙胺丁醇抗结核治疗4天，症状无改善。复查胸部HRCT：右上肺病灶较前无改变，双肺小结节较前明显增加（图3-2）；行PET/CT检查：右肺上叶实变影及团、片状高密度影FDG摄取升高，肺门、纵隔、颈部、肝门、腹膜后、左腹股沟多发淋巴代谢增高，右侧盆壁、盆腔肠系膜淋巴结代谢升高，均需警惕恶性病变可能（图3-3）；遂完善颈部超声：右侧颈部多发淋巴结肿大，皮髓质分界不清；腹部超声、支气管镜及镜下局部灌洗、刷片等检查均（－）；肺功能：混合型通气功能障碍，支气管舒张试验（＋）；骨穿刺提示嗜酸性粒细胞、成熟浆细胞比例增高；骨髓细胞分型（流式）：未见明显异常原始或异常幼稚细胞群。予甲泼尼龙 40mg qd×3 天后停药，治疗期间患者体温可降至正常，但停药后体温再次升高，需使用洛索洛芬钠、吲哚美辛栓等退热治疗；同时予莫西沙星抗感染、复方甲氧那明镇

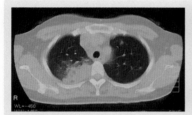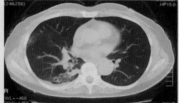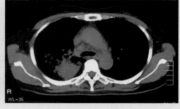

图 3-1　胸部 HRCT（2016 年 3 月 22 日）

注：右肺上叶大片实变影，双肺多发结节影，纵隔淋巴结增大。

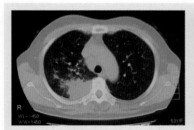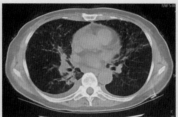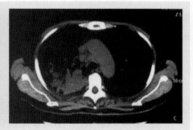

图 3-2　胸部 HRCT（2016 年 3 月 29 日）

注：右肺上叶大片实变影、纵隔淋巴结增大较前无变化，双肺结节影较前增加。

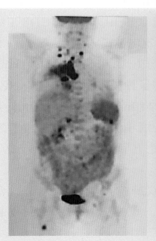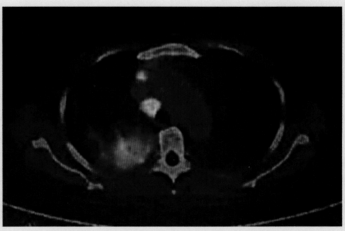

图 3-3　PET/CT（2016 年 4 月 12 日）

注：右肺上叶实变影及团、片状高密度影FDG摄取升高，肺门、纵隔、颈部、肝门、腹膜后、左腹股沟多发淋巴结代谢增高，右侧盆壁、盆腔肠系膜淋巴结代谢升高。

咳、氨溴索化痰治疗，但患者咳嗽明显加重致不能平卧，为进一步诊治收入我院呼吸内科。

患者自发病以来，精神、食欲差，尿无明显异常，否认光过敏、关节肿痛、双手雷诺现象等，体重减轻约3kg。

（二）既往史

过敏性鼻炎病史10余年；曾因子宫肌瘤行子宫次全切术；曾行声带息肉切除术。

（三）个人史、家族史

2016年2月于美国洛杉矶、拉斯维加斯等处旅游1个月；家族史无特殊。

（四）入院查体

T 36.1℃，R 20次/分，HR 90次/分，血压125/80mmHg，BMI 22.03kg/m²。右颈部、左腹股沟多发肿大淋巴结，质韧、活动度可；双下肺呼吸音低，余心、肺查体无特殊；腹部稍膨隆，腹软，肝区叩击痛可疑阳性；双下肢无水肿；颈软，生理反射存在，病理反射未引出。

（五）诊治经过

入院后完善相关检查。

血常规：WBC 16.99×10⁹/L→31.25×10⁹/L，NEUT% 76.4%，EOS 1.94×10⁹/L→1.04×10⁹/L，PLT 796×10⁹/L→888×10⁹/L，Hb 97g/L；尿沉渣：WBC 15/μl，RBC 45.8/μl，异常红细胞30%，Pro TRACE，余（−）；便OB（＋）；肝肾功能：Alb 25g/L，ALT 46U/L，Cr（E）60μmol/L；凝血：PT 14.7s→17.2s，Fbg 5.79g/L，APTT 44.2s→52.2s，D-Dimer 3.89mg/L FEU；TB细胞亚群：CD4⁺T细胞 349/μl，DR＋CD8⁺T细胞63.0%，CD38⁺CD8⁺T细胞 90.6%；血清蛋白电泳、血清免疫固定电泳（−）；感染方面：PCT＜0.5ng/ml；HBsAb、HbcAb、HbeAb（＋），余HIV、梅毒、HCV均（−）；T-SPOT.TB、G试验、隐球菌抗原（−）；痰培养见铜绿假单胞菌及黏质沙雷菌，多种抗生素均敏感；免疫：ESR 109mm/h，hsCRP 137.81mg/L→222.70mg/L，Fer 419ng/ml→834ng/ml；IgG 20.96g/L（↑），IgG1 15 200mg/L，IgG2/3/4均（−），IgA 2.3g/L，IgM 1.81g/L，C3 1.469g/L，C4 0.202g/L；ANA、ENA、ANCA（−）；肿瘤方面：CA125 135.5U/ml，余肿瘤标志物（−），β₂-MG 3.610mg/L。

影像学检查：胸腹盆增强CT示右上肺大片实变影，双肺弥漫粟粒样结节，双侧大量胸腔积液，纵隔多发肿大淋巴结，部分肠壁水肿增厚，腹腔内及肠系膜间见积液（图3-4）。

外院肺穿刺我院病理会诊：（肺）局灶间质纤维组织增生，伴淋巴细胞、嗜酸性粒细胞浸润，散在少许核深染细胞，可见肉芽肿结节，PAS、六胺银染色（−）。因患者存在大量胸腔积液、腹水，先后行胸穿及腹穿。胸腔积液常规：细胞总数 5235×10⁶/L，

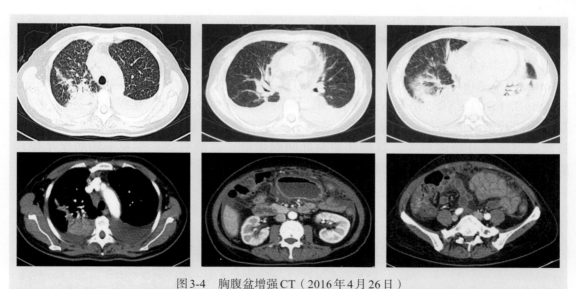

图3-4　胸腹盆增强CT（2016年4月26日）

注：双肺弥漫粟粒样结节，双侧大量胸腔积液，纵隔多发肿大淋巴结，部分肠壁水肿增厚，腹腔内及肠系膜间见积液。

白细胞总数 2271×10^6/L，单核细胞% 79.5%，黎氏试验（＋）；比重 1.031；生化：TP 48g/L，ADA 22.2U/L，Alb 23g/L，LD 651U/L，Glu 6.0mmol/L，TC 2.08mmol/L，TG 0.65mmol/L，Cl⁻ 107mmol/L，乳糜试验、肿瘤细胞、真菌涂片、细菌涂片、奴卡、墨汁染色、放线菌、TB-DNA 均（－）。腹水常规：细胞总数 1322×10^6/L，白细胞总数 417×10^6/L，单核细胞% 82.5%，黎氏试验（＋）；比重 1.031；生化：TP 51g/L，ADA 20.6U/L，Alb 23g/L，LDH 193U/L，Glu 5.3mmol/L，TC 1.94mmol/L，TG 0.50mmol/L，Cl 107mmol/L；乳糜试验（－）；真菌涂片、细菌涂片、抗酸染色均（－）。

因患者入院后凝血功能异常，白蛋白减少，予输注血浆和白蛋白后行右颈部淋巴结穿刺活检，过程顺利。淋巴结穿刺活检病理：（右颈部）淋巴结肉芽肿性炎，伴坏死，坏死物内见较多中性粒细胞及嗜酸性粒细胞，特染见粗大球状真菌，有内生孢子，不除外粗球孢子菌感染，特殊染色结果：PAS染色（＋），抗酸-TB（－），六胺银染色（＋），弱抗酸染色（－）（图3-5）。

治疗方面：入院后予复方甲氧那明、可待因、棕铵合剂镇咳，吲哚美辛栓退热，治疗后患者体温及咳嗽症状控制尚可，但逐渐出现腹胀、腹围增大、恶心，偶有呕吐，伴排气排便减少，立位腹平片可见少许气液平，给予留置胃管胃肠减压，并予埃索美拉唑镁肠溶片、枸橼酸莫沙必利、麻仁、西甲硅油乳剂等药物缓解胃肠道症状。患者活检病理回报后加用伊曲康唑200mg bid iv×2d→200mg qd iv×5d→200mg qd iv×5d；同时因痰中铜绿假单胞菌阳性，于5月10日加用头孢他啶 2g q12h iv，1周后停药。治疗10天后，患者仍有低热，Tmax 37.9℃，无伴随症状；仍诉腹胀，有排气排便；加用伊曲康唑后自觉恶心、呕吐加重；咳嗽、咳痰、胸痛较前减轻；BP

140/95mmHg，HR 78次/分，SpO_2 96%@NC 2L/min；双肺呼吸音清，右下肺呼吸音略弱，腹部膨隆较前明显，无压痛反跳痛及肌紧张。复查血常规：WBC 12.35×10⁹/L，NEUT% 82.4%，EOS 0.36×10⁹/L，PLT 807×10⁹/L，Hb 87g/L；肝肾功能：K^+ 2.9mmol/L，Alb 22g/L，Cr（E）50μmol/L；凝血：PT 15.9s，APTT 40.7s，D-Dimer 3.36mg/L FEU；ESR 57mm/h，hsCRP 62.28mg/L，Fer 449ng/ml。复查胸腹盆CT平扫：双侧胸腔积液及腹水较前明显减少，双肺弥漫粟粒样结节较前增多，部分增大，纵隔、腋窝淋巴结部分较前增大，双侧胸膜及叶间膜增厚，较前明显；多发小肠肠壁增厚较前好转，余较前无明显变化（图3-6）。

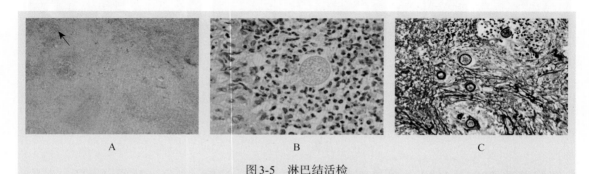

图3-5　淋巴结活检

注：A. 淋巴结中见肉芽肿性病变伴坏死；B. 坏死物内见粗大球状体，被覆双层包膜，有内生孢子，周围有中性粒细胞及嗜酸性粒细胞浸润；C. 球状体六胺银染色（＋）。

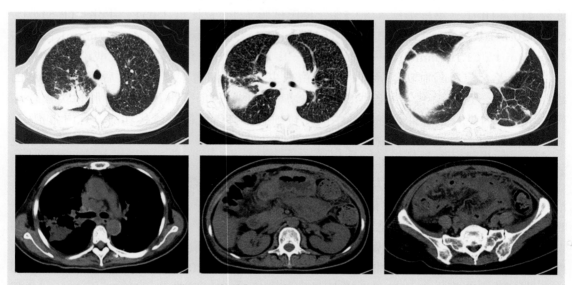

图3-6　胸腹盆CT平扫（2016年5月16日）

注：右肺上叶实变无变化，双肺弥漫粟粒样结节较前增多，部分增大，胸腔积液较前减少，纵隔、腋窝淋巴结部分较前增大；多发小肠肠壁增厚较前好转。

球孢子菌病患者多出现在美国，国内近年来鲜有报道，播散性球孢子菌病更为罕见，因而治疗经验不足。本例患者使用既往文献中推荐的伊曲康唑治疗后症状缓解不明显，为讨论患者下一步抗真菌用药方案和疗程，特提请于2016年5月18日内科大查房。

讨　论

　　病理科冯瑞娥医师：患者外院右肺上叶的肺穿刺活检病理中可见肺组织实变，有些部位残留少许肺泡腔结构，可见纤维组织增生，还有炎细胞浸润；在高倍镜下，可以见到很多胞质内存在红染颗粒的嗜酸性粒细胞，同时亦可见到部分淋巴细胞及浆细胞浸润组织实变，还有部分核大深染的细胞难以确定来源，疑似组织细胞；标本的下部可以看到一个类似多核巨细胞的球状结构，六胺银染色和特殊染色均为阴性，在该标本相同部位其他切片中并没有看到类似的结构，故难以确定该结构的具体性质，不除外特殊病原体感染的可能。此外，该标本存在大量炎症细胞，特别是嗜酸性粒细胞浸润的背景下出现核大深染的细胞，需警惕患者存在霍奇金淋巴瘤的风险；患者右侧颈部淋巴结活检组织中可以看到淋巴结中有弥漫性病变，其中有浅染的坏死区，里面有大量的多核巨细胞，坏死的中心部有大量的嗜酸性粒细胞和中性粒细胞浸润，周边有多核巨细胞，是典型的化脓性肉芽肿性病变；在高倍镜下，坏死的区域中亦可见到许多体积较大的球状结构，有双层荚膜包被，内见石榴状的内生孢子，六胺银和PAS染色均为阳性，符合粗球孢子菌成熟包囊的形态。结合淋巴结病理结果，考虑肺穿刺活检病理中所见的球状结构应为被巨噬细胞吞噬、结构改变的粗球孢子菌包囊；同时，粗球孢子菌感染的组织中最主要的病理学表现就是大量嗜酸性粒细胞浸润，与本例患者组织病理学表现基本吻合。综上，考虑患者粗球孢子菌感染致球孢子菌病诊断明确。

　　细菌室王瑶医师：球孢子菌病是由粗球孢子菌感染引起的地方真菌病。粗球孢子菌主要分布在中南美洲炎热干燥的区域，是一种双相真菌，在普通室温条件下以菌丝相存在，而在土壤中则以关节孢子的形式存在，可随灰尘等被人体吸入从而导致感染。有少部分患者会因伤口直接接触被孢子污染的物体而感染。大多数情况下，粗球孢子菌仅能引起轻度的自限性肺炎，但对于免疫抑制或其他高危人群，可能会出现慢性肺内感染或全身播散性感染，如不妥当治疗，死亡率较高。

　　对于粗球孢子菌的检查，可采用标本直接镜检、真菌培养、组织病理、血清学检测及球孢子菌皮试试验等方法进行检测。

　　球孢子菌病患者某些体液进行直接镜检时可以看到粗大的厚壁球型体，为粗球孢子菌的成熟包囊，无出芽，内有内生孢子。本例患者的胸腔积液离心并压片后可看见含有内生孢子的球状包囊。在体内，包囊成熟后可破裂释放出内生孢子，内生孢子被释放到组织中后可生长成为关节菌丝，断裂之后形成关节孢子，然后关节孢子再成长为新的包囊。有文献报道，在粗球孢子菌感染致肺空洞的患者痰液中可以看到孢子或菌丝。粗球孢子菌在体外以菌丝体的形式存在，在25～30℃的条件下2～7天即可形成白色绒状菌落，但本例患者的胸腔积液、腹水标本培养尚未见菌落长成。

球孢子菌素皮肤试验是国外常用的球孢子菌病诊断试验，但在国内较为少见。该方法诊断的特异性很高，感染后1周有87%患者出现阳性反应，而99%的患者在感染后2周均可出现阳性反应，但该试验在患者离开流行区域后20年内都呈现阳性表现，故不能够区分现症感染还是既往感染，只有在检测到该试验从阴性转为阳性之后才能确定现症感染的存在。同时，如患者存在典型的临床表现但皮试试验却从阳性转为阴性，则提示疾病存在恶化趋势。

在国外，球孢子菌的血清学实验亦被广泛应用于临床。粗球孢子菌的IgM抗体在感染后4周内即可出现阳性，因而可提示患者存在现症感染，但患者在感染后2～6个月甚至是播散期时IgM抗体可能会转为阴性；IgG抗体在感染后期，即4～12周时可出现阳性，其滴度的高低可以反映感染的严重程度，故对播散性和重症感染患者的疗效监测会有一定作用。在HIV感染和免疫抑制状态人群中，血清学检查会出现假阴性。

治疗方面，文献中提到两性霉素B、伊曲康唑、伏立康唑甚至是泊沙康唑的最低抑菌浓度（minimum inhibitory concentration，MIC）范围及MIC 90值都很低，但上述指标仅来自少量菌株的统计结果。氟康唑的MIC值为2～64μg/ml，有些菌株会出现不敏感的情况。《热病》中对轻中度感染的患者推荐使用伊曲康唑和氟康唑进行治疗，而严重及播散性感染的患者可使用两性霉素B进行治疗，持续用药至患者临床症状明显改善后继续应用伊曲康唑等药物至少1年。

此外，在本例患者的腹水中，我们还培养出了对多种抗生素敏感的粪肠球菌和耐甲氧西林金黄色葡萄球菌；患者胸腔积液培养中还可见到类芽孢杆菌属的细菌，因其为革兰阳性芽孢杆菌，故考虑污染的可能性较大，说明患者可能存在真菌及细菌混合感染的问题。

感染内科郭伏平医师：经过专业组查房后我们认为，抗真菌方面可采用两性霉素B和氟康唑联合治疗方案。本例患者因IgE及嗜酸性粒细胞计数较高，可在短期内加用中等剂量的激素控制炎症反应。此外，患者胸部CT提示肺内存在粟粒样结节病变，需警惕结核分枝杆菌等其他病原体感染的风险，故建议完善支气管镜肺灌洗以进一步明确诊断。

消化内科赖雅敏医师：患者病程中消化道症状主要表现有两点。第一，腹胀，之后出现排气、排便停止。查体时腹部张力较高，肠鸣音较弱，立位腹平片可见液气平，通过灌肠通便治疗，排气、排便后腹胀缓解，因此不全肠梗阻诊断明确。病因方面，腹部CT见肠壁及肠系膜水肿和腹膜增厚，但未见肠腔狭窄或占位机械性肠梗阻的表现，结合患者的临床症状，考虑动力性肠梗阻可能大，可能为球孢子菌病累及腹膜、肠系膜，因炎症、渗出、水肿、缺血等改变导致肠道动力低下所致；需要鉴别的是，本例患者病程中存在凝血功能异常，亦需警惕血栓或真菌菌栓阻塞肠道血管的可能，故下一步可完善肠系膜血管超声以进一步明确。此外，因患者目前一般情况较差、白蛋白水平低、凝血功能异常，恐怕难以耐受胃肠镜等检查。建议行小肠超声等检查以进一步完善肠道病变的评估，有利于我们对病情的无创性随诊。第二，腹水。临床及影像学均提示患者存在大量腹水，虽血清腹水白蛋白梯度（serum ascites albumin gradient，SAAG）＜11，但多形核白细胞＜$250×10^6$/L，且尚无压痛、反跳痛及肌紧张等腹膜炎表现，腹水培养未见粗球孢子菌，考虑腹水为粗球孢子菌胃肠道受累造成的炎症渗出所致，并非感染性腹膜炎。鉴于患者曾有肠梗阻、肠腔扩张，需要警惕肠道菌群移位、自发性腹膜炎等。

下一步治疗：营养方面，患者目前胃肠道症状严重影响了进食，肠道的水肿也影响了胃肠道对营养物质的吸收，导致其白蛋白水平难以恢复正常。考虑到下一步患者抗真菌感染治疗需要，有必要改善营养，提升血浆白蛋白水平才能得到更好的药物治疗效果。因此，建议患者在短期内通过深静脉导管加用肠外营养制剂，并可置入空肠营养管，逐步过渡到肠内营养制剂以加强患者营养支持水平。原发病治疗方面，患者疾病初期一般情况较差，抗真菌药物加用之后一般情况和腹部影像学表现较前好转，故支持继续抗真菌治疗。

北京协和医学院2009级八年制赵羽西同学：球孢子菌病又称"山谷热"或"沙漠风湿"。从20世纪90年代至今，该病的患病率明显上升，从（4～5）/100 000上升到目前的42.6/100 000，在所有的报告病例中，已有3089人死于该病。该病的病原体分为粗球孢子菌和C.posadasii两个亚类，以前者多见。粗球孢子菌主要通过孢子吸入的途径感染人体，目前还没有人类之间传播的报道。在美国，该病原体主要分布在降水量少、土壤偏碱性及冬季气温较高的地区，即加州南部、亚利桑那州及新墨西哥州的大部分地区，其中前两地感染粗球孢子菌的患者占全美的97%以上。

粗球孢子菌在土壤中呈腐生生长，在降雨丰沛的季节，孢子会生长为菌丝体，随着土壤中含水量的降低，菌丝发生断裂形成关节孢子，关节孢子破裂后将小孢子释放到土壤里，并随着灰尘播散至空气中，最后被人体吸入，开始体内的寄生生活。在体内，孢子逐渐发育为成熟包囊，内含大量子孢子，当包囊破裂后，子孢子在体内扩散，导致疾病播散。

有研究称，生活在流行区域内的人群感染概率升高，特别是当地密切接触土壤的人群，如农民及建筑工人，患病率更高。此外，糖尿病、免疫抑制状态及妊娠等因素均会造成该病的发生率升高。

60%的人在吸入粗球孢子菌的孢子后没有症状。球孢子菌病的临床表现可分为肺内表现和肺外表现。肺内表现包括原发肺部感染、弥漫性肺炎及结节空洞形成三个类型。患者在首次吸入孢子后1～3周发生的粗球孢子菌感染称为原发肺部感染。这类患者在急性期会出现不典型的呼吸道症状，可出现多形性红斑、渗出性胸腔积液，且胸腔积液嗜酸性粒细胞水平升高，影像学主要表现为单个肺叶或肺段受累。弥漫性肺炎是在患者一次性吸入大量孢子后出现，主要表现为发热、呼吸困难、胸腔积液和脓胸等，影像学可见弥漫的粟粒样结节及斑片状渗出。当原发感染慢性化后，会出现肺内结节及空洞，为粗球孢子菌感染的第三种类型。球孢子菌病的结节多为圆形，边界清晰，体积稳定；空洞多为形状规则的薄壁空洞，如破裂则可能出现液气胸。在一些糖尿病及免疫抑制状态的患者中，感染较容易经血液及淋巴系统播散，造成中枢神经系统、皮肤、骨骼及淋巴结，甚至是腹膜、肾及生殖系统等肺外表现。中枢神经系统感染的患者会因脑组织及血管受累后出现血管内皮损伤或血管通透性改变，造成闭塞性脑梗死或脑水肿、颅高压，从而表现为头痛、视力改变，并出现局灶定位体征，患者的脑脊液中可见以单核细胞为主的细胞总数升高，白蛋白水平升高，培养可见粗球孢子菌菌落形成。粗球孢子菌感染所造成的皮疹边界清晰，周边高出皮面，中间部位可能出现凹陷。

在诊断方面，有疫区的旅居史、典型的皮疹和血嗜酸性粒细胞计数升高均对疾病有强烈的提示，而血清学检测和标本培养在诊断过程中起到主要作用，前面已提到，此处不赘述。鉴别诊断方面，存在类似表现的患者在考虑粗球孢子菌感染的同时亦需要考虑患者是否存在结核和肿瘤等问题，可根据病史、影像学及实验室检查进行鉴别。

治疗方面，因大部分患者病程自限，故仅在患者存在免疫抑制状态、症状较重（体重减轻＞10%，夜间盗汗＞3周）、影像学表现较重（超过单侧肺部1/2受累，严重的肺门淋巴结肿大），以及播散性感染，感染迁延不愈＞6周及血清CF滴度＞1:32时才开始给予治疗。轻中度原发肺部感染患者推荐使用伊曲康唑或氟康唑进行治疗，疗程3～12个月，可定期复查CT以评估治疗效果。严重局部感染及播散性肺部感染患者推荐使用两性霉素B序贯伊曲康唑或氟康唑，总疗程为1年，亦有两性霉素B与氟康唑联合治疗后有效的报道。有文献报道，存在慢性病变的患者中，如仅存在肺内结节，该类患者即使长期服药，甚至疗程长达10年，都无法将病灶彻底消除，故仅定期复查肺CT等影像学检查即可；存在空洞并有咯血症状的患者推荐使用氟康唑进行治疗，如治疗效果不佳或出现大咯血，可行外科手术切除治疗；如患者存在持续的咳嗽、咳痰，伴体重降低等慢性感染症状，可以考虑使用伊曲康唑或氟康唑进行治疗；中枢神经系统感染患者可使用400～1000mg/d的大剂量氟康唑进行长期治疗；如患者为孕妇，则在早孕期可使用两性霉素B脂质体进行治疗，中晚孕期可换用唑类药物进行治疗。

疗效评估方面，国外多通过特异性IgM及IgG的补体固定试验的滴度变化检测疗效；但在国内上述方法难以实施，可在治疗后通过复查局部影像学来评估疗效。

呼吸内科赵静医师：本例患者确诊后已使用伊曲康唑400mg治疗14天，但腹胀症状及肺内、腹部影像学均未缓解，请问感染科医师，患者下一步是否需要使用两性霉素B和氟康唑的联合治疗，或三代唑类如泊沙康唑进行治疗呢？此外，患者腹部症状较重，抗真菌治疗后效果不佳，是否存在"二元论"，即球孢子菌病合并腹腔结核感染的可能？是否需要进行预防性抗结核治疗？

感染内科周宝桐医师：患者在经皮肺穿组织、淋巴结及无菌的体液中均可查到粗球孢子菌的包囊，临床及影像学表现也均与球孢子菌病相符合，且抗真菌治疗后临床症状、炎症指标、血小板及嗜酸性粒细胞水平等均有一定改善，故患者目前全部症状均可用"一元论"解释。患者存在播散性粗球孢子菌感染，病情严重，在初始的强化治疗阶段，建议使用两性霉素B加强治疗，伊曲康唑可作为病情稳定后的巩固治疗。患者虽然目前胃肠道症状较重，但缺乏特征性，可能继发于严重感染或药物不良反应等，在加强抗真菌治疗及支持治疗的同时继续观察即可。

感染内科刘正印医师：粗球孢子菌的感染在国内较为少见，多以输入性病例为主。粗球孢子菌多为机会性感染，文献中提到，在肿瘤、HIV感染以及结缔组织病接受大剂量激素/免疫抑制剂/生物制剂的患者中，粗球孢子菌病的发生率较高，本例患者可能因在美国旅行期间过度疲劳致免疫力下降而患病。诊断方面，因患者组织病理中找到粗球孢子菌的包囊，故球孢子菌病诊断明确；而针对消化道症状，我们倾向于用"一元论"解释，考虑腹水等表现均为粗球孢子菌血行播散所致。治疗方面，轻中度感染患者可采用氟康唑单药治疗，但本例患者为重症播散性感染，建议使用氟康唑和两性霉素B的联合治疗方案，并延长治疗周期，而且在治疗过程中需加强营养支持治疗，这样才能使抗真菌治疗达到事半功倍的效果。疗效评估方面，与临床症状改善相比，影像学改善滞后，故应进行密切、长时间随诊。合并症方面，患者肺内存在粟粒样病变，可行支气管镜及肺泡灌洗检查以排除结核感染的存在，但患者目前尚无结核感染的证据，且抗真菌药物的毒副作用较大，如果此时再加用抗结核药物增加患者肝肾功能的药物损害，恐患者难以耐受，故暂不需加用诊断性或预防性抗结核治疗，密切随诊即可。

普通内科陈嘉林医师：患者在病程中出现的嗜酸性粒细胞水平升高与粗球孢子菌感染相关，且在菌体被完全清除之前，由于对嗜酸性粒细胞趋化刺激作用依然存在，嗜酸性粒细胞在组织中的浸润不会马上消失，因此肺内的表现可能不会明显好转，反而会因为肺组织中刺激因子的存在，骨髓会继续大量释放嗜酸性粒细胞，故患者在治疗之后血中嗜酸性粒细胞计数虽已恢复正常，但肺内及腹部影像学改变会明显滞后于外周血的改善。在下一步治疗过程中，如果患者嗜酸性粒细胞水平再次升高或组织浸润症状再次加重，可加用激素进行治疗。

呼吸内科王京岚医师：随着交通发达，人群的流动性进一步增加，很多既往仅局限在某些地区的疾病逐渐播散开来。从本例患者的诊疗过程中，我们体会到，在病史采集的过程中，应重视对患者个人史的询问，以期为疾病的诊断提供更丰富的信息。

转　归

大查房后患者停用伊曲康唑，换用氟康唑400mg q12h iv×7d→400mg qd iv治疗，同时加用两性霉素B静脉泵入治疗，逐渐调整剂量至25mg qd，之前给予地塞米松2mg，预防药物反应。患者一般情况较前明显改善，咳嗽、气短、腹胀等症状均完全缓解，可正常进食，排气、排便如常。2周后复查胸部CT平扫见右肺上叶病灶较前明显吸收，纵隔淋巴结略缩小，余肺内粟粒样结节及胃肠道情况基本同前（图3-7）。

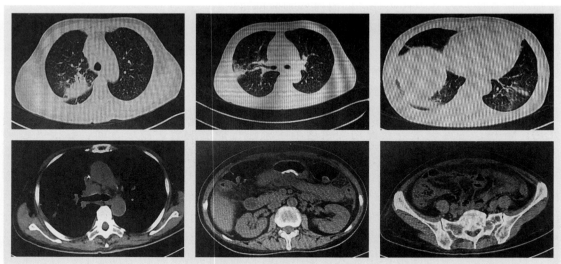

图3-7　胸腹盆CT平扫（2016年6月5日）

注：两性霉素B 25mg qd＋氟康唑400mg qd治疗2周后，右肺上叶病灶较前明显吸收，纵隔淋巴结略缩小，余肺内粟粒样结节及胃肠道情况基本同前。

点　评

本例患者的特殊之处在于：

1. 球孢子菌病在美国西南部属于地方病，国内医师对此种疾病不熟悉。

2. 临床表现不典型：①患者无明显免疫功能低下，出现严重播散性感染。②球孢子菌病肺部影像学大多表现为结节和空洞，本例患者却呈现弥漫粟粒性结节，非常少见。③腹膜和淋巴结受累少见。

本例患者确诊与细菌室及病理科医师过硬的基本功密不可分。

（刘慧婷　赵羽西　赵　静）

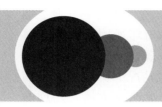

全身多关节肿痛伴间断发热5年余

引言　　这是一例临床表现为多关节肿痛、间断发热、少量咳嗽咳痰的中年男性患者，CT提示肺内多发结节伴空洞形成，进行性加重，并出现气胸，病理提示类风湿结节，虽无明确病原学证据，但经抗真菌治疗后，体温可降至正常。结合病史、影像学及病理表现，考虑患者可能为类风湿关节炎（RA）肺部受累，在肺内形成类风湿结节，部分结节形成空洞，进而继发感染及导致气胸。

病历摘要

患者，男性，60岁。因"全身多关节肿痛伴间断发热5年余"于2016年4月5日入院。

（一）现病史

患者2010年8月出现全身多关节肿痛伴晨僵，未规律诊治。2011年12月查抗CCP抗体58U/ml，RF 307IU/ml，hsCRP 49.4mg/ml，ESR 38mm/h，T-SPOT.TB 1980SFC/10S6MC，诊断为RA，结核不除外，予甲泼尼龙20mg qd（逐渐减量，具体不详）、甲氨蝶呤10mg/w、来氟米特10mg qod，异烟肼片0.2g qd预防性抗结核3个月，关节症状好转。2012年5月24日受凉后出现咳嗽、咳少量黄痰、发热，体温最高39.3℃，伴畏寒、寒战，查T-SPOT.TB 1660 SFC/10S6MC，痰病原学（－），肺CT（图3-8A）：双肺野透亮度减低，呈磨玻璃状改变，并可见含气囊腔，双肺上叶均可见一结节伴空洞。考虑卡氏肺孢子菌合并曲霉菌感染可能，予复方磺胺甲噁唑×17天＋美罗培南×17天＋伏立康唑×27天抗感染，RA方面：予停用甲氨蝶呤，甲泼尼龙4mg qd→20mg bid（逐渐减量，具体不详）＋来氟米特10mg qod，体温可降至正常，复查CT（2012年6月12日）好转（图3-8B）。2012年7月因顾虑感染风险，RA治疗调整为甲泼尼龙（剂量不详）＋注射用重组人Ⅱ型肿瘤坏死因子受体抗体融合蛋白。2012年8月因RA控制不佳，加用甲氨蝶呤10mg/w。2012年12月24日因反复低热伴关节疼痛发作至我院，查T-SPOT.TB 24SFC/10S6MC，hsCRP 62.41mg/L，ESR 75mm/h，RF 775IU/ml，肺CT：肺内多发小结节影，部分含气，双侧胸膜下磨玻璃影，双肺胸膜下肺大疱，双肺上叶钙化灶，纵隔及左肺门淋巴结钙化，RA方面：予停用注射用重组人Ⅱ型肿瘤坏死因子受体抗体融合蛋白（疗程共5个月），调整为甲泼尼龙＋甲氨蝶呤＋雷公藤总苷片（2012年12月～2014年4月），根据关节肿痛症状调整激素剂量（甲泼尼龙多数情况下8～12mg/d）；关节症状控制可，复查胸部CT（图3-9）：肺内多发小结节影未见明显进展。2014年4月患者再次出现多关节肿痛，伴双肩胛部、双肘、双臀部多发皮下结节，病程中有间断发热，Tmax 38.5℃，肺CT：两肺多发结节影较前增多、增大，部分小空洞形成。2014年4月30日行胸腔镜下右肺组织活检术，外院病理考虑类风湿结节可能性大，不除外合并其他菌感染。感染方面：先后予美罗培南1.0g q12h×10天＋万古霉素0.5g q8h×10天，伏立康唑0.2g bid×1个月抗真菌；间断抗结核3个月：（异烟肼＋利福平＋乙胺丁醇＋比嗪酰胺＋莫西沙星）×1个月，（异烟肼＋利福喷丁）×2个月；RA方面：停用甲氨蝶呤及雷公藤总苷片，单用甲泼尼龙。2015年6月加用来氟米特，根据关节症状调整激素剂量（甲泼尼龙最大剂量20mg bid，多数情况下8～12mg/d），仍有反复发热（洛索洛芬钠60mg tid口服时），Tmax 38℃，体温上升时伴全身关节肿痛明显，多发皮下结节形成，咳嗽、咳痰不明显，复查CT：肺内病变进展（图3-10）。2016年3月16日突发胸闷、憋气，CT示右侧气胸，3月17日行胸腔闭式引流术，RA方面：停用来氟米特，单用甲泼尼龙4mg tid及洛索洛芬钠60mg tid。3月28日、3月31日分别有2次高热，Tmax 39.6℃，伴畏寒、寒战，咳少量灰色黏痰，无胸痛、咯血等，为进一步诊治收入我院呼吸内科。

患者起病以来，神志清楚，精神可，食欲、睡眠可，尿便正常，体重无明显变化。

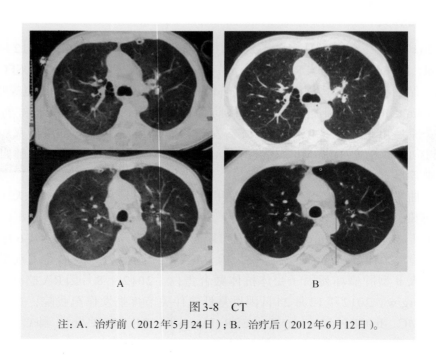

图3-8　CT

注：A. 治疗前（2012年5月24日）；B. 治疗后（2012年6月12日）。

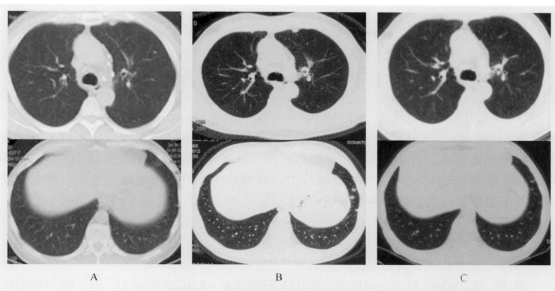

图3-9 甲泼尼龙＋甲氨蝶呤＋雷公藤总苷片治疗期间CT示肺内病变稳定
注：A. 2012年7月；B. 2012年12月；C. 2013年10月。

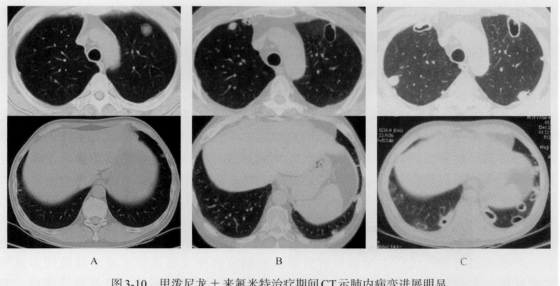

图3-10 甲泼尼龙±来氟米特治疗期间CT示肺内病变进展明显
注：A. 2014年4月；B. 2015年6月；C. 2015年12月。

（二）既往史

青霉素过敏，表现为青霉素皮肤试验阳性；头孢菌素过敏，表现为用药后全身皮疹；过敏原检测发现磺胺类药物过敏，已行脱敏治疗；对鱼类、海鲜类过敏。

（三）个人史、家族史

吸烟40年，每日40支，戒烟2年。家族史无特殊。

（四）入院查体

T 36.8℃，R 20次/分，HR 80次/分，BP 116/74mmHg，SpO₂ 95%@RA，双手指关节畸形，右肘部可触及一皮下结节，直径约2cm，质韧，无压痛，四肢关节无肿痛，右侧胸廓饱满，右胸第2肋间可见胸腔闭式引流管固定，伤口敷料包扎妥，未见明显渗出，引流管通畅，可见少量气泡引出；右侧胸壁及右肩部可触及皮下气肿，双肺未闻及干湿啰音。心、腹、神经系统（-）。

（五）诊治经过

入院后完善相关检查。

血常规：WBC 11.93×10⁹/L，NEUT% 76.5%，RBC 3.85×10¹²/L，Hb 109g/L，PLT 298×10⁹/L。尿便常规（-）。生化：Alb 30g/L，Cr 52μmol/L，ALT 24U/L，hsCRP 103.97mg/L，ESR 93mm/h，HbA1c 7.7%，凝血（-），感染4项（-）。血气：7.465/33.0/81.2，cLac 1.0mmol/L。免疫方面：ACE（-），RF 228.7IU/ml；RA相关自身抗体谱：抗CCP 54U/ml，APF（+），AKA（+）；ANA18项：CENP B（±），余（-），ANCA（-），抗ENA（-），免疫球蛋白3项＋补体（-）。肿瘤方面：肺癌5项（-）。感染方面：T-SPOT.TB 336SFC/10S6MC，PPD（-），抗结核抗体（-）；真菌G试验、GM试验（-），总IgE 160.0kU/L，m3和mx2均0级；血需氧、厌氧、TB培养（-）；痰涂片及培养（-）。

病理：2014年4月外院病理切片（图3-11）我院病理科会诊，肺组织内见一纤维化钙化结节，另见多灶肺组织坏死，伴空洞形成，坏死周边见纤维组织增生伴淋巴细胞浆细胞浸润，血管壁增厚伴淋巴细胞、浆细胞浸润，特殊染色未见病原菌，未见肉芽肿结节，考虑为类风湿结节；特殊染色结果：A1，六胺银（-），PAS染色（-），弹力纤维（＋），抗酸-TB（-），黏卡（-）；A2，六胺银（-），黏卡（-），PAS染色（-），弹力纤维（＋），抗酸-TB（-）。

影像学检查：2016年3月31日胸部CT（图3-12A）示双肺散在空洞，双肺多发结节，考虑感染可能性大；右侧胸壁置管影；右侧前胸壁及右侧腋下皮下及肌间多发气体密度影；右侧气胸；两肺门及纵隔多发淋巴结影，部分伴钙化；双侧胸膜增厚。双手放大相：双手及腕关节骨质疏松伴部分关节间隙略窄，符合RA改变；右手小指近节指骨桡侧局部骨皮质不规整；右侧中指远侧指间关节间隙略窄；左手舟骨内片状密度影；左侧桡骨远端关节面局部骨皮质欠连续。

治疗：RA方面，免疫科建议积极除外感染，继续予甲泼尼龙12mg qd口服，暂不加用免疫抑制剂；感染方面，利奈唑胺0.6g q12h iv（4月5日～4月10日），因体温控制不佳，予加用亚胺培南西司他丁钠0.5g q8h iv→哌拉西林舒巴坦钠5.0g q12h iv

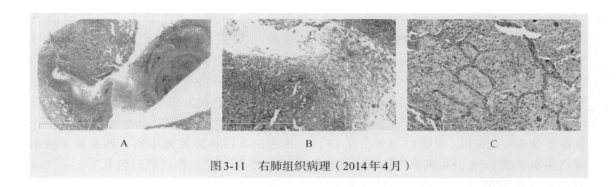

图3-11 右肺组织病理（2014年4月）

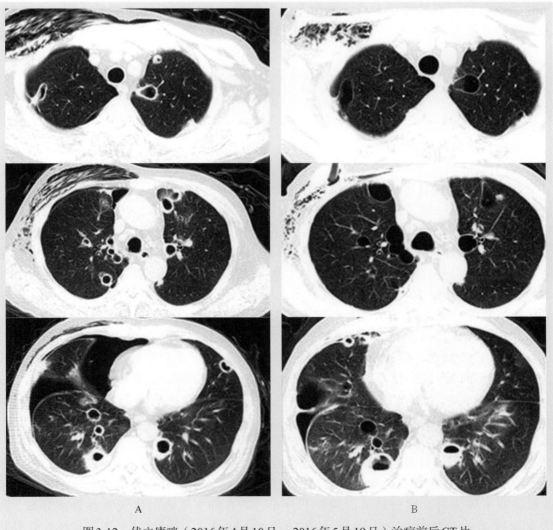

图3-12 伏立康唑（2016年4月10日～2016年5月19日）治疗前后CT片

注：A. 2016年3月31日；B. 2016年5月19日。

（4月8日～4月22日），伏立康唑0.2g q12h iv（4月10日～5月25日），4月11日开始体温正常，5月9日复查ESR及CRP正常。5月15日受凉后再次出现咳嗽、咳中等量黄色黏痰、发热，Tmax 39.6℃，胸腔引流管有黄色混浊液体引出，血象及炎症指标均升高明显，血常规：WBC 17.26×10⁹/L，NEUT% 89.3%，ESR 98mm/h，hsCRP 212.26mg/L。5月19日复查胸部CT（图3-12B）：双肺散在多发囊性透亮影，并部分内气液平，部分囊壁较前增厚，囊内液性密度影增多。考虑新发肺部感染可能，予左氧氟沙星0.5g qd iv（5月17日～5月19日）抗感染，因体温控制不佳，调整为亚胺培南西司他丁钠0.5g q8h iv（5月19日～5月25日）。

大查房时情况：患者一般情况尚可，咳少量灰色黏痰，量不多，无发热、胸闷、憋气、咯血等不适。双手指关节畸形，右肘部皮下结节消退。右侧胸壁及右肩部皮下气肿基本吸收，双肺呼吸音清，未闻及干湿啰音。右侧胸引管固定妥，伤口略红肿，未见脓性分泌物，可见少量气泡及少量黄色液体引出。

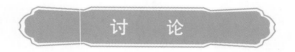

讨　论

放射科王凤丹医师：患者为60岁男性，原发病为RA，其最主要的影像学表现为肺部CT，系统回顾其肺部影像变化：

2012年5月24日出现咳嗽、咳痰伴发热，肺CT（图3-8A）示双肺多发磨玻璃影，双肺上叶均可见一结节伴空洞，抗感染治疗后体温可降至正常。2012年6月12日复查肺CT（图3-8B）示双肺磨玻璃影消失，空洞壁较前变薄。

2012年12月反复低热、关节肿痛，肺CT（图3-9B）示双上肺原空洞影吸收，但结节仍存在。另外，双肺出现多发小结节影，多数沿支气管血管束分布，以左下肺为著。2012年12月～2014年4月甲泼尼龙＋甲氨蝶呤＋雷公藤总苷片治疗RA期间，关节症状控制可，复查肺CT示肺内结节基本稳定（图3-9C）。

2014年4月15日出现多关节肿痛伴多发皮下结节，间断发热，肺CT（图3-10A）示与2012年12相比，两肺结节较前增多、增大，部分小空洞形成，但原左下肺沿支气管血管束分布的多发小结节影消失。2014年4月30日行胸腔镜下右中肺结节切除活检术，治疗RA同时予抗细菌、真菌及间断抗结核治疗，肺内病变仍持续进展。2015年6月、2015年12月肺CT（图3-10B、C）示肺内结节明显增多增大，空洞也更明显，部分空洞内有液平，结节多数沿胸膜下分布，肺实质内亦有分布。

2016年3月17日发生右侧气胸，经胸腔闭式引流后，2016年3月31日复查CT（图3-12A）示右肺复张良好，肺内多发结节伴厚壁空洞较前明显进展，部分空洞融合为实变影，双下肺为著，部分结节沿胸膜下分布，亦有肺实质内沿支气管血管束分布。经伏立康唑治疗（2016年4月10日～2016年5月19日），复查CT（图3-12B）示对比2016年3月31日和2016年5月19日，空洞壁明显变薄，但右下肺空洞增大，且有液平面形成，结合5月15日再次出现发热，咳较多量黄色黏痰，考虑右下肺新发感染可能。

RA呼吸系统受累较常见，占RA相关死亡率的20%，气道、胸膜、肺实质、肺间质、肺血管均可受累。肺部类风湿结节多见于长期吸烟、RF滴度持续阳性伴有皮下类风湿结节的患者，沿胸膜下分布多见，可单发或多发，亦可有空洞形成，可并发咯血、气胸、支气管胸膜瘘等，需与菌栓、感染、结核、肿瘤等鉴别，但其影像学表现并不特异，很难依靠影像学进行鉴别。另外，RA患者本身免疫功能紊乱，且此类患者长期服用激素及免疫抑制剂，很容易在空洞基础上合并其他感染，确诊需依靠病理。

呼吸内科斯晓燕医师：总结病例特点，患者为中年男性，慢性病程，RA病史5年余，曾使用糖皮质激素、来氟米特、甲氨蝶呤、雷公藤总苷、生物制剂等多种药物治疗；既往长期大量吸烟史；主要临床表现为间断发热、多关节肿痛，偶有咳嗽、咳痰；肺部影像学提示肺内多发结节伴空洞形成，进行性加重，并出现气胸；病理提示类风湿结节；抗真菌治疗后体温可降至正常，肺内空洞壁变薄。

RA肺部受累可有多种表现，可累及气道、胸膜、肺间质、肺血管等，亦可见肺内类风湿结节，其性质为坏死性结节，可有空洞形成；另外，此类患者常可继发肺部感染，特别是分枝杆菌、真菌、卡氏肺孢子菌、奴卡菌、巨细胞病毒等非典型病原体感染。对于RA患者的胸膜下、肺野周边的结节影及肺实变影伴空洞形成，需与肺内肉芽肿性疾病相鉴别：①类风湿结节。②感染性病变，包括结核/非结核分枝杆菌、奴卡菌、真菌感染。③非感染性肉芽肿性病变，如淋巴瘤样肉芽肿病变。④肿瘤。经典型类风湿结节多见于男性、长期吸烟及RF阳性的患者，可累及皮肤、肺及心脏瓣膜。另外，一些药物的应用可能会导致类风湿结节生长加速，即在关节症状明显好转的情况下结节生长加速，称为加速性类风湿结节（accelerated rheumatoidnodulosis，ARN）。目前文献报道，可能引起ARN的药物有来氟米特、甲氨蝶呤、肿瘤坏死因子α抑制剂，但均为个案报道，机制尚无定论。对于本例患者，结合其病史、影像学及病理表现，考虑可能RA肺部受累，在肺内形成类风湿结节，部分结节形成空洞，进而继发感染及导致气胸。

此次提请内科大查房，主要想解决以下几个问题。第一，诊断方面：本例患者肺内类风湿结节合并感染的诊断是否明确，需与影像科、病理科等相关科室一起讨论。第二，治疗方面：①关于RA及肺内类风湿结节的治疗，是否有必要停用导致ARN的可疑药物？是否需要加强RA治疗，增加糖皮质激素用量，并加用免疫抑制剂？请免疫科医师指导下一步治疗方案。②感染方面，本例患者目前尚无明确病原学证据，根据其使用抗真菌药物治疗后体温可降至正常，考虑可能合并真菌感染；既往多次T-SPOT.TB阳性，亦不排除结核感染；而5月15日再次出现发热，可能新发细菌感染。综上，本例患者目前可能存在混合感染，其接下来的抗感染治疗方案需要与感染科医师一起讨论。③本例患者气胸长期不愈合，目前可能同时合并胸腔感染，请胸外科医师指导下一步脓气胸的治疗。

胸外科曹磊医师：患者双肺多发结节伴空洞形成，部分沿胸膜下分布，此次气胸已近2个月，持续胸腔闭式引流，这期间曾2次尝试夹管，均因皮下气肿加重而重新开放引流。结合病史及影像学，考虑本例患者可能已形成支气管胸膜瘘，目前暂无手术指征，胸腔引流管可能需长期留置，注意伤口勤换药，警惕导管相关感染。

病理科冯瑞娥医师： 对于RA患者出现肺内结节伴空洞，病理上需要鉴别肺内类风湿结节和感染。结合本例患者外院2014年肺结节活检病理：肺组织内可见一纤维化钙化结节，伴厚壁空洞形成（图3-11A），高倍镜下见坏死周边纤维组织增生伴淋巴细胞浆细胞浸润，血管壁增厚伴淋巴细胞、浆细胞浸润，肺间质亦有大量淋巴细胞、浆细胞浸润（图3-11B、C），符合类风湿结节胸膜、血管壁、肺间质慢性炎症表现。对该标本进行多种病原学特殊染色，均（-）。综上，本例患者病理符合类风湿结节肺内表现，但病理只对本标本负责，患者病程较长，病情进展变化，随时可能合并感染，故需结合临床，病理仅作参考。

感染内科郭伏平医师： 本例患者基础疾病是RA，长期使用激素及免疫抑制剂，免疫力低下，结合病史、影像学及病理，肺内多发结节伴空洞考虑类风湿结节合并感染可能。感染方面，首先考虑机会性感染，目前无明确病原学证据。结合病史，考虑可能合并细菌、真菌感染；其次，患者多次查T-SPOT.TB阳性，肺CT及病理均提示有钙化结节，可能同时存在潜伏结核感染。既往依从性较差，不规律抗结核及抗真菌治疗，肺内病变持续进展。治疗方面，建议抗感染同时积极控制原发病；若拟加大激素剂量，建议预防性使用三联抗结核治疗。

风湿免疫科吴迪医师： 类风湿结节为RA最常见的关节外表现，在RA患者中约占20%，其本质为小血管炎。肺内类风湿结节多见于病程较长、RF滴度持续阳性伴有关节症状的患者，其患病率部分取决于所采用的检测方法，行HRCT检查者其检出率为20%，开胸肺活检检出率为30%，其大小从几毫米至几厘米不等，多分布于外带，胸膜下多见，自发性气胸不常见，30%～50%可有空洞形成。加速性结节这一概念于1986年首次报道，是指RA患者经抗风湿药物治疗后，关节症状缓解，但类风湿结节迅速增多的现象。但此类文献均为个案报道，尚缺乏大规模循证依据，类风湿结节增多与用药之间的因果关系尚不明确，目前仍有争议。RA作为一种系统性结缔组织病，临床表现不仅局限于关节，还可出现全身多系统受累。此类患者虽关节症状缓解，但不除外全身炎症反应仍活动的可能，进而导致类风湿结节迅速增多。对于本例患者，结合其病史、影像学及病理，同意主治医师意见：考虑RA活动导致肺部受累，肺内类风湿结节坏死形成空洞，并继发感染，建议继续积极抗感染治疗，待感染控制后可考虑激素加量，条件允许可加用环磷酰胺。但本例患者长期留置胸腔引流管，肺部结构破坏，继发感染风险很高，需向家属充分交代病情，整体预后差。

感染内科侍效春医师： 多种抗感染药物使用加重肝脏负担，在没有明确结核感染证据之前，不建议预防性抗结核；感染方面建议继续抗真菌治疗。

呼吸内科许文兵医师： RA合并感染的治疗是一个平衡的问题，需根据病情变化在抗感染和抗类风湿关节炎中权衡利弊，调节平衡。建议目前积极抗感染，监测胸部CT，择期激素加量，充分向患者及家属交待病情、相关风险及预后。

转　归

大查房后患者继续亚胺培南西司他丁钠0.5g q8h iv（5月19日～5月24日）→哌拉西林舒巴坦钠5.0g q12h iv（5月25日～6月6日），伏立康唑0.2g q12h 口服抗感染，同时继续甲泼尼龙12mg qd 口服治疗，体温正常，炎症指标逐渐下降。6月6日复查肺CT示双下肺感染较前减轻。后患者肺部感染有波动，口服伏立康唑1年、间断服用细菌溶解产物，RA控制可，甲泼尼龙缓慢减量至4mg qd。

点　评

RA患者出现肺部结节时，鉴别诊断有时非常困难。可能为类风湿结节，也可能为感染，两者的治疗方向不同。从病情演变及治疗效果来看，本例患者因为类风湿没有得到很好的控制，出现肺受累，肺内结节及空洞形成，合并感染，破裂形成气胸、脓气胸。在积极控制感染后，加强RA治疗，临床效果佳。

（马改改　斯晓燕）

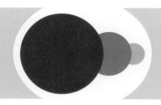

活动后气短、咳嗽、咳痰1年余，发热、咽痛1月

引言　　这是一例以呼吸道症状起病的青年男性患者，双肺表现为多发囊泡影、肺大疱，抗结核治疗效果不佳。患者为非HIV感染患者，免疫功能正常，病原学检查为马尔尼菲青霉（咽拭子、痰、支气管肺泡灌洗液、颈部淋巴结活检切片、肺活检切片、骨髓活检均阳性），考虑播散性马尔尼菲青霉感染明确。伊曲康唑治疗后症状及胸部CT均好转。

病 历 摘 要

患者，男性，21岁。因"活动后气短、咳嗽、咳痰1年余，发热、咽痛1月"于2016年6月13日入院。

（一）现病史

患者2015年4月在广州佛山打工时无诱因出现活动后气短，爬5层楼或搬重物时明显，平地活动不受限，伴咳嗽、咳少量黄黏痰，无咯血、胸痛、盗汗、发热等，就诊于当地疾控中心，诊断肺结核（具体诊治过程不详），口服异福胶囊3片 qd至本次入院，治疗期间曾有4次咯少量鲜血，症状无改善，查胸部CT（图3-13A、B）：双肺多发渗出囊泡样改变，左肺大疱；复查胸部CT（图3-13C、D）较前无明显变化。2016年4月就诊于江西丰城市人民医院，查血常规：WBC 12.21×10⁹/L，NEUT% 74.5%，Hb 138g/L，PLT 479×10⁹/L；ESR 41mm/h；抗结核抗体（＋）。考虑耐药肺结核，予静脉利福霉素钠、左氧氟沙星治疗20天，复查胸部CT（图3-13E、F）较前无改善。2016年5月进一步就诊于江西省胸科医院，完善支气管镜：刷片见大量纤毛上皮、中性粒细胞，未找到瘤细胞；支气管灌洗液分枝杆菌菌种鉴定阴性；经支气管镜肺活检（TBLB）：肉芽肿性炎并坏死，抗酸染色阴性。左锁骨上淋巴结活检：肉芽肿性炎，抗酸染色、PAS染色阴性。诊断结节病、耐药肺结核，予静脉甲泼尼龙1周（具体剂量不详），序贯泼尼松15mg bid。自诉活动后气短较前减轻，复查胸部CT（图3-13G、H）示较前变化不大。2016年5月底患者出现发热、咽痛，Tmax 38.5℃，无畏寒、寒战，黄黏痰量较前增多，就诊于中国解放军第309医院，查hsCRP 114.17mg/L，

IgG 19.35g/L（正常值：0～16g/L），PCT、G试验、PPD试验、T-SPOT.TB、补体、ANA、抗dsDNA抗体、抗ENA抗体正常；肿瘤标志物：CA125 36.24U/ml（正常值：0～35U/ml），CEA、AFP、CA50、CA199、CA242、SCCAg阴性。复查胸部CT（图3-13I、

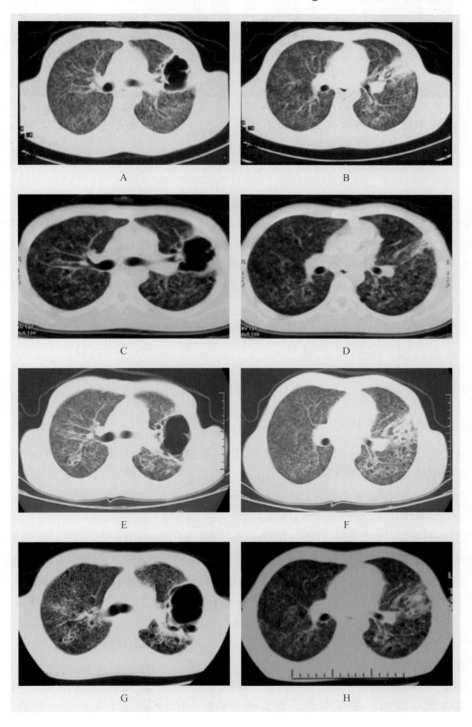

A　　　　　　　　　　B

C　　　　　　　　　　D

E　　　　　　　　　　F

G　　　　　　　　　　H

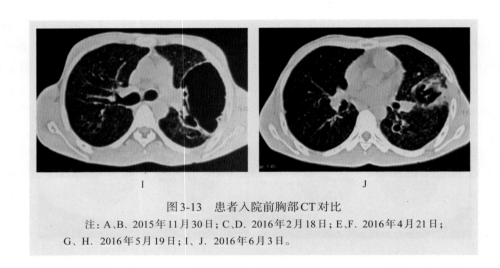

图3-13　患者入院前胸部CT对比

注：A、B. 2015年11月30日；C、D. 2016年2月18日；E、F. 2016年4月21日；
G、H. 2016年5月19日；I、J. 2016年6月3日。

J）示病变较前有所加重。电子喉镜：鼻咽部多发溃疡。北医三院病理会诊：TBLB显示肉芽肿性病变，组织化学染色未见抗酸杆菌存在；左锁骨上淋巴结活检：肉芽肿性病变，形态上不符合典型的结核病及结节病改变。予静脉抗感染治疗（具体不详），症状改善不明显，仍反复发热，热峰同前，自服洛索洛芬钠可退热，后再次发热。为进一步诊治收入我院呼吸内科。

病程中精神尚可，因咽痛进食困难，睡眠欠佳，尿便正常，体重减轻约10kg。

（二）既往史

否认明确慢性病史，否认结核、肝炎等传染病史及接触史，否认食物药物过敏史。

（三）个人史、家族史

生于江西，长期生活于广西，近1年去广东佛山打工；吸烟5支/日×1年，已戒烟。家族史无特殊。

（四）入院查体

T 36.6 ℃，R 23次/分，HR 107次/分，BP 91/65mmHg，SpO$_2$ 97%@RA，BMI 11.75kg/m^2。双侧颌下、锁骨上、腹股沟均可触及肿大淋巴结，直径1～2cm，质韧，活动度可，无压痛；咽部充血，右侧咽隐窝、咽后壁可见黄白色脓性分泌物；双肺呼吸音低，未闻及干湿啰音，心、腹查体无特殊，双下肢不肿。

（五）诊治经过

入院后完善相关检查。

血常规：WBC 12.81×10^9/L，NEUT% 74.5%，LY 19.2%，Hb 145g/L，PLT 559×10^9/L；尿常规＋沉渣：未见异常；便常规＋OB（＋）；感染4项（－）；凝血功能：PT

13.0s，Fbg 5.13g/L，APTT 33.2s，APTT-R 1.23，D-Dimer 0.79mg/L FEU；肝肾功能：LDH 399U/L，余正常；动脉血气@RA：pH 7.455，pCO_2 38.6mmHg，pO_2 69.9mmHg，sO_2 95.3%，cLac 1.7mmol/L，$cHCO_3^-$（P）c 26.7mmol/L，ABEc 3.2mmol/L。炎症指标：ESR 49mm/h，hsCRP 107.96mg/L；G试验 132.7pg/ml，PCT（－）；EBV-IgM/VCA、EBV-DNA、CMV-pp65、CMV-IgM、CMV-DNA、T-SPOT.TB（－）；T细胞亚群3项＋NK细胞＋绝对值：T 1651/µl，T4 711/µl，T8 876/µl，NK细胞 182/µl，T4/T8 0.81；总IgE 826.0kU/L；烟曲霉 0.15（0级）kUA/L，特异青霉、白假丝酵母等 0.76（2级）kUA/L。痰细菌涂片：大量革兰阴性杆菌；细菌培养：鲍曼不动杆菌、阴沟肠杆菌、肺炎克雷伯菌（＋）；真菌涂片、抗酸染色、结核/非结核分枝杆菌核酸测定、六胺银染色、奴卡菌涂片、墨汁染色、放线菌培养（－）。血培养（需氧＋厌氧＋真菌）（－），分枝杆菌培养待回报。2016年6月23日行支气管镜：镜下所见大致正常；（支气管肺泡灌洗液）细菌涂片：革兰阴性杆菌少量，革兰阳性球菌中量；细菌培养：鲍曼不动杆菌；结核/非结核分枝杆菌核酸测定：非结核分枝杆菌弱（＋）、结核分枝杆菌（－）；真菌涂片、抗酸染色、墨汁染色、六胺银染色、奴卡菌涂片、放线菌培养（－）；（毛刷）细菌涂片、真菌涂片、抗酸染色（－）。电子喉镜：鼻咽、咽、喉部见广泛散在浅溃疡及白色伪膜附着。免疫、肿瘤筛查：血清蛋白电泳，α_1 6.6%，α_2 11.6%，Alb% 42.5%，γ 29.7%，A/G 0.7；血、尿免疫固定电泳、IgD免疫固定电泳（－）；补体＋Ig，IgG 27.48g/L，余正常；ANA 18项、ANCA（－）。

胸部HRCT（图3-14）：双肺弥漫粟粒小结节影伴多发支气管扩张，双上肺为著，结核可能性大；双侧腋窝及纵隔多发肿大淋巴结。腹部B超：双肾皮质回声增强。淋巴结超声：双侧颈部可见多个低回声淋巴结，多位于Ⅱ、Ⅲ、Ⅳ区，右侧最大者

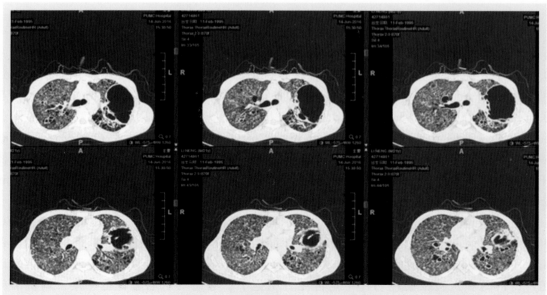

图3-14　胸部HRCT（2016年6月14日）

2.1cm×0.6cm，位于颈中段颈内静脉外侧，左侧最大者2.6cm×0.7cm，位于颈下段颈内静脉外侧，均皮质增厚，皮髓质分界尚清。CDFI：内见条状血流信号。双侧锁骨上窝、双侧腹股沟未见明确肿大淋巴结。超声心动图：二尖瓣轻度脱垂，轻度二尖瓣关闭不全，射血分数62%。骨扫描：相当于右侧第7侧肋异常所见，考虑良性病变可能；余骨骼未见明显异常。

病理回报（图3-15）：外院TBLB和淋巴结活检标本送我院病理会诊，淋巴结及肺组织内见上皮样细胞肉芽肿结节及多核巨细胞，伴小灶凝固性坏死，考虑结核可能性大；特殊染色结果：淋巴结PAS染色、六胺银、抗酸-TB（－）；肺PAS染色、六胺银、抗酸-TB（－）。骨髓活检：（髂后上棘）少许骨及骨髓组织，骨髓组织中造血组织比例略降低，脂肪组织比例略增高，造血组织中粒红系比例略增高，局部可见上皮样结节，巨核细胞易见；特殊染色结果：PAS染色（－），抗酸染色未找到抗酸杆菌，六胺银（－）。

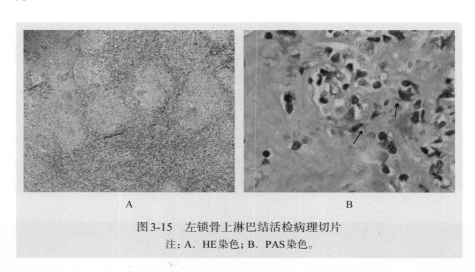

图3-15　左锁骨上淋巴结活检病理切片
注：A. HE染色；B. PAS染色。

治疗方面：激素快速减停，肠内营养粉剂加强营养；6月13日起异烟肼0.2g qd、利福平0.3g qd、吡嗪酰胺0.25g tid、乙胺丁醇0.5g qd、可乐必妥0.5g iv drip qd五联抗结核治疗；氟康唑150mg qd（疗程1周停用）治疗，加用保肝药物，患者体温恢复正常，咽痛较前减轻，体重增至35kg。6月24日支气管镜术后再次发热，Tmax 39.5℃，6月28日经专业组查房考虑分枝杆菌感染可能性大，耐药结核或非结核分枝杆菌感染均不能除外，停用吡嗪酰胺、左氧氟沙星，加用阿莫西林克拉维酸钾1.2g iv drip q8h、阿米卡星0.4g iv drip qd治疗。

进一步检查回报：痰真菌培养，马尔尼菲青霉（＋＋＋），药敏提示两性霉素B、伊曲康唑、伏立康唑敏感；支气管肺泡灌洗液真菌培养，马尔尼菲青霉（＋）、外瓶霉属（＋）；咽拭子真菌培养，马尔尼菲青霉（＋）。检验科阅外院TBLB和淋巴结病理切片，PAS和六胺银染色切片中均可见真菌孢子，考虑马尔尼菲青霉感染；弱抗酸染色阳性（坏死区较多胞内染红色的球杆样菌），建议结合临床除外非结核分枝杆菌；并可见大量革兰阴性杆菌和革兰阴性球杆菌。7月5日专业组再次查房，考虑播散性马尔尼菲青霉感染、细菌感染明确，分枝杆菌感染不除外；停用异烟肼、利福平、阿米卡星；尝试经PICC静脉泵入两性霉素B后出现室上性心动过速，换用伊曲康唑0.25g iv drip qd（7月6日）×2周→伊曲康唑口服液20ml bid，咽痛明显予两性霉素B雾化吸入；加用克拉霉素250mg bid（7月8日）治疗。查房时应用方案：伊曲康唑口服液20ml bid、阿莫西林克拉维酸钾1.2g iv drip q8h、乙胺丁醇0.5g qd、克拉霉素250mg bid。

　　患者为免疫正常人群，播散性马尔尼菲青霉感染诊断明确，同时合并细菌感染，分枝杆菌感染不除外，考虑非结核分枝杆菌感染可能性大，为罕见病例，为使广大临床医师了解此病，并讨论患者下一步抗感染治疗方案，特提请于2016年7月27日内科大查房。

讨　论

　　放射科王丹凤医师：患者病程1年余，近1个月出现发热、咽痛，在外院多次查胸部CT。2015年11月30日外院胸部CT示双肺透光度明显减低，可见3种病变：①双上肺多发的囊泡样病变，这些囊泡样病变不首先考虑肺大疱，因为肺大疱属于空腔性病变，是生理性腔隙的病理性扩大，但本例患者的病变壁厚薄不均且有分隔，所以称之为囊泡。②双肺弥漫分布的小结节，上中下肺、内中外带均有分布，胸膜下相对较少，沿支气管血管束分布，有树芽征。③左上肺舌段少许斑片实变影。2016年2月17日胸部CT较前无明显变化，冠状位清晰可见双上肺多发囊泡，上野和中野病变较重。2016年4月21日外院胸部CT提示囊泡影、结节影较2月17日增多，说明治疗效果不佳、病变进展。2016年6月入我院后胸片见左上肺囊泡病变处透光度增高，其余双肺透光度明显降低，弥漫性分布小结节。CT上病变进展非常明显，囊泡影较前增大、增多，右中肺、双下肺新见多发囊泡影，结节影弥漫且胸膜下也有，结节内可见小囊泡改变。考虑囊泡影形成可能有以下原因：第一，结节为增殖结节，结节内出现坏死，内容物排出形成空洞样改变；第二，病原菌具有破坏性，破坏正常肺结构，也可出现囊泡影。从纵隔窗上看，纵隔、双侧腋窝多发淋巴结，部分肿大。鼻窦CT提示上颌窦、额窦、筛窦、蝶窦未见异常软组织影，不支持韦格纳（Wegner）肉芽肿。综上，患者双肺弥漫分布的结节考虑为增殖结节，最常见病因为感染，推测所感染的病原菌具有一定程度的破坏性，所以造成如此广泛的改变且具有空洞。具体为何种病原菌感染需更多病原学检查以明确。

　　呼吸内科杨燕丽医师：患者为青年男性，慢性病程，病史1年余。临床表现为活动后气短、咳嗽、咳痰；近期出现发热、咽痛。辅助检查提示炎症指标升高。查体：浅表淋巴结肿大；鼻咽部多发溃疡。影像学表现为双肺多发小结节、囊泡样改变，左肺大疱。外院气管镜病原（-）；TBLB：肉芽肿性炎并坏死，抗酸染色（-）；左锁骨上淋巴结活检：肉芽肿性炎，抗酸染色、PAS染色（-）。抗细菌、抗结核、激素治疗效不佳。

从影像学来看，病变属于小叶中心性分布的结节，主要累及小叶中心细支气管和伴行的肺动脉分支，离胸膜或叶间裂5～10mm处终止，胸膜下及叶间裂受累较少。这类结节分为两类：①无定形的磨玻璃样结节。②阻塞性分泌物滞留于小叶中心细支气管→树芽征。树芽征见于任何感染性细支气管炎，如结核/非结核分枝杆菌、细菌、病毒、真菌、变应性支气管肺曲菌病（allergic bronchopulmonary aspergillosis，ABPA）和弥漫性泛细支气管炎（diffuse pan bronchiolitis，DPB）。入院后积极完善检查，外院TBLB和淋巴结活检我院病理会诊提示上皮样细胞肉芽肿结节及多核巨细胞，伴小灶凝固性坏死；骨髓活检亦可见上皮样结节和巨核细胞，特殊染色均阴性。结合病史、影像学特征及病理结果，定位在感染性疾病，最初普通细菌、病毒、真菌支持点均不多，经专业组查房考虑分枝杆菌感染可能性大，首先抗结核治疗效果不佳，考虑治疗力度不足或耐药结核；其次非结核分枝杆菌亦不能除外。另外，如果不是分枝杆菌感染，或在分枝杆菌感染基础上合并其他感染也有可能。在后续过程中细菌室回报一系列阳性结果，咽拭子、痰、支气管肺泡灌洗液真菌培养以及骨髓活检、外院TBLB和淋巴结切片均可见马尔尼菲青霉菌，因此播散性马尔尼菲青霉菌感染诊断明确。BALF中非结核分枝杆菌-DNA弱阳性，外院TBLB和淋巴结切片中弱抗酸染色阳性，可能同时合并分枝杆菌感染、非结核分枝杆菌可能性大。此外，痰、BLAF均培养出细菌，外院TBLB和淋巴结中可见大量革兰阴性杆菌和球杆菌，细菌感染明确。综上，患者为混合性感染。

马尔尼菲青霉（Penicilliosis marneffei）是条件致病菌，主要感染免疫功能缺陷/抑制患者（AIDS多见）。马尔尼菲青霉为双相青霉，以分生孢子进入呼吸道，激活单核巨噬细胞系统，被巨噬细胞吞噬并繁殖，并播散至全身；也可通过皮肤破损、消化道感染。临床症状缺乏特异性，表现为发热、消耗症状及浅表淋巴结肿大等，分为两类：①局限性少见，局限在入侵部位，以肺部感染最常见。②播散性常见，累及肺、肝、脾、淋巴结、骨骼、骨髓、皮肤等。鉴别诊断：①组织胞浆菌病，也属真菌病，真菌孢子相似，鉴别需病原学明确。②结核，临床表现相似，组织学表现为肉芽肿性病变，且很多马尔尼菲青霉病患者会同时合并结核感染，检验科王澎医师总结HIV阴性感染马尔尼菲青霉患者我院共10例，其中有一半均合并分枝杆菌感染，因此极易漏诊、误诊。肺部影像学表现缺乏特异性，HIV阳性者胸部CT表现为双肺弥漫磨玻璃样间质性损害；HIV阴性者则可见增殖实变病变、胸膜炎反应。文献报道，15例HIV阴性马尔尼菲青霉感染患者胸部CT中斑片状渗出8例、实变影5例、纤维增殖病变6例、弥漫性小结节影1例、淋巴结肿大2例、胸腔积液10例、心包积液2例、空洞1例。本例患者长期生活于广西，近1年去广东佛山打工，广西、广东均为我国马尔尼菲青霉病高发地区。免疫功能方面：HIV（-）；Ig、CD4、CD8细胞正常；NK细胞减低；BMI 11.75kg/m²，患者虽为免疫正常人群，但营养状况较差，是马尔尼菲青霉的易感因素。从本例学到的体会是，对于病史不典型、不能解释病情全貌、治疗效果不佳的患者，心中应长存疑问，探究到底。

病理科冯瑞娥医师：患者外院TBLB病理提示支气管黏膜上皮样细胞肉芽肿，中心有坏死，为凝固性的红染无结构的干酪样坏死，坏死区域未见大量炎性细胞浸润，主要见于真菌、结核等感染性病变，抗酸染色和PAS染色阴性。淋巴结活检也可见大量肉芽肿样结节及多核巨细胞，坏死较少见，特殊染色也是阴性。TBLB和淋巴结活检中均可见广泛分布、形态一致的杆状菌，但菌的区域与病变组织不一致，需区别污染，标本制备、保存及送检过程中不能保证无菌，因此病理上不做评判。

耳鼻喉科田旭医师：患者住院期间因咽痛请我科会诊，此前呼吸科马尔尼菲青霉感染诊断明确。专科检查：鼻，外鼻居中，鼻中隔无明显偏曲，双侧下鼻甲不大，双侧鼻道内未见异常分泌物或明确新生物。咽，口咽部黏膜略水肿，软腭及悬雍垂黏膜表面散在浅溃疡；双侧扁桃体Ⅰ度大；隐窝口清洁。喉，舌根、会厌黏膜表面斑片状溃疡及白色假膜；双侧声带黏膜光滑，运动正常。颈部，双侧颈部浅表淋巴结未触及明显肿大；气管居中，甲状腺未触及肿大及明显结节。鼻咽镜检查见双侧鼻腔通畅、鼻黏膜完整，各鼻道干净未见新生物。鼻咽部黏膜尚光滑，表面见大量脓涕附着；双侧下咽侧壁、舌根、会厌及喉腔黏膜表面散在浅溃疡及白色假膜附着。双侧声门、声带、正气道未见明显异常。

回顾文献，马尔尼菲青霉病是由马尔尼菲青霉侵犯单核吞噬细胞系统引起的机会性深部真菌病，可发生于健康者，但更多见于免疫缺陷/抑制者，特别是AIDS患者。本病累及多个组织器官，临床表现为发热、肝脾增大、淋巴结增大、贫血、白细胞增多、咳嗽、咯血、皮肤和骨关节损害及多发性脓肿等。咽喉部主要症状有咽痛、咽喉部异物感、声音嘶哑、黏膜溃疡等，还可伴有颈部淋巴结肿大。咽喉部体格检查见局部黏膜糜烂或溃疡、肉芽样新生物形成，如合并感染则有臭味。电子纤维喉镜见局部黏膜糜烂或溃疡、肉芽样新生物形成。咽部分泌物及组织病理学检查及真菌培养对于准确诊断咽喉部马尔尼菲青霉感染具有重要意义。两性霉素B是治疗马尔尼菲青霉病的首选药物，对合并HIV感染者亦有较好疗效。伊曲康唑对本病有效，并且是合并HIV感染者预防本病复发的主要药物，一般需长期服用，在高效抗反转录病毒治疗并重建免疫功能后，方可考虑停用，否则易复发。咽喉部禁用激素类药物，可予水溶性两性霉素B雾化吸入（推荐每次25mg，2次/日），一般2～4周，应用最长达2个月。

感染内科王澎医师：我们诊断马尔尼菲青霉感染主要是依靠痰培养，后经过ITS测序证实是马尔尼菲青霉；复核外院TBLB和淋巴结组织，可见较多上皮样肉芽肿和多核巨细胞，其中均可见真菌孢子，形态典型，与坏死病灶范围一致，更加支持马尔尼菲青霉感染。另外，切片中也可见大量革兰阴性杆菌，考虑可能合并细菌感染。弱抗酸染色阳性，但未找到分枝杆菌感染的证据。马尔尼菲青霉的病理学改变包括：①肉芽肿性反应，常见于单核巨噬细胞丰富的器官，如淋巴结、肝、脾、骨髓等，可形成巨噬细胞肉芽肿等，并有多核巨细胞反应，需要与Castleman病鉴别诊断。②化脓性反应，在单核巨噬细胞系统以及各组织中常见，如皮肤脓疱、多发性肺脓肿、深部软组织脓肿等。③反应无力或坏死反应，常见于衰竭或无免疫力的患者，一般表现为化脓性反应和局部肉芽肿改变。感染如特殊细菌、真菌、结核/非结核分枝杆菌、寄生虫等和非感染性疾病均可形成肉芽肿。感染是病原和病理的交叉学科，需多学科相互配合。弱抗酸染色阳性可见于奴卡菌、戈登菌、冢村杆菌、马红球菌、结核/非结核分枝杆菌等，需结合形态鉴别。马尔尼菲青霉感染是一种地方性真菌病，主要流行于亚热带，尤其泰国、印度东北部、越南、老挝、柬埔寨及我国华南地区，在我国尤其是广东、广西、香港和台湾多有报道。2011年Samsom等根据分子生物学特性将菌种更名为马尔尼菲蓝状菌，将其从青霉菌属中独立出来。马尔尼菲青霉是青霉菌属中唯一的致病真菌，在37℃培养或人体内为孢子，在28℃培养或体外时为菌丝相，产生水溶性的玫瑰红色素扩散到培养基中或将菌落染成红色。通过形态与组织胞浆菌病相鉴别。是否存在合并感染，我个人倾向于非结核分枝杆菌，可能由于长期抗结核治疗不规范、抗酸性在变。我总结的我院非AIDS患者感染马尔尼菲青霉的情况，发现其无特异性临床表现，并且合并分枝杆菌或其他真菌感染，早期诊断困难，尤其需与结核病等疾病鉴别，6例患者曾接受过抗结核/非结核分枝杆菌治疗，其中5例有效，超过半数，这点与国外研究一致。与HIV阳性马尔尼菲青霉感染的比较：在非AIDS患者中为少见致病菌，并且症状复杂，从而延误患者的正确诊断及治疗。有报道，HIV阴性马尔尼菲青霉病比HIV阳性的患者死亡率更高，误诊是主要原因。非HIV感染马尔尼菲青霉病患者的临床表现复杂且常常是混合感染，也是造成死亡率反而较高的原因。另外，HIV阴性感染者多存在骨破坏，因为HIV阳性患者缺乏一种抗体，不能形成溶骨改变。

感染内科郭伏平医师： 马尔尼菲青霉最初于1956年在越南竹鼠身上发现，1959年因实验室暴露造成第一例人感染，1973年在霍奇金病（Hodgkin disease）患者中发现，1985年在流行区HIV阳性患者中发现，1990年在HIV阴性的免疫功能缺陷儿童中发现。竹鼠是重要的贮存库，该菌在土壤中存在，通过吸入、皮肤破损、消化道途径感染。多见于免疫低下人群，如AIDS、淋巴增殖性疾病、支气管扩张、自身免疫病等患者，免疫健全者少见。播散性感染常见表现为发热（99%）、贫血（78%）、体重减轻（76%）、全身淋巴结增大（58%）、肝大（51%）、皮肤和皮下组织病变（皮疹，脓肿形成）和肺部表现，腹泻、心包炎、骨关节累及和中枢神经系统累及较少见。胸部影像学不特异，表现为多发浸润，脓肿，空洞形成等。实验室检查方面，马尔尼菲青霉可在血液、皮肤、淋巴结、骨髓、痰、尿液、粪便、脑脊液和关节液培养中获得。如果流行病学阳性，且组织学病理看到马尔尼菲青霉孢子，则为抢先诊断，确诊仍需依靠培养。目前血清学检查、抗原、PCR技术尚未广泛应用，可见G试验轻度升高。诊断方面，患者有流行病学史；典型临床表现为发热、体重减轻、干咳、皮损、肝脾增大、淋巴结增大；好发于严重免疫抑制人群及其他潜在情况，如自身免疫紊乱、肿瘤、糖尿病等。主要与结核感染、组织胞浆菌病鉴别，明确诊断需依靠病原学。治疗方面，两性霉素B、伊曲康唑和伏立康唑是有效药物。推荐方案：两性霉素B 0.6mg/（kg·d）×2周后调整为伊曲康唑400mg/d×（6～10周）；中枢神经系统受累建议两性霉素B使用4～6周→口服伊曲康唑10周；两性霉素B耐受差者可考虑静脉伏立康唑至少3天后调整为口服12周；HIV阳性者CD4＞600/μl时可停用维持治疗。

呼吸内科许文兵医师： 患者青年男性，因双肺弥漫性病变待查入院，最初考虑结核，但影像学不典型，虽然病理提示肉芽肿样病变，但病原学未明确找到结核证据，且抗结核治疗效果不佳。专业组查房考虑分枝杆菌感染可能性大，但耐药结核或非结核分枝杆菌尚有分歧，我个人更偏向于非结核分枝杆菌。但非结核分枝杆菌种类太多，最好完善非结核分枝杆菌具体分型，遗憾的是患者外院组织标本量少、肺内大空洞、一般情况差，再次活检风险较高，并且目前主要是马尔尼菲青霉感染，经抗真菌治疗体温下降、症状改善，非结核分枝杆菌仅为兼顾，故未再次活检。通过本例，我们的经验教训一是在感染不能明确除外时千万不要随便使用激素，导致马尔尼菲青霉和分枝杆菌感染谁前谁后不可追溯；二是病理科、检验科细菌室的积极配合对于明确诊断起到很大作用；三是送病理时应同时送检病原学，两者配合以获得更多信息。

转　归

大查房后患者停用抗结核治疗，将抗生素方案调整为伊曲康唑口服液 0.2g bid、左氧氟沙星 0.2g bid 及阿莫西林 0.5g tid。患者体温正常，呼吸道症状好转，体重增加。伊曲康唑治疗 3 周后，复查胸部 HRCT 较前减轻。出院后继续口服伊曲康唑胶囊 0.2g bid，病情稳定，2017 年 4 月 25 日随诊复查胸部 HRCT（图 3-16）病变较前明显吸收，肺大疱较前增大。

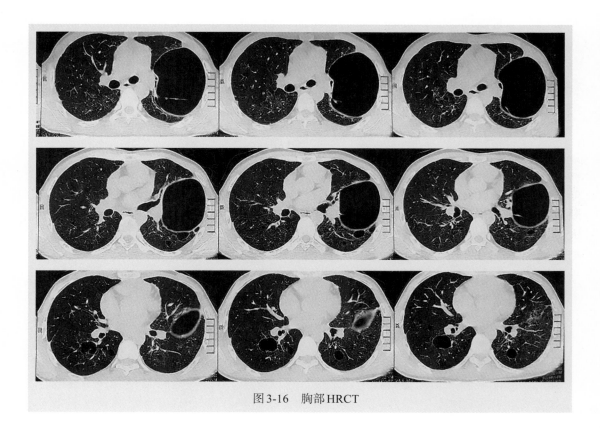

图 3-16　胸部 HRCT

点　评

　　对于HIV阴性及免疫功能正常患者，马尔尼菲青霉感染罕见，在临床工作中极易漏诊、误诊。本例通过病史及影像学表现，定位在感染性疾病，当诊断有困难、用常见感染难以解释病情全貌时，应拓宽鉴别诊断思路、多方探索，积极请相关科室的医师协助，可避免走弯路。

（孙　青　杨燕丽）

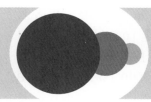

肝脾增大8年，活动后气短7年余

引言　　这是一例以肝脾大起病，并逐渐出现活动后呼吸困难（Ⅰ型呼吸衰竭）的青年男性病例，病程中伴有反复鼻出血、门脉高压、EBV-DNA阳性、三系减少、NK细胞增多等表现，而胸部影像学未见明确肺实质病变。低氧血症与肺部影像学不匹配，这是怎么回事？需要做哪些特殊的影像检查辅助诊断？

病历摘要

患者，男性，20岁。因"发现肝脾大8年，活动后气短7年余"于2016年7月21日入院。

（一）现病史

患者2008年初无意中扪及左腹部包块，外院就诊查体示肝肋下2.5cm，脾肋下13cm。血常规：WBC（2.30～3.87）×10⁹/L，NEUT（0.96～1.76）×10⁹/L，LY（0.67～0.97）×10⁹/L，Hb 92～103g/L，PLT（68～89）×10⁹/L；肝肾功能：GOT 70U/L，ALP 305U/L，LDH 357U/L；EBV-DNA 4.73×10⁵copies/ml；CMV-DNA、Coombs试验、抗核抗体谱均（－）；CT血管造影：脾静脉及门静脉主干增粗；骨髓涂片：三系增生活跃。考虑患者"肝脾大原因待查，门脉高压不除外"，行脾切除＋肝活检术，术中测门脉压力13.5cmH₂O，病理：符合淤血性脾大，脾门淋巴结反应性增生，（肝活检）肝细胞小灶脂肪变性，汇管区静脉扩张，符合门脉高压改变。术后患者无明显不适。2009年起无诱因出现轻度活动后气短，较同龄人活动耐量下降，未诊治。2014年起出现跑步100m，上3～4层楼即气短伴口唇发绀，无发热、咳嗽、咳痰，无下肢水肿、夜间不能平卧。2014年2月再次就诊外院，查自然状态下SpO₂ 93%；血常规：WBC 24.3×10⁹/L，NEUT 7.7×10⁹/L，LY 15.5×10⁹/L，Hb、PLT正常；超声心动图：左心室稍大；胸部CT平扫：双肺多发微小结节影；肺功能：弥散功能中度降低；骨髓活检：可见大淋巴细胞散在分布，结合流式细胞学分析，考虑CD2⁺CD3⁻NK细胞增多症；TCR基因重排（－）。骨髓活检病理外院会诊：未见NK细胞异常增生证据。考虑"慢性NK细胞增多症，低氧原因未明"，予泼尼松15mg/d口服。患者服用2周后觉症状无好转，遂自行停药，症状逐渐加重至2015年慢走10分钟即气短、口唇发绀。2015年4月于当地医院就诊，肺功能：FEV1 3.44L，占预计值比值96.8%，FEV$_1$/FVC 88.47%，肺总量（total lung capacity，TLC）占预计值90.1%，DLCO-SB 43.6%，DLCO/VA 44%。胸部CT血管造影：肺动脉增粗，双肺散在磨玻璃小片影及微结节影，双侧腋窝及纵隔肺门部分淋巴结增大；右心导管肺动脉造影：肺循环血流动力学指标基本正常，存在右向左分流。右心声学造影：存在肺内分流；经食管超声心动图：未见房水平分流；肺灌注/通气显像：肺内通气灌注正常；两侧肾脏部位浓聚影存在，提示右向左分流。建议长期氧疗。患者返家后间断家庭氧疗，活动后气短逐渐加重，近期平地慢走100m即出现气短、口唇发绀。为进一步诊治收入我院呼吸内科。

（二）既往史

2006年因甲状腺功能亢进行^{131}I治疗，2008年发现甲状腺功能减退，2014年起规律服用左甲状腺素钠治疗。2003年起每日晨起双侧鼻出血，按压1～2小时方可止血。2010年发现双侧鼻息肉，行左侧鼻息肉切除术，目前偶有鼻腔渗血。2016年2月出现四肢关节疼痛，当地考虑骨质疏松，给予对症治疗后好转。有输血史，青霉素过敏。

（三）个人史、家族史

未婚未育，否认嗜烟嗜酒史。父亲青少年时有反复鼻出血病史，村里3位男性年轻时均有鼻出血病史。一弟目前无症状。

（四）入院查体

生命体征平稳，自然状态下SpO$_2$ 89%，一般状况良好，消瘦，双手杵状指（图3-17）。双侧颌下、颈部及腹股沟可触及多枚淋巴结，直径0.5～1.0cm，质软，无触痛，活动可。双眼轻微突出，口唇及外耳郭发绀。双肺呼吸音清，无干湿啰音。心律齐，A$_2$＝P$_2$，未闻病理性杂音。腹部正中可见10cm手术瘢痕。肝肋下2指，剑突下未及，墨菲征、肝颈静脉回流征（－）。双下肢无水肿。全身关节无红肿热痛、活动障碍。

（五）诊治经过

患者入院后完善常规检查。

血常规：WBC 15.67×10^9/L，LY% 58%，Hb、PLT正常；肝肾功能：谷氨酰转肽酶115U/L，ALP 275U/L，GOT 48U/L，LDH 307U/L，余正常；尿常规、便常规、凝血、炎症指标大致正常。

自身免疫病相关检查：Ig 22.51g/L，Ig A 4.35g/L；ANA谱＋ANCA＋RA相关抗体谱，抗Scl-70（＋）。

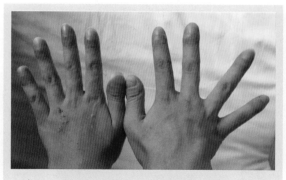

图3-17 本例患者双手杵状指

感染筛查：EBV-DNA 20 000copies/ml，EBV-IgM（－）；乙肝5项：HBcAb（＋），HBsAb（＋）；HBV-DNA（－）。

肿瘤筛查：TB细胞亚群，NK细胞7770/μl，NK细胞% 70%；骨髓涂片，大颗粒淋巴细胞增多；骨髓流式细胞学分析，NK细胞占淋巴细胞比例为87%，高表达CD56、CD8和CD16，免疫表型为异常NK细胞。骨髓血TCR基因重排阴性。外院骨髓活检病理会诊：造血组织比例显著减少，粒红系比例大致正常，可见散在B及T淋巴细胞，未见NK细胞，EBER-FISH阳性提示EBV感染可能。脾组织病理会诊：免疫组化提示部分全T标记失表达，可疑T细胞淋巴瘤，但证据不充分，建议进一步做免疫组化及基因重排检测。肝组织病理会诊：符合肝炎改变。

呼吸循环系统评估：卧立位血气示卧位pH 7.41，PaO_2 55.4mmHg，$PaCO_2$ 37mmHg，HCO_3^- 23.1mmol/L；立位pH7.42，PaO_2 51.1mmHg，$PaCO_2$ 33.3mmHg，HCO_3^- 23.1mmol/L。超声心动图示左心轻度增大，发泡试验提示肺内分流；肺首次通过显像示存在肺内右向左分流，分流率25.8%，左下腹可见大片不规则异常放射性摄取增高区；CT肺动脉造影示肺动脉高压，心影饱满，右心室略增大；腹部血管超声示门静脉、肠系膜上静脉、脾静脉、下腔静脉、肝静脉未见明显异常；腹盆增强CT示肝增大，肝内多发一过性高强化区，考虑肝血流灌注异常可能性大，肝动脉及其分支略迂曲增宽，门静脉主干、左右支增宽，胃底静脉曲张，脾静脉远端分支迂曲增粗，下腔静脉及肝静脉略增宽；胸部高分辨CT示双肺间质纹理增多；左肺下叶胸膜下片状稍高密度影，考虑炎性改变可能；左肺上叶多发小结节。

会诊：感染内科，考虑慢性活动EBV感染（chronic active EBV infection，CA-EBV）诊断明确，应筛查淋巴瘤。消化内科，考虑肝大与CA-EBV相关，增强CT示肝脏动脉期提前异常强化，应考虑是否存在肝动脉-静脉畸形。耳鼻喉科，喉镜见鼻腔、咽部黏膜下血管扩张、血管团（图3-18），支持遗传性出血性毛细血管扩张症（hereditary hemorrhagic telangiectasia，HHT）。血液科，NK细胞增多可能继发于CA-EBV，目前淋巴瘤证据不足；CA-EBV目前缺乏有效治疗手段，可考虑异基因造血干细胞移植。肝外科，影像学可见肝内动静脉分流，可以导致肝相对供血不足、肝功

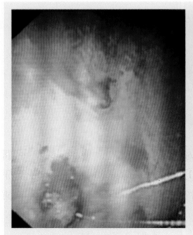 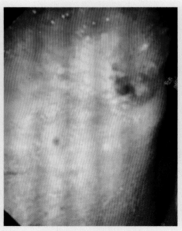 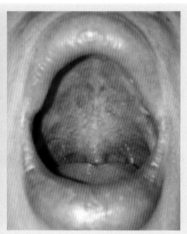

图3-18　喉镜

能异常、门脉高压等一系列表现。左下肺体-肺循环或门-肺循环分流可能继发于脾切除术后门脉高压的代偿机制，目前无外科治疗指征。8月9日提请呼吸科专业组查房，考虑不除外肝肺综合征。

患者入院后一般状况稳定，予长期氧疗，辅以葡醛内酯、甘草酸二铵肠溶胶囊保肝、左甲状腺素钠甲状腺替代治疗。患者存在胃底静脉曲张，嘱咐软食，警惕急性上消化道出血。已进一步完善*HHT*基因检测，结果未归。

讨　论

放射科王凤丹医师：胸部影像学示左下肺两处小结节、一处小斑片影，肺实质无其他异常。CT肺动脉造影示肺动脉主干和分支较同龄人略粗，但无明显动静脉畸形征象。腹盆影像学示肝大，门脉主干增粗，但侧支循环不明显。腹盆增强CT于动脉期和门脉期可见肝脏包膜下若干斑片样稍高密度强化病变，在平扫期及延迟期为等密度，但未见明确供血动静脉。动脉与门脉/肝静脉分流在增强CT检查时可出现门脉/肝静脉早显影，本例患者未见，因此前述斑片样稍高密度强化病变并不特异。综上所述，本例患者影像学提示肝脏多发异常灌注，但未提示明确血管畸形。

心内科陈未医师：发泡试验又称右心声学造影，首先于患者肘正中静脉留置套管针，快速推注已振荡出大量微气泡的生理盐水，可见右心房、右心室依次显影，随后气泡进入肺循环。正常情况下，微气泡进入肺循环后将为肺毛细血管吸收，无法到达左心系统；如果存在心房水平分流，在第1个心动周期就能看到左心气泡显影；如果存在肺内分流，则在大约第4个心动周期可见左心气泡显影。发泡试验诊断分流敏感性高达100%，特异性为49%。本例患者右心声学造影在第4个心动周期示左心大量气泡显影，提示存在肺内分流。但该检查无法对肺内分流病因，如肝肺综合征或HHT进一步鉴别。

呼吸内科罗金梅医师： 本例患者为青年男性，少年起病，慢性病程，多系统病变。呼吸系统表现为呼吸困难，影像学示双下肺血管增粗，但外院右心漂浮导管和肺动脉造影未见肺动脉高压及肺动静脉畸形。消化系统表现为肝脾大、门脉高压、病毒性肝炎可能、肝动脉静脉分流可能。血液系统表现为三系减少，NK细胞增多，肝脾及全身淋巴结肿大，脾脏病理考虑淋巴瘤可能。皮肤黏膜表现为反复鼻出血，咽部多发毛细血管扩张。以低氧血症为切入点，病因鉴别诊断如下：①肺内分流，包括肝肺综合征和HHT。②门脉高压相关肺动脉高压。③慢性血栓性肺栓塞。外院右心漂浮导管、肺动脉造影和V/Q显像结果可除外门脉高压相关肺动脉高压和慢性血栓性肺栓塞，因此病因集中于肝肺综合征和HHT。

肝肺综合征方面，患者转氨酶、胆管酶水平明显升高，持续高拷贝EBV载量，肝活检病理示慢性肝炎，影像学示门脉高压可能，右心声学造影和首次通过试验均提示肺内分流，应考虑该诊断。但肝肺综合征多见于肝硬化患者，常见皮肤黏膜多发毛细血管扩张、蜘蛛痣、明显直立性低氧血症，而本例患者并未出现上述特点，此为不支持点。肝肺综合征诊断标准见表3-1。我科施举红教授2009年曾总结过肝肺综合征22例，其中50% Child-Pugh分级为A，因此肝硬化在肝肺综合征的诊断中并非必要条件。肝肺综合征CT影像学表现常无特异性，易造成误诊和漏诊。其影像学主要改变包括：①胸膜下血管影明显增粗、增多，呈广泛小结节影，部分融合成网格状、片状影，多为双侧分布。②无异常改变或仅基底部肺血管增粗。肝肺综合征目前尚无有效的药物治疗手段，可选方案包括家庭氧疗与肝移植（表3-2）。

表3-1 肝肺综合征诊断标准

1	急慢性肝病和/或门静脉高压
2	P（A-a）$O_2 \geqslant 15mmHg$ 和 $PaO_2 < 80mmHg$
3	$^{99m}TC-MAA$ 首次肺灌注显像或右心声学造影、肺动脉造影检查明确肺内异常分流和肺血管扩张

注：3项均符合可诊断肝肺综合征；须除外慢性阻塞性肺疾病、弥漫性肺实质疾病、心力衰竭等心肺基础疾病。

表3-2 肝肺综合征分期与治疗

分期	PaO_2	治疗方案
轻度	$PaO_2 \geqslant 80mmHg$	随访
中度	$60mmHg \leqslant PaO_2 < 80mmHg$	随访
重度	$50mmHg \leqslant PaO_2 < 60mmHg$	氧疗，肝移植
极重度	$PaO_2 < 50mmHg$	氧疗，肝移植

HHT方面，患者有反复鼻出血病史、查体咽部毛细血管扩张、可疑肝脏动静脉畸形，诊断标准符合2条（表3-3），为疑似，可等待基因突变检测结果。但患者如HHT诊断明确，则须用"二元论"解释临床表现全貌：HHT导致肺内分流、肝内血管异常，同时合并CA-EBV，引起NK细胞增多症。

表3-3　HHT诊断标准

1	自发的反复性鼻出血
2	多发性皮肤黏膜毛细血管扩张
3	内脏受累（如胃肠道、肺、肝动静脉畸形）
4	存在一例患有HHT的一级亲属

注：满足3～4项，确诊；满足2项，疑诊；满足0～1项，可能性小。

核医学科陈黎波医师：肺首次通过试验原理，^{99m}TC-MAA示踪剂从肘静脉注射进入体内后依次使上腔静脉、右心、肺显影。正常情况下，示踪剂无法通过肺毛细血管，因此如果有肺以外的组织显影，则提示存在右向左分流。本例患者脑组织等多个肺外组织均显影，结合其先后显影次序，考虑存在肺内分流。肺为弥漫、均匀摄取，未见节段性摄取，考虑肺内分流为弥漫分布。此外，左下腹可见一片放射性摄取增高区，该部位可能存在毛细血管扩张，或局部炎症导致血流灌注增加。

病理科卢朝辉医师：本例患者2008年外院病理标本包括若干淋巴结、肝、脾和骨髓切片标本。淋巴结结构基本正常，可见淋巴滤泡。肝病变比较明显，汇管区可见炎细胞浸润，细胞呈现重度气球样变性，胞质内可见粉染的细颗粒，为肿胀的线粒体与内质网，但细胞坏死不明显，肝窦受挤压明显，肝小叶结构不清晰。肝细胞弥漫气球样变性提示急性肝炎。胞质多，肝窦内可见少量炎细胞聚集，其中淋巴细胞数量少，异型性小，无淋巴瘤证据。患者仅提供一张脾切片，且制片质量欠佳。全片示脾淤血严重，满视野红细胞，组织退变重。进行淋巴瘤相关指标，如CD2、CD5、CD8的染色，发现部分细胞全T标记失表达（CD2$^-$而CD7$^+$，CD5数量显著少于CD7），但这种免疫组化的异常可能为组织退变与固定不佳所致，不足以诊断淋巴瘤。

肝外科徐海峰医师：本例患者较为复杂，倾向于应用"一元论"解释全貌。本例患者明确存在EBV感染、病毒性肝炎，可解释肝功能异常，继发门脉高压、肝肺综合征。如果最终基因结果可排除HHT，则整个病程始动因素更倾向于EBV感染。从外科治疗的角度来看，肝肺综合征唯一可能有效的治疗方法为肝移植。但患者明确存在嗜肝病毒感染，即使移植成功也可能造成供肝再次被感染。因此，患者存在肝移植的相对禁忌证。如要进行肝移植，也应在EBV感染控制满意之后。

感染内科郭伏平医师：本例患者2008年就发现EBV-DNA阳性，存在肝脾淋巴结肿大，CA-EBV诊断明确。外周血NK细胞计数高，应警惕背后存在淋巴增殖性疾病可能。EBV感染目前尚无特效治疗方法，文献中曾推荐更昔洛韦抗病毒治疗，但根据我科既往经验，效果欠佳。NK细胞增多症治疗可遵循血液科医师意见。

血液科韩潇医师： 患者自2008年发现脾大、EBV感染，至今病情稳定，一般状况好，无器官功能衰竭证据，考虑血液系统疾病为良性疾病，而非淋巴瘤。本例患者外周血成熟淋巴细胞增多，已完善TB细胞亚群、骨髓涂片及骨髓流式细胞学分析，确定为成熟NK细胞，下一步应鉴别为克隆性增多或非克隆性增多。由于NK细胞不发生TCR重排，因此需要其他间接的异常克隆证据判断是否存在克隆性，包括：①KIR表达缺失或异常（＜35%）。②CD94/NKG2A强阳性。③CD161表达减弱。④X连锁DNA分析。⑤更重要的线索取决于临床观察与随访。我院在检查方面可进行的是第3项，本例患者流式分析未提示CD161表达减弱。克隆性NK细胞增多症即NK细胞大颗粒淋巴细胞白血病临床常有低热、乏力、皮肤黏膜溃疡等表现，部分患者可出现纯红细胞再生障碍性贫血，但罕有肝脾淋巴结肿大，与本例患者临床表现不符。此外，EBV阴性是诊断NK细胞大颗粒淋巴细胞白血病的关键，但本例患者明确存在EBV感染。另外，本例患者明确存在CA-EBV，文献报道可继发反应性NK细胞增多。综上所述，考虑本例患者为反应性非克隆性NK细胞增多症，可能继发于慢性活动性EBV感染。治疗方面，首先应针对原发病进行治疗。但目前国内外均缺乏有效的CA-EBV治疗方式，唯一可能有效的方法为异基因造血干细胞移植。但造血干细胞移植对肺功能要求高，而本例患者肺功能较差，不具备异基因造血干细胞移植的条件，目前建议支持治疗为主。

耳鼻喉科赵杨医师： 本例患者存在反复鼻出血病史，自述鼻息肉切除术后鼻出血明显好转。单纯鼻息肉切除术无法缓解出血，有可能鼻息肉下存在血管瘤，术中一并切除。患者鼻咽镜检查提示鼻腔黏膜干燥、鼻中隔黏膜糜烂伴出血点。在喉腔和会厌处可见明显的多发血管扩张，但此处无法取活检。结合患者鼻咽镜表现，考虑血管扩张性疾病诊断明确，但无法进一步鉴别原发病为遗传性毛细血管扩张症或肝脏疾病继发。

消化内科赖雅敏医师： 本例患者为青年男性，慢性病程，消化系统表现为自2008年起肝脾大，术中测门脉压力13.5cm，门脉高压诊断明确，但目前肝合成功能可，无腹水，暂不考虑肝硬化。患者门脉高压须鉴别肝前性、肝后性及肝性。结合肝活检病理提示肝细胞弥漫气球样变性，提示急性肝炎表现，考虑肝性门脉高压可能性大，可用EBV感染解释。综上所述，本例患者病情全貌可能为CA-EBV继发病毒性肝炎，造成门脉高压、肝肺综合征。

呼吸内科徐凯峰医师： 肺内分流查因病例在临床上相对少见，其诊断过程体现了一个整体的临床思路，也有助于年轻医师学习发泡试验、肺首次通过显像等专科检查原理与适用情况。经过各专科共同讨论，目前病因集中于肝肺综合征与HHT，还有待HHT基因回报与长期随访患者转归以明确。较为遗憾的是，无论CA-EBV继发病毒性肝炎、肝肺综合征或HHT，均缺乏有效的治愈方式。患者一般情况好，病情进展相对缓慢，骨髓移植、肝移植风险大，花费金额高，获益不明确，可暂予保肝、持续家庭氧疗支持，但须充分向患者及家属交待病情风险。

转　归

HHT相关致病基因*ENG*与*ACVRL1*基因全外显子测序回报未见突变，患者弟弟完善查体亦未见血管扩张性疾病体征。患者长期居家小流量吸氧治疗，可平地慢走、爬1～2层楼，暂无活动耐量进一步下降。继续葡醛内酯、甘草酸二铵肠溶胶囊保肝治疗，监测肝功能稳定，无新发黄疸、腹水。全身浅表淋巴结、肝体积无进一步增大，无低热、盗汗、体重明显下降。

最终诊断：肝肺综合征

Ⅰ型呼吸衰竭

慢性活动EBV感染

病毒性肝炎

门脉高压

点　评

低氧血症的鉴别诊断是呼吸内科最常见的临床问题。在临床工作中遇到的最常见的导致低氧血症的呼吸系统疾病主要包括气道疾病、肺实质疾病和肺血管性疾病。当遇到与肺部影像学不匹配的低氧血症需要警惕肺血管疾病。而肝肺综合征是少见的肺血管疾病，需要结合病史以及特殊的影像学检查（包括发泡试验或肺首次通过）明确。通过本病例的学习，在碰到不明原因的低氧血症时，需要注意拓宽鉴别诊断思路，考虑到少见的肺血管疾病的可能。

（王　孜　李　森　罗金梅）

4 风湿免疫科

间断咳嗽、咯血3年余，活动后气短1年余

引言　这是一例以肺部受累为主要表现的青年男性病例，伴有炎性指标和血IgG及IgG4水平明显升高，2013年临床和病理明确诊断为IgG4相关性疾病（IgG4-RD），长期激素和免疫抑制剂治疗后肺部改善不明显，尝试生物制剂效果不佳。此次入院发现右肾占位，考虑可能原发病相关或其他原因（肿瘤等）相关不除外，原发病方面目前维持治疗中，右肾占位方面计划手术明确占位性质。

病 历 摘 要

患者，男性，39岁。因"间断咳嗽、咯血3年余，活动后气短1年余"于2016年6月15日入院。

（一）现病史

患者2012年12月无诱因出现干咳，未在意。2013年4月咳嗽加重，伴咳痰及咯血，体温正常；胸CT：双肺弥漫结节病变，肺门淋巴结增大。CT引导下肺穿刺（2013年6月26日）我院病理会诊：肺间质可见较多浆细胞、淋巴细胞浸润伴少许嗜酸性粒细胞，部分间质纤维组织增生，建议结合临床首先除外胶原血管性或免疫性疾病累及肺。

2013年7月血常规：Hb 111g/L，尿常规＋沉渣：BLD 25cells/μl，Ab.RBC 70%。ESR 106mm/h，CRP 114.30mg/L。IgG 50.12g/L，IgA 7.60g/L，IgM 11.6g/L；IgG亚类：IgG1 26 200mg/L，IgG2 15 700mg/L，IgG3 3090mg/L，IgG4 7490mg/L。补体正常；ANA S1:80，抗SSA抗体（＋＋），抗PM-Scl抗体（＋），DNP乳胶凝集试验（＋）；抗ENA（4＋7）、ANCA 3项（－）。痰细菌涂片、培养×2、结核/非结核分枝杆菌核酸测定、抗酸染色×3均（－）。肺功能：通气正常，DLCO-SB 54.1%。DLCO/VA 63.2%。支气管镜检查：镜下（－）；支气管刷片病原学、肿瘤细胞（－）；肺泡灌洗液：巨噬细胞87%，NEUT% 1%，LY% 12%；细菌培养：草绿色链球菌，奈瑟菌2×10³cfu/ml，PAS染色、抗酸、GMS（－）。PET/CT：双肺多发粟粒样微结节（SUV 1.8～3.2）；纵隔多发淋巴结增大（1.2～0.8，SUV 2.5～3.1）。

2013年8月27日转至胸外科行全麻下胸腔镜探查，右肺下叶楔形切除活检术，病理（图4-1）：肺组织内纤维化及玻璃样结节，其周边部见淋巴细胞、浆细胞浸润伴淋巴滤泡形成。免疫组化：CD138（＋），CD20（散在＋），CD3（散在＋），IgG4＋（＞50个/HPF），IgG4/IgG约46%，κ和λ（－），刚果红染色阴性。诊断IgG4-RD。9月11日起予泼尼松45mg qd po。9月26日出院，出院后患者继续服用泼尼松，咳嗽略好转。2013年10月15日复查胸部HRCT：肺内病灶吸收不明显，加用环磷酰胺100mg qd、雷公藤20mg tid，激素规律减量。治疗期间患者临床症状尚稳定，无发热、咳嗽、咳痰、咯血，气短症状不明显。2014年5月23日复查胸部CT（图4-2A）较前无明显吸收（环磷酰胺口服约24g后停用）。2014年7月4日及7月21日分别使用利妥昔单抗700mg iv，2014年9月9日复查ESR 80mm/h，hsCRP 57.06mg/L；IgG 47.35g/L；IgG4 7330mg/L；B 9/μl，胸部HRCT：局部肺部病变略吸收，但多数部位无改善。2014年12月11日予甲泼尼龙80mg×3d静脉输液，续贯甲泼尼龙40mg qd、依木兰50mg qd（2015年10月调整为150mg qd）治疗，激素规律减量。但患者逐渐出现活动轻度耐量下降，爬3～4层楼觉气短，咳嗽同前，2015年8月5日复查胸部CT（图4-2B）：双肺斑片及结节影增多（此时甲泼尼龙12mg qd），予甲泼尼龙1g×3d→泼尼松60mg qd治疗，激素减量，继续依木兰150mg qd。

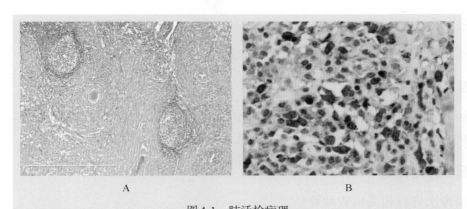

图4-1　肺活检病理

注：A. 肺内结节病灶内粉染物质呈旋涡状排列，占据结节大部分，周围见淋巴浆细胞浸润；B. 免疫组化。

2015年12月30日加用他克莫司1mg qd治疗。2016年4月25日门诊查ESR 105mm/h，hsCRP 102.06mg/L；IgG 47.35g/L；IgG4 4210mg/L；总IgE 117kU/L；肺功能：VC 58.8%、DLCO-SB 40.2%、DLCO/VA 63.3%（此时泼尼松15mg qd）。停他克莫司，余治疗同前。患者仍有活动后气短，爬2～3层楼或快步行走500m左右感气短，为行后续治疗收入我院风湿免疫科。

病来患者否认口眼干、腮腺及泪腺肿大、口腔溃疡、光过敏、关节痛等。一般情况尚可，活动耐力仍下降，但平日尚能从事体育运动，饮食睡眠可，尿便无异常，近2年来体重减轻10kg。

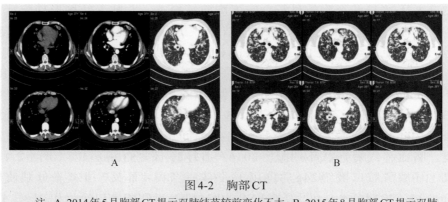

图 4-2　胸部 CT

注：A. 2014年5月胸部CT提示双肺结节较前变化不大；B. 2015年8月胸部CT提示双肺病变较前明显增多。

（二）既往史

否认明确慢性病史，否认结核、肝炎等传染病史及接触史，蘑菇过敏，否认药物过敏史。

（三）个人史、家族史

生于江西，居住于北京约12年。吸烟16年，20支/天，已戒3年余。

（四）入院查体

P 89次/分，R 17次/分，BP 124/79mmHg，SpO$_2$ 94%@RA。浅表淋巴结未及肿大，双侧甲状腺无肿大，双肺呼吸音粗，未闻及干湿啰音及胸膜摩擦音。心腹（－）。

（五）诊治经过

入院再次进行相关检查和评估。

血常规：WBC 11.60×10^9/L，Hb 90g/L（正细胞正色素），Ret% 1.78%，EOS 0.1×10^9/L，EOS% 0.9%，PLT 335×10^9/L；尿常规＋沉渣：BLD 80cells/μl，Ab.RBC% 30%；生化：ALT 11U/L，Alb 26g/L，TP 108g/L，Cr 70μmol/L；ESR 116mm/h，hsCRP 184.97mg/L，Fer 638ng/ml；血气@RA：pO$_2$（T）68.0mmHg；凝血：PT 13.8s，Fbg 6.61g/L，APTT 35.0s；正浆纠正试验（即刻）PT 13.3s，APTT 27.9s；（2h）PT 14.1s，APTT 28.5s。凝血因子活性：FⅧ：C 203.5%，FⅪ 164.3%，FⅨ 175.1%，vWF-Ag 241.9%，FⅩ 81.7%。ESR 116mm/h、hsCRP 184.97mg/L、Fer 638ng/ml。

免疫方面：IgG 51.19g/L，IgA 6.21g/L，IgM 14.35g/L；C3 1.387g/L，C4 0.159g/L；IgG亚类：IgG1 39 700mg/L，IgG2 12 300mg/L，IgG3 6500mg/L，IgG4 4390mg/L；总IgE 147.0kU/L（↑）；TB细胞亚群：B 1.1%，B 23/μl，T4% 34.3%，T4 632/μl；ANA18项：ANA（＋）S1：80，抗SSA（＋＋＋）；抗ENA（4＋7）：SSA 60 52KD，SSA（1：4）。

影像学检查：涎腺超声（-）；眼科、口腔科会诊不支持干燥综合征（SS）（唾液流率＞0.6ml/min，腮腺造影未见异常；BUT＞10s，Schirmer＞10mm，角膜染色阴性）。

感染方面：EB病毒IgG、IgM（＋）；CMV-pp65、CMV-DNA、EBV-DNA均为阴性；G试验100.1pg/ml，GM试验（-）；T-SPOT.TB　160＋40 SFC/10S6MC；嗜肺军团菌抗体：IgG可疑，IgM（-）；痰细菌、真菌涂片、抗酸、PCP、奴卡、放线菌（-）×3次。

血液方面：血、尿免疫固定电泳（-）；血轻链：κ 3530mg/dl（↑），λ 3440mg/dl（↑），κ/λ 1.03（↓）；血游离轻链正常；骨穿＋活检：粒系、中性分叶核细胞比例增高，形态正常，浆细胞比例5%。骨髓组织中造血组织和脂肪组织大致正常；可见灶性浆细胞。

免疫组化：CD138（灶性＋），CD15（＋），CD20/CD3均为（-），CD38（灶性＋），MPO（＋）。IgG、IgG4（-）；刚果红（-）。齿龈＋舌体＋腹壁脂肪活检刚果红染色均为（-）。

其他方面：超声心动图（-）；肺功能：FEV1/FVC 91.7%，FEV1% 54.9%，TLC % 74.2%，DLCO-SB 37.9%，DLCO/VA 59.3%。肝胆胰脾超声：脂肪肝；泌尿系超声：右肾中上部近上极实质内可见混合回声，大小约2.9cm×2.4cm×2.5cm，需除外肿瘤。胸腹盆增强CT（图4-3）：对比2015年8月5日CT，双肺弥漫性病灶，较前加重；两肺门及纵隔内多发淋巴结影，较前增大增多；右肾中部占位，长径约为24.3mm，考虑肾癌伴出血可能。PET/CT：与2013年7月24日PET/CT检查比较，双肺野内见弥漫分布的斑片结节影，病灶范围较前增多，SUVmax1.2～2.3；双肺门及纵隔（2、3A、4、5、7区）可见放射性摄取稍增高小结节，大小0.3～0.4cm，SUVmax1.3～1.4；右肾中部肾实质内见稍低密度灶，约2.3cm×2.2cm，SUVmax3.2，不除外肾实质来源恶性病变可能。

原发病方面，入院后继续予患者泼尼松15mg qd、硫唑嘌呤150mg qd，6月26日

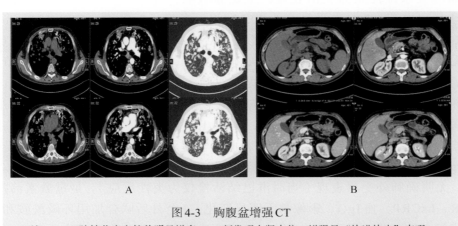

图4-3　胸腹盆增强CT

注：A. 双肺结节病变较前明显增多；B. 新发现右肾占位，增强呈"快进快出"表现。

予利妥昔单抗 300mg 静脉输液治疗（因发现右肾占位停止后续利妥昔单抗用药），7月7日复查B 9/μl（用药前为23/μl）；7月28日调整方案为泼尼松15mg qd、吗替麦考酚酯0.75g bid，监测ESR 97 ～ 140mm/h，hsCRP 126.38 ～ 127.36mg/L；IgG 40.00 ～ 49.46g/L、IgG4 4210 ～ 4220mg/L。右肾占位方面：为明确右肾占位性质，多次联系介入科和超声科，因占位部位、凝血功能异常和穿刺假阴性率高等问题，目前无法行穿刺；多科会诊后考虑患者无手术绝对禁忌，泌尿外科医师建议手术切除占位并明确病变性质。

若考虑患者原发病仍为IgG4-RD，已尝试使用大剂量激素、免疫抑制剂和生物制剂，但患者效果反应差，是否有其他治疗策略？患者难治性IgG4-RD背后是否存在其他疾病，如结节病、Castleman病、淋巴瘤、浆细胞疾病、血管疾病及恶性肿瘤？特此提内科大查房讨论。

讨 论

放射科林路医师： 患者2013年7月1日肺部CT提示双肺多发病变，双下肺为著，支气管充气征和肺间质改变，包括小叶间隔增厚和肺间质增厚；2013年7月14日和2013年9月10日复查肺部CT较前无明显变化；2015年8月5日肺CT提示双肺病变增多；2016年6月20日胸部增强CT提示双肺病变增多，不论是纵隔窗和肺窗，磨玻璃影和结节影增多，平扫可见结节中较实性的部分可有钙化，纵隔淋巴结增大，腹部增强CT提示右肾占位，平扫可见密度相对低一些的成分，CT值50左右，考虑可能合并出血，增强CT可见动脉期明显强化，呈"快进快出"的表现，影像学上比较符合肾癌的表现。

风湿免疫科杨云娇医师： 总结病例特点，患者为青年男性，慢性病程，病史3年，临床上以呼吸系统症状为突出表现，主要为咳嗽、气短、无发热，检验结果提示多克隆高球蛋白血症，IgG水平最高为50.12g/L，炎症指标升高，ESR 106mm/h，CRP 114mg/L，IgG亚类中IgG4水平显著增高，ANA低滴度阳性，抗SSA抗体（＋＋），病程中无明确肺部感染表现，影像学无明确感染灶，主要表现为双肺多发结节斑片影，肺功能表现为弥散功能降低，PET/CT提示双肺多发微结节，SUV 1.8 ～ 3.2，同时伴有纵隔淋巴结肿大；2013年8月胸外科胸腔镜下肺活检提示玻璃结节伴有淋巴细胞和浆细胞浸润，IgG4（＋）（＞50个/HPF），IgG4/IgG约46%。结合患者病史、临床表现、实验室检查和影像学检查结果，考虑患者血清学提示IgG水平升高，有肺部受累证据，肺活检IgG及IgG4阳性细胞浸润，无感染及肿瘤等证据，诊断IgG4-RD明确。主要肺部受累，无明确肺外受累表现（当时淋巴结活检仅为炎性反应）。足量激素治疗，监测患者ESR、hsCRP、血IgG、影像学无明显变化，1个月后联合加用环磷酰胺和雷公藤，肺部结节仍未见吸收，予利妥昔单抗治疗后观察半年，监测血清学方面ESR、hsCRP、血IgG、影像学无明显变化，同时逐渐出现活动耐量下降并逐渐加重，遂予患者激素1g冲击治疗，序贯足量激素，同时加用硫唑嘌呤和他克莫司等免疫抑制剂，但患者活动后气短症状、实验室检查（ESR、hsCRP、血IgG）无明显变化，肺部影像学提示双肺结节影逐渐加重。2016年6月患者因IgG4-RD治疗反应差、治疗困难再次入住我科。IgG4-RD始终需要与肿瘤等其他疾病相鉴别，入院后常规胸腹盆增强CT提示患者右肾占位，长径约为24mm。PET/CT与2013年7月相比，肺部病变范围增多，但SUV下降为1.2～2.3，右肾中部占位SUV值为3.2。影像学方面无法鉴别右肾占位的良恶性。据国际上报道，IgG4-RD在肾脏方面表现一般为双肺弥漫性病变、小管间质性病变为主，故患者肾脏病变不是IgG4-RD典型或常见的表现。关于IgG4-RD治疗反应的问题，我院一项对62个中心所有IgG4-RD患者Mate分析总结：单用激素72%患者有效，联合使用免疫抑制剂和生物制剂的治疗效果更好，仅有3%为难治性IgG4-RD。而本例患者原发病治疗反应差，分析具体原因可能如下：①是否为难治性IgG4-RD？若诊断仍为IgG4-RD，已尝试使用大剂量激素、免疫抑制剂和生物制剂，但患者效果反应差，是否可尝试使用硼替佐米针对浆细胞治疗IgG4-RD，减少免疫球蛋白。②患者IgG4-RD背后是否存在其他疾病？最新专家共识提到IgG4-RD为排除性诊断，结合患者病史，肺部方面应除外结节病、Castleman病、淋巴瘤、浆细胞疾病、血管疾病及恶性肿瘤。患者治疗效果差，需警惕有无血液系统、恶性病变。

此次查房拟解决以下问题：①患者肺部病理明确的难治性IgG4-RD，原发病治疗建议。②是否继发其他疾病（是否需重新评估其诊断）。③右肾占位的性质及下一步处理。

病理科冯瑞娥医师：一般来说，IgG4-RD肺部病理表现：①炎性假瘤，放射状，边缘毛刺的占位病变，切除后可多发或复发。②肺间质病样表现，弥漫性间质肺炎，如机化性肺炎。③多发结节，淋巴细胞浆细胞浸润。本例患者2013年胸腔镜下肺活检提示肺内结节病灶内粉染物质呈旋涡状排列，占据结节大部分，考虑胶原物质、玻璃样变，周围可见淋巴细胞和浆细胞浸润，κ和λ（-），刚果红染色（-）；IgG4（+）（>50个/HPF），IgG4/IgG约46%，符合IgG4-RD诊断标准。本例患者不典型之处：一般来说，IgG4-RD在肺内表现为纤维细胞呈车辐状或旋涡状，与本例患者病变不符。在鉴别诊断方面：患者肺内结节病灶处未见肿瘤及血管炎病变表现，本例患者肺内病灶处淋巴细胞成熟，量少，无成片的肿瘤性增生及血管炎症性病变。另外，需鉴别Castleman病，Castleman病与IgG4-RD病理上有重叠，均有较多浆细胞，故在病理上难以鉴别。若为Castleman病，病理上分为2型：①透明血管型，病灶内滤泡较萎缩，套区洋葱皮样增生，透明变血管形成。②浆细胞型，表现为滤泡间可见浆细胞。但有些Castleman病没有滤泡病变时则难以与IgG4-RD鉴别，此类Castleman病可有IgG4染色阳性，甚至满足IgG4-RD诊断标准，病理上局限，难以鉴别，需根据临床加以鉴别（年龄、性别、IgA、IgM、IL-6等）。本例患者肺内粉染胶原物质居多，在这两种疾病中都不常见。

本例患者激素反应差，是否与病理表现相关？既往常见IgG4-RD病理下表现为大量淋巴细胞、浆细胞浸润、纤维细胞呈车辐状，而本例患者表现为病灶内无细胞成分的质硬胶原成分，粉染物质居多，淋巴细胞不多，可能与激素治疗反应差有关。

呼吸内科孙雪峰医师：结合患者临床表现、血清学、肺部病理，考虑患者确诊IgG4-RD，但患者治疗效果不佳，治疗困难。目前存在2个突出问题。第一，右肾占位与IgG4-RD或肿瘤相关？目前考虑肿瘤可能性大。IgG4-RD与肿瘤相关性大，病理上表现为肿瘤细胞周边可见IgG4阳性细胞，包括非小细胞肺癌和胆管癌，IgG4-RD可和肿瘤共存；另外，有部分IgG4-RD患者较一般人更容易得肿瘤，类似皮肌炎（dermatomyositis，DM）/多发性肌炎（polymyositis，PM）与肿瘤间的关系，可能在IgG4-RD之前或之后罹患肿瘤。针对本例患者，若后期明确诊断右肾占位为肿瘤，则原因考虑存在以下几种可能：①IgG4-RD相关。②药物相关，与病程中使用的免疫抑制剂和生物制剂相关。目前单靠影像学难以评估IgG4-RD与右肾占位间的关系。第二，本例患者IgG4-RD治疗反应差的原因：①肺部病理不特异，粉染物质多，淋巴细胞不多，可能治疗效果差；临床上来看，根据既往IgG4-RD病例总结考虑全身炎症反应强烈者（白细胞、炎症指标显著升高）治疗困难，患者发病以来全身炎症反应强，与治疗效果差相关不除外。②原发病背后是否合并或存在肿瘤？若患者右肾为肿瘤，则患者IgG4-RD可能为副肿瘤综合征，会导致患者难治，需根除肿瘤才能有效果。

下一步考虑：治疗效果差，明确右肾占位性质为目前优先考虑的方法，在目前积极治疗仍效果不佳的情况下，确实应尝试外科手术切除以明确病理。目前患者肺部病变性状大致同3年前表现，考虑仍为IgG4-RD相关表现，再次肺穿可能仍为类似结果。患者目前肺部情况无绝对禁忌，肺弥散功能仅有37%，需尽早手术，时间越久肺部情况越差可能将没有手术机会。

肾内科袁群生医师：若患者为IgG4-RD，与IgG4-RD常见的肾脏受累表现相比，肾脏表现很轻。IgG4-RD肾受累最常见表现为肾衰竭，原因为小管间质性肾炎，占80%以上，同时可有小球病变、膜性肾病，甚至可有小管炎，为IgG4阳性细胞浸润；另外，可能还有尿路受累表现，IgG4-RD侵犯输尿管壁，可有梗阻性肾积水表现，有手术切除治疗病理明确仍为IgG4-RD。我院肾内科收住的IgG4-RD患者肾内表现最常见者仍为小管间质病变，激素治疗效果一般较好。而本例患者无明显小管间质病变如酸中毒等小管功能不全表现；患者肾脏影像学提示病变位于肾内中部，IgG4-RD肾内表现一般位于肾周，楔形分布，增强CT提示延迟强化，本例患者增强CT提示明显强化，快进快出，无延迟强化表现；一般IgG4-RD对于激素治疗效果好，而患者是在强力治疗IgG4-RD过程中出现肾内占位，与常见IgG4-RD治疗反应不符，所以考虑肾内病变肿瘤可能性大；但IgG4-RD变异性很大，仍不能完全排除与IgG4-RD相关。另外，患者尿蛋白0.49/24h，尿常规提示BLD 25cells/μl，几次尿相差显微镜检仅1次Ab.RBC% 70%，其他3次均为正常细胞形态为主，是否合并比较轻微的肾小球病变确实无法排除，血尿可由右肾占位解释，也可能患者合并轻微的肾小球病变，若为后者，则考虑与IgG4-RD有关系。关于右肾占位方面仍需泌尿外科医师辅助下一步诊治，这对患者重要，若为肿瘤则应积极治疗；若不是肿瘤，病理对患者全身疾病的诊断仍有很大的指导意义。

血液科李剑医师：患者有几点不符合IgG4-RD表现：①IgG4-RD肺受累，单器官受累在IgG4-RD中不常见。②患者并非仅有IgG4水平升高，其他IgG亚型水平同时升高，甚至IgG1水平升高明显于IgG4水平，与常见IgG4-RD的血清学表现不同。③患者治疗效果差，整体治疗疗效与常见IgG4-RD不同，疾病稳定（stable disease，SD）未达到，为疾病进展（progressive disease，PD）状态，所有炎症指标居高不下，总IgG4和IgG水平很高，同时慢性病贫血逐渐加重，Hb 110→90g/L，整体看炎症状态完全未控制，与一般IgG4-RD不符。④患者肺内病理不是典型IgG4-RD表现，一般IgG4-RD病理表现为淋巴浆细胞浸润，纤维化成分和血管增生，患者肺内病变为明显纤维化改变，仅为胶原增生，玻璃样变改变。根据目前情况，考虑患者更符合Castleman病（Castleman disease）。病理上很难区分Castleman病，但患者IL-6 15.9pg/ml，整个炎症状态很强，Castleman病肺受累不常见，若为肺受累，除多囊样改变外，可以有间质性病变，所以建议取2013年淋巴结活检再次确认病理。治疗方面，若为Castleman病则一般有疾病背景，最常见为感染（EBV或CMV）、系统性红斑狼疮、实体瘤继发Castleman病改变，故临床上淋巴结为Castleman病表现者务必筛选感染及免疫病，明确背后是否有恶性实体瘤存在，所以患者当务之急是先手术治疗明确肾脏病理，术后可先观察，患者治疗强度很大，时间很长，可先减停药物并术后观察一段时间。目前Castleman病治疗方面，若仅仅加用激素无法控制炎症，故常用激素、环磷酰胺、沙利度胺治疗，且为长程治疗，疗程1～2年，疗效较差。关于浆细胞可否用硼替佐米的问题，目前硼替佐米适应证：单克隆浆细胞疾病，对于这种多克隆免疫球蛋白水平增高疗效如何无法肯定，同时因为患者治疗疗程长，费用高，预后无法确定，患者能否接受还是另外的一个问题。但若患者同意还是可以尝试。

　　呼吸内科徐凯锋医师：结合患者既往病史和病理结果及治疗反应，Castleman病可能性大，治疗反应更差，肺内病变进展，肾脏占位为肿瘤可能性大，所以还是优先考虑手术明确病理显得十分重要。

　　泌尿外科周敬敏医师：患者目前存在以下问题。第一，肾脏病变：肾脏占位在影像学上不是肾肿瘤或肾细胞肿瘤的典型影像学表现，少见的如肾肿瘤囊内出血，甚至是IgG4-RD或Castleman病的肾脏病变。所以单纯从影像学上无法鉴别，还得从病理上明确。从泌尿外科手术上来看，并非棘手或疑难手术，腹腔镜对肾脏病变患者来讲应该比较简单，但对于本例患者来讲有几点比较特殊。①肺部病变术后可能有脱机困难、肺部感染风险，甚至可能因肺部并发症危及生命。②一般情况下右肾部分切除，最大的并发症为出血，患者长期使用激素和免疫抑制剂，可能会有术后肾脏出血、血肿、继发感染、伤口愈合困难。第二，肺部病变：与免疫科医师沟通，患者肺部情况难以在短期内经积极治疗后缓解，故应尽早行肾脏手术病理明确。但考虑患者手术风险大，需告知患者可能出现的术后并发症及术后无法明确诊断及进一步恶化的情况，若患者愿意承担上述风险则考虑可手术。

　　普通内科曾学军医师：患者原发病疗效差，临床上发现右肾占位，应高度怀疑原发病背后肿瘤可能，若原发肿瘤不切除，则副肿瘤综合征问题就得不到彻底解决，所以右肾手术指征非常明确。内科应积极创造条件以便下一步手术治疗。患者肺部情况差，若不及时治疗，肺部情况将会进展同时慢性病贫血将更严重，可能导致无手术机会。

风湿免疫科李梦涛医师：患者依从性好，肺内病变性质确认为原发病。本次讨论有两点体会：①病理认识很重要。病理为金标准，即使拿到金标准，可能临床上实际情况与预期效果存在差别。特别是弥漫性病变，病理切除仅仅代表切下来的部分组织病理，无法明确为病变根源，所以可能需要重复才能找到根源所在。②诊断很重要。类似皮肌炎，若不切除肿瘤，原发病就算积极治疗也杯水车薪，诊断非常肯定而治疗反应超出预期时需重新定位，重新考虑诊断问题及其他可能。综上患者应手术才能有转机。

转　归

内科大查房后，与患者及家属沟通，同意并积极手术以明确肾脏占位性质，手术病理为透明细胞癌，术后IgG4-RD相关维持原治疗不变，但肺部病变仍进行性加重，2017年2月重复支气管镜病理活检并行多学科讨论后诊为多中心型Castleman病，多程BCD（硼替佐米、环磷酰胺、地塞米松）化疗后病情稳定，仍持续门诊随诊中。

点　评

IgG4-RD是在2010年正式宣布其诞生，其主要为多系统受累表现，泪腺、唾液腺、肝、胆、胰腺、肺部、肾脏等受累，病理下主要为IgG4阳性细胞浸润，一般对激素反应较好。其与肿瘤的关系比较复杂，可以在IgG4-RD前就有肿瘤病史，或是在IgG4-RD确诊之后随访中逐渐出现肿瘤。本例患者原发病治疗效果不佳，在积极激素、免疫抑制剂和生物制剂治疗下疾病不断进展，需警惕背后存在肿瘤或其他疾病的风险。

（方楚玲　杨云娇　张奉春）

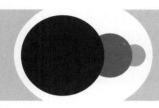

间断双下肢肿痛、皮疹16年，腹痛2月，关节痛2周

引言

本例患者病史长达16年，出现皮疹、葡萄膜炎、发热、关节炎、腹痛等多系统表现，症状呈间歇性发作，伴有炎症指标明显升高，激素、NSAID治疗似乎有一定效果，但又不能完全缓解病情。针对各种常见多系统累及疾病的检查都没有发现明确的提示，该如何解释患者的病情？病因是不是一类我们认识不够的疾病？

病历摘要

患者，男性，22岁。因"间断双下肢肿痛、皮疹16年，腹痛2月，关节痛2周"于2016年8月11日入院。

（一）现病史

患者2000年无诱因出现间断双踝部可凹性水肿伴压痛（2～3次/月），双下肢及双足反复湿疹样皮疹伴瘙痒，3～4天可自行好转。2009年开始天气较暖时反复出现颜面部及胸背部米粒大小红色丘疹，未诊治。2016年6月患者无诱因出现上腹部持续性烧灼样疼痛，伴发热，Tmax 38.5℃，感恶心、腹胀。数日后腹痛加重伴腰部胀痛，外院查血常规、肝肾功能、凝血大致正常（报告未见），CRP 78.81mg/L，考虑"胃肠道感染"，予哌拉西林他唑巴坦抗感染、解痉及镇痛治疗后未再发热，腹痛、腰痛好转。7月中旬患者腹痛再发，性质同前，同时出现双上肢肌痛，梳头、举物困难。外院查血常规：WBC（12～22）×10^9/L，Hb、PLT、肝肾功能、免疫全套均正常；CRP 47.5mg/L，ESR 53mm/h；CK（-）；EMG＋NCV：肌源性改变，上下肢运动神经受累；左肱二头肌活检：电镜下见肌纤维内线粒体水肿、空泡化，线粒体数目增多，考虑大致正常肌肉组织，线粒体肌病不除外；小肠平扫＋重建（-）；胃镜：慢性浅表性胃炎；结肠镜：横结肠及降结肠多处阿弗他溃疡。7月16日起经验性予甲泼尼龙40mg qd×4天→泼尼松30mg qd治疗，上肢肿痛和腹痛可改善，激素减量后再次加重。7月24日给予甲泼尼龙40mg qd×3天治疗，腹痛好转。7月27日开始出现发热，Tmax 39℃，每日一次热峰，伴畏寒寒战。同时出现额部、双侧肩背部、双前臂、双髋部、双下肢红肿伴皮温升高、肌肉压痛；双侧肩关节、骶髂关节、膝关节及双手指间关节游走性疼痛，无红肿，双侧肘关节肿痛；颜面部、胸背部、双下肢多发丘疹较前加重。8月患者就诊我院门诊，查hsCRP 191.15mg/L，ESR 76mm/h；全身骨显像：双侧肩关节、骶髂关节及髋关节异常所见，考虑炎性病变可能性大。予复方倍他米松1ml肌内注射，全身关节游走性疼痛好转，发热、肌痛同前，遂收入院。患者近1个月感口干，起病以来精神、食欲、睡眠可，尿便正常，体重2个月内减轻3kg。

（二）既往史

带状疱疹、青睫综合征病史。花粉、灰尘、螨虫过敏。

（三）个人史、家族史

无特殊。

（四）入院查体

颜面部、前胸及后背多发米粒大小红色皮疹，突出皮面，压之不褪色，部分表面破溃结痂，前胸、后背多处褐色色素沉着。右侧腋窝、左侧滑车上、双侧腹股沟多个肿大淋巴结，长径1～2cm，质韧，活动度佳，伴压痛。心、肺、腹（－）。左侧肩胛下、左侧髂嵴压痛阳性，双侧膝关节肿胀伴压痛，左侧为著。双侧前臂、手掌手指、大腿红肿伴皮温升高、肌肉压痛，双上肢远端肌力Ⅳ级，余肌力Ⅴ级。

（五）诊治经过

入院后完善相关检查。

血常规：WBC（10～13）×10^9/L，NEUT% 70%～80%，EOS（0.7～0.8）×10^9/L，Hb 113g/L，PLT 295×10^9/L；肝肾功能：Alb 34g/L，ALT 42U/L，AST 20U/L，TBil 7.0μmol/L，ALP 185U/L，GGT 140U/L，Cr 60umol/L；尿常规＋沉渣、24hUP（－）；便OB（＋）×3次，（－）×2次；炎症指标：hsCRP 136.76mg/L，ESR 101mm/h，Fer 953ng/mL，IL-6 35.6pg/ml，TNF-α 368.0pg/mL；凝血：PT 14.2s，Fbg 7.64g/L，APTT 45.5s，正浆纠正试验即刻、2小时均可纠正；总IgE 3746.0kU/L。肿瘤方面：血尿免疫固定电泳、肿瘤标志物（－）。

免疫方面：ANA18项、抗ENA、ANCA、RF、抗CCP、APF、AKA、HLA-B27、肌炎抗体谱（－）；针刺试验（－）；SACE、炎症性肠病相关抗体（－）。感染方面：血培养、T-SPOT.TB、CMV-IgM、CMV-pp65、CMV-DNA、EBV-DNA、BST、肥达外斐试验、TORCH（－）。影像学检查：胸部高分辨CT示双肺纹理增多，右侧斜裂胸膜增厚，两肺门、纵隔、双侧腋下多发淋巴结；腹盆CT平扫示左侧肾上腺内侧支稍增粗，盆腔及双侧腹股沟多发小淋巴结，双侧腹股沟区淋巴结部分稍饱满；骶髂关节MRI（－）；颈动脉、锁骨下动脉、椎动脉、腹主动脉、肾动脉超声（－）；胃镜示慢性浅表性胃炎；结肠镜、腹盆增强CT＋小肠重建（－）。肌痛方面：入院查CK、乳酸运动试验、肌电图（－）；外院肌活检我院会诊未提示明显异常。皮疹方面：皮肤科考虑特应性皮炎，加用苯海拉明软膏、糠酸莫米松乳膏、他克莫司软膏等外用药物。口眼方面：眼科会诊，考虑左眼青睫综合征，角膜染色（＋）；口腔科会诊，唾液流率0.16ml/min，腮腺造影示排空延迟，唇腺活检未见灶性淋巴细胞浸润，刚果红染色（－）。淋巴结方面：8月26日行左侧滑车上淋巴结活检，病理示反应性增生。

治疗方面：患者入院后反复发热，Tmax 38.2～39.2℃，给予依托考昔治疗后体温降至正常，但肌痛无缓解。8月24日起停用依托考昔，予秋水仙碱0.5mg bid口服，患者未再出现发热，关节痛、肌痛明显好转，监测WBC、hsCRP、ESR均降至正常，IL-6 35.6pg/ml→4.9pg/ml，TNF-α 368.0pg/ml→13.2pg/ml。8月30日起再次出现剑突下持续性刺痛，NRS 2～4分，进食后稍有好转，伴反酸，无胃灼热、呕吐、腹泻，应用质子泵抑制剂及胃黏膜保护剂后腹痛好转不明显，这期间前胸及后背可见新发红色丘疹。9月14日风湿免疫科专业组查房建议停用秋水仙碱以进一步明确其疗效，停药后监测体温正常，右侧腓肠肌轻度疼痛，无关节痛再发，腹痛及皮疹同前，hsCRP 4.95mg/L，ESR正常。

查房时情况：患者体温正常，诉剑突下刺痛，NRS 2分，伴反酸，否认恶心呕吐、黑便、肌痛、关节痛等。查体：颜面部、前胸及后背散在米粒大小红色皮疹及褐色色素沉着，关节压痛不明显，右侧腓肠肌轻压痛。腹软，肠鸣音正常，剑突下、脐右侧轻压痛，无反跳痛。

讨 论

放射科林路医师： 8月15日胸部高分辨CT示纵隔窗中纵隔、双肺大致正常，双侧腋窝可见多发小淋巴结，隆突下淋巴结可见；肺窗基本正常，局部胸膜稍有增厚。同日腹盆CT示实质器官、腹盆腔大致正常，左侧肾上腺内侧支稍增粗，腹膜后可见多发小淋巴结。9月7日腹盆增强CT＋小肠重建未见显著异常。8月15日与9月7日腹盆CT对比，前者脾偏大偏厚、外形饱满，后者脾较前缩小。其他影像学资料方面，8月17日头部MRI可见空泡蝶鞍，双侧筛窦黏膜增厚。骶髂关节MRI未见显著异常。

风湿免疫科姜楠医师： 患者为青年男性，幼年起病，慢性病程，多系统受累。①6岁开始多年间存在间断双踝水肿，周身米粒大小红色丘疹。②发热：中高度发热，热型不规则。③消化道：上腹痛，横结肠、降结肠多发溃疡。④关节：多发对称性大关节炎，累及肩、膝、髋及骶髂关节。⑤肌肉：肌痛症状突出，肌电图仅提示轻微病变。⑥血液系统：EOS水平轻度升高；凝血功能异常；多发淋巴结轻度肿大，滑车上淋巴结病理示反应性增生。⑦眼部：青睫综合征为一种前葡萄膜炎。患者上述临床症状呈间歇性发作；炎症指标显著升高；激素、NSAID有一定疗效，但不能完全缓解，秋水仙碱治疗似有较好效果。

诊断方面，自身免疫性疾病：①结缔组织病，缺乏自身抗体及典型脏器受累表现。②系统性血管炎，无大、中血管受累表现；小血管炎虽能解释患者发热、皮疹、肌痛、关节痛、肠道溃疡，但ANCA阴性，且缺乏小血管炎常见耳鼻喉、肺、肾受累表现，皮肤、消化道表现与过敏性紫癜典型表现不符；贝赫切特综合征（白塞综合征）方面，则缺乏典型的口腔、外阴溃疡及皮肤痤疮样皮疹表现。③脊柱关节炎，下肢水肿及严重的肌痛少见，HLA-B27、骶髂关节MRI（－）。④结节病，无典型的肺部受累表现，淋巴结病理无相关提示。

感染方面，患者病程长，一般感染难以解释，特殊类型病原体，如结核/非结核分枝杆菌、布鲁氏菌、螺旋体、立克次体等感染，与患者的治疗反应不符。其他方面，肿瘤、血液系统疾病、内分泌或代谢性疾病、遗传性疾病、过敏性疾病、药物等，目前无相关提示。

病理科吴焕文医师： 8月24日唇腺活检未见灶性淋巴细胞、浆细胞浸润，周边纤维脂肪组织HE染色未见粉染无定型物质沉积，刚果红及高锰酸钾刚果红染色阴性。8月26日左锁骨上淋巴结活检示淋巴滤泡轻度增生，无结节病、淋巴瘤等提示。

神经科范思远医师： 患者缺乏肌无力、疲劳不耐受等症状，查体肌力正常，CK、乳酸运动试验阴性，肌电图无肌源性损害，外院肌肉活检未见破碎红纤维等线粒体肌病常见病理表现。此外，线粒体肌病多为多系统受累，患者缺乏视力、听力、神经系统受累表现，自幼生长发育无特殊，且无相关遗传史，故目前无法诊断线粒体肌病。

消化内科赖雅敏医师： 患者为青年男性，病程16年，但其中腹痛病程仅为2个月，考虑消化道为系统性疾病的受累脏器，而不是疾病的始发因素。诊断方面：①患者腹痛最为明显时缺乏消化道器质性病变证据，难以用炎症性肠病解释。②代谢性疾病，患者存在光过敏、腹痛，需警惕卟啉病，但患者为男性，缺乏月经、劳累、饥饿等发病诱因，可进一步完善相关筛查。③血管性疾病，患者症状重体征轻为支持点，大血管受累方面目前腹部影像学无相关提示。小血管受累方面，a.过敏性紫癜（Henoch-Schonlein purpura，HSP），患者虽有皮疹、关节痛等表现，但腹痛症状明显时肠镜未见肠黏膜紫癜样改变；b.恶性萎缩性丘疹病，为少见的以小肠受累为著的缺血坏死性血管炎，可继发肠穿孔，但该病往往表现为瓷白色皮疹，与患者皮疹类型不符；c.嗜酸性肉芽肿性多血管炎（eosinophilic granulomatosis with polyangiitis，EGPA），患者病程中EOS水平升高，但与腹痛在时间上缺乏一致性，且患者无EGPA常见器官受累表现。综上，需进一步排除上述器质性疾病，因患者目前腹痛症状轻，消化道情况可进一步观察随诊。

皮肤科曾跃平医师： 患者皮损分为两种类型，第一种为自幼出现的分布于面部、躯干、四肢伸侧、肘窝和腘窝的红斑丘疹，伴瘙痒，部分有结痂，皮损消退后遗留色素沉着和色素减退；第二种则为入院前2周出现的双小腿紫癜样皮损，压之不褪色。第一种皮损诊断考虑特应性皮炎，其典型表现分为婴儿期、儿童期及成人期三阶段。有渗出的急性炎症通常见于婴儿期，随着年龄增长，苔藓化及鳞屑性的慢性炎症增多，皮损常局限于屈侧。特应性皮炎易于出现哮喘、过敏性鼻炎及IgE介导的系统表现。特应性皮炎诊断标准：①患者存在皮肤瘙痒症状；②屈侧皮肤受累（如肘窝、腘窝）；③皮肤干燥史；④近期存在屈侧湿疹样损害。根据此诊断标准，考虑特应性皮炎诊断明确，IgE水平显著升高亦为重要的支持点。双下肢紫癜的诊断则考虑HSP。HSP常见于10岁以下儿童，四肢伸侧及臀部间断出现可触性紫癜，血管壁存在IgA为主的免疫复合物沉积，可伴有关节痛、腹痛、肾血管炎等。75%的患者伴有胃肠道和/或骨骼肌肉受累，表现为腹痛、呕吐、胃肠道出血、膝关节踝关节炎及下肢水肿。胃肠道受累与皮疹在时间上往往先后不一，甚至可仅出现胃肠道表现，而无皮疹症状。特应性皮炎合并HSP方面，一项来自中国台湾地区发表于*Medicine*的研究显示，特应性皮炎患者合并HSP的发生率为非特应性皮炎患者的1.5倍。因此，考虑本例患者在特应性皮炎基础上合并HSP，二者间存在一定的关联性，其关联性具备流行病学数据支持。

风湿免疫科姜楠医师： HSP为系统性血管炎中的一类小血管炎，现多称为IgA血管炎，患者皮疹因混杂有特应性皮炎，故紫癜样皮疹不典型。患者突出的肌痛、前葡萄膜炎、可疑骶髂关节病变并非HSP的常见表现，且胃肠镜未提示典型的HSP改变。此外，患者对秋水仙碱良好的治疗反应难以用HSP解释。结合患者幼年起病、间歇性发作的特点，发热、皮疹、关节炎、腹痛、肌痛、淋巴结肿大等临床表现，突出的炎症反应，目前我科考虑自身炎症性疾病（autoinflammatory disease，AID）可能性大。AID是一组由固有免疫对内源性和/或外源性刺激的异常反应所导致，以明显的全身炎症反应但缺乏高滴度自身抗体为特征的疾病，临床常表现为周期性或间歇性发热、皮疹、腹痛、关节炎、浆膜炎等，此类患者往往存在相关基因（单基因/多基因）异常。其中，白塞病、全身型幼年型特发性关节炎（SJIA）、成人Still病、痛风等被认为是多基因AID。而在单基因AID中，除最早为我们所认识的家族性地中海热外，还包括TNF受体相关周期热综合征、高IgD综合征、冷炎素相关周期热综合征、Blau综合征等，而更多的疾病类型及相关的基因异常还在不断的认识之中。此类疾病的发病机制为炎症通路异常，通路中不同环节的问题可导致不同类型的AID。各种AID在临床表现谱方面往往存在重叠，鉴别十分困难，诊断有赖于基因检测。本例患者已行全外显子测序，将对其诊断提供重要的帮助。

AID的治疗目标为防止脏器损伤、控制慢性炎症及预防复发。不同类型的疾病治疗药物有所不同，如家族性地中海热患者中，秋水仙碱可有效控制炎症、预防继发性淀粉样变。激素、他汀类、IL-1拮抗剂、TNF-α拮抗剂及IL-6拮抗剂可作为不同AID的治疗选择。本例患者经秋水仙碱治疗后症状有效控制，但目前尚难以完全确定为药物起效抑或病程自限。若后期外显子测序提示相关基因异常，则拟给予患者相应治疗。但AID还在逐步认识之中，新的疾病及相关基因突变还在不断地被发现，临床上不乏表现典型，但基因检测无已知AID相关突变的患者。若本例患者基因检测结果不明确，将给治疗带来很大的挑战。考虑到患者年龄，为进一步预防慢性炎症继发的脏器损伤，结合患者应用秋水仙碱期间药物不良反应不明显，从积极治疗的角度而言，可考虑重新加用秋水仙碱，甚至在必要时尝试其他类型药物。

风湿免疫科吴迪医师： 患者外院就诊时于激素治疗前行肠镜，未见黏膜下出血、紫癜等表现，难以用HSP解释。此外，可触性紫癜可见于HSP在内的多种小血管炎，其病理表现为白细胞破碎性血管炎，故仅通过皮疹形态及活检难以明确HSP。皮肤活检标本行IgA免疫组化有助于HSP诊断，但在我院尚未开展，故诊断需要进一步的临床观察。本例患者诊断尚不明确，虽具有AID的部分临床特点，但目前无基因证据支持。因患者近期炎症控制良好，可考虑随诊观察。

风湿免疫科王迁医师： 患者自幼起病，多系统受累，就病程及治疗效果而言，难以用感染及自身免疫性疾病解释，目前考虑AID可能性大，但很多AID尚未发现对应的基因突变类型，给诊断带来很大的困难。就今天各科讨论的HSP而言，病理具有各种小血管炎所共有的特点，而IgA沉积是相对特异的表现。未来我们可以观察患者皮疹变化，必要时行皮肤活检，但就目前而言，HSP难以解释患者病程中升高如此明显的炎症指标及诸多系统受累表现。治疗方面，患者外院曾尝试应用激素，入我科后曾给予NSAID治疗，上述药物均只能缓解部分症状，炎症指标改善不明显，经秋水仙碱治疗后各系统症状明显好转，炎症指标降至正常，且药物副作用不明显，可继续秋水仙碱口服治疗，监测症状及炎症指标变化，追查全外显子测序结果。

转　归

患者9月25日出现左上肢肿痛，NRS 1～2分，无皮肤发红及皮温升高，面部可见散在的新发红斑丘疹，腹部不适基本同前，无发热、关节痛。期间完善尿卟胆原、红细胞游离原卟啉（-）；总IgE 1945.0kU/L；hsCRP 3.66mg/L，ESR 1mm/h，IL-6 11.8pg/ml，TNF-α 15.5pg/ml。9月26日重新加用秋水仙碱0.5mg bid治疗，次日出院，嘱追查全外显子测序结果，风湿免疫科门诊随诊。

点　评

本例是诊断未明的疾病。尽管皮疹被认定为"特应性皮疹"，但仍不能解释整个病情的全貌，有医生提出AID的诊断。AID是近几年提出的一类较新的疾病，与免疫遗传相关，临床多表现反复发热、皮疹等多系统受累。尽管本例并未确诊，仍值得我们对AID提高认识。AID并不是少见病，以往因对这类疾病认识不足被误诊较多。

（沈恺妮　姜　楠　张奉春）

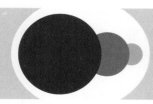

下肢肿胀3年，腹痛8月

引言　这是一例以下肢肿胀起病，伴眼干、耳郭坏疽、心肌酶水平升高、肾上腺皮质功能减退、肾小管功能异常、胆囊穿孔等多系统受累的青年男性病例。患者集抗磷脂综合征、原发性肾上腺皮质功能减退（Addison病）、范科尼综合征、无结石性胆囊炎、胆汁瘤等多种非常见病于一身，随着病程进展，诊断逐渐清晰，最终可用"一元论"解释患者病情。

病 历 摘 要

患者，男性，27岁。因"下肢肿胀3年，腹痛8月"于2015年11月27日第1次入院。

（一）现病史

患者2012年10月无诱因突发左下肢肿胀，伴疼痛，局部皮温不高，外院查PLT $53×10^9$/L；尿常规：KET（＋＋＋），Glu（＋＋）；ACL-IgG（＋）；血糖正常；彩超：左侧腘静脉、胫后上段、腓静脉血栓；CTPA：急性肺栓塞。诊断抗磷脂综合征（antiphospholipid syndrome，APS），予低分子量肝素、华法林抗凝后好转。2015年3月无诱因出现持续性腹部隐痛，NRS 3～4分，伴腹泻、恶心、发热，Tmax 38.8℃，无畏寒、寒战，无咳嗽及尿路刺激征，伴口唇黏膜色素沉着且逐渐加重。外院查：PLT（12～28）$×10^9$/L；尿检：KET（＋），Glu（＋＋＋＋）；血生化：Na^+ 124.3mmol/L，Alb 26.8g/L，Cr、Glu（－）；ESR 57mm/h；cTnI 0.10～3.32ng/ml，NT-proBNP 2067pg/ml；ACL（－）；下肢血管彩超：右股总静脉急性血栓形成；超声心动图：LVEF 50%。考虑急性心肌炎、肠道感染，予IVIg 12.5g×3天、输1U PLT、华法林抗凝，先后予莫西沙星、头孢哌酮钠舒巴坦钠、更昔洛韦抗感染后症状好转，PLT、cTnI正常，仍低钠。2015年10月27日进硬食后再次腹痛，NRS 4分，2天无排气、排便，伴发热，Tmax 38.8℃，伴尿频、尿急、尿色红，外院查血常规：Hb 83g/L，PLT $24×10^9$/L；尿检：WBC（－），BLD（＋＋＋），RBC 15～20/Hp，Pro（＋＋），Glu、KET阳性；下肢血管超声：双侧股总静脉血栓；腹部增强CT：肠系膜血管未见血栓；

泌尿系增强CT：双侧肾盂、肾盏、输尿管、膀胱壁明显增厚肿胀，炎性改变。抗感染后好转。此后半年体重减轻20kg。2015年11月10日双耳郭皮肤红肿、疼痛。我院考虑APS、泌尿系统感染，11月23日始予甲泼尼龙80mg qd，依诺肝素4000U q12h，厄他培南抗感染。为进一步诊治收入我院风湿免疫科。

自起病以来，有口腔溃疡、眼干，无口干，无皮疹、关节痛、雷诺现象、光过敏等。

（二）既往史

反流性食管炎病史。否认结核、肝炎等传染病史及接触史，否认食物、药物过敏史。

（三）个人史、家族史

个人史无特殊。母亲患系统性红斑狼疮。

（四）入院查体

T 36.4℃，P 105次/分，R 22次/分，BP 120/59mmHg，SpO_2@RA 98%。全身皮肤黏膜色素沉着，近关节处、双耳郭皮肤、下唇及颊黏膜为著（图4-4），心、肺、腹查体无特殊；双下肢不对称性水肿，髌骨下10cm周径：左30.8cm，右30.2cm；髌骨上10cm周径：左34.0cm，右33.4cm。

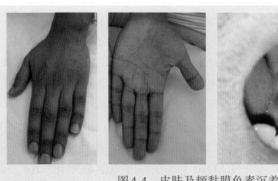

图4-4　皮肤及颊黏膜色素沉着

（五）诊治经过

入院后完善检查及评估。

血常规：WBC $6.94×10^9$/L，NEUT% 64.4%，PLT $13×10^9$/L，Hb 74g/L（正细胞正色素）。尿常规：SG 1.016，Pro TRACE，Glu≥55mmol/L，RBC 80.4/μl，异形RBC 90%，WBC 41.1/μl。便常规＋OB（－）。血生化：Na^+ 128mmol/L，Cl^- 94mmol/L，K^+ 4.3mmol/L，ALT及Cr正常；cTnI 0.127μg/L；凝血：PT 15.0s，APTT 97.8s，

D-Dimer 2.35mg/L FEU。APTT纠正实验：即刻和2h均不能纠正。同型半胱氨酸正常。贫血方面：Fer 1463ng/ml；EPO、叶酸、维生素B_{12}、尿含铁血黄素、血浆游离血红蛋白、Coombs试验、酸溶血＋糖水试验未见明显异常。易栓症：蛋白C、蛋白S、抗凝血酶Ⅲ、活化蛋白C抵抗（－）。感染方面：G试验159.5pg/ml，RPR弱阳性，TROCH-IgM、EBV、CMV、T-SPOT.TB（－）。免疫方面：ESR＞140mm/h，hsCRP 119.48mg/L；ANA18项：ANA胞浆型1∶80，抗细胞浆抗体1∶80；LA 3.26s，抗β_2GP1-IgAGM 49RU/ml，ACL 28 PLIgG-U/ml；C3、C4、RF、ANCA、抗C1q抗体、自免肝全套（－）。内分泌方面：1型糖尿病相关自身抗体谱，GAD 21IU/ml；甲状腺自身抗体TPO-Ab 71.32IU/ml，TgAb 340.80IU/ml；TSF、FT_3、FT_4、胰岛素及C肽释放试验（空腹＋餐后2h）、LH、FSH、E_2（－）。泌尿系统：尿渗透压407mOsm/（kg·H_2O）；尿氨基酸定性（＋）；尿β_2-MG 3.310mg/L；尿α_1-MG 21.900mg/L；UNAG/Cr 3.7U/mmol Cr；24hUP 0.27～0.31g/24h；尿培养（－）。影像学：CTPA（图4-5）示新发多发肺段动脉栓塞；腹部CTA示双侧肾上腺纤细，肾上腺相关动脉显示欠清（图4-6）。冠脉CTA、头MRA、MRI（－）。肾上腺、甲状腺、心脏彩超（－）；泌尿系超声示双肾皮质回声增强，皮髓分界清。

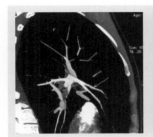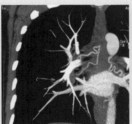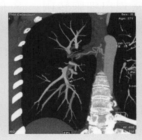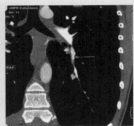

图4-5　CTPA示多发肺段动脉栓塞

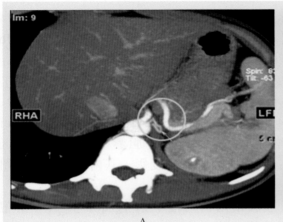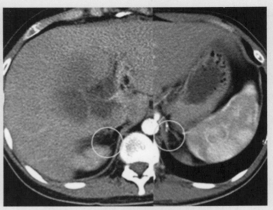

图4-6　腹部CTA示肾上腺及其血管

注：A. 左肾上腺上动脉；B. 双肾上腺萎缩。

多发血栓，ACL、LA、抗β₂GP1抗体阳性，且无肿瘤、先天性易栓症、血管炎等证据，考虑APS诊断明确，且不除外灾难性抗磷脂综合征（catastrophic antiphospholipid syndrome，CAPS）。近端肾小管功能异常，肾内科会诊考虑继发范科尼综合征可能性大，且其多继发于系统性红斑狼疮（SLE）或干燥综合征。于是完善继发因素筛查，SLE目前证据不足；干燥综合征方面，眼科会诊符合干眼症；口腔科会诊示唾液腺流率7ml/min，腮腺造影（－），因抗凝未行唇腺活检。皮肤色素沉着、腹痛、低钠、高钾、体重下降，考虑原发性肾上腺皮质功能减退。综上，从"一元论"角度考虑，可对患者病情做如下推测：患者耳郭坏疽、心肌酶水平高、深静脉血栓形成（DVT）、肺栓塞（PE）、原发性肾上腺皮质功能减退均为APS所致，而APS及范科尼综合征继发于结缔组织病可能性大。尿糖阳性导致患者反复泌尿系感染，感染则增加APS血栓事件风险。

考虑患者结缔组织病继发APS、范科尼综合征，且CAPS可能性大。2015年11月27日始予IVIg 20g×5天，甲泼尼龙1g×3天冲击治疗（之后规律减量至甲泼尼龙32mg/d），并予低分子量肝素过渡至华法林抗凝（INR 2～3），吗替麦考酚酯0.75g bid加强免疫抑制治疗。治疗后腹痛好转，cTnI、PLT、Hb、血钠逐渐恢复正常。厄他培南1g qd×2周后尿常规白细胞转阴。遂于2016年1月6日出院，门诊随诊。

患者出院后规律服药：甲泼尼龙规律减量至22mg（2016年2月22日开始），吗替麦考酚酯0.75g bid，硫酸羟氯喹0.2g bid，华法林0.45～0.60g（INR 2.0～4.7）。2016年2月24日进食冷蛋糕后出现发热、恶心、呕吐、右腹痛，当日未排便或排气。外院急诊查生化：GGT 159U/L，TBil 14.61μmol/L，DBil 5.14μmol/L，Cr（E）146.3μmol/L，BUN 9.43mmol/L，Na⁺ 122.1mmol/L，Cl⁻ 83.4mmol/L，K⁺ 5.66mmol/L。腹部超声：胆囊壁增厚（0.48cm）。予胃肠减压、通便后腹痛缓解。加用头孢哌酮钠舒巴坦钠，用药第一天体温降至正常。复查腹部超声（2月27日）：胆囊增大，胆囊壁增厚（0.7cm），胆囊底部周围少量积液（1.7cm×0.8cm）。2月29日甲泼尼龙加量至40mg qd。3月4日右腹痛加重，复查腹部超声：胆囊壁厚2.1cm，壁内见液性渗出（4.3cm）。3月6日就诊于我院，查血常规：WBC 16.29×10⁹/L，NEUT% 90.9%，Hb 134g/L，PLT 124×10⁹/L。尿常规：KET TRACE，Glu 5.5mmol/L，UBG 3.2μmol/L。生化：TBil 7.9μmol/L，DBil 4.2μmol/L，K⁺ 5.6mmol/L，Na⁺ 127mmol/L，Cl⁻ 91mmol/L，Cr（E）84μmol/L，Urea 4.54mmol/L，cTnI 0.078μg/L，NT-proBNP、Glu、胰功能正常。凝血：PT 55.6s，INR 4.80，Fbg 6.26g/L，APTT 93.5s，D-Dimer 1.20mg/L FEU。腹部超声：胆囊壁毛糙增厚（壁厚1.4cm），胆囊壁周围无回声区（16.1cm×12.2cm×9.4cm）。腹盆增强CT：右侧腹腔液性密度影，其内可见分隔（图4-7）。

考虑胆囊炎、胆囊积脓，予禁食水，亚胺培南西司他丁钠1g q8h×7天→头孢他啶2g q12h×1天抗感染，3月7日始予甲泼尼龙40mg qd ivdrip，3月10日行CT引导下经皮穿刺肝周囊性病变置管引流术，术后引流墨绿色黏液性液体800ml，腹痛好转。引流液送检常规：WBC 0～1/HPF，RBC 0/HPF；生化：TP 5g/L，LDH

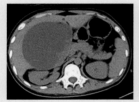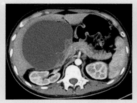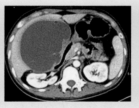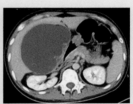

图4-7　腹部增强CT示胆囊区囊性占位性病变

2601 U/L，TBil 58.4μmol/L，DBil 7.4μmol/L；细菌涂片：革兰阳性球菌。3月11日始予依诺肝素钠6000U q12h。3月13日查血常规：WBC 5.22×10⁹/L，NEUT% 67.6%，Hb 118g/L，PLT 69×10⁹/L。腹部超声（3月12日）：胆囊壁周围无回声区（20.3cm×12.7cm×11.3cm）。3月14日晚右腹痛加重，且皮肤穿刺处大量分泌物渗出，复查腹部CT示引流管前端形态欠佳。为行进一步诊治于2016年3月14日再次收入我院。

　　入院后完善检查。血常规：WBC 5.66×10⁹/L，NEUT% 46.0%，Hb 112g/L，PLT 68×10⁹/L。便常规＋OB（－）。凝血：PT 12.9s，Fbg 4.38g/L，APTT 72.7s，D-Dimer 1.03mg/L FEU。生化：GGT 343U/L，ALP 289U/L，LDH 295U/L，肝酶、胆红素、Urea、K⁺、Cr（E）（－）。感染：EBV、CMV（－）。免疫：LA 1.94s，ACL、β₂GP1（－）。抗SSA抗体弱阳性。3月16日引流液常规：WBC 0～1/HPF，RBC 0/HPF，褐绿色混浊；生化：TP 3g/L，TBil 179.3μmol/L，DBil 105.1μmol/L，AMY 6.6U/L，LIP 109U/L；细菌培养：ESBL（＋）肺炎克雷伯菌、屎肠球菌。影像学：下肢深静脉彩超示右侧股总静脉、胫后静脉下段、左侧股浅静脉下段、腓静脉管腔内血栓后部分再通。3月17日腹部超声示右上腹胆囊区混合回声包块（18.6cm×11.7cm×9.1cm）；胆囊破裂不除外。

　　入院治疗：①APS及免疫病，考虑不除外原发性肾上腺皮质功能减退控制不佳导致电解质紊乱，将甲泼尼龙40mg qd改为琥珀酸氢化可的松100mg q8h；因不除外肝素相关血小板减少（heparin-induced thrombocytopenia，HIT），停用低分子量肝素，改为磺达肝癸钠2.5mg 皮下注射 qd，3月18日始予IVIg 20g×3天，3月20日 PLT正常（停依诺肝素钠第6天）。②胆汁瘤，3月15日介入科调管后当日引流出1600ml分泌物，之后引流减少，3月18日行造影术示引流管通畅，胆汁浓稠，疑脓液。3月21日行急诊手术。③感染，3月18日低热，予万古霉素1g q12h＋亚胺培南西司他丁钠0.5g q6h治疗后体温恢复正常。

　　大查房时情况：患者腹痛较前缓解，无发热，精神、睡眠差，禁食，近期无大便，小便量可。查体：消瘦体型，腹部腹带固定中，腹部软，保留腹腔引流管一根，引出少量胆汁样液体，保留盆腔引流管一根，少量淡黄色液体。

讨　论

　　放射科曹剑医师：患者为青年男性，下肢肿痛、腹痛入院。头MR平扫、头MRA未见明显异常。头MRA只能除外大血管栓塞，小血管需行CTA或造影。冠脉CTA：管腔未见明确狭窄。CTPA：双肺多发分支充盈缺损，提示血栓形成。腹部血管重建：肠系膜上动脉、脾动脉、双肾动脉、门脉系统未见明确狭窄；左肾上腺上动脉显示可，余肾上腺动脉未见显示；双肾上腺萎缩；双侧髂血管血栓。2015年12月腹部CT：肝内密度均匀，胆管未见明显扩张，胆囊未见结石或增大。2016年3月8日腹部增强CT：胆囊区未见胆囊结构，可见巨大囊性占位性病变（13cm×10cm×20cm），未见明显强化，门脉期及延迟期可见细线样分隔；肝内胆管扩张，门脉及胆总管与病灶邻近；右侧肾脏受压改变；横结肠肝区明显受压变细，与病灶分界不清，结肠壁毛糙增厚，结肠系膜水肿渗出。考虑急性胆囊炎、胆囊穿孔。

　　APS患者中，静脉血栓比动脉血栓更常见。深静脉血栓的最常见部位为小腿静脉，但肾静脉、肝静脉、腋静脉、锁骨下静脉、视网膜静脉、脑静脉窦和腔静脉也可受累。动脉血栓最常见部位为脑血管；冠状动脉、肾动脉和肠系膜动脉也可受累，还观察到动脉旁路移植后血管闭塞。胆囊穿孔是胆道感染、胆石症、胆囊肿瘤、胆囊创伤等胆道系统疾病严重并发症之一。急性胆囊炎胆囊穿孔的发病率为3%～5%。胆囊穿孔特征性CT表现为胆囊壁缺损或连续性中断，伴有胆囊周围积液，尤以薄层增强CT显示明显。胆囊壁的缺损亦可伴有局限性膨出，表现为胆囊形态局部超出正常轮廓外。胆囊穿孔后胆汁溢出，于胆囊窝区或胆囊周围形成脓肿或包裹性积液；炎性渗出的积液包裹与胆汁溢出形成的胆汁瘤在CT上不易鉴别。胆囊肝脏面穿孔可于相邻肝实质内形成肝脓肿。

　　超声科夏宇医师：本例患者3月7日超声示胆囊增大，胆囊壁毛糙增厚，胆囊周围积液，脓肿形成。3月12日超声可见胆囊，胆囊壁较前增厚，胆囊周围积液。3月17日超声未见胆囊，胆囊破裂不除外，右上腹低回声包块。回顾性比较这3次超声特点，胆囊始终可见，第一次胆囊增大但为辣椒形（正常胆囊为长茄型），说明其张力低，可能因穿孔所致，之后逐渐变瘪。本例患者当地医院超声检查已经显示胆囊壁增厚，壁内及胆囊周围积液，结合患者存在系统性疾病、长期使用糖皮质激素等高危因素，高度怀疑胆囊穿孔。胆囊破裂穿孔是一种少见病，可分为3型：①急性，表现为胆汁性腹膜炎。②亚急性，最常见，超声表现为胆囊显示不清，胆囊窝包裹性积液。③慢性，少见，表现为胆囊与周围器官形成内瘘。超声诊断胆囊穿孔最特异性的征像是"洞征"，其他提示破裂的征像有结石外漏；穿孔前即刻超声可见增厚的胆囊壁内局部积液，穿孔后可见胆囊周围积液。

　　风湿免疫科吴迪医师：总结病例特点，患者为青年男性，病程3年，多系统受累。患者命途多舛，遭遇离奇，其纷繁的临床表现可以归纳为以下疾病：①APS。2006

年悉尼APS分类标准，可简述为临床标准，血栓事件（浅静脉血栓除外）或病理产科（≥3次，＜10周流产，＞10周死产，＜34周早产）；实验室标准，LA、ACL或抗β₂GP1抗体阳性持续12周以上。本例患者至少3次血栓（动静脉均有，静脉有DVT、PE，动脉见cTnI、BNP水平升高、双耳郭缺血坏疽），抗体（LA、ACL及抗β₂GP1抗体）多次高滴度阳性，持续时间大于12周，无其他易栓因素（肿瘤、药物、遗传性、血管炎、高同型半胱氨酸血症、肾病综合征、肝衰竭、血液病如骨髓增殖性肿瘤、阵发性睡眠性血红蛋白尿、高嗜酸性粒细胞综合征等）。因此诊断APS明确。②CAPS。确定性CAPS的分类标准，为1周内至少3个器官出现有病理证实的血栓事件，且APS抗体阳性6周以上。CAPS是罕见疾病，在APS患者中的发生率＜1%，但死亡率30%～50%，患者全身炎症反应明显，66%存在诱因，多为感染。治疗为抗凝＋激素冲击＋血浆置换＋环磷酰胺±IVIg±抗感染。本例患者1个月内出现耳部缺血坏疽、肺部新发肺栓塞、心肌酶水平升高（冠脉细小血管栓塞导致缺血），病程长可能与抗凝有关，而抗磷脂抗体阳性时间足够，虽无血栓的病理证据，仍考虑CAPS可能性大，泌尿系感染可能为其诱因。③原发性肾上腺皮质功能减退。患者皮肤黏膜弥漫色素沉着、腹痛、体重减轻，顽固血钠水平低，血钾水平偏高，正细胞性贫血，CT示双侧肾上腺萎缩，大剂量激素治疗后好转，均符合原发性肾上腺皮质功能减退。但由于长期使用大剂量激素，无法行肾上腺皮质功能相关检查。④范科尼综合征。患者尿糖（＋），尿氨基酸（＋），尿α₁-MG、β₂-MG、NAG（＋），提示小管肾功能障碍，考虑诊断范科尼综合征；持续糖尿可能为患者反复泌尿系感染原因。⑤本次出现严重无结石性胆囊炎、继发胆囊破裂、自发性胆汁瘤。

综上，若欲以"一元论"解释患者疾病全貌，相当困难。在此，我们提出一种可能的假设：结合患者干眼症、抗SSA抗体由阴性转为弱阳性、母亲SLE病史，患者可能存在早期的结缔组织病（connective tissue disease，CTD），日后有发展为干燥综合征可能。患者的APS可能继发于早期CTD，而APS可导致双侧肾上腺动脉或静脉栓塞、肾上腺梗死，从而出现原发性肾上腺皮质功能减退；APS亦可导致胆囊供血动脉栓塞，胆囊坏疽。目前没有文献报道APS与范科尼综合征有直接关系，但若存在CTD，尤其是干燥综合征，完全可能继发范科尼综合征。当然上述因果关系难以一一证实，而患者的CTD尚缺乏足够证据，因此我们的解释仅是通过推理获得的假设。

本次提请内科大查房，希望各兄弟科室指导以下问题：介入科，胆汁瘤如何处理以及是否有可能通过介入方法找到胆囊破裂的破口；基本外科，术后风险及术后治疗；感染科，胆系感染的抗感染方案及疗程；血液科，本次血小板减少是否为HIT以及术后抗凝药物的选择；肾内科，是否可诊断范科尼综合征，其与原发病的关系；内分泌科，无实验室检查是否可诊断Addison综合征，是否可诊断自身免疫性多发内分泌腺病综合征2型。

介入科李晓光医师：胆囊自发破裂形成巨大胆汁瘤罕见。肝内胆汁瘤较多见，主要因医源性损伤所致，如手术、穿刺活检、肝脏肿瘤局部消融或胆道操作等导致肝内胆管小毁损，胆汁渗至肝实质，逐渐形成胆汁瘤。无症状小胆汁瘤不用特殊处理，胆汁瘤逐渐增大或继发感染后主要干预措施是穿刺引流，多数患者经过引流及抗感染治疗可愈合。本例患者胆囊坏疽、破裂，穿刺引流仅能缓解症状、稳定病情，为外科赢得手术时机。胆系穿孔后通过介入有可能找到瘘口，但因为胆囊管呈螺旋状，张力高，逆行造影困难，行ERCP更易寻找瘘口。

血液科李剑医师：患者为青年男性，表现为多发动静脉血栓形成，诊断APS明确。①患者为什么容易反复血栓？ APS患者抗体致血栓风险由高到低依次为LA、抗β_2GP1抗体、ACL，阳性抗体数目越多血栓风险越高。本例患者3个抗体持续高水平阳性，为其反复血栓的基础。②血小板减少的原因是什么？ APS患者血小板减少常见原因为ITP，CAPS时血小板尚存在过度消耗因素。另外，某些治疗药物亦可能导致血小板减少。是否存在HIT？ 本例患者HIT 4T积分，本次使用低分子量肝素后血小板减少约50%，2分；发生HIT时间多为使用肝素或低分子量肝素后5天至12周，本例患者使用依诺肝素钠1天后发生血小板减少，高度怀疑不是HIT，0分；无新发血栓，0分；其他原因，病程中患者血小板多次减少，且免疫球蛋白治疗有效，故HIT不是唯一可能的原因。综上，4T积分2分，为低危组，故血小板减少不需考虑HIT，而更倾向于ITP。③本例患者是否能诊断CAPS？ 多数CAPS患者出现急性肾功能不全，且本例患者临床上或病理上均无神经系统、肺或肾等器官广泛微血栓证据，均为CAPS诊断不支持点。④本例患者后期治疗棘手，选择什么抗凝方案能使患者获益更多？患者在我院住院期间及其后规律抗凝，INR多次大于3，但仍反复出现血栓事件，治疗上可考虑以下策略：调高INR水平至3～4；加抗血小板药物，如阿司匹林；加强免疫抑制治疗。患者虽经激素及免疫抑制剂治疗，本次发病时APTT仍明显升高，提示狼疮抗凝物仍高水平阳性，故可考虑使用利妥昔单抗，进一步降低其抗体水平。综上，本例患者在术后危险期度过后建议使用华法林＋抗血小板±利妥昔单抗治疗，以降低其血栓风险。

感染内科阮桂仁医师：患者本次胆囊炎考虑继发于APS可能性大，胆囊穿孔、胆囊周围积脓、胆汁瘤形成，引流液培养见多种细菌，胆道系统感染诊断明确，属于复杂腹腔感染。病原方面，主要需覆盖肠道来源阴性杆菌、厌氧菌，之后依次是肠球菌、念珠菌。引流液培养出ESBL（＋）肺炎克雷伯菌和屎肠球菌，目前使用的抗生素万古霉素＋亚胺培南西司他丁钠可覆盖以上两种病原菌。但抗生素的使用只是复杂腹腔感染治疗的一方面，更重要的是感染灶清除。本例患者腹腔脓肿经抗生素及介入处理后未见缩小，外科处理意义重大。抗生素疗程尚无定论，根据国外复杂腹腔感染指南，如感染灶清除彻底，可于临床症状缓解、白细胞等炎症指标正常1周内停用抗生素。本例患者为术后，脓肿侵袭范围较大，建议继续使用抗生素，密切观察术后是否出现肠道或胆道系统新发感染、胆道狭窄等并发症，若症状稳定，可考虑在体温正常、症状缓解后3～5天停药。

肾内科陈罡医师：患者是否可诊断范科尼综合征？患者青年男性，慢性病程。肾脏相关检查，肌酐正常，尿蛋白量少，反复尿糖阳性（血糖正常），尿氨基酸阳性，尿小分子蛋白增多，尿渗透压下降；血气示代谢性酸中毒、血钾及血磷正常。综上，患者肾小球功能基本正常，肾小管功能包括溶质转运、浓缩稀释功能异常。故范科尼综合征可以诊断。范科尼综合征主要表现为近端肾小管溶质转运障碍，可出现尿葡萄糖、氨基酸、磷酸盐阳性。如果以上3条均阳性，则考虑为完全型范科尼综合征。但本例患者目前尚未完全表现出这几方面情况，故为不完全型。范科尼综合征亦可合并其他电解质（钠、钾、钙、镁）、小分子蛋白（＜50kD，肽、激素、酶、免疫轻链）以及碳酸氢盐（高氯性代谢性酸中毒）等问题。

范科尼综合征病因是什么？肾脏相关病史，2012年前尿糖阳性，2012年后间断使用少量中药，之前未使用中药；无明显口干、偶口腔溃疡，眼科诊断干眼症，第2次入院查SSA抗体弱阳性；曾有泌尿系感染，并伴发热、肾盂黏膜增厚，提示为上泌尿系感染；无骨痛表现；母亲SLE。这些方面的病史询问分别对应药物、免疫、感染及遗传等多方面因素。先天性范科尼综合征包括胱氨酸尿症、糖原贮积症等，以上疾病起病年龄早，可伴随眼部或神经系统异常，本例患者无相关表现，可除外。获得性范科尼综合征较先天性范科尼综合征常见。获得性范科尼综合征病因包括药物或毒物（顺铂、马兜铃酸、庆大霉素、铅、镉、甲苯）、免疫病（干燥综合征、SLE）、肿瘤（系统性淀粉样变、多发性骨髓瘤、轻链沉积症）及泌尿系感染。本例患者ANA阳性，随诊过程中发现SSA低滴度阳性，有APS，眼科检查诊断干眼症，患者母亲SLE病史，考虑其背后存在免疫病可能性大，但目前尚未展露出全部迹象。尚不清楚有多大比例的免疫病患者先表现出肾脏受累而后再表现出免疫病全貌，但临床上有不明原因的间质性肾炎患者在长期随访过程中最终诊断SLE或干燥综合征。所以本例患者后期需长期随访，观察疾病走势，可能部分抗体经过长期表位扩展之后，可以表现出免疫病最后的面貌。

范科尼综合征如何治疗？继续随访，寻找病因；合理补充电解质；通过对症补充和原发病治疗纠正特殊氨基酸紊乱；出现肾功能异常，相应的非透析和透析治疗。本例患者后期的注意事项：监测血磷，警惕钙磷代谢异常，合理使用维生素D；监测血常规，警惕早期出现贫血；警惕泌尿系感染再发；慎用影响肾脏间质的药物。

内分泌科王曦医师：从内分泌角度分析，患者为青年男性，慢性病程，3年前以突发DVT、PE起病，抗凝治疗有效。病程中逐渐出现肤色加深、乏力、食欲差、血钠水平低，尿比重偏高（范科尼综合征可能为部分原因），尿糖阳性，血糖正常，尿氨基酸阳性，β_2-MG及α_1-MG水平升高，血钾、磷正常。糖皮质激素治疗中血糖水平高，以餐后血糖水平升高为主，同时查胰岛素、C肽水平不低，第一次住院1型糖尿病（T1DM）相关抗体GAD曾低滴度阳性，第2次住院查T1DM抗体阴性。甲状腺相关抗体TPO-Ab及TgAb阳性，甲状腺激素、甲状腺超声正常。近期禁食水后出现液后低血糖症状，但血糖水平不低于3mmol/L。

原发性肾上腺皮质功能不全表现为血游离皮质醇水平低，血ACTH水平升高，根据病因可分为先天性及获得性。本例患者无相关基因突变或性腺等其他系统受累表现，先天性可能性不大。我国最常见的获得性病因为感染，如肾上腺结核、真菌、CMV、HIV等。西方国家最常见的获得性病因是自身免疫性肾上腺炎。其他获得性病因包括血管病变（如APS）、双侧肾上腺转移癌、浸润性疾病（淀粉样变、血色病）、手术及外伤等。1989年文献首次报道APS合并原发性肾上腺皮质功能减退，机制如下：①APS

累及肾上腺血管，导致双侧肾上腺出血/缺血，从而影响肾上腺功能。②自身免疫病容易合并自身免疫性肾上腺炎，从而导致原发性肾上腺皮质功能减退，可见于多种CTD。③合并肾上腺感染，尤其是在加用免疫抑制之后，但本例患者原发性肾上腺皮质功能减退在加用免疫抑制剂之前就出现了，可能性不大。法国曾有学者回顾性分析16例肾上腺出血或缺血疾病所导致的原发性肾上腺皮质功能减退，纳入标准要求在原发性肾上腺皮质功能减退急性发作期行肾上腺CT，有肾上腺局部出血或肿胀等影像学表现。16例患者男女比7∶9，平均33.5岁（10.7～48.4岁），原发性肾上腺皮质功能减退发生于诊断APS后平均5.1年（0～21.9年），均为急性起病，5例以原发性肾上腺皮质功能减退起病。13例为原发APS，1例合并SLE，2例狼疮样综合征。16例ACL-IgG阳性，14例LA阳性，10例抗β_2GP1抗体阳性，7例ANA阳性。急性期肾上腺平扫CT示7例表现为双侧肾上腺高密度增粗，5例表现为等/低密度增粗，4例表现为双侧高密度占位，高密度提示肾上腺出血。平均随访3.5年，仅1例在ACTH兴奋试验后皮质醇水平升至正常，说明其束状带功能恢复正常，另1例立位醛固酮水平能升至正常，说明其球状带功能恢复正常，所有患者网状带功能（即分泌雄激素功能）及髓质功能均减低，说明肾上腺皮质及髓质功能恢复的可能性极小。随访1年以上复查肾上腺CT均显示肾上腺萎缩，因此如果没有在急性期行肾上腺CT扫描，之后再行CT扫描对病因诊断没有太大帮助。

自身免疫性多发内分泌腺病综合征2型合并CTD也较常见，其特点为多种内分泌腺体受累，诊断要求必须有肾上腺皮质受累。此时原发性肾上腺皮质功能减退主要考虑为自身免疫性肾上腺炎所致，多为慢性病程，可以完善肾上腺抗体以协助诊断，影像学表现为肾上腺萎缩。可合并甲状腺受累，表现为慢性淋巴细胞甲状腺炎（桥本甲状腺炎）或Graves病，本例患者TPO-Ab及TgAb阳性，甲状腺激素水平正常，高度怀疑桥本甲状腺炎，只是目前甲状腺内分泌功能尚未受影响。可合并甲状旁腺功能减退，但患者目前血钙在正常范围。可合并T1DM，相关抗体GAD部分正常人也可阳性，且本例患者当时查C肽水平不低，第2次复查GAD转阴，T1DM证据不足。可有性腺受累，表现为高促性腺激素性的性腺功能减退。本例患者目前促性腺激素水平正常，无睾丸功能受累证据。但应用糖皮质激素或者严重疾病状态下，由于自身保护机制，垂体促性腺激素的分泌会受一定影响，日后是否出现性腺受累有待体内激素水平稳定后再随诊判断。自身免疫性肝炎目前没有明确证据。维生素B_{12}正常，恶性贫血暂无证据。综上，自身免疫性多内分泌腺体综合征证据不足。但患者有CTD基础，日后发生该病可能性大，需密切随诊。

糖代谢方面，患者起病时尿糖阳性，血糖及HbA1c（无贫血）水平不高，故无糖尿病，尿糖阳性为范科尼综合征表现。糖皮质激素治疗1周后餐后血糖水平明显增高，胰岛素水平不低，血糖水平升高考虑类固醇糖尿病可能性大，此时HbA1c正常（合并贫血），考虑为假性正常。近期禁食禁水后出现输注葡萄糖溶液之后的低血糖反应（血糖＞2.8mmol/L），次日晨起空腹血糖不低。低血糖考虑为反应性低血糖可能大，与输注葡萄糖刺激胰岛素分泌有关，避免措施：选择静脉滴注5%葡萄糖溶液，临近结束时调慢滴注速度，减少对胰岛素分泌的刺激。进食混合餐对胰岛刺激小，症状可缓解。另外，低血糖合并CTD需警惕自身免疫性低血糖，患者血中往往有胰岛素或胰岛素受体的自身抗体。

基本外科李秉璐医师： 本例患者手术过程，先行腹腔镜探查，见巨大脓肿从胆囊区域向下延伸至回盲部侧腹壁，约40cm×20cm×20cm大小，脓腔上壁为肝脏，内侧壁为肝十二指肠韧带和大网膜，外侧壁为侧腹膜，底部为结肠壁。术中吸出胆汁为主的浑浊液体共1300ml，减压之后网膜广泛渗血。之后转开腹手术，术中未见胆囊或胆总管结构，胆囊已彻底腐烂完全不可辨认。肝十二指肠韧带浆膜层完全腐蚀，门静脉、肝动脉、胆总管完全裸露成为脓腔壁的一部分。横结肠肝曲浆膜层已被腐蚀，黏膜层尚完整，因组织水肿无法行一期修补。

风湿免疫科蒋颖医师： 患者为青年男性，病程中出现原发性肾上腺皮质功能减退、胆汁瘤等，可能与APS导致相关供血动脉梗死有关。另外，患者出现年轻男性少见的干燥性角结膜炎、继发性范科尼综合征，有SLE家族史，抗SSA抗体由阴转阳，高滴度甲状腺抗体，高度怀疑为"走在路上"的干燥综合征，日后需密切随访。CAPS需要病理证据，本例患者病情紧急，并没有获得明确病理证据，确诊CAPS证据尚不充分。本例患者APS治疗方面，急性炎症反应重、血小板计数急剧下降，有应用大剂量激素及免疫抑制剂治疗指征，如有条件，可考虑使用CD20单抗。后期抗凝方面，本例患者在INR达到2～4的过程中仍出现血栓事件，可能与其存在腹腔感染有关系，之后可考虑将INR目标值调到3.5以上，加用抗血小板药物，根据随诊结果调整抗凝方案。患者术后面临腹腔感染、肠穿孔、出血、多次手术等风险，以及后期免疫病是否能水落石出，治疗上依旧任重道远。

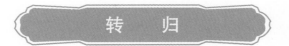

转　归

患者3月24日（术后第3天）开始予依诺肝素钠6000U q12h抗凝，并予甲泼尼龙40mg ivdrip qd治疗原发病。3月28日复查血小板147×10⁹/L，考虑HIT可除外，术前PLT水平下降与APS继发ITP及感染有关。3月29日始予环磷酰胺0.4g ivdrip qw治疗。至2019年7月门诊随诊，患者病情稳定，甲泼尼龙可减量至2mg qd，继续口服羟氯喹、阿司匹林、华法林治疗。

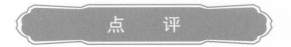

点　评

面对多系统受累的患者，有时单纯依靠模式识别的方式做出诊断是有困难的，这就需要我们具备对常见症状进行全面鉴别诊断的能力。例如，本例患者就涉及易栓症、血小板减少、皮肤色素沉着、电解质紊乱、糖尿等的鉴别诊断。当然，临床诊断中也并不排斥模式识别的参与。本例患者皮肤黏膜色素沉着加顽固性血钠水平低、血钾水平偏高，高度提示原发性肾上腺皮质功能减退。全面的鉴别诊断和快速的模式识别，都需要我们在日常的临床工作中对知识与经验进行主动的积累和总结。本例患者的救治充分体现了我院以患者为中心、多科协作的优良传统，特别是基本外科该出手时就出手，勇于担当、当仁不让，这种精神弥足珍贵！

（陈　丹　吴　迪　蒋　颖）

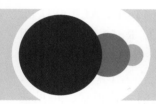

发现血三系减低7年余，腹胀5月余

引言

本例患者主要表现为全血细胞减少，检查发现多种自身抗体阳性，系统性红斑狼疮诊断明确，但对激素免疫抑制剂效果不佳，白细胞和血小板计数一直处于低水平。近期无明确诱因出现普遍肝静脉狭窄和闭塞，诊断巴德-基亚里综合征（Budd-Chiari syndrome）。患者抗磷脂抗体阳性，影像学未发现明确血栓，但推测静脉狭窄原因可能与高凝易栓相关。治疗上由于抗凝和介入治疗风险极大，予患者TPO受体激动剂——艾曲波帕治疗，门诊监测血小板。期待血小板水平能有显著升高，为进一步抗凝或介入治疗创造条件。

病历摘要

患者，女性，28岁。因"发现血三系减低7年余，腹胀5月余"于2016年1月20日入院。

（一）现病史

2008年9月患者体检时发现PLT 30×10^9/L，外院诊为免疫相关性血小板减少，予以泼尼松、IVIg治疗（具体剂量不详）。2012年4月因鼻出血外院查血常规：WBC 0.8×10^9/L，Hb 78g/L，PLT 5×10^9/L；肝功能：TBil 87.40umol/L，DBil 46.70umol/L；Coombs试验：C3（＋）；CD55/59（－）；ANA 1∶80（＋）；抗SSA、抗Ro52（＋）；LA 52.9s；血小板Ⅱb/Ⅲa抗体、Ⅰa/Ⅱa抗体（＋）。诊断为系统性红斑狼疮。2012年5月于我院门诊就诊，予泼尼松50mg qd＋羟氯喹0.2g bid＋环孢素A 200mg qd口服，泼尼松规律减量，查血常规，WBC（2.05～2.52）$\times10^9$/L，PLT（12～28）$\times10^9$/L，Hb 95～102g/L，治疗期间曾用长春新碱1mg一次无效，至2012年12月患者自行减停环孢素A，维持泼尼松5mg qd＋羟氯喹0.2g bid治疗。2013年9月查WBC 2.8×10^9/L，Hb 70g/L，PLT 3×10^9/L，予甲泼尼龙500mg qd×7天，血常规指标变化不明显，后患者自停激素，改服"蒙药"。2014年2月再次我院就诊，查WBC 0.93×10^9/L，PLT 5×10^9/L，Hb 39g/L，Ret正常，血涂片未见破碎红细胞；肝功能：

TBil 32.9umol/L，DBil 5.4umol/L，ALT 20U/L，AST 7U/L，Alb 43g/L，ALP 58U/L，GGT 26U/L；ANA19项：H型1:80 胞浆型1:80，抗SSA（＋＋），Ro52（＋），余阴性；抗ENA4＋7均阴性；AMA-M$_2$ 37RU/ml（↑）；ANCA阴性；补体：C3 正常，C4 0.060g/L（↓）；IgG 32.23g/L（↑），IgA 2.90g/L，IgM 2.37g/L（↑）；LA 1.20（↑），抗β$_2$GP1 21RU/ml（↑），ACL阴性；骨髓涂片增生活跃，红系比例大致正常，可见花瓣红细胞及脱核障碍红细胞，巨核系成熟障碍；骨髓显像：中央及外周骨髓增生尚可；染色体核型：46,XX；腹部B超：肝脾肋下未见，肝回声尚均。诊断为"系统性红斑狼疮，难治性血小板减少症，粒细胞减少症"。予甲泼尼龙 80mg qd iv×15d＋IVIg 20g qd×5d＋羟氯喹0.2g bid，2014年2月12日改为他克莫司（FK-506）1mg bid，并予长春新碱2mg一次，间断升白细胞、输血，WBC（1.21～2.77）×10^9/L，PLT（3～27）×10^9/L，Hb 54～69g/L。2014年2月21日起予重组人血小板生成素15 000IU qd、沙利度胺50mg qn及达那唑0.2g tid，血常规指标无明显回升。

2014年2月26日风湿免疫科专业组查房考虑患者难治性血三系减低，多种免疫抑制剂、TPO、IVIg治疗效果不佳，可尝试利妥昔单抗治疗。分别于2014年3月4日及3月20日予利妥昔单抗200mg静脉输液治疗，治疗后1周复查血常规：WBC 1.41×10^9/L，Hb 112g/L，PLT 9×10^9/L，Ret% 7.12%。B淋巴细胞计数 0/μl。之后因患者WBC和PLT计数始终偏低，2015年2月10日风湿免疫科专业组随诊，建议患者复查骨髓穿刺＋活检，若增生尚可，可尝试环磷酰胺，患者拒绝骨穿，继续应用泼尼松＋羟氯喹治疗，血常规指标仍较前无明显变化。2015年7月9日泼尼松减量至7.5mg时出现发热、双鼻出血，出血量大、难以止血，2015年7月12日我院急诊查血常规：WBC 1.50×10^9/L，NEUT 0.91×10^9/L，Hb 111g/L，PLT 6×10^9/L；肝功能同前；胸CT：双肺尖胸膜增厚，脾大；考虑肺部感染，予亚胺培南西司他丁钠抗感染治疗后体温正常，同时将泼尼松加量至40mg。复查骨髓涂片＋活检：涂片，增生活跃，粒:红1.96:1，粒系各阶段比例大致正常；红系晚幼红细胞比例增高，形态大致正常；巨核细胞9个，为颗粒型巨核细胞，血小板少见；活检，造血组织减少，粒红比大致正常，巨核细胞可见。2015年8月4日风湿免疫科专业组查房，考虑患者系难治性血细胞减少，多种药物治疗效果不佳，患者较年轻，脾切除后血细胞减少仅可维持数年，仍有复发可能，可先尝试间充质干细胞移植治疗。

患者激素规律减量，2015年11月26日泼尼松减量至10mg qd维持至今。2015年8月下旬，患者无明显诱因出现腹胀，2015年9月初于南京鼓楼医院行间充质干细胞移植一次。后腹胀症状进行性加重，2015年10月13日当地行腹盆腔超声：肝大，肝弥漫性病变，脾大，腹盆腔积液；10月26日行上腹部MRI平扫见肝明显增大。多次查血常规：WBC（1.28～1.40）×10^9/L，Hb 131～143g/L，PLT（8～12）×10^9/L；肝功能：TBil 115.8μmol/L，DBil 13.5μmol/L，ALT 11U/L，AST 16U/L，Alb 38g/L，ALP 75U/L，GGT 52U/L。现为进一步诊治收入我院风湿免疫科。

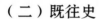

（二）既往史

出生时即皮肤、巩膜黄染明显，认为"生理改变"，未治疗；否认既往血栓史；2011年1月外院发现快速血浆反应素试验（RPR）、梅毒螺旋体抗体（TPPA）（＋），否认冶游史，予多西环素治疗；我院2012年9月皮肤科复查TPPA（＋）、RPR 1∶2（＋），予苄星青霉素2.4MU im qw×3次治疗，2014年7月20日复查RPR 1∶1（＋），血清学固定，未治疗。

（三）个人史、家族史

离异，未孕。月经不规律，量少。母亲患糖尿病，父母均为聋哑人，否认近亲结婚。

（四）入院查体

生命体征平稳，皮肤巩膜黄染。双侧肩胛中线第9肋间以下叩诊呈浊音，双下肺呼吸音低，右侧明显，未闻及干湿啰音及胸膜摩擦音。心率82次/分，律齐，各瓣膜听诊区未闻及病理性杂音。腹膨隆，未见腹壁静脉曲张、胃肠型及蠕动波，腹软，无明显压痛、反跳痛及肌紧张，肝脐下3cm，脾肋下未及，移动性浊音阳性，腹围83cm，肠鸣音4次/分。

（五）诊治经过

入院后完善相关检查。

血常规：WBC 0.68×10⁹/L，Hb 135g/L，PLT 9×10⁹/L；粪便常规＋OB（＋），无红白细胞；尿常规＋流式尿沉渣分析：pH 6.5，UBG≥131μmol/L，Bil SMALLμmol/L，Pro 0.3g/L；凝血：PT 13.9s，INR 1.20，Fbg 1.41g/L，APTT 31.5s，TT 19.2s，D-Dimer 0.57mg/L；肝肾功能：K⁺ 3.5mmol/L，TP 65g/L，Alb 38g/L，TBil 120.4～177.0μmol/L，DBil 9.7～16.4μmol/L，GGT 52U/L，ALP 75U/L，AST 16U/L，TBA 5.2μmol/L，LDH 100U/L，PA 130mg/L，ALT 11U/L，Cr（E）44μmol/L；hsCRP 3.23mg/L；CEA、AFP均阴性。感染方面：感染4项，HCV-Ab、HBsAg、HIV（－），TP-Ab（＋），TPPA（＋），RPR1∶1（＋）；HAV、HEV-IgM均（－）；CMV、EBV-DNA＜500copies/ml。免疫方面：IgG、IgA、IgM、C3、C4均阴性；抗磷脂抗体谱，β₂GP1 72RU/ml，ACL、LA阴性；Coombs试验：（＋），IgA（－），IgG阴性，IgM（－），C3（＋），C3c（－）；抗核抗体谱3项（－）。血液病方面：FHb（－）、G-6-PD（－）；尿卟啉（－）；骨髓显像示中央及外周骨髓增生尚可。

影像学方面：胸腹盆增强CT＋下腔静脉CTV示双侧胸腔积液，肝、脾饱满，肝尾状叶增大；肝实质强化不均，肝淤血不除外；各肝静脉未显影，考虑巴德-基亚里综合征可能；下腔静脉肝内段略窄，肿大肝外压所致可能；右侧胸腔积液、奇静脉增粗；腹盆腔大量积液；下腔静脉及肝静脉超声下腔静脉肝段外压性狭窄（肝肿大挤压所致），肝左静脉、下腔静脉入口处闭塞，肝右及肝中静脉狭窄，符合巴德－基亚里综合征；门静脉系统彩超大致正常。超声心动图示微量心包积液。

入院后风湿免疫科专业组查房，认为患者血小板计数低，有创操作出血风险极高，患者巴德－基亚里综合征、多发血管病变，不能除外原发病累及血管可能，可激素冲击；遂予甲泼尼龙1.0g ivgtt qd×3天，后考虑患者白细胞计数低，如严重感染预后极差，甲泼尼龙冲击后继续泼尼松10mg po qd治疗；2016年2月8日尝试予环磷酰胺0.2g iv治疗，后胆红素水平上升，未再用；患者肝大小较前无明显变化。同时予抑酸、补钙、护胃、利尿、利胆等对症治疗。因为文献报道血栓形成在系统性红斑狼疮合并巴德－基亚里综合征的发病中有重要意义，而且除内科治疗外，文献报道还可选择介入或手术治疗的方法。如果不积极治疗，患者最终发展为肝硬化，将严重影响患者生活和治疗。但本例患者PLT长期处于极低水平，抗凝、介入、手术等治疗方案均有极大风险，下一步治疗十分困难。因此，于2016年3月9日提请内科大查房，为患者下一步治疗制订方案。

讨 论

放射科林路医师：此次入院后行胸增强CT示双侧胸腔积液，右侧为著；腹盆增强CT＋CTV示肝脏平扫时可见弥漫性密度偏低，肝脏增大，动脉期强化不佳，门脉期不均匀、花斑状强化减低（如果正常则应为明显均匀强化），延迟期肝静脉未见明显造影剂充盈，提示回流异常；下腔静脉CTV示肝左静脉、肝右静脉及肝中静脉各期均未见造影剂填充，下腔静脉肝后段明显变窄，奇静脉明显增粗。患者2015年11月外院腹部MRI示肝右、肝中静脉明显变窄，肝左静脉不可见。综上，3支肝静脉均弥漫性受累，下腔静脉肝后段变窄，加上肝脾大、增强不均及大量腹盆腔积液，患者影像学上巴德－基亚里综合征诊断明确。

风湿免疫科张上珠医师：总结病例特点，患者为青年女性，慢性病程，逐渐加重。病初有全血细胞计数下降，后变为白细胞和血小板计数下降，ANA、抗β_2GP1、Coombs等多种抗体阳性，系统性红斑狼疮诊断明确。病程可分为3个阶段，主要累及2个系统：第1阶段在我院治疗前，予IVIg、糖皮质激素治疗，全血细胞减少可部分改善，但患者未规律诊治。第2阶段为2012年以后，激素冲击、环孢素、长春新碱、TPO、达那唑等常见的用于治疗血小板及白细胞减少的药物，均效果不佳；尝试予利妥昔单抗治疗后，血红蛋白可维持在正常水平，但白细胞和血小板计数仍低。第3阶段为近期出现腹胀，影像学检查发现肝大、腹水及多发肝静脉狭窄。患者抗磷脂抗体低滴度阳性，但一直未发现明确血栓事件。由于考虑肝脏血管病变不除外与原发病相关，予甲泼尼龙冲击治疗，患者血小板仍无明显变化、肝静脉无明显好转、肝脏大小无变化。目前继续维持小剂量糖皮质激素和羟氯喹治疗。

想通过内科大查房解决如下几个问题：①患者最近因肝静脉出现狭窄后生活质量明显下降，但患者血小板计数明显减低，有创操作等风险极高，是否有内科的方法帮助患者处理肝静脉狭窄？复习文献后，未见系统性红斑狼疮合并肝静脉狭窄的病例报道，系统性红斑狼疮合并巴德-基亚里综合征的报道均是抗磷脂综合征（APS）导致下腔静脉、肝静脉血栓形成所致，但本例患者未发现明确血栓的证据。患者此刻采取抗凝治疗存在的风险及可能的获益情况如何？②如果内科治疗效果仍不佳，介入科或外科直接将血管开通是否可行？另外，患者肝脏增大已近半年，现在介入或手术操作患者是否仍能获益？③脾切除也是升血小板的治疗方法之一，请基本外科协助评估脾切除指征。④如果患者目前肝脏血管梗阻情况始终不能解除，患者可能会面临肝硬化、门脉高压等情况，也会涉及介入、基本外科及肝脏外科等治疗，患者是否有机会行肝脏移植？⑤患者胆红素水平始终升高，父母均是聋哑人，述出生时即有皮肤、巩膜黄染，能否用先天问题解释胆红素水平升高情况？

消化内科李晓青医师：病初患者有明确贫血、Coombs阳性，加强免疫抑制治疗后可以纠正，考虑患者存在溶血性贫血，可部分解释患者胆红素水平升高的情况。结合患者从小即有皮肤黄染，推测可能有先天性胆红素代谢异常性疾病。从肝大、腹水着手分析，可完善血清-腹水SAAG梯度测定，但本例患者PLT计数低，腹腔穿刺存在相对禁忌，患者无感染、免疫病其他脏器受累及腹膜炎的表现，推测为门脉高压性腹水可能性大。门脉高压性腹水又可进一步分为肝前性、肝性及肝后性三种。肝前性无证据；肝性因素，肝脏酶学大致正常、筛查嗜肝病毒均阴性，也不支持；要进一步寻找肝后性因素。常见的肝后性因素导致的腹水主要有巴德-基亚里综合征、肝小静脉闭塞、缩窄性心包炎。腹腔影像学均支持巴德-基亚里综合征。肝小静脉闭塞、缩窄性心包炎目前证据不足。患者目前APS证据不足，故抗凝无证据。从治疗原则及治疗获益来看，除继续原发病治疗外，可考虑介入治疗，但风险极高。

血液科张炎医师：第一，患者的系统性红斑狼疮能不能解释其血常规指标的变化？血小板减少原因包括生成减少、破坏增多和消耗增多等几方面因素。患者多种血小板抗体、抗β_2GP1、LA阳性，支持存在血小板破坏；在ITP及系统性红斑狼疮中发现有一些针对巨核细胞的抗体，本例患者骨髓内巨核细胞偏少为支持点；患者目前没有血小板大量消耗的证据。免疫介导的白细胞在外周破坏增加可解释患者白细胞水平低的情况，但不除外有白细胞生成减少的因素参与。贫血方面，患者整个病程中自身免疫性溶血性贫血肯定存在，但患者目前血红蛋白、网织红细胞及乳酸脱氢酶正常，因此不能用溶血解释患者胆红素水平升高。另外，患者可能合并慢性病贫血导致铁利用障碍的情况。因此，系统性红斑狼疮可以解释患者血常规指标变化。第二，患者是否合并其他血液系统疾病导致治疗效果欠佳？患者曾经行骨髓穿刺+活检见红系病态造血，需考虑骨髓增生异常综合征（myelodysplastic syndrome，MDS）可能，如果有条件，建议患者复查骨髓涂片+活检、染色体核型分析及MDS相关FISH检查；另外，阵发性睡眠性血红蛋白尿、淋巴细胞增殖性疾病、骨髓增殖性肿瘤等证据不足。治疗方面，患者多种治疗方法效果不好，可能需要尝试一些新型药物。对于结缔组织病或再生障碍性贫血等类似免疫因素介导的骨髓增生异常，可尝试雷帕霉素治疗；文献报道TPO-a，如艾曲波帕也有治疗作用，可以尝试。从患者获益来讲，患者有系统性红斑狼疮，多种磷脂抗体阳性，另外巴德-基亚里综合征不除外由血栓形成引起，有一些抗凝指征。但患者肝大、腹水已有5月余，目前没有新发血栓证据，目前抗凝能否逆转肝大、腹水不确定，而出血风险明显增加。抗凝治疗需患者及家属充分理解。

基本外科刘雯静医师：患者既往无消化道出血病史、胆红素明显升高、肝功能差。患者脾切除指征不强，手术出血风险极高。希望采用介入或血管外科手段治疗。

介入科杨宁医师：巴德-基亚里综合征为肝静脉流出道梗阻性疾病，分为原发性和继发性两种。临床上先表现为淤血、肿大，随后逐渐发展为肝硬化。在淤血肿大期治疗价值最高，如患者进展为肝硬化，手术目的为降低门脉高压、预防消化道出血。巴德-基亚里综合征治疗目标为缓解第二肝门流出道梗阻，直到侧支循环形成。手术方式选择方面，如果肝内肝静脉明显扩张，可经皮穿刺肝内扩张的肝静脉进而向下腔静脉穿刺，建立侧支循环；也可尝试经颈静脉经由下腔静脉向肝静脉穿刺。如果开通成功，下一步面临是支架植入还是单纯扩张。单纯扩张很快再次狭窄，支架植入后一般不需要抗凝，但2年内有约50%患者再次发生狭窄。总体上说，介入治疗仅可短暂缓解患者临床症状，需多次操作，需维持血小板 $> 50 \times 10^9/L$。

儿科荀丽娟医师：补充病史，足月顺产，出生体重2.1kg，为足月小样儿。其母亲孕吐明显，营养差，出生后无母乳，患者后期的生长发育均与同龄人相仿。因此，患者出生时体重偏小考虑与母亲营养状况有关。新生儿期家属诉皮肤、巩膜黄染，曾外院检查"正常"（不详），患者长期皮肤、巩膜稍黄染，发热时自觉黄染加重，但生长发育无明显受限，过程相对良性，患者以非结合胆红素水平升高为主；在遗传方面，最多见的还是Gilbert综合征、克纳（Crigler-Najjar）综合征，可完善基因筛查以协助诊断。但患者目前存在的肝大、血常规指标异常等情况，不能用Gilbert综合征或克纳综合征等解释。

血管外科陈宇医师：目前通过手术主要是为了降低门脉压力、缓解脾功能亢进、降低消化道出血风险。因此，对于肝静脉型巴德-基亚里综合征主要采取一些分流、断流的术式。对于本例患者而言，主要症状是肝淤血及难治性腹水，没有门脉高压的出血的症状，因此手术对患者获益不多，再加上患者血小板明显减少，存在手术相对禁忌，目前不考虑手术治疗。有个案报道，抗凝可使类似患者获益，但循证医学证据不强，且患者血小板少，抗凝后出血风险明显增加，不建议抗凝。

肝外科许海峰医师：目前肝移植的适应证主要为终末期的良性肝病，巴德-基亚里综合征若后期合并肝硬化、肝功能失代偿，可考虑移植。对于本例患者来说，胆红素水平高可能与先天性胆红素代谢异常及溶血相关，而腹水形成主要是回流障碍所致，均非肝功能异常所致。患者目前肝功能并未到失代偿程度，无肝移植指征。禁忌证方面，我科之前经验提示，患者合并系统性红斑狼疮，外科手术后极易出现感染等并发症，死亡率极高。对于肝硬化、脾功能亢进造成的血小板少可通过切脾来缓解，但对于本例患者而言，免疫因素相关的难治性血小板减少，脾切除后对提升血小板获益不确切，且血小板过少，手术也存在相对禁忌。因此，目前不是肝移植的时机。如果患者巴德-基亚里综合征长期得不到缓解，将逐渐发展为肝硬化，有需要做肝移植的可能。

风湿免疫科沈敏医师：本例患者系统性红斑狼疮、难治性血细胞减少、巴德-基亚里综合征诊断明确。未来对于难治性血细胞减少的患者，希望有新的药物问世。目前有小样本的研究将雷帕霉素、TPO受体激动剂和硼替佐米等用于治疗难治性血小板减少，可能会对本例患者有效。对于本例患者，虽然目前不符合APS诊断标准，但根据刚才讨论，可能还是存在APS因素。一般血小板$< 50 \times 10^9$/L时抗凝即需非常谨慎，但抗血小板和抗凝是出凝血机制中两条不同的通路，如果患者及家属充分理解，可以尝试抗凝治疗，一定要密切监测患者出血倾向。介入治疗为治疗巴德-基亚里综合征提供可能，但要先解决患者血小板少的问题。

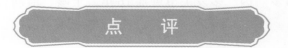

转　归

查房后与患者家属沟通病情，表示暂不愿行抗凝及介入治疗。原发病方面，继续与泼尼松10mg po qd治疗。于2016年3月23日出院，出院后加用艾曲波帕升血小板治疗，从12.5mg逐渐加量至25mg，血小板计数最高可升至30×10^9/L，但无法维持，加用西罗莫司，PLT波动于（$5 \sim 10$）$\times 10^9$/L。2018年1月患甲型流感，血小板计数降至1×10^9/L，消化道大出血，因失血性休克死亡。

点　评

系统性红斑狼疮患者常为多系统受累，有时会出现少见或罕见的表现。本例患者出现的肝静脉多发闭塞，且没有发现明确血栓，此种情况非常少见。由于内科治疗对于肝静脉狭窄没有有效的办法，只能考虑介入治疗，但患者血小板计数始终很低，且对于各种治疗效果欠佳，连输注血小板后都难以达到操作标准，有创操作风险极高。临床中我们时常会遇到两难境地，这也能促进我们不断思考，权衡寻找更适合患者的治疗方案。

（陈　哲　张上珠）

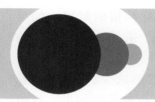

多发关节肿痛16年，干咳、活动后气促近2年

引言

这是一例以多关节肿痛、干咳、活动后气促为主要表现的中年女性病例，临床表现为双手对称性关节肿痛伴关节面色素沉着，活动耐量缓慢下降。ESR（89mm/h）、hsCRP（64.45mg/L）、IgG（31.22g/L）、IgA（5.44g/L）水平升高，RF阳性，抗环瓜氨酸多肽抗体阴性。胸部高分辨CT示双肺弥漫结节影、片状磨玻璃影、薄壁囊样影等。肺组织病理示大量浆细胞浸润及淀粉样物质沉积。诊断类风湿关节炎、肺间质病变、肺内多发结节。口服泼尼松片7.5mg、隔日1次，口服沙利度胺50mg、1次/日，托珠单抗560mg、静脉输液、1次/月，治疗1个月。胸部CT示肺部结节未见明显变化，肺间质病变缓慢进展。

病历摘要

患者，女性，53岁。因"多发关节肿痛16年，干咳、活动后气促近2年"于2016年6月13日入院。

（一）现病史

2000年患者无诱因出现双手对称性第2至第5近端指间关节红肿疼痛，晨僵约半小时，无关节活动受限，后逐渐出现双侧颞颌关节、右侧髋关节、踝关节疼痛，外院查RF阳性，诊断类风湿关节炎（RA），不规律口服追风活络丸1～3片，每日3次，后关节症状缓解，日常活动不受影响。2014年1月，患者受凉后出现咳嗽、咳痰，少量白色泡沫痰，伴活动后气促，可爬3层楼梯。双手近端指间关节肿痛较前无明显变化，无发热、咯血、双下肢水肿，于外院就诊，查球蛋白50g/L，ESR 80mm/h，hsCRP 20mg/L，RF阳性。胸部CT示双肺多发结节、空洞，纵隔内多发肿大淋巴结。诊断RA、肺间质病变。予泼尼松30mg/d×6周，环磷酰胺100mg/d×1个月，后改为0.4g、静脉输注隔周1次×3个月（累积量5.4g）治疗。关节肿痛好转，活动耐量无明显改善。2014年12月就诊于我院，查WBC $7.57×10^9$/L，NEUT% 60.4%，Hb 129g/L，PLT $240×10^9$/L；TP 102g/L，Alb 32g/L；ESR 83mm/1h，hsCRP 45.10mg/L，RF 225IU/ml；IgG 38.34g/L，IgA 10.52g/L，

IgM 3.12g/L。血清蛋白电泳及免疫固定电泳未见M蛋白。胸部HRCT：左肺上叶空洞病变，双肺弥漫小斑片、结节、小环形及片状磨玻璃影，较外院胸片变化不大；右肺中叶及左肺上叶舌段片状及索条影（图4-8）。因患者肺部影像学改变不似典型RA累及肺部特点，为进一步明确肺部病变性质，2014年12月19日行肺穿刺活检，病原学均阴性，肺组织病理：少许血管纤维组织中可见较多淋巴、浆细胞浸润。由于此前肺部病理未见特异性肺部改变，2015年1月6日全身麻醉下行左侧胸腔镜探查、粘连松解、左肺上叶楔形切除、左肺下叶楔形切除术。左肺上叶空洞、下叶结节肺组织病理回报，肺泡间隔增宽，其内见大量成熟浆细胞浸润，伴灶性B淋巴细胞及散在少许T细胞慢性炎症，可见粉染淀粉样物质沉积，病灶呈结节状分布，未见淋巴上皮样病变，结合免疫组化及基因重排考虑为浆细胞增生性疾病伴淀粉样物质沉积。免疫组化：CD138（弥漫＋），CD20（灶性＋），CD3（散在＋），CD38（弥漫＋），CD79α（灶性＋），IgG（弥漫＋），IgG4（弥漫＋），κ轻链（＋），Ki-67指数约3%，λ轻链（＋），广谱细胞角蛋白AE1/AE3AE1/AE3（上皮＋），CD117（散在＋）（图4-9）。

为明确是否存在血液系统肿瘤的可能，完善骨髓穿刺＋活检，涂片未见明显异常，活检示造血组织与脂肪组织比例大致正常，造血组织中粒红系比例稍低，可见散在及小灶淋巴细胞及浆细胞浸润，巨核细胞可见。免疫组化髓过氧化物酶（MPO）（＋），CD15（＋），CD20（散在＋），CD235a（＋），CD3（散在＋），CD38（散在＋），CD138（散在＋），CD79a（散在＋），κ轻链（＋），λ轻链（＋）。血液科会诊考虑为反应性浆细胞增生。综上考虑RA肺间质病变肺内空洞、结节淀粉样变，予泼尼松60mg、1次/日＋环磷酰胺0.4g、每周1次治疗，病情未见明显变化。出院后患者规律口服泼尼松60mg、1次/日（后逐渐减量至10mg、1次/日）＋环磷酰胺片100mg、1次/日（累积量42.7g）＋甲氨蝶呤10mg、每周1次（2015年5月开始加用持续约3个月），1年间患者反复出现关节疼

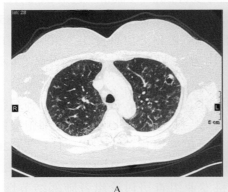
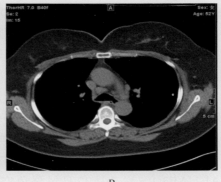

图4-8 患者2014年12月8日胸部HRCT

注：A. 双上肺多发结节影、淡片影，以肺周围部分布为主，结节形态欠规则，边界欠清晰，可见多发结节伴空洞形成，空洞壁可厚薄不均，以左上肺胸膜下最为明显；B. 纵隔内多发增大淋巴结。

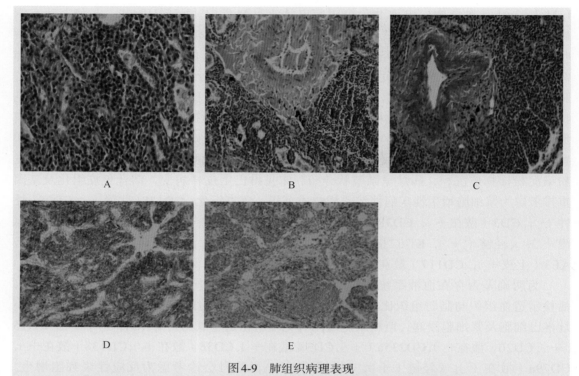

图4-9　肺组织病理表现

注：A. 肺泡间隔增宽，间质内见大量胞质红染，核偏位的成熟浆细胞浸润，肺泡腔被挤压、变窄，未见淋巴上皮样病变，HE×200；B. 肺组织血管壁及周围可见粉染淀粉样物质沉积，HE×200；C. 血管壁及周围粉染物质呈阳性，刚果红染色×200；D、E. 可见大量棕色CD38、CD138阳性细胞，进一步证实为浆细胞浸润，免疫组化×200。

痛症状。自觉活动后气促症状较前明显加重，可步行200～300m。查WBC 5.16×10⁹/L，NEUT% 82.5%，Hb 118g/L，PLT 182×10⁹/L；TP 80g/L，Alb 41g/L；ESR 85 mm/h，hsCRP 19.71mg/L，RF 62.2IU/ml。查肺功能：FVC占预计值百分比为90.4%，TLC占预计值百分比为94.4%，肺DLCO占预计值百分比为61.5%。复查胸部高分辨CT示肺内结节、斑片影逐渐加重（图4-10）。

为进一步明确肺部病变性质，2016年3月4日行CT引导下肺穿刺术。肺组织病原学阴性；病理示少许支气管黏膜及肺组织显慢性炎，肺泡间见片状慢性炎细胞浸润，部分区域见较多浆细胞，小血管壁增厚伴玻璃样变。免疫组化：CD138（＋），CD20（＋），CD3（＋），CD38（＋），CD79α（＋），IgG（＋），IgG4（－），Ki-67指数5%，广谱细胞角蛋白AE1/AE3（－）。3月22日风湿免疫科专业组查房讨论患者肺部结节性质未明，经大剂量糖皮质激素及环磷酰胺、甲氨蝶呤治疗，肺内病变无明显进展，临床活动耐量尚可，建议糖皮质激素规律减量，停用环磷酰胺、甲氨蝶呤，严密观察肺内病灶的变化及肺功能。6月1日开始改泼尼松片7.5mg隔日1次，同时规律口服雷公藤总苷20mg、2次/日。患者自觉双侧近端指间关节、双侧肩关节、右侧髋关节、右侧踝关节疼痛及

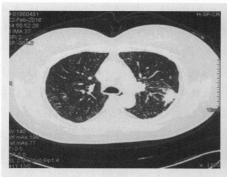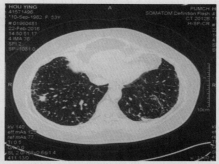

图4-10 患者2016年2月22日胸部高分辨CT

注：A．与图1A为同一层面，左肺上叶胸膜下空洞活检术后改变，其后方斑片状密度增高影为新发，其形态不规则，呈浅分叶状；B．双下肺小叶间隔增厚。

双侧跖趾关节疼痛较前加重，伴双侧指间关节肿胀，晨起及休息后关节僵直加重。日常活动轻度受限，自觉活动耐量较前下降，上3层楼需要休息2～3次，平地步行200～300m。为进一步明确诊治收入我院风湿免疫科。

起病以来，神志清，精神可，饮食可，睡眠欠佳，尿便如常，近2年体重增加20kg。

（二）既往史

2014年诊断高血压病，血压最高180/100mmHg，口服美托洛尔每日1片，厄贝沙坦氢氯噻嗪片每日1片，血压控制在140～150/80～90mmHg。

（三）个人史、家族史

纤维、苯类、粉尘接触史5年。家族史无特殊。

（四）入院查体

T 36.4℃，HR 88次/分，R 20次/分，BP 144/94mmHg，SpO_2 94%，BMI 30.11 kg/m^2。双手近端指间肿胀伴关节表面褐色色素沉着，双手近端指间关节及第1掌指关节、双侧第1跖趾关节轻压痛［28个关节疾病活动指数（DAS28）为7.04］。右侧第5、6肋骨处压痛。肝于剑突下2横指，肋缘下及边，质软，边缘锐利，无压痛，表面光滑。脾肋缘下及边。余心、肺、腹未见明显异常。

（五）诊治经过

入院后查WBC $4.63×10^9$/L，RBC $4.15×10^{12}$/L，Hb 120g/L，PLT $196×10^9$/L；TP 84g/L，Alb 39g/L，血Cr 62μmol/L，LDH 173U/L。尿常规＋尿沉渣未见异常。便

常规＋OB均阴性。ESR 89mm/1h。hsCRP 16.41mg/L。IL-6 2.2pg/ml，IL-8 47pg/ml，IL-10 5.0pg/ml，TNFα 58.4pg/ml。IgG 26.30g/L，IgA 5.20g/L，C3 1.580g/L，RF 59.9IU/ml（↑）。血清蛋白电泳：Alb 43.8%，β₂球蛋白7.3%（↓），γ球蛋白32.3%（↓），白蛋白/球蛋白比值为 0.8。血清免疫固定电泳（IgA、IgG、IgM）均阴性。抗核抗体谱（18项）全阴性。抗环瓜氨酸多肽抗体阴性。肺功能：FVC占预计值百分比为92.3%，TLC占预计值百分比为91.1%，DLCO占预计值百分比为61.8%。胸部高分辨CT：双肺间质性病变合并感染可能；双肺气肿；左侧散在纤维索条及钙化灶；纵隔多发淋巴结，部分饱满；左侧胸膜肥厚。PET/CT：双肺弥漫性代谢略增高，肺内多发索条、结节及斑片，代谢略增高（SUVmax 1.4～2.3）；纵隔及双肺门炎性淋巴结可能性大（SUVmax 1.2～1.6）；肺间质性变；肺气肿。

入院后考虑患者原发病RA诊断明确，肺部多发弥漫结节性质未明，患者此次入院自觉双侧近端指间关节、双侧肩关节、右侧髋关节、右侧踝关节疼痛及双侧跖趾关节肿痛较前加重，活动耐量较前下降，继续泼尼松7.5mg、隔日1次＋雷公藤多苷 20mg、每日2次治疗。为进一步明确患者肺部弥漫性多发结节性质及其与原发病RA关系，特提请于2016年6月22日内科大查房。

讨　论

放射科林路医师： 根据患者胸部影像学特点需鉴别淋巴系统增殖性疾病，首先需要考虑淋巴细胞性间质性肺炎（lymphocytic interstitial pneumonia，LIP）。LIP典型的肺部表现：①双肺多发小结节。②双肺多发小囊影。③进展性肺间质病变。本例患者影像学有相似之处，但肺组织病理尚不支持LIP诊断。其次需鉴别淋巴瘤，其肺部表现多样，典型表现为逐渐增大的肺部肿块、结节，可合并胸腔积液及纵隔淋巴结增大。本例患者胸部影像学不典型，暂不考虑。

核医学科霍力医师： 本例患者肺部PET/CT可见较多索条、结节、斑片影，代谢轻中度增高，最大标准摄取值为1.4～2.3。此类表现为病变部位代谢轻中度增高的疾病，即可见于良性病变，也可见于恶性肿瘤，故诊断需考虑：①感染性疾病，典型2-氟-2-脱氧-D-葡萄糖PET（¹⁸F-FDG PET）表现为双肺广泛的磨玻璃样阴影、局限性实变、多发边缘模糊的结节、薄壁囊肿等，放射性摄取轻度增高。②免疫系统疾病，如RA累及肺部时，结节多位于外周肺野，光滑或伴分叶，可有空洞，代谢增高。RA活动时肺内结节代谢可进一步明显增高，还可合并其他受累脏器如关节及软组织局部代谢增高，激素治疗后大部分结节可消失或呈囊性改变，代谢活性降低。③恶性病变，可见于肺原发黏液腺癌和血液系统恶性病变。肺部黏膜相关淋巴组织（mucosal-associated lymphoid tissue，MALT）淋巴瘤的典型表现为单发或多发的肺实变或肺结节、肿块伴支气管充气征，偶尔可观察到空洞形成。大多数病变发展缓慢，双肺内病灶表现多样，多发斑片、索条及实变影，放射性摄取增高程度不一，文献报道 MALT 病变部位最大标准摄取值为 2.9～6.8。仅根据 ^{18}F-FDG PET 无法具体评估病灶的病变性质，需进一步结合临床及病理。

风湿免疫科赵久良医师： 患者为中年女性，慢性病程，病史 10 年，临床表现为对称性小关节受累，伴晨僵，关节肿痛，RF 阳性，无论是根据 1987 年修订版的 RA 诊断标准，还是根据 2009 年美国风湿病学会（ACR）提出的 RA 分类标准，患者 RA 诊断明确。RA 常见呼吸系统受累中，胸膜受累占 38%～73%，气道病变近 30%，肺间质病变约 5%，肺部类风湿结节据文献报道发生率不足 1%。

RA 患者肺内出现多发结节及空洞，诊断与鉴别诊断需考虑如下几个方面。①RA 相关肺内结节病变：常见有类风湿结节及 Caplan 结节。典型的类风湿结节病理上可以见到上皮样肉芽肿性增殖表现，经大剂量激素及免疫抑制剂治疗，大部分结节会有明显好转，甚至消失。本例患者大剂量激素联合环磷酰胺（累积量达 47.5g）治疗，肺内结节未见明显改善，不考虑该病；Caplan 结节发病机制是硅沉着病患者同时患 RA 时对外来粉尘的慢性炎症反应。本例患者既往曾有接触纤维、苯类、粉尘 5 年，但病理未见 Caplan 结节色素沉着样表现，暂不考虑该诊断。②感染：患者临床不似典型细菌感染，结合肺部影像学特征，需警惕特殊感染，如肺结核、真菌，其他特殊病原菌或菌栓脱落导致结节和空洞。但在未抗感染治疗的情况下，未见病情恶化，且完善肺组织细菌、真菌、结核等病原学方面检查未见异常，故目前感染证据不足。③肿瘤：肺内肿瘤、淋巴系统肿瘤、浆细胞肿瘤均可表现为肺内多发结节伴囊状影，明确诊断主要依靠病理。目前患者症状不似肺癌典型表现，且 2 年肺部影像学变化进展缓慢，肺组织病理无明确提示，不考虑该病。血液系统肿瘤，首先，部分 RA 患者肿瘤发生率呈升高趋势，如日本学者研究发现 RA 患者中肺癌发生率增高，中国台湾学者研究发现肾脏肿瘤发生率增高，但仍存在争议。相对明确的是 RA 患者血液系统肿瘤发生率增高，尤其是淋巴瘤。其次，RA 与浆细胞瘤尚未发现明确相关性。全身系统炎症进一步发展为淋巴瘤的研究中，针对干燥综合征的研究相对较多，学者们曾提出多克隆 - 单克隆机制的假说，但尚无明确机制。

本例患者原发病诊断明确，但仍存在如下疑问：①患者肺内病变的性质及诊断是什么？②肺部影像学表现有哪些提示？③患者是否有再次活检指征？④停用免疫抑制剂，小剂量激素情况下，肺内症状未见明显进展，但关节症状加重，是否与肺内病变相关？⑤进一步治疗方案及治疗时机如何？

呼吸内科王平医师： 本例患者胸部影像学病变呈多样性：①小气道来源的双肺弥漫小结节，可见树芽征；大小不等散在结节、斑片及磨玻璃样的浸润性病变。②多发囊样改变。③少量间质病变。

诊断与鉴别诊断主要围绕有特征意义的多发囊样病变展开，可致影像学上多发囊样改变的疾病主要有以下 6 大类：①肿瘤性疾病、淋巴管肌瘤病（LAM）、肺朗格汉斯细胞组织细胞增多症（PLCH）、MALT 等。②淋巴细胞增殖性疾病，如淋巴细胞间质性肺炎、滤泡性细支气管炎、淀粉样变等。③累及小气道的间质性肺病，如慢性过敏性肺泡炎、脱屑性间质性肺炎、呼吸性细支气管炎间质性肺病（RBILD）。④感染，如卡氏肺孢子菌、金黄色葡萄球菌等。⑤先天性疾病，如Birt-Hogg-Dubé（BHD）综合征。⑥高IgE综合征。本例患者目前临床特点及肺组织活检、病原学等均提示感染证据不足。此外，本例患者未见LAM、PLCH、BHD疾病特征性囊样分布、大小、形态等影像学改变，暂不考虑。故鉴别诊断主要集中在淋巴细胞间质性肺炎、滤泡性细支气管炎、淀粉样变、轻链沉积症、MALT等淋巴增殖性疾病。

目前问题关键在于明确：①肺内浸润物质究竟是什么？是淀粉样物质还是细胞（如淋巴细胞、浆细胞），是单克隆病变还是多克隆？②沉积部位的分布特点是什么？以上问题均需借助病理科区分。

血液内科韩潇医师：本例患者需要明确是否为淋巴增殖性疾病，尤其是淋巴瘤。结合患者临床表现分析如下：①患者发热、消瘦、盗汗等淋巴瘤的B组症状不典型。②淋巴瘤肺部表现多样，可有肺实质、肺间质、胸膜、胸腔积液等部位受累，本例患者肺实质、肺间质受累影像学可符合，但胸部影像学无明确动态改变，病灶相对稳定，且2年间未接受充足激素及免疫抑制剂治疗，甚至在停用免疫抑制剂的情况下，病灶无进展，不似典型淋巴细胞增殖性疾病特点。③MALT淋巴瘤患者多伴有M蛋白，而本例患者反复多次复查均未见M蛋白。④一般病史长达2年的MALT患者常会出现骨髓受累，本例患者骨髓穿刺未见骨髓浸润。以上均不支持淋巴系统增殖性疾病，但需请病理科医师进一步协助。

病理科孙静医师：本例患者肺部活检病理可见大量成熟浆细胞约90%，少量B淋巴细胞和T淋巴细胞约占10%；大量粉染物质结节样分布，考虑为浆细胞分泌。低倍镜下大片状结节状聚集，淋巴样浆细胞聚集，围绕血管和小气道，气道周围出现腔隙和空泡，可能造成小气道阻塞，周围肺泡塌陷、融合。高倍镜下可见典型胞质红染，核偏位的浆细胞存在。诊断与鉴别诊断：①MALT淋巴瘤。该病主要形态表现为中等大小B淋巴细胞浸润，胞质透亮，此类黏膜相关组织淋巴瘤累及肺部时，多侵袭支气管黏膜上皮，而未见明确淋巴上皮病变，且免疫组化提示大量成熟浆细胞浸润，MALT虽可伴浆细胞分化，但本例患者淋巴细胞所占比例过少，结合基因重排阴性，考虑尚未达到诊断标准。②淀粉样变。患者临床表现未见多系统受累，辅助检查未见异常轻链沉积，虽然肺部活检组织示刚果红染色阳性，但考虑为病理所见的大量浆细胞分泌的淀粉样物质沉积，故淀粉样变尚不能诊断。③浆细胞瘤。基因重排阴性，目前证据不足。④免疫系统疾病。本例患者病理表现为大量浆细胞浸润，可能为免疫系统疾病所致，但本例患者胸部影像学改变及病理表现均不似典型结缔组织病所致肺部受累表现。

胸外科马冬捷医师：患者胸腔镜下肺活检2处分别位于左上肺囊泡空洞样病变处及左下肺在网格影背景下的实性结节。左上叶空洞去除后有明显修复、粘连、炎性表现，复查PET提示轻度代谢增高灶，考虑修复性改变或新发沿着细支气管病灶可能，楔形切除后，同一部位很难再次手术，左下肺无明确病灶，故再手术靶区考虑为右肺结节，可行胸腔镜下局部切除。在综合评估获益风险后，如若有病理上需求且与患者充分沟通下可进一步完善。

呼吸内科许文兵医师： 本例患者临床症状的演变与胸部影像学变化及病理变化相吻合。肺功能恶化缓慢，阻塞和限制性通气功能障碍均有，肺容积增加，小气道病变明显。肺部改变不似典型结缔组织病相关肺间质病变。胸部CT显示病变符合小气道病改变，沿血管、淋巴管、气道周围均有浆细胞浸润。大量激素及环磷酰胺治疗患者肺内结节改善不显著且有缓慢进展，考虑肺内结节为淀粉样物质沉积，对激素及免疫抑制剂治疗反应不佳。

风湿免疫科吴庆军医师： 本例患者RA诊断明确，肺部病变表现为空洞、结节、纤维索条影及磨玻璃影，经大剂量激素及免疫抑制剂治疗效果欠佳，多次肺组织穿刺病理证实大量浆细胞浸润及淀粉样物质沉积。综合各专科医师分析，患者目前临床症状及病情进展程度与肺部病变范围相一致。患者肺内病变并不是典型RA肺部受累表现，尽管根据目前病理结果尚不足以诊断浆细胞瘤，但疾病仍处于发展演变过程，仍需高度警惕血液系统恶性肿瘤可能，应密切随访患者病情变化。激素及免疫抑制剂治疗后，关节炎、高球蛋白血症部分改善，而胸部CT示肺部结节（病理表现为大量浆细胞浸润及淀粉样物质沉积），对上述治疗反应不佳。患者DAS28为7.04，提示病情高度活动，结合ESR、hsCRP、IgG、IgA水平显著升高，可加用托珠单抗等新型生物制剂控制病情活动程度。

转　归

患者继续口服泼尼松片7.5mg、隔日1次，将雷公藤总苷改为口服沙利度胺50mg、1次/日，并加用托珠单抗560mg、静脉输液、1次/月。目前多发关节肿痛较前明显好转，活动耐量及胸部CT示肺部结节较前无显著变化。患者于2016年7月5日出院，出院后继续口服泼尼松片7.5mg、隔日1次，口服沙利度胺50mg、1次/日，托珠单抗560mg、静脉输液、1次/月。3个月后门诊随诊，关节肿痛、咳嗽、咳痰、活动耐量较前改善，ESR 79mm/1h，hsCRP 51.26mg/L，IgG 28.24g/L，IgA 5.40g/L，复查胸部CT示双肺索条影部分改善，下肺结节无明显进展。

点　评

RA合并肺间质病变时，需要临床医师扎实掌握不同类型结缔组织病所致肺间质病变特点，不能简单归于"一元论"。例如，本例患者肺部病变活检病理示大量浆细胞浸润及淀粉样物质沉积，因病变性质特点致肺部结节激素及免疫抑制剂治疗无明显改善，均提示难以用RA所致肺部病变解释全貌。当临床及影像学鉴别困难时，病理活检无非是一种直接客观的方法；肺部结节的鉴别诊断应结合患者临床症状、影像学改变及病理表现综合评判、拓宽鉴别诊断思路，动态观察疾病演变，积极请相关科室协助诊治，及时修正诊断。

（李　亦　赵久良　张奉春）

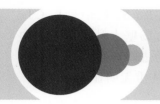

间断关节痛5年，发热2月余，意识障碍1月余

引言　　这是一例以发热、意识障碍为主要表现的病例，合并中枢神经、血液和心脏的多系统病变，考虑结缔组织病（CTD）、系统性红斑狼疮（SLE）可能性大，但对治疗反应不佳，反复合并感染，最终因重症感染死亡。

病历摘要

患者，女性，62岁。因"间断关节痛5年，发热2月余，意识障碍1月余"入院。

（一）现病史

患者2010年起间断双腕、肘、肩、膝、踝关节痛，无肿胀。2014年出现双小指变冷变白、皮肤硬肿疼痛。2015年关节痛加重，查ESR 64mm/h，CRP 6.3mg/L，IgG 28.22g/L（↑），RF 77.91IU/ml，ANA（＋）S1∶3200，抗RNP抗体（＋）。2015年9月外院诊断为结缔组织病，予甲泼尼龙12mg qd及中药治疗，病情好转，自行停药。10月10日发热，右肩胛、肘、手出现痛性疱疹，外院诊断为带状疱疹，予抗病毒治疗后疱疹消退，但仍发热，伴头晕、言语含糊。10月26日头晕摔倒，左尺桡骨骨折行石膏固定，查 K^+ 1.96mmol/L，Na^+ 106mmol/L，CK 4832U/L（↑），CK-MB 133.9U/L（↑），Myo 630ng/ml（↑），CTnI 0.019ng/nl，ALT 145U/L（↑），AST 366.8U/L（↑），α-HBDH 991U/L（↑），LDH 1602U/L（↑）。心电图未见异常。头CT：双侧基底节区腔隙灶，颅外软组织肿胀。于外院住院，查血常规：WBC $3.2×10^9$/L，PLT $75×10^9$/L，血 Na^+ 124.6mmol/L，HSV、CMV、结核、支原体抗体（－）。铁蛋白＞2000ng/ml，CRP 42.3mg/L。骨髓细胞学未见异常。腰穿CSF压力220mmH_2O→160mmH_2O，CSF细胞学1200cells/0.5ml，LY 90%，激活淋巴细胞、浆细胞（＋），符合淋巴细胞性炎症。血及CSF Hu.Yo.Ri、VGKC.NMDA、抗神经节苷脂抗体均（－）。脑脊液IgG 413mg/L（↑），血IgG 28.2g/L（↑），髓鞘碱性蛋白 11.42nmol/L（↑），寡克隆区带（－）。头MRI：头皮血肿，双侧额颞顶部薄层硬膜下积液。诊断为结缔组织病、病毒性脑炎。予抗生素、IVIg、甲泼尼龙80mg→40mg qd→泼尼松80mg早＋20mg晚。11月27日出现嗜睡伴意识障碍，就诊于我院急诊，次日发热，血培养示中间葡萄球菌。ANA（＋）S1∶640，抗RNP（＋＋＋），抗SSA（＋），抗Ro 52（＋＋）。CT：双肺多发斑片、索条影，双侧胸膜增厚，双侧胸腔少量积液；直肠壁水肿增厚伴周边渗出性改变。予甲泼尼龙80mg qd、抗生素治疗，发热好转，为进一步诊治收入我院风湿免疫科。起病以来，精神、睡眠差，鼻饲进食，尿便正常，体重无明显变化。

（二）既往史、个人史和家族史

无特殊。

（三）入院查体

T 37.7℃，R 26次/分，HR 110次/分，BP 150/94mmHg。平车入室，慢性病容，被动体位，神志不清，失语，自主睁眼，查体不合作。双上肢肌张力增高屈曲，左手夹板固定。心、肺、腹查体无异常。各关节无肿胀。

（四）诊治经过

血常规：WBC $1.85×10^9$/L，尿常规正常，ESR 10mm/h，CRP 0.56mg/L。脑脊液压力120mmH₂O，细胞$102×10^6$/L，WBC $2×10^6$/L，单核细胞$2×10^6$/L，Pro 0.93g/L，髓鞘碱性蛋白13.49nmol/L，病原学阴性。头MRI：双尾状核、壳核对称异常信号，双侧额叶皮层下白质及双侧侧脑室旁多发异常信号。予甲泼尼龙40mg q12h、G-CSF和抗生素治疗，WBC正常，体温高峰降至38℃，意识好转，可简单言语，肌张力下降。12月14日腹泻发热加重，便难辨梭菌毒素（＋），予万古霉素缓解。12月29日 WBC $1.37×10^9$/L，骨髓细胞学示增生低下。12月29日发热、咳痰、左腋下结节伴破溃，拭子示万古霉素耐药的肠球菌（VRE）、碳青霉烯耐药的肠杆菌科（CRE），胸片示双肺斑片影，予多种抗生素，仍发热，HR 170次/分，血压下降，双肺水泡音，NT-proBNP 55 007pg/ml，cTNI 0.72μg/L，心电图无改变。心脏超声示左心收缩功能减低（LVEF 34%），血流动力学监测示心源性休克，CT示双肺磨玻璃影伴斑片影，肺泡灌洗液示鲍曼不动杆菌为主的细菌感染，予机械通气、抗感染、血管活性药好转，复查心脏超声示左心收缩功能减低（LVEF 43%），伴限制性舒张功能障碍，左心尖部无活动。2016年1月5日PLT计数下降至$9×10^9$/L，骨髓细胞学示吞噬细胞及吞噬血细胞现象。Fer 1375ng/ml，纤维蛋白原水平下降，TG 2.94mmol/L，可溶性CD-25 11 194pg/ml（↑），NK细胞活性13.48%（↓），予甲泼尼龙40mg q12h，血常规指标逐渐恢复。1月24日发热，血培养示泛耐药肺炎克雷伯菌，予抗感染后缓解。1月19日风湿免疫科查房，考虑结缔组织病、系统性红斑狼疮可能性大，建议加用他克莫司及地塞米松鞘注治疗。2月1日超声示右股总静脉血栓形成，予抗凝。2月2日发热，血CMV-IgM（＋）、CMV-DNA 6000copies/ml，痰培养示铜绿假单胞菌，多次血培养（－），予更昔洛韦及多种抗生素，体温高峰下降。2月10日血三系细胞计数进行性下降，WBC $0.85×10^9$/L，NEUT $0.28×10^9$/L，Hb 61g/L，PLT $32×10^9$/L，Fer 7056ng/ml，TG 4.19mmol/L，骨髓穿刺见吞噬现象，血培养、骨髓培养示肺炎克雷伯菌，予甲泼尼龙

40mg q12h 及抗感染治疗无效，并发感染性休克死亡。

为探讨诊治过程的问题及总结经验，特提请于 2016 年 2 月 24 日内科大查房。

讨　论

风湿免疫科陈华医师： 患者为老年女性，慢性病程，亚急性加重，表现为多系统病变，包括关节炎、不典型雷诺现象、WBC 及 PLT 减少，ANA 和抗 RNP 抗体阳性，CTD 诊断明确。结合神经系统、心肌病变，考虑 SLE 可能大。但起病年龄偏高和无补体水平下降，非典型 SLE 表现。

神经系统表现是患者的主要表现，包括意识障碍、上肢肌张力升高。头部 MRI 示颅内多发炎性信号，脑脊液蛋白水平升高，白细胞少，病原学阴性，对糖皮质激素和抗病毒治疗的反应欠佳。请教神经科医师：①病初带状疱疹，是否诊断带状疱疹病毒脑炎？②病初血钠快速波动，24 小时内血钠水平升高大于 18mmol/L，是否考虑脑桥中央髓鞘溶解症？③神经系统病变是否考虑 SLE 累及？

心脏方面表现为心源性肺水肿、心源性休克，BNP 和 cTnI 水平升高，超声心动图示左心室壁运动减低。经糖皮质激素及抗感染治疗心功能无明显改善，关于心肌病变原因，请教心内科医师。

消化道方面表现为反复腹泻，直肠壁水肿增厚。SLE 常见消化道受累为假性肠梗阻，直肠壁增厚未见报道，请教消化内科医师直肠病变的原因。

感染方面，反复发热感染，抗感染治疗后体温短期恢复。明确感染包括带状疱疹、难辨梭菌肠炎、肺部感染（泛耐药肺炎克雷伯菌、泛耐药鲍曼不动杆菌及铜绿假单胞菌），以及碳青霉烯类耐药肠杆菌左腋下结节感染、血流感染（中间葡萄球菌、肺炎克雷伯菌和 CMV）和骨髓感染（肺炎克雷伯菌）。因持续感染，制约原发病 CTD 的治疗。就反复感染原因和治疗对策方面，请教感染科医师。

血液系统病变是患者的突出表现，多次血细胞减少，早期为白细胞和血小板轻度减少，继而白细胞显著减少，最终以白细胞、血小板减少为主的严重全血细胞减少。对糖皮质激素和 G-CSF 反应差，伴炎症指标显著升高，骨髓增生活跃并见吞噬细胞。重症感染及 SLE 均可导致血细胞减少，但本例不同于感染或 SLE 的常见表现，具体原因存疑。两次血三系细胞计数下降，伴发热、铁蛋白、sCD25 水平升高，NK 细胞活性下降，骨髓示吞噬血细胞现象，符合噬血细胞综合征（HLH）诊断标准，且均伴重症感染。HLH 常见病因包括特发性、家族性以及感染、恶性肿瘤及免疫病，又称巨噬细胞活化综合征（macrophage actiration syndrome，MAS）。本院研究表明，血液系统恶性肿瘤继发最常见，其次为感染继发，再次为自身免疫病继发。请教血液科医师，是否可确诊 HLH 及潜在病因如何？

消化内科李晓青医师： 患者消化道方面突出表现为反复腹泻及直肠壁增厚。腹泻方面，大便次数增多，每日20～30次，每次量少，可见脓便，便常规示大量红白细胞，难辨梭菌毒素阳性，难辨梭菌感染明确，经过万古霉素和甲硝唑治疗，腹泻缓解，难辨梭菌毒素转阴。

直肠病变方面，CT发现直肠壁环周增厚及渗出，考虑：①感染，发现直肠病变时有明确难辨梭菌感染，考虑感染不能除外。②肿瘤，多次CEA水平升高，肿瘤不除外，但直肠癌多为偏心性狭窄，而非环直肠周狭窄，故非典型直肠癌表现，拟行结肠镜，但因病情进展未能完成。③基础原发病肠道受累，患者原发病为SLE可能性大，SLE胃肠道受累主要影响胃肠道平滑肌，导致胃肠道动力减弱，部分继发失蛋白肠病。单纯累及直肠罕见，仅有个案报道，主要表现为肠道溃疡，且病变与原发病其他脏器病变平行。本例患者便常规无持续红细胞、白细胞，糖皮质激素治疗与腹泻缓解加重不平行，故考虑SLE受累可能性小。

神经内科姚远医师： 患者神经系统表现复杂。定位诊断方面，起病初意识水平下降，双上肢肌张力增高，双下肢伸直，类似去皮质状态，可用双侧基底节病变和皮层肿胀解释。定性诊断方面，前期意识障碍（2015年10月～2015年12月底），结合前驱带状疱疹史，首先考虑带状疱疹脑炎。但带状疱疹多累及周围神经，中枢受累较少，且脑膜炎较脑炎多见。脑炎多见于HIV感染等免疫缺陷患者，多表现为小血管病，MRI示多发小灶性梗死，而免疫功能正常者多为大血管病变如偏瘫等。脑脊液检查无特异性，为单个核细胞为主的炎症，蛋白水平正常或轻度升高。病毒PCR检查为诊断金标准，但目前未常规开展。本例患者脑脊液蛋白水平高于病毒性脑炎，结合临床表现、MRI结果，不符合带状疱疹脑炎。其他病毒性脑炎方面，累及基底节的病毒性脑炎有虫媒病毒如黄热病，但流行病学不支持；呼吸道病毒也可累及基底节，单纯疱疹病毒可累及颞叶，但同时带状疱疹病毒、呼吸道病毒和单纯疱疹病毒感染的可能性较小。且病毒性脑炎多自限性，本例患者先后应用更昔洛韦、阿昔洛韦，而症状无明显好转，不支持病毒性脑炎诊断。此外，需考虑狼疮脑病，急性期因脑细胞水肿，MRI表现为灰质弥漫性受累，本例患者脑脊液表现符合狼疮脑病，且单用糖皮质激素并停抗病毒治疗中神经系统症状改善，脑脊液细胞数和蛋白水平降低，支持狼疮脑病。后期意识障碍加重（2015年12月29日），合并感染、休克，脑脊液细胞数和蛋白水平下降，头CT未见脑水肿等改变，不支持狼疮脑病或病毒性脑炎，考虑可能为全身情况恶化导致的意识障碍。此外，曾短期内血钠水平迅速升高，但影像学以脑白质改变为主，且无脑脊液细胞数和蛋白水平升高，故不符合脑桥中央髓鞘溶解症。

血液科段明辉医师： 噬血综合征是一组以固有免疫异常活化为主要表现的综合征，目前国际通用诊断标准为HLH—2004标准，各项目权重不同，HLH相关基因检测异常或满足下列8项的5项可确诊：①发热，体温＞38.3℃。②脾大。③血二系及二系以上计数减低（Hb＜90g/L，PLT＜100×10^9/L，NEUT＜1×10^9/L）。④高甘油三酯血症（空腹TG＞265mg/dl）和/或低纤维蛋白原血症（＜150mg/dl）。⑤骨髓、脾、淋巴结或肝活检见噬血现象。⑥NK细胞活性低下或缺如。⑦Fer＞500ng/ml。⑧可溶性CD25（可溶性IL-2受体α）水平升高。然而，HLH—2004标准来源于儿童，研究表明，成人HLH与儿童HLH的表现有差异，如90%儿童HLH患者的铁蛋白＞10 000ng/ml，而仅43%成人HLH患者的铁蛋白＞10 000ng/ml。病因方面，儿童HLH多为内源性缺陷如NK细胞功能缺陷，而成人HLH多为免疫异常激活。部分成人和老年人HLH可检测出NK细胞功能基因缺陷，但儿童期未发病的原因不明，目前对成人HLH是否有先天免疫缺陷仍有争议。尽管对成人或儿童HLH的年龄无明确界限，普遍认为2岁以下多考虑先天免疫缺陷，18岁以上多为获得性免疫异常激活。成人获得性HLH的病因多样，恶性肿瘤为首要病因，其他病因包括自身免疫病、感染性疾病等。CTD继发的HLH又称MAS，幼年MAS常见于幼年特发性关节炎（juvenile idiopathic arthritis，JIA），成人MAS多见于成人Still病（adult onset still's disease，AOSD），且ASOD、JIA与HLH的基因表达谱相似。一项欧洲研究显示，JIA合并MAS的患者，肝、脾、淋巴结肿大或心、肺、肾受累的比例显著升高，白细胞、血小板减少，铁蛋白、纤维蛋白水平升高。JIA合并MAS或不合并MAD的儿童患者的铁蛋白中位值分别为9094ng/ml和268ng/ml，铁蛋白684ng/ml可能为诊断JIA合并MAS的界值。但对成人HLH，铁蛋白的诊断价值较低，在铁蛋白＞50 000ng/ml的110例成人患者中，仅有19例HLH和3例MAS。此外，多项新检查有助于诊断HLH，包括NK细胞功能、游离CD25、游离CD163等。治疗方面，对MAS患者不提倡化疗，首选治疗原发病，但若MAS危及生命，除外感染，可在筛查病因时同步开始MAS治疗。

本例血液系统改变不能用单纯SLE解释病情全貌，结合铁蛋白水平升高与血常规指标降低明显相关，且符合HLH－2004标准，因此考虑SLE继发MAS。外院就诊时已有MAS表现，病毒感染可能是激活MAS的重要因素，但未能完善确诊和加强治疗，待我院就诊时已合并多重感染，治疗手段明显受限，MAS进展与感染加重形成恶性循环，最终导致死亡。

心内科韩业晨医师：心脏病变方面，2次超声心动图示室壁运动减弱，治疗后射血分数较前好转，SLE心肌受累诊断较明确。SLE心肌受累以节段或弥漫性室壁运动减弱为主要表现，且治疗后射血分数可改善。我院总结2494例SLE，其中心肌受累患者13名（0.52%），与国外报道相符。国外文献报道，女性较男性多见，左心室射血分数低（19%～46%），经SLE治疗后改善。机制方面可能为急性应激性改变，起病初常合并感染。我院数据显示，狼疮脑病患者心肌受累比例更高。治疗方面，以治疗SLE为主，在祛除应激因素和规范糖皮质激素治疗后，多数患者射血分数可恢复正常。

感染内科周宝桐医师：患者长期CTD未规范治疗，近期加重，出现发热、全血细胞减少、意识障碍。在外院未规范治疗，病情急转直下，出现反复感染、多器官功能衰竭，最终死于感染性休克。感染在病情进展中占用重要地位，结合检查，多种耐药菌肺部感染和血流感染诊断明确。此外，带状疱疹后意识障碍，不除外中枢系统感染；反复腹泻，直肠增厚，亦不能除外胃肠道感染。中枢神经系统病变方面，影像学示病变较常规乙脑或带状疱疹脑炎轻，即使合并感染性脑炎，亦不是死亡的主要因素。病情后期多种泛耐药菌感染，目前治疗手段有限。总体而言，就诊时病情重，多重感染，且后期出现多种泛耐药菌感染，加速死亡。

风湿免疫科吴庆军医师：患者为老年女性，基础病为CTD，SLE可能性大，反复病毒和细菌感染，导致病情急转直下。感染层出不穷、此起彼伏进展到不可收拾的地步，主要原因：①感染部位，病程早期意识障碍后长时间机械通气，导致肺部感染。②疾病发展过程中并发MAS，导致粒细胞缺乏，使感染更难控制，而感染限制MAS的治疗，最终导致患者死亡。总结经验教训，自身免疫病应尽早规范治疗，加强患者宣教，患者依从性对于控制病情至关重要。

点 评

这是一例非常复杂的病例，患者多系统受累，病情反复加重，最终导致死亡。对待这样错综复杂的病例，我们首先要分析主要的疾病是什么，然后确定导致病情反复不缓解的原因是什么？最终导致死亡的原因是什么。这例患者CTD是明确的，但整个病情与治病走向不符，反复加重。尽管这例患者存在CTD所致的多系统损伤，但患者目前多系统的损伤并不能用CTD解释，特别是在治疗以后，评估CTD已明显缓解仍有整体病情加重。因此，我们就不得不从CTD之外的合并症找原因。本例经过分析存在MAS继发的多重感染，这是造成多系统损伤不恢复、导致死亡的原因。

（金元昊　陈　华　张奉春）

参 考 文 献

[1] LI J, WANG Q, ZHENG W, et al. Hemophagocytic lymphohistiocytosis: clinical analysis of 103 adult patients [J]. Medicine (Baltimore), 2014, 93 (2): 100-105.

[2] KAIEDA S, KOBAYASHI T, MOROKI M, et al. Successful treatment of rectal ulcers in a patient with systemic lupus erythematosus using corticosteroids and tacrolimus[J]. Modern Rheumatology, 2014, 24(2): 357-360.

[3] HENTER JI, HORNE A, ARICO M, et al. HLH-2004: diagnostic and therapeutic guidelines for hemophagocytic lymphohistiocytosis [J]. Pediatr Blood Cancer, 2007, 48: 124-131.

[4] NIKIFOROW S, BERLINER N. The unique aspects of presentation and diagnosis of hemophagocytic lymphohistiocytosis in adults [J]. Hematology Am Soc Hematol Educ Program, 2015, 2015: 183-189.

[5] ALLEN CE, MCCLAIN KL. Pathophysiology and epidemiology of hemophagocytic lymphohistiocytosis[J]. Hematology Am Soc Hematol Educ Program, 2015, 2015: 177-182.

[6] NIRMALA N, BRACHAT A, FEIST E, et al. Gene-expression analysis of adult-onset Still's disease and systemic juvenile idiopathic arthritis is consistent with a continuum of a single disease entity [J]. Pediatric Rheumatology Online Journal, 2015, 13: 50.

[7] RAVELLI A, MINOIA F, DAVI S, et al. 2016 Classification criteria for macrophage activation syndrome complicating systemic juvenile idiopathic arthritis: a European league against rheumatism/American college of rheumatology/paediatric rheumatology international trials organisation collaborative initiative [J]. Arthritis

& rheumatology，2016，68（3）：566-576.

［8］SCHRAM AM，CAMPIGOTTO F，MULLALLY A，et al. Marked hyperferritinemia does not predict for HLH in the adult population［J］. Blood，2015，125（10）：1548-1552.

［9］LA ROSEE P. Treatment of hemophagocytic lymphohistiocytosis in adults［J］. Hematology American Society of Hematology Education Program，2015，2015：190-196.

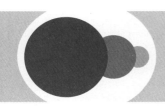

关节肿痛3月，发热2月，肢体麻木1月

引言　　这是一位以关节炎、肺部病变、肺栓塞起病的中年男性患者，具有多系统受累表现，高滴度类风湿关节炎的相关抗体及磷脂抗体阳性。病程中有多发血栓栓塞事件、多发单神经炎，治疗过程中出现反复腹痛、肠梗阻、胆囊破裂的消化道表现及间断发热，病情一波三折。如此复杂的临床症状，是否可用"一元论"解释？胆囊破裂的病因为哪般？肺部病变是否暗藏玄机？治疗上又应该何去何从？

病历摘要

患者，男性，45岁。因"关节肿痛3月，发热2月，肢体麻木1月"于2016年9月8日入院。

（一）现病史

患者于2016年6月无诱因出现双腕关节肿痛，双肩、双膝、双踝、双足跖趾关节疼痛，视觉模拟评分（visual analogue scale，VAS）3分，伴双手晨僵2小时，针灸治疗无好转。2016年7月初无诱因发热，Tmax 39.3℃，伴畏寒、寒战，就诊当地医院，血常规：WBC $10.6×10^9$/L，PLT $380×10^9$/L；ESR 68mm/h，CRP 62mg/L，D-Dimer 1748ng/ml（正常值：$0\sim278$ng/ml）；胸部CT：双肺多发斑片影（图4-11）。抗感染效果不佳，复查肺部CT：双肺病变增多。7月20日检查血气：Ⅰ型呼吸衰竭，PaO_2 58mmHg；RF 1940IU/ml；C3 0.57g/L，C4 0.112g/L；抗核抗体谱、自身免疫性肝炎抗体谱均阴性；CTPA：双肺多发斑片影，肺动脉多处分支充盈缺损（图4-12）。

考虑自身免疫性疾病、肺炎、肺栓塞，予甲泼尼龙40mg qd、雷公藤、依诺肝素钠、莫西沙星治疗，体温正常、关节痛消失，复查CT未见肺栓塞，7月29日停甲泼尼龙、依诺肝素钠，加阿司匹林肠溶片治疗。8月1日再次发热，Tmax 39.5℃，伴畏寒、寒战、乏力，双膝以下麻木、疼痛，行走时踩棉花感，左侧为著，左手麻木，左手小指、环指屈曲无法伸直，查胸腰椎MRI未见异常。8月17日突发心前区疼痛，约2秒后自行缓解，ECG未见异常，cTnI 0.54ng/ml，考虑系统性血管炎冠脉受累，予甲泼尼

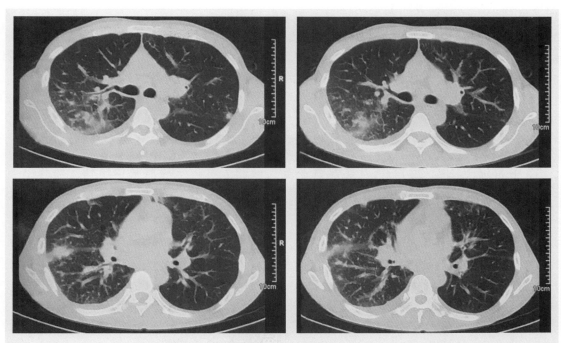

图4-11　外院胸部CT（7月18日）

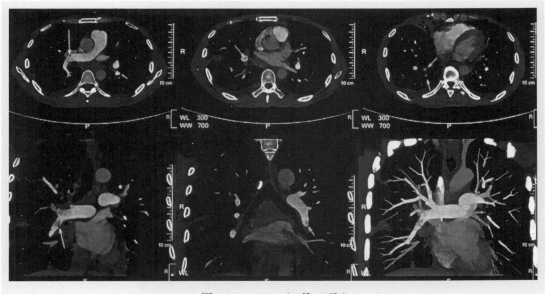

图4-12　CTPA（7月20日）

龙 500mg qd×5天→80mg qd×3天→60mg qd→40mg qd，IVIg 10g qd×3天，间断环磷酰胺 0.2 ～ 0.4g iv（累积0.8g，末次8月31日），体温正常，双下肢麻木未缓解。8月23日无诱因右侧腹痛，阵发性绞痛，VAS评分10分，停止排便、排气，立位腹平片未见异常，予解痉药可缓解但反复，加亚胺培南西司他丁钠→厄他培南抗感染，8月30日复查胸腹盆增强CT＋CTA：双肺炎性病变较前吸收；双肾多发梗塞，加依诺肝素钠抗凝。仍间断发热，为进一步治疗收入院。起病以来否认睾丸痛，反复口腔、外阴溃疡，近期流食为主，睡眠欠佳，小便正常，近3个月体重减轻12kg。

（二）既往史

否认慢性病，否认结核、肝炎等传染病病史及接触史，否认食物及药物过敏史。

（三）个人史、婚育史、家族史

吸烟20年，20支/日，病后戒烟。婚育、家族史无特殊。

（四）入院查体

T 37.5℃，R 20次/分，HR 121次/分，BP 120/84mmHg，BMI 15.06kg/m²。体形消瘦，心律齐，未闻及杂音，双肺呼吸音稍粗，未闻及干湿啰音。腹软，右下腹压痛，无反跳痛，肠鸣音4次/分，肝、脾未触及，墨菲征（－）。双腕关节轻度肿胀，压痛（＋）；左手无名指及小指肌力下降，呈爪形手（图4-13），左足背屈肌力3级，双手骨间肌、大小鱼际肌萎缩，左手尺侧二指及尺侧手掌、双足及双侧小腿外侧针刺觉减退，双足音叉振动觉减退。

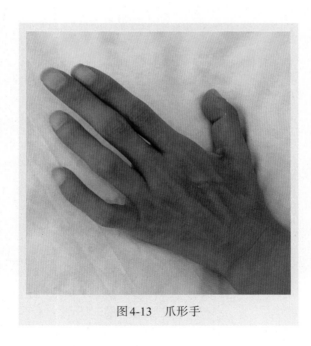

图4-13　爪形手

（五）诊治经过

入院后完善常规检查。

血常规：WBC $6.83×10^9$/L，NEUT $4.40×10^9$/L，Hb 127g/L，PLT $375×10^9$/L。尿常规：Pro TRACE；24hUP 0.27g。便OB（＋）。肝肾脂全：Alb 33g/L，ALP 197U/L，GGT 194U/L，余正常。血脂、Ig及补体正常。凝血功能：PT 13.3s，APTT 44.8s，INR1.15，D-Dimer 1.62mg/L FEU。APTT 1∶1正浆纠正试验：即刻及2小时均不能纠正。感染方面：痰病原学阴性；血培养×3阴性；PCT 2～10ng/ml；G试验（－）；CMV-DNA 680copies/ml，予更昔洛韦抗感染12天后转阴；EBV-DNA阴性；输血8项：HBcAb、HBsAb阳性；TB-Spot 0。

炎症指标：hsCRP 122.76mg/L，ESR 77mm/h，Fer 582ng/ml。免疫方面：RF 1976.8IU/ml，抗GP1＞4.0mg/L，抗MCV（＋），ACL 79 PLIgG-U/ml，ANA18项、抗ENA抗体（4项＋7项）、ANCA、AIH相关抗体、PBC相关抗体、抗CCP、抗$β_2$GP1阴性。

影像学检查：双手X线示双手及腕关节骨质稀疏（图4-14）。头MRA示右颈内动脉C4段局部小瘤样凸起；头MRI示双额叶散在小圆形异常信号；CTPA示未见肺栓塞表现；右上肺空洞，左肺多发结节，左肺上叶舌段及右中下肺可见多发支气管扩张伴感染，右肺中叶膨胀不全，双侧胸膜局部增厚。泌尿系超声示左肾体积增大。超声示胆囊大小9.2cm×3.7cm，中可见胆囊分隔，分隔以上部分可见囊壁增厚，考虑胆囊壁部分增厚伴胆泥形成。肌电图见上、下肢周围神经源性损害。

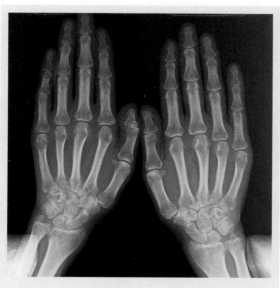

图4-14　X线双手放大相提示双手及腕关节骨质疏松

入院时患者自主进食，无腹痛，晨起发热，伴黄痰，给予甲泼尼龙40mg/d、环磷酰胺0.2g qod及莫西沙星×4天抗感染后体温正常。9月14日无诱因出现剧烈腹痛，VAS 9分，从左下腹转移至右上腹，呈持续绞痛，强迫坐位，伴排气排便停止，无发热。腹部查体：腹肌紧张、疼痛拒按；X线立位腹平片：右下腹、左上腹肠管积气，未见气液平（图4-15）。B超：肝周积液，胆囊壁不均匀增厚毛糙、较厚处约1.1cm，腔内密集点状回声堆积，提示胆汁淤积。9月16日复查BUS：胆囊大小9.6cm×3.6cm。9月16日急诊腹盆CT：胆囊壁增厚，胆囊内可见液液平面，腹盆腔积液，脾大，腹盆部皮下水肿。考虑"类风湿血管炎，继发抗磷脂综合征（APS），缺血性肠病？不全肠梗阻，胆囊炎"，予甲泼尼龙40mg q12h×5天→40mg qd，给予禁食水、灌肠通便、抗感染（厄他培南）治疗、肠外营养支持。9月18日腹痛缓解，灌肠后可排大便。后逐渐恢复自主排气排便。此时查体腹软，腹膜刺激征阴性，肠鸣音逐渐恢复。9月21日检查双下肢CTA时意外发现腹部包裹性积液，性质未明（图4-16）。调整抗感染方案为头孢他啶＋甲硝唑，定期复查腹部BUS。9月26日查BUS：肝左叶旁可见囊性无回声，包裹性积液？10月2日患者诉变换体位时中腹部有束带感，复查CT：腹部包裹性积液饱满趋势（图4-17）。介入科于10月9日CT引导下行穿刺抽出200ml绿色浑浊液体（图4-18），送检常规和生化示渗出液，细胞总数 6073×10⁶/L，白细胞总数 872×10⁶/L，多核细胞 94.4%，TBil 76.5μmol/L，DBil 32.6μmol/L，AMY 18.1U/L，LIP 53U/L。培养示粪肠球菌，10月10日调整抗生素为哌拉西林钠舒巴坦钠。10月13日CT引导下腹部包裹性积液置管引流，引出黄绿色液体150ml/d→90ml/d→10～25ml/d，患者无发热，复查PCT正常后停用抗生素。原发病方面：甲泼尼龙40mg qd，10月12日开始

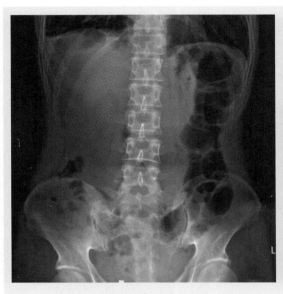

图4-15　X线立位腹平片（9月14日）

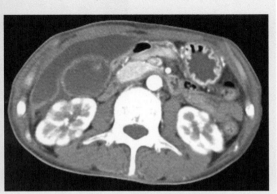

图4-16　腹部CTA示腹部包裹性积液，胆囊饱满（9月21日）

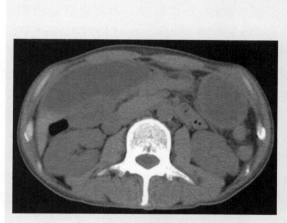

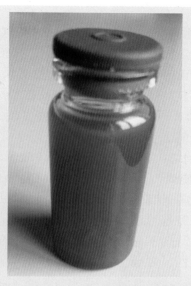

图4-17 腹部CT提示腹腔包裹性积液有增 图4-18 腹腔穿刺引流出来黄绿色浑浊液体
多趋势（10月2日）

激素减量，改为氢化可的松琥珀酸钠早100mg晚75mg×6天→早100mg晚50mg
（10月18日起）；环磷酰胺0.2g qod（6次）→0.4g qw（3次），目前累积2.8g；HCQ 0.2g
bid。APS、肺栓塞、肾梗死方面，给予抗凝，依诺肝素钠4000U ih q12h，曾过渡为华
法林，后因禁食水停用，这期间曾因腹部胆囊情况、包裹性积液穿刺前准备短期停用
低分子量肝素，穿刺引流后24小时恢复依诺肝素钠抗凝治疗。

大查房时患者情况：现已过渡至以肠内营养为主，无发热、腹痛，排便排气通畅，
仍感左手、双下肢麻木。查体：BP 110/70mmHg，HR 70次/分，SpO₂ 97%。心、肺查
体无特殊，腹软，无压痛、反跳痛，肠鸣音4次/分，肝、脾未触及，墨菲征阴性。右
中腹引流置管，引流墨绿色液体。左手爪形手，左足背曲Ⅲ＋级。左手小指、无名指
及双膝关节以下针刺觉减退。

讨 论

风湿免疫科彭琳一医师：患者为中年男性，亚急性起病，病程3个月。临床表现为
多系统、多性质病变。①腕关节为主的外周对称性多关节炎。②肺部症状很轻，胸部CT
提示肺部多发病变。③血栓事件：肺栓塞（右肺动脉主干），双肾多发梗塞。④近1个月
肢端麻木、运动受限，提示多发单神经炎，主要累及左侧尺神经、双侧腓总神经、双侧
胫神经。⑤外院曾有心肌酶水平升高，不除外冠状动脉受累。⑥近期出现过3次以腹痛
为主要表现的消化系统受累表现，考虑胆囊炎、不全肠梗阻。⑦伴随整个病程，患者间

断发热。

辅助检查：①炎症指标ESR、CRP水平升高。②多种RA相关抗体：高滴度RF，抗GP1、抗MCV阳性。③ACL阳性，LA阴性，但APTT延长经1：1正浆纠正试验不能纠正。根据2010年ACR的类风湿关节炎（RA）分类标准，本例患者住院期间双侧腕关节肿胀、压痛，关节病变2分；血清学RF高滴度3分；症状持续时间大于6周，ESR、CRP可能有其他混杂因素，故至少评6分，RA可诊断。

本例患者以下临床表现支持血管炎：①多发单神经病变。②心肌酶水平升高。③发热。④炎症指标升高。⑤激素冲击治疗后症状好转。故考虑类风湿血管炎。另外，肺栓塞、多发肾梗死、ACL阳性，存在磷脂抗体，按照2006年悉尼APS诊断标准，支持APS。故诊断考虑类风湿血管炎、继发APS。血管炎的鉴别诊断方面：感染、肿瘤也可继发血管炎、高凝状态。感染方面：本例患者肺部病变不除外陈旧肺结核，但结核不能解释疾病全貌；乙肝、丙肝也可继发小血管炎表现，但本例患者相关筛查阴性。肿瘤方面：患者为青年男性，病程中多次胸腹检查均未提示肿瘤，肿瘤证据不足。其他血管炎病因的鉴别方面：ANCA阴性，血管方面筛查未见血管瘤改变，不支持ANCA相关血管炎和PAN，无皮疹、光过敏、口眼干等表现，ANA等抗体阴性，不支持系统性红斑狼疮、干燥综合征等其他CTD继发血管炎。白塞病可出现大中小血管受累，可伴有血栓，本例患者无口腔、外阴溃疡和皮肤结节红斑等白塞病表现。回顾我院确诊的1万多例RA，只有17例诊断类风湿血管炎，国外流行病学资料发生率为（6.0～12.5）/1 000 000，5年死亡率33%～43%。RA血管炎以中小血管受累为主，多见于病程长、RF和抗环瓜氨酸多肽抗体（CCP）阳性患者，多伴有类风湿结节。本例患者有高滴度RF，但病程较短、无类风湿结节。类风湿血管炎的系统受累，常见包括皮肤、外周神经、眼、肺、肾、胃肠和中枢神经，其中胃肠道受累可表现为缺血性肠病、消化道溃疡或出血，肝、胰腺、脾也可受累，类风湿血管炎导致胆囊缺血、胆囊炎、胆瘘、胆汁瘤无病例报道。类风湿血管炎所致胆囊炎，文献中检索3例发生于长病程控制不佳RA，1例74岁男性，关节症状后1个月出现胆囊炎，经腹腔镜手术，病理提示存在胆囊动脉血管炎及胆囊壁出现类似类风湿结节的表现。本例患者的病程中还有2个特点：①患者肺部病变的性质，患者肺部病变沿淋巴管分布，原发病相关？淋巴增殖疾病？上肺陈旧病变，是否为结核病灶？②患者在积极治疗过程中胆囊炎发作，出现胆囊穿孔破裂、腹腔胆汁瘤，也是目前问题的焦点。本例患者经过大剂量激素冲击治疗联合环磷酰胺治疗，在激素减量过程中，10月24日出现右手拇指麻木、皮温降低，提示血管炎仍有活动，再次调整甲泼尼龙40mg qd＋IVIg 15g×3天，如果患者疾病继续进展，备选治疗方案包括血浆置换、生物制剂或激素冲击，患者腹部情况和肺部病变，使我们对用药尤其激素冲击治疗有所顾忌。请介入科医师指导腹部包裹性积液引流管拔管时机。请基本外科医师指导下一步手术处理胆囊病变的时机。患者肺部病变，请呼吸科医师指导诊断和下一步是否需要针对性治疗。患者腹痛伴排气、排便减少，立位腹平片提示结肠充气，不全肠梗阻是胆囊炎"一元论"？肠系膜血管炎？请消化科医师指导。患者免疫抑制情况下腹腔隐性源感染，请感染科医师指导抗生素选择和疗程及下一步加强治疗是否预防性抗结核治疗。

放射科张大明医师：本例患者影像学主要有以下几方面。第一，肺部病变：7月9日外院胸部CT示右上肺1个结节，右肺中叶支气管扩张伴周围实变影，右肺中叶体积缩小，考虑支气管扩张伴右肺不张，右肺下叶多发支气管扩张，支气管壁增厚，周围斑片影和细索条影，但层面较厚，无法鉴别磨玻璃影和斑片影，根据我院CTPA上薄层图像（1mm）看更像磨玻璃影，结合本例患者的原发病可以有肺间质病变，回推此处可能为间质病变；左肺上叶舌段少许索条、斑片影。8月6日外院胸部CT示右肺上叶结节密度增高，右肺中叶支气管扩张伴肺不张变化不大，右肺下叶斑片影、实变影增多；左肺上叶舌段实变影。9月19日我院CTPA示右肺尖少量索条影，原来右肺上叶结节出现空洞改变，右肺中叶病变较前变化不大，右肺下叶病变周围渗出、斑片影较前有所吸收，实变吸收不明显，左肺病变吸收也不明显，左肺上叶胸膜下散在小结节。9月20日胸部CT示右肺上叶索条影及空洞、右肺中叶不张和支气管扩张无变化，左肺上叶实变有所吸收，右肺下叶实变、渗出加重，左肺上叶胸膜下小结节较前无变化。第二，肺栓塞：7月20日外院CTPA示右侧主肺动脉分叉处充盈缺损，8月外院及我院复查CTPA均未见明确肺栓塞。第三，腹部情况：患者起病以来多次发作腹痛，9月腹部CT示肝周积液，腹盆腔积液较多。9月14日胆囊饱满、壁增厚，胆囊内分层现象，考虑胆汁淤积，盆腔积液多、9月16日肝周积液明显，胆囊饱满、壁增厚变化不大，胆汁淤积好转，盆腔积液有所吸收。9月20双下肢CTA的腹部层面见肝周积液有所吸收，增强看胆囊充盈好，胆囊壁增厚不明显，无明显占位，除外占位病变，此前平扫胆囊壁增厚是否为炎性改变，因每次胆囊充盈程度不同，单从影像学无法判断；双肾多发低密度、低强化影考虑肾梗死较前无明显变化；肾动脉主干一、二级分支无明显狭窄，但无法确定小分支有无病变；偶然发现胆囊前下方包裹性积液，薄层图像可见胆囊底部和包裹性积液中间胆囊壁连续性中断，冠状位胆囊和包裹性积液相通，胆囊穿孔明确。10月2日复查包裹性积液增多，胆囊充盈程度下降，胆囊壁增厚明显，盆腔积液较前吸收。病程中排气排便停止，多次X线立位腹平片只见肠管积气，未见明显肠管扩张或气液平，影像学不能诊断肠梗阻，但部分不全肠梗阻可能肠管积气、扩张不明显，只能临床判断。腹部CT也未见肠管扩张、积气积液改变。第四，关节病变：筛查双手X线片可见双手骨质密度减低，无明显关节间隙狭窄、关节面病变。第五，神经系统病变：外院椎体和脊髓MRI检查未见异常；入院后头MRI示双侧额叶长 T_2 信号，压水后仍有高信号，但DWI上无扩散受限，考虑非特异性改变；MRA提示右侧C4段可能有一个可疑的小动脉瘤，但MRA是筛查，可疑病变需CTA进一步明确。

呼吸科邵池医师：患者肺部病变多，症状不突出。肺部影像学有以下3方面病变：①肺栓塞诊断明确，考虑与APS有关，复查CTPA未见明确血栓，建议至少抗凝治疗3个月，继发性APS治疗后高凝状态可好转，3个月后重新评估凝血功能和肺栓塞情况，决定下一步治疗。②肺部陈旧肺结核，影像学右上肺陈旧瘢痕性空洞，右肺中叶完全毁损，双下肺多发支气管扩张，右下肺大片渗出考虑可能为支气管扩张痰液引流不畅导致的细菌感染，但目前结核活动的可能性不大，本例患者病情还在活动，下一步可能需要激素冲击或生物制剂治疗，决定新治疗前需重新评估肺部情况，复查肺CT，必要时行气管镜并留取病原学。③起病时胸部CT见肺小叶间隔多发增厚，小叶间隔走行淋巴管和静脉，本例患者一直没有心衰表现，考虑肺部淋巴管病变，可能与原发病有关，激素冲击治疗后小叶间隔增厚好转，血管炎不会导致淋巴管受累，很可能有其他疾病。

消化内科赖雅敏医师： 患者第一次腹痛考虑为急性胆囊炎发作，抗感染治疗有效。第二次急性胆囊穿孔，局部剧烈腹膜刺激，造成患者急腹症症状，诱发局限性腹膜炎，继发麻痹性肠梗阻，抗感染等治疗后不全肠梗阻好转，腹部包裹性积液经介入放置引流管后肠道运动好，支持胆囊穿孔继发麻痹性肠梗阻。本例患者大血管超声、D二聚体，以及治疗反应，均不支持缺血性肠病引起的麻痹性肠梗阻。目前我院5例APS患者出现胆系症状、胆囊炎，可能为APS高凝状态导致局部血栓。但胆囊和胆管为双重血供，同时出现血栓可能性小，肝移植等手术导致血管改动多，局部可形成多发血栓继发胆囊炎、胆系梗阻较多，APS报道少。本例患者胆囊壁增厚，是否为普通胆囊炎，但"一元论"解释更好。常见病发生在少见病患者身上可能性也存在，需待胆囊切除后病理验证。外科角度，患者已经明确胆囊穿孔，是否积极手术治疗能使患者获益更多？胆汁瘤和胰腺假性囊肿形成机制类似，局部刺激腹膜包裹形成。激素治疗的患者急性腹膜炎发作时腹部体征不典型，可能没有板状腹，优选腹部平扫CT。

感染内科周宝桐医师： 胆囊炎继发胆囊穿孔，如果没有合并症，抗生素选择相对简单，疗程约1周。本例患者免疫力低下，抗感染疗程需适当延长。胆系感染最常见细菌为十二指肠常见菌，包括口腔、肠道来源，肠杆菌科多见，肺炎克雷伯菌、变形杆菌、链球菌、肠球菌、念珠菌少见，经验抗生素治疗需覆盖常见所有细菌，优选加酶的青霉素类如阿莫西林或哌拉西林，头孢类或碳青霉烯类可覆盖阴性菌，但肠球菌覆盖差，如果没有病原学结果，可以三代头孢菌素联合甲硝唑。本例患者腹腔引流液病原学示肠球菌，选用的哌拉西林舒巴坦。如果病灶可以及时清除，抗感染疗程7～10天，本例患者病灶无法清除，抗感染应持续至症状消失、引流液无菌，引流充分的情况下约2周。本例患者感染已过去，已停抗生素。此外，维护正常肠道功能非常重要，本例患者第一次腹痛发作后即停止正常进食，肠道未用定会出现胆汁淤积、肠道扩张，建议这类患者急性发作过后尽早恢复肠道营养，否则可能出现下一轮感染。患者肺部表现不除外结核，本例患者RA继发血管炎并且未完全控制，很可能需大剂量激素冲击或生物制剂，这种情况下通常建议预防性抗结核治疗，单药异烟肼治疗9个月或异烟肼联合乙胺丁醇治疗6个月。因药物相互作用多，通常不选择利福平。

介入科王志伟医师： 腹部增强CT可见胆囊壁内膜连续强化，底部明显中段与包裹性积液相通，位置靠近体表，操作简单，需避开腹壁动脉，术前完善增强CT看腹壁血管。因患者本人不愿意置入引流管，第一次只做了抽吸，后复查积液增多，征得患者同意后置入引流管，截至此次大查房患者引流管持续有液体引出，代表胆囊胆汁分泌可以溢入积液腔内，因此不能拔管。拔管指征：①胆囊切除后没有胆汁来源。②胆囊穿孔自行愈合。③在引流充分情况下，局部组织包裹胆囊缺口，复查CT积液区消失，没有引流。

基本外科田峰医师： 急性胆囊炎约2%合并胆囊穿孔，这些患者中86%为结石性胆囊炎。非结石性胆囊炎多发生于老年人，合并症多，多数合并血管疾病，不全是血管炎，预后相对较差。免疫抑制、血管炎是非结石性胆囊炎的高危因素。按照1934年胆囊穿孔分类：第一类，胆囊穿孔后胆汁完全游离入腹腔，形成腹膜炎；第二类，亚急性穿孔，胆囊穿孔后胆汁在胆囊、胆管附近形成包裹，继而形成脓肿；第三类，胆囊穿孔后跟其他脏器形成内瘘，如胆囊肠瘘、胆囊胆管内瘘。本例患者8月第一次腹痛时没有影像学提示胆囊炎的证据，抗感染后症状好转。9月腹痛发作时，影像学示肝周积液、胆囊穿孔，回推此前为胆囊炎发作，保守治疗后慢性化。血管炎累及周围神经、壁腹膜神经受累可影响腹部体征；长期免疫抑制也影响体征，故患者胆囊穿孔后无板状腹。

胆囊穿孔的处理分三类：第一类，需要急诊探查，3天之内，原则为引流胆汁和脓液、清理腹腔感染灶，放置引流，术中组织水肿和粘连较轻，可以切除胆囊，反之则行胆囊造瘘或放置引流；第二类，亚急性穿孔，主要是介入外引流，ERCP内引流也可降低胆总管压力，需评估胆系合并病变，如胆总管结石、狭窄、Oddis括约肌病变等；第三类，非结石性胆囊炎穿孔，待1～3个月后水肿、粘连稳定后再考虑手术。

胆汁瘤的概念外科用得少，为胆汁局部积聚，原因分为外伤性、医源性、自发性，外伤导致胆道系统破裂，胆汁外漏，医源性胆管损伤处理困难，如术中发现可及时修补，术后发现需待半年进行延迟修复或胆肠吻合。

普通内科曾学军医师： 针对本例患者，有什么具体建议？如果治疗免疫病过程中急性破裂，则需要急诊手术探查，风险是否更高？患者经过积极治疗，目前原发病仍有活动，治疗的加强难以避免，将来治疗中随时可能因胆囊病变中断治疗，是否现在应积极行择期手术更好？等下次再发，可能胆囊和原发病都难以处理。

基本外科田峰医师： 组织损伤后急性期组织水肿、质地脆，无法分离，难以缝合，本例患者局部引流可以解决胆汁积液给腹腔带来的感染风险，建议待局部坏死、水肿、感染的组织修复，半年后再手术切除胆囊。

呼吸内科施举红医师： 患者肺部病变，7月9日胸部CT示右上肺结节、中叶不张，双肺多发沿着支气管血管树的斑片影；8月6日依然右上肺结节，双肺沿着支气管血管术的斑片影，右肺下叶基底段斑片影和中叶不张；8月17日激素冲击治疗；9月我院CT示右上肺原位结节基础上出现空洞，右下叶基底段和右中叶病变无加重。激素冲击治疗肺内病变无加重，甚至一些沿支气管血管分布的斑片影吸收，因此肺部病变考虑血管炎肺受累。患者肺血栓，可能其他部位血栓脱落，也可能APS高凝状态原位血栓形成。右肺上叶结节，复查CT为厚壁空洞，可能是肺栓塞后组织坏死修复后出现的空洞，而非结核。因此，后续治疗下保护性抗结核并非必要。

风湿免疫科张奉春医师： 就本例患者，更倾向于"一元论"解释疾病全貌，RA、继发血管炎、继发APS可解释患者的多系统表现，在积极治疗原发病的过程中出现了胆囊炎、胆囊穿孔，希望外科积极配合，充分评估患者外科手术的风险与获益，协助内科医师共同制订个体化的治疗方案。

转　归

10月24日本例患者新发右手拇指皮温减低、右手手指麻木，考虑血管炎进展可能。加强原发病治疗，IVIg 15g 3天、甲泼尼龙40mg，在环磷酰胺基础上加用他克莫司1mg bid，终于病情平稳出院，保留引流管。患者出院2年，激素逐渐减量至4mg qd，环磷酰胺 2 片 qod，停用他克莫司，加用甲氨蝶呤12.5mg qw。患者生活自理，左手手指无力、双下肢无力及麻木症状已明显改善，未再出现发热及关节疼痛。胆囊方面：2017年1月以来引流量为0，2017年2月复查腹部CT，积液已消失，给予拔除引流管，后再未出现腹痛症状，患者坚持要求保留胆囊。APS方面：华法林抗凝治疗，2017年9月复查ACL、β_2GP1转阴。

点　评

RA是一种以关节受累为主的全身疾病。当我们诊治RA时一定要全盘考虑，而不是单一地仅从关节受累出发，这样往往会对全身多系统受累的RA诊断和治疗带来困难。这个病例就是一个典型的全身多系统受累的RA患者，在多系统受累的状态下又合并有感染等并发症，使得治疗困难重重。

（张　霞　彭琳一）

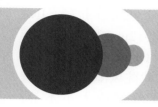

右下肢肿痛、间断皮肤巩膜黄染4年，发热、意识障碍1天

引言　这是一例青少年男性病例。病程初期先后出现下肢深静脉血栓、急性心肌梗死、足底皮肤坏死，同时存在自身免疫性溶血性贫血，华法林抗凝、甲泼尼龙治疗有效。本次发作出现于激素减量后，表现为1周内出现发热、血小板减少、急性肾损伤、急性心肌梗死、意识障碍、梗阻性黄疸，外周血涂片可见破碎红细胞，抗磷脂抗体持续高滴度阳性，ADAMTS13活性0，ADAMTS13抑制物阴性，影像学示肝内胆管、胆总管扩张，胆囊明显增大，胆囊管、胆总管、肝总管狭窄。如何解释如此复杂的表现呢？如何控制如此凶险的病情呢？

病历摘要

患者，男性，17岁。因"右下肢肿痛、间断皮肤巩膜黄染4年，发热、意识障碍1天"于2016年6月1日入院。

（一）现病史

患者2012年6月无诱因出现右下肢肿痛，当地医院下肢血管超声示右腘静脉血栓，予低分子量肝素（6000U，q12h，14天），序贯华法林（3～5mg，1次/日，3个月）抗凝，监测INR 2.0～3.0，右下肢肿痛好转。治疗期间间断皮肤巩膜黄染，当地医院查Hb下降、胆红素水平升高（具体不详）。2013年4月皮肤巩膜黄染加重，伴上腹痛、恶心呕吐、浓茶色尿，当地医院查Hb 88g/L，TBil 78.4μmol/L，DBil 40.8μmol/L，考虑溶血性贫血，建议上级医院就诊。2013年5月转诊至我院风湿免疫科门诊，查Hb 74g/L，Ret% 2.75%；外周血涂片示红细胞大小不等，可见大红细胞，偶见球形红细胞；尿常规＋沉渣示蛋白痕量，OB示RBC 25/μl；TBil 38μmol，DBil 15.9μmol/L，Cr 66μmol/L；补体C3 0.852g/L，C4 0.067g/L；抗核抗体阴性，ACL＞120GPLU/ml，抗β_2GP1抗体＞200RU/ml，狼疮抗凝物2.48；Coombs试验IgG（＋＋＋），补体C3（＋＋＋），IgM弱阳性。考虑原发性抗磷脂综合征（APS），静脉点滴甲泼尼龙（80mg，1次/日，7天），序贯口服甲泼尼龙（60mg，1次/日，每2周减5mg），并口服环孢素（150mg，2次/日，4个月），华法林（3～5mg，1次/日，2年）抗凝，INR维持在2.0～3.0。上述症状缓解，Hb恢复至130g/L，TBil恢复至12μmol/L。2013年9月因肺部感染停用环孢素。2014年2月甲泼尼龙改醋酸泼尼松（10mg，1次/2日），再次出现皮肤巩膜黄染，伴尿色加深、低热，查Hb 70g/L。收入我院风湿免疫科，查WBC 44.5×10⁹/L，Hb 64g/L，PLT 230×10⁹/L；外周血涂片示红细胞大小不等；TBil 37μmol/L，DBil 10μmol/L，LDH 930U/L；ACL＞120GPLU/ml，抗β₂GP1抗体＞200RU/ml；Coombs试验IgG（＋＋＋＋），补体C3（＋＋＋＋），IgM弱阳性；抗核抗体、抗可溶性核抗原抗体均阴性；cTnI峰值45μg/L。心电图示Ⅱ、Ⅲ、aVF、V_3～V_6、V_7～V_9导联病理性Q波。冠状动脉CTA示前降支近端非钙化斑块，管腔重度狭窄。心脏超声示心尖部节段性室壁运动异常，左心室射血分数61%。诊断APS，溶血性贫血，急性心肌梗死。静脉点滴甲泼尼龙（1g，1次/日）×3天，序贯甲泼尼龙（80mg，1次/日）×7天，后改为口服甲泼尼龙（60mg，1次/日，规律减量），并静脉推注环磷酰胺（0.4～0.6g，1次/2周，10个月），口服羟氯喹（0.2g，2次/日，17个月）、华法林（3～5mg，1次/日）、阿司匹林（0.1g，1次/日，4个月）、美托洛尔（25mg，2次/日，4个月）。

2014年6月复查Hb 160g/L，TBil 17μmol/L，cTnI 0.02μg/L。心脏超声未见室壁运动异常，左心室射血分数63%。监测INR 2.0～3.0。2015年1月环磷酰胺累积11.2g停用，改口服硫唑嘌呤（100mg，1次/日，16个月），并停用阿司匹林、美托洛尔。2015年7月因视物发黄停用羟氯喹，甲泼尼龙减至6mg、8mg，1次/日交替，出现足底皮肤坏死，外院活检示微血栓形成，甲泼尼龙加至14mg，1次/日，继续口服华法林（3～5mg，1次/日，11个月）抗凝，并口服阿司匹林（0.1g，1次/日，11个月）治疗，足底皮肤坏死好转。2016年5月9日甲泼尼龙减至6mg、8mg，1次/日交替。2016年5月20日皮肤巩膜黄染再发，伴双下肢瘀斑，当地医院查Hb 110g/L，PLT 35×10⁹/L，INR 3.88，停用华法林、阿司匹林，症状未缓解。

2016年5月31日发热，体温最高39℃，伴意识障碍、胡言乱语，持续2小时缓解。就诊我院急诊，查WBC 8.53×10⁹/L，NEUT% 95.6%，Hb 81g/L，PLT 13×10⁹/L；Ret% 8.59%；尿常规检查，潜血（＋），RBC阴性；TBil 183.2μmol/L，DBil 48.1μmol/L，LDH 1403U/L，Cr 292μmol/L；cTnI 3.838μg/L；外周血涂片示少许红细胞碎片；Coombs试验阴性。心电图示Ⅱ、Ⅲ、aVF T波较前低平。头颅CT示双侧丘脑、左侧颞叶多发小片状低密度影。考虑灾难性抗磷脂综合征（CAPS）可能，于2016年6月1日收入我院内科ICU。

（二）既往史

2015年3月因梗阻性黄疸于我院消化内科行经内镜逆行性胰胆管造影术（ERCP）示胆总管下段狭窄、胆总管结石，行ERCP取石术，术后口服熊去氧胆酸（250mg，3次/日，4个月），症状好转，TBil恢复至15μmol/L。

（三）个人史、家族史

无特殊。

（四）入院查体

生命体征平稳，神清，皮肤巩膜轻度黄染，心、肺、腹无明显异常，四肢散在瘀斑，病理征未引出。

（五）诊治经过

入院后完善相关检查。

血常规：WBC $7.63×10^9$/L，NEUT $7.21×10^9$/L，LY $0.23×10^9$/L，Hb 53g/L，PLT $12×10^9$/L；尿常规＋沉渣：Pro（－），OB示RBC 80/μl，RBC 10.0/μl；肝肾功能：TBil 54.5μmol/L，DBil 8.8μmol/L，LDH 1049U/L，Cr 327μmol/L；凝血：PT 16.9s，INR 1.5，APTT 35.1s；cTnI 1.206μg/L；ESR 67mm/1h，CRP 51.84mg/L；ACL ＞120GPLU/ml，抗$β_2$GP1抗体164RU/ml；Coombs试验阴性。入院后再次出现神志异常，烦躁、胡言乱语，镇静治疗后好转。头MRI＋弥散加权成像＋T_2加权成像未见明显异常。心电图示Ⅱ、Ⅲ、aVF T波低平恢复。心脏超声示左心室心尖部节段性运动异常，左心室射血分数55%。外周血涂片可见少许红细胞碎片；Ⅰ型血小板结合蛋白基序的解聚蛋白样金属蛋白酶13（ADAMTS13）活性0，ADAMTS13抑制物阴性；遗传性血栓性血小板减少性紫癜基因突变均阴性。

考虑CAPS可能性大，血栓性血小板减少性紫癜（TTP）不除外，静脉点滴甲泼尼龙（80mg，1次/日）、人免疫球蛋白（30g，1次/日，3天），行5次单膜血浆置换（2000ml/次）治疗。6月8日PLT恢复后加用低分子量肝素（6000U，q12h）及阿司匹林（75mg，1次/日）治疗。体温、神志、皮肤瘀斑、皮肤巩膜黄染好转，Hb 90g/L，PLT $170×10^9$/L，Cr 120μmol/L，cTnI 0.04μg/L。6月10日再次高热，Tmax 39.5℃，伴畏寒、皮肤巩膜黄染、恶心呕吐，无腹痛；TBil 240μmol/L，DBil 190μmol/L。腹部超声示胆囊增大，13cm×5cm，泥沙样结石，胆囊壁未见毛糙，肝内胆管扩张，胆总管1.4cm，考虑急性胆囊炎可能，予禁食水，抗生素改为静脉点滴亚胺培南（0.5g，q6h，7天），体温降至正常。6月12日复查PLT计数再次降至$14×10^9$/L；外周血涂片仍可见少许红细胞碎片；TBil水平升至413μmol/L，DBil水平升至353μmol/L，考虑原发病反复、梗阻性黄疸，停用低分子量肝素，再行6次单膜血浆置换（2000ml/次），6月18日起输血浆400ml/d，PLT计数逐渐升至$146×10^9$/L，TBil水平降至149μmol/L，DBil水平降至121μmol/L。磁共振胰胆管造影（MRCP）示近端肝内外胆管扩张，胆囊增大，肝内胆管局部、肝总管肝门区、胆总管下段局限性狭窄。腹盆增强CT示肝内外胆管扩张，胆囊饱满，肝总管及胆囊管腔内多发小片状较高密度灶。6月20日行ERCP，术中见胆总管下段局限狭窄，近端扩张约1.5cm，胆囊管明显增粗扩张，左右肝管不能显影，反复尝试均无法进入左右肝管。6月21日行经皮肝穿刺胆道引流

（PTCD），术中见左右肝管汇合处狭窄。6月23日起甲泼尼龙减至40mg，静脉点滴1次/日；加用环磷酰胺（0.2g，1次/2日）、低分子量肝素（6000U，q12h），间断输血浆治疗，PTCD引流胆汁450～1180ml/d，皮肤巩膜黄染明显好转，TBil水平降至75μmol/L，DBil水平降至50μmol/L。6月25日出现腹痛、呕吐，PTCD引流少量血性液体后堵塞，皮肤巩膜黄染迅速加重，随后高热，Tmax 39℃，Hb水平降至64g/L，PLT计数降至8×10⁹/L，TBil水平升至635μmol/L，DBil水平升至493μmol/L。超声示胆囊体积增大，10cm×5cm，胆总管宽1.4cm，肝内胆管扩张。考虑原发病控制不佳、梗阻性黄疸继发胆道感染不除外。予禁食水、补液及静脉点滴亚胺培南（0.5g，q6h，5d），更换PTCD管，可引流出黏稠胆汁，混有泥沙样物质，引流量80～190ml/d；静脉点滴甲泼尼龙（1g，1次/日，3日），序贯静脉点滴甲泼尼龙（80mg，1次/日），同时静脉点滴人免疫球蛋白（30g，1次/日，3天），输血浆（800～1200ml/d）、输红细胞（2～4U/d）；停用低分子量肝素。患者体温降至36.4～37.0℃，腹痛、腰痛缓解，Hb 67～83g/L，PLT（10～13）×10⁹/L，TBil水平降至441.7μmol/L，DBil水平降至336.3μmol/L，PTCD引流液培养回报屎肠球菌（万古霉素敏感）、超广谱β-内酰胺酶（－）大肠埃希菌，外周血培养阴性。6月28日15时15分突发抽搐，持续2分钟缓解，神经系统体检无明显异常。查Hb 82g/L，PLT 16×10⁹/L，TBil 441μmol/L，DBil 336μmol/L，Na⁺ 139mmol/L，K⁺ 3.5mmol/L。ABG：pH 7.296，PaCO₂ 28.4mmHg，PaO₂ 85.5mmHg，HCO₃13.4mmol/L，Lac 17mmol/L。头部CT未见明显出血灶。经风湿免疫科专业组查房，考虑原发病控制不佳，神经系统受累可能性大，建议继续血浆置换治疗。患者2016年5月29日～6月28日病情变化见图4-19。

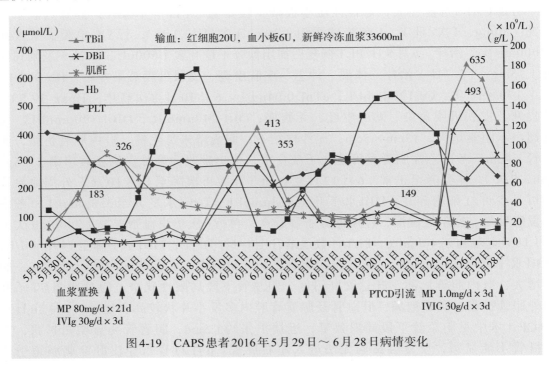

图4-19　CAPS患者2016年5月29日～6月28日病情变化

截至此次大查房前患者情况：患者无发热、头痛、头晕、恶心、呕吐。血压130/90mmHg，心率80次/分，脉搏血氧饱和度（鼻导管吸氧6L/min）95%，神清，稍烦躁，定向力正常，皮肤巩膜明显黄染，双肺呼吸音稍粗，心律齐，未闻及杂音，右上腹可见PTCD引流管，腹软，无压痛、反跳痛，四肢散在瘀斑，双下肢无水肿。

讨　论

放射科张大明医师：患者2014年腹部CT可见胆囊内密度偏高影，结合病史考虑结石可能性大。2016年6月复查腹盆增强CT示肝内胆管扩张略加重，同时可见肝总管、胆总管及两者汇合处高密度影，考虑结石。胆囊壁、胆管壁强化不明显，与原发性胆汁性肝硬化不符。MRCP可见肝总管狭窄，胆总管末端狭窄，胆总管、胆囊内多发充盈缺损，考虑结石，与ERCP检查结果一致。

风湿免疫科赵久良医师：患者为青少年男性，慢性病程，反复发作。多次出现血栓事件，包括动脉、静脉、微血管，同时存在自身免疫性溶血性贫血。本次发作为多系统受累表现，包括：①血小板减少，外周血涂片可见破碎红细胞，血红蛋白水平明显降低，网织红细胞计数升高，提示微血管病性溶血性贫血。②肾脏，表现为急性肾损伤，未见明显蛋白尿、血尿，无明显血压升高，无明显肾前性、肾后性因素。③神经系统，出现3次意识障碍，最后1次为癫痫大发作，无明显肢体活动障碍，头部影像学提示可疑病灶。④心脏，表现为心肌酶水平明显升高，心电图T波动态变化，并且既往有明确的急性心肌梗死病史。⑤梗阻性黄疸，影像学可见肝内胆管、胆总管扩张，胆囊明显增大，胆囊管、胆总管下段狭窄。血红蛋白、血小板水平减低，抗磷脂抗体持续高滴度阳性，抗核抗体、抗可溶性核抗原抗体、抗中性粒细胞胞质抗体阴性，ADAMTS13活性0，ADAMTS13抑制物阴性。前2次发作甲泼尼龙治疗有效，2次复发均出现在甲泼尼龙减量后，血浆置换在本次发作中有效。

患者有多次血栓事件，近2年多次查ACL、抗β_2GP1抗体、狼疮抗凝物均阳性，根据2006年悉尼修订标准，APS诊断明确。患者无明确结缔组织病、肿瘤、先天性易栓症、药物等继发因素，考虑原发性APS诊断成立。本例患者的特点不仅有动静脉血栓事件，还有微血管病变表现，包括心肌酶水平升高、急性肾损伤、意识障碍。考虑患者1周内出现3个或3个以上重要脏器损伤，伴血小板减少、微血管病性溶血性贫血，故CAPS诊断成立。

CAPS属APS的少见表现，全球累计病例约500例，我院明确诊断的病例不足10例。1998年Asherson等曾报道50例患者，均以微血管病变为主要表现，往往存在感染、创伤、肿瘤、妊娠、药物等诱因，其中25例死亡，主要死因为卒中、出血、脑病、心功能不全和感染。2009年Cervera等描述性分析了280例CAPS患者的临床资料，提示在CAPS患者中肾、肺、神经系统、心脏和皮肤受累最常见，发生率超过50%。

但本例患者的诊断及治疗仍存在以下疑问：①患者本次发作出现发热、血小板减少、微血管病性溶血性贫血、意识障碍、急性肾损伤，ADAMTS13酶活性为0，完全符合TTP的表现。结合患者ADAMTS13酶抑制物阴性，需考虑遗传性TTP可能，但基因检测无阳性发现。TTP的诊断能否成立？其与CAPS如何鉴别？②患者本次发作出现急性肾损伤，但无明显蛋白尿、血尿、高血压，是否仍然符合血栓性微血管病的表现，并支持CAPS的诊断？③患者本次反复发作梗阻性黄疸，而非溶血性黄疸，影像学提示肝内胆管扩张，胆囊增大，肝总管、胆总管下段狭窄，PTCD引流胆汁非常黏稠，混有泥沙样物质。查阅文献发现，APS的肝脏受累主要表现为肝小静脉闭塞或肝细胞损伤，有个案报道无结石缺血性胆囊坏死，尚未发现以肝内胆管扩张、胆总管狭窄为主要表现者。如何解释胆道病变与原发病的关系？同时，患者胆道梗阻持续存在，反复感染可能是原发病多次加重的诱因，而且是后续免疫抑制治疗的主要限制因素，目前多次尝试ERCP内引流未成功，已放置PTCD，但引流仍不理想，如何解决胆道梗阻问题？④目前的治疗存在难点。CAPS的治疗原则包括去除诱因、抗凝、大剂量激素、血浆置换、人免疫球蛋白，二线治疗为利妥昔单抗。可能的诱因方面包括激素减量、抗凝方案的调整和胆道感染，前2个因素已去除，后者控制不够理想。抗凝方面，目前存在微血栓病变，但其所致梗死表现不明显，且血小板计数明显降低，如何权衡抗凝治疗的利弊？激素治疗方面，目前已维持大剂量激素治疗超过2周，并完成激素冲击治疗，但效果不明显。本次发作过程中，病情多次反复，血浆置换治疗均有效，但停止血浆置换后即出现病情反复。目前血浆置换已11次，共使用超过30 000ml血浆，如何选择后续的血浆置换方案，包括血浆置换频率及单膜或双膜的选择？同时，是否存在其他治疗方案，使患者能够脱离血浆置换？目前已使用2次人免疫球蛋白，均无明显效果。利妥昔单抗作为二线治疗，是否适用于本例患者，如何选择使用的时机？

肾内科袁群生医师： CAPS的肾脏受累存在多种机制，包括微血栓形成和肾小球肾炎等。患者本次发作表现为急性肾损伤，无明显血尿、蛋白尿、血压升高，经过血浆置换、大剂量激素治疗缓解，结合其原发性APS诊断及其他系统受累表现，考虑CAPS诊断较明确，肾脏受累符合微血栓形成的表现。

血液科朱铁楠医师： 患者病程中出现动静脉血栓事件，ACL、抗β_2GP1抗体、狼疮抗凝物持续高滴度阳性，考虑APS诊断明确。早期病程中除血栓事件外，伴有自身免疫性溶血性贫血，Coombs试验阳性，考虑APS继发的温抗体型自身免疫性溶血性贫血。本次病情变化与之前不同，Coombs试验阴性，多次外周血涂片可见破碎红细胞，考虑微血管病性溶血性贫血，加之血小板明显减少，提示存在血栓性微血管病。CAPS和APS继发的TTP在临床表现上很难鉴别，从本次病程用CAPS或APS继发的TTP均可解释。但从"一元论"角度来看，仍考虑CAPS可能性大。患者ADAMTS13酶活性明显降低，酶抑制物为阴性，似乎支持遗传性TTP的诊断。但有文献报道，APS患者中30%～40%可出现ADAMTS13活性降低，且本例患者的血栓风险明显高于其他

APS患者。在CAPS发病过程中，广泛的微血栓形成可导致ADAMTS13酶的消耗，造成其活性降低。目前ADAMTS13酶抑制物的检测方法仅能检测中和性抗体，而不能检测非中和性抗体，该抗体与ADAMTS13酶结合后可导致其从体内过快清除，不除外患者体内存在该抗体。因此，目前的检测结果并不能作为遗传性TTP的诊断依据，可考虑行血管性血友病因子多聚体检测，明确是否存在APS继发TTP。治疗方面，除大剂量激素、血浆置换外，患者有多次血栓事件，考虑存在较强的抗凝指征。利妥昔单抗是可以考虑的二线治疗方案，如果患者仍难以脱离血浆置换，则考虑存在利妥昔单抗治疗的指征。

消化内科郭涛医师：黄疸是患者病程中的突出表现，胆红素水平升高的主要原因包括以下2个方面：一方面，患者发病初期出现血红蛋白水平明显下降，大量红细胞破坏导致溶血性黄疸。另一方面，患者影像学提示肝内胆管明显扩张，胆囊增大，ERCP术中探查胆管大量胆汁淤积，胆汁引流困难，加之溶血过程中大量泥沙样结石形成，胆汁非常黏稠，从而加剧胆汁引流障碍，表现为梗阻性黄疸。但黄疸的原因存在以下疑问：①患者胆管酶水平无明显升高，不符合胆道梗阻表现。②2次ERCP及1次PTCD均示结石为碎裂或泥沙样，并不足以导致胆管炎症及狭窄。因此，考虑同时存在肝细胞内胆汁淤积，亦不除外原发病导致胆道受累的可能。治疗亟须解决胆汁引流障碍的问题。患者2015年的ERCP术中仅见胆总管下段狭窄，已行胆总管支架术，黄疸缓解。而本次同时出现胆囊管、肝门部胆管和胆总管下段狭窄，肝门部胆管狭窄部位难以通过，单纯放置胆总管支架无法解决胆汁引流问题。介入科放置PTCD外引流，在一定程度上解决了胆汁引流问题。可以尝试通过PTCD放置1枚长支架，跨越两段狭窄。但上述方法仍不能解决胆囊管狭窄，胆囊引流仍存在问题，极易出现胆囊炎。如胆囊继续扩大，需考虑行胆肠吻合、胆囊切除术，从而解决上述问题。同时，如果原发病控制不佳，反复溶血、形成结石，胆道、PTCD、支架均易再次梗阻。因此，需积极控制原发病。

基本外科刘卫医师：患者明确存在溶血性黄疸和梗阻性黄疸，后者通过PTCD治疗有所缓解。手术治疗的指征和时机需根据胆道狭窄的病因而定。如果胆道狭窄与原发病所致的炎症反应或胆道功能障碍有关，且通过内科治疗可以好转，则不具备手术指征，而且激素冲击治疗及胆道炎症易导致胆肠吻合口愈合不良。如果控制原发病后胆道梗阻持续存在，则存在手术指征。目前胆囊管狭窄，胆囊引流不畅，一旦出现胆囊炎，则有手术指征，但患者一般情况较差且刚刚完成激素冲击治疗，手术风险较高，可考虑先行经皮经肝胆管引流术。

风湿免疫科张奉春医师：CAPS是APS的少见特殊类型，病情凶险，多脏器受累，预后极差，早期积极干预有助于改善预后，血浆置换有助于缓解病情。本例患者CAPS诊断明确，早期血浆置换后病情缓解，但难以维持疗效，需考虑应用利妥昔单抗。

转 归

患者再行6次单膜血浆置换（每次2000ml），PLT逐渐恢复至182×10⁹/L，Hb 110g/L。同时更换PTCD管，引流量升至100～300ml/d，TBil水平降至281μmol/L，DBil水平降至199μmol/L。复查超声示胆囊大小11cm×5cm，壁光滑，充满密集点状回声，胆总管宽0.4cm，肝左叶胆管扩张，余肝内胆管未见明显扩张。后予利妥昔单抗900mg治疗2次，并行2次双膜血浆置换，Hb 90g/L左右，PLT计数降至27×10⁹/L，TBil 147μmol/L，DBil 99μmol/L。但7月12日患者原发病加重，合并感染性休克，予亚胺培南（0.5g，q6h）、万古霉素（1g，q12h）抗感染，去甲肾上腺素［0.04μg/（kg·min）］、肾上腺素［0.07μg/（kg·min）］等支持治疗，效果欠佳，于7月13日家属放弃治疗。患者于2016年9月死亡。

点 评

这是一例APS病例，突出表现是溶血性贫血反复发作并血栓形成，这些是APS的常见表现。而CAPS及TTP也是APS的严重表现及合并症，治疗要非常积极。非常遗憾，尽管经过积极治疗，本例患者反应依然不佳，再加合并多重感染，预后很差。另外，本例患者的一个特点是发生胆道狭窄、梗阻性黄疸，这是否与APS相关未见报道，值得探索。

（董　润　翁　利　郭　涛　朱铁楠　赵久良　张奉春）

参考文献

［1］MIYAKIS S，LOCKSHIN MD，ATSUMI T，et al. International consensus statement on an update of the classification criteria for definite antiphospholipid syndrome（APS）［J］. J Thromb Haemost，2006，4（2）：295-306.

［2］ASHERSON RA，CERVERA R，DE GROOT PG，et al. Catastrophic antiphospholipid syndrome：international consensus statement on classification criteria and treatment guidelines［J］. Lupus，2003，12（7）：530-534.

［3］ASHERSON RA，CERVERA R，PIETTE JC，et al. Catastrophic antiphospholipid syndrome. Clinical and laboratory features of 50 patients［J］. Medicine（Baltimore），1998，77：195.

［4］CERVERA R，BUCCIARELLI S，PLASIN MA，et al. Catastrophic antiphospholipid syndrome（CAPS）：descriptive analysis of a series of 280 patients from the "CAPS registry"［J］. J Autoimmun，2009，32（3-4）：240-245.

［5］DESAILLOUD R，PAPO T，VANEECLOO S，et al. Acalculous ischemic gallbladder necrosis in the cata-strophic antiphospholipidsyndrome［J］. Arthritis Rheum，1998，41（7）：1318-1320.

［6］LEE SJ，KIM JE，HAN KS，et al. Thrombotic risk of reduced ADAMTS13 activity in patients with an-tiphospholipid antibodies［J］. Blood Coagul Fibrinolysis，2016，27（8）：907-912.

发热、意识障碍10天

引言　　这是一例以发热、意识障碍为首发表现的青年女性病例，并发现了蛋白尿、贫血、脱发、多发性脑梗死、多浆膜腔积液、体重减轻等多系统表现，同时有炎性指标升高和多项自身抗体阳性。如此复杂的症状，能否用"一元论"解释呢？

病历摘要

患者，女性，32岁。因"发热、意识障碍10天"于2016年10月20日入院。

（一）现病史

10天前发热，Tmax 38.7℃，伴畏寒，后意识障碍、言语不清，至我院急诊，查体：瞳孔大小不等，直接、间接对光反射迟钝；血常规：WBC $22.51×10^9$/L，NEUT% 92.8%，Hb 42g/L，PLT $752×10^9$/L；Ret% 0.13%；尿常规：Pro 0.3g/L，RBC 58.8/μl，正常形态100%；24hUP 2.75g；肝肾功能：ALP 224U/L，γ-谷氨酰胺转肽酶 105U/L，Alb 23g/L，Cr 224μmol/L，BUN 14.68mmol/L，余正常；凝血：PT 15.7s，APTT 31.4s，Fbg 6.40g/L；ESR＞140mm/h，hsCRP 149.72mg/L；C3 1.684g/L（↑），C4 0.243g/L，IgG 31.52g/L（↑）；Coombs（＋）；ACL 48PLIgG-U/ml（↑），抗$β_2$GP1 118RU/ml（↑）；ANA、抗双链DNA、抗ENA、ANCA、狼疮抗凝物、抗肾小球基底膜等抗体、血尿免疫固定电泳阴性；骨穿：增生活跃，粒∶红＝17.63∶1，粒系中幼粒细胞比例增高，部分细胞核可见多分叶现象。血培养：无乳链球菌（15小时报警）；腰穿脑脊液压力140mmH₂O（甘露醇脱水后），常规：细胞总数$20×10^6$/L，WBC $12×10^6$/L，单核细胞 $2×10^6$/L，生化：Pro 0.77g/L（↑），Cl 118mmol/L，Glu 2.7mmol/L（即刻指测血糖4.6mmol/L）；细胞学：WBC 400/0.5ml，中性粒细胞为主。免疫组化染色、Hu.Yo.Ri、细菌、真菌涂片、抗酸、墨汁染色阴性。胸腹盆CT：双侧胸腔积液，右下肺局部膨胀不全，双肾盂肾盏及双侧输尿管扩张，膀胱张力增大，右肾外侧及左肾后侧多发结节影；双侧腰大肌体积增大密度减低，腹腔少量积液。头MRI：右侧颞枕叶小片状异常信号，新近梗死灶（亚急性期），脑干斑片状高信号，慢性缺血改变。中枢神经系统感染可能，予头孢曲松钠2g/d静脉点滴，阿昔洛韦0.2g po 5次/日，输血、降颅压等对症治疗。1天后体温正常，神志逐渐清楚，定向力、记忆力恢复正常，计算力稍差，情绪间断异常。复查血常规：WBC $7.62×10^9$/L，Hb 80g/L，PLT $604×10^9$/L。导尿后血肌酐水平降至97μmol/L。

小学起脱发，近5个月有口干，否认皮疹、光敏感、口腔外阴溃疡、肌肉关节痛等。2014年底至2015年5月饮食控制减肥，体重由130kg减至78kg；2016年5月～2016年7月食欲减退、恶心，体重减轻了23kg。

（二）既往史

诊断2型糖尿病（T2DM）5个月；2016年7月肾功能正常，尿蛋白阴性；腹部超声提示肾盂、输尿管积水。

（三）个人史、婚育史、月经史、家族史

2015年4月初生化妊娠流产，个人史无特殊。母亲患T2DM，有精神异常。

（四）入院查体

T 36.5℃，R 20次/分，BP 120/80mmHg（卧位）、95/60mmHg（立位），HR 85次/分（卧位）、105次/分（立位），BMI 20.2kg/m²。营养中等，头发稀疏，双侧腹股沟区可触及肿大淋巴结，大者0.5cm×0.5cm，质韧、活动可，无压痛。双侧瞳孔等大正圆，对光反射灵敏。颈软、无抵抗，四肢针刺觉正常，双上肢肌力Ⅴ级，双下肢肌力Ⅳ级，肌张力正常，腓肠肌压痛，双侧膝反射、跟腱反射减弱，双侧巴宾斯基、查多克征（＋）。

（五）诊治经过

入院后继续头孢曲松钠抗感染治疗（1周后复查腰穿后停药），胰岛素＋二甲双胍降糖，血糖控制满意，患者精神状态逐渐恢复正常，未再发热。因尿培养示多重耐药金黄色葡萄球菌（multiple-resistant staphylococcus aureus，MASA），11月18日加用复方磺胺甲噁唑2片 qd。

完善相关检查及脏器评估。

肾脏方面：Cr 67μmol/L，BUN 8.73mmol/L；Alb 32g/L，24hUP定量变化见图4-20。尿蛋白电泳示肾小球来源为主。泌尿系超声：右肾体积稍大，双肾弥漫性病变，双肾积水伴输尿管扩张，左肾下方无回声区，左侧输尿管扩张伴壁不均匀增厚可能，膀胱壁不均匀增厚。导尿后复查超声：右肾盂积水及输尿管扩张较前好转，左肾局部肾盏增宽，左输尿管上段扩张。拔除导尿管4天后复查：双肾体积大，双肾弥漫性病变，双肾积水，双侧输尿管上中段扩张，左肾外侧低回声（范围10.6cm×3.6cm×4.1cm，形态不规则），膀胱壁毛糙增厚，膀胱残余尿量约522ml，同时复查肌酐106→162μmol/L，重新插入导尿管后复查肌酐134μmol/L。肾图：右肾大，血流灌注及功能正常，左肾

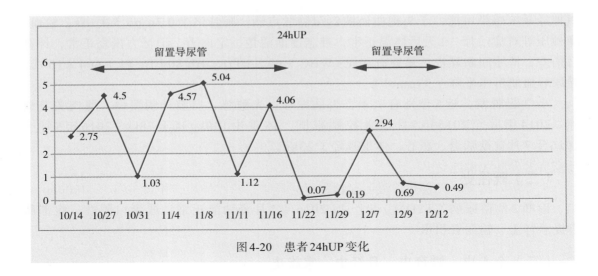

图4-20 患者24hUP变化

血流灌注及功能较差，肾盂积水可能。肾穿活检病理：间质性肾炎，部分病变慢性化，肾小球大致正常，肾小管损伤严重。肾小管上皮浑浊肿胀及空泡变性，管腔内见少许蛋白管型，肾小球未见特殊，部分肾间质显著增宽，其内纤维组织增生，伴淋巴细胞、浆细胞及组织细胞浸润，部分组织细胞胞质呈空泡状，病变符合间质性肾炎；免疫组化不支持IgG4相关性疾病。

神经系统：复查脑脊液压力145mmH$_2$O，常规WBC 0；生化Pro 0.67g/L，Glu 4.8mmol/L，Cl 121mmol/L；细胞学，WBC 10/0.5ml，髓鞘碱性蛋白7.44nmol/L。头MRA、TCD大致异常。

血液方面：血常规，WBC 9.48×10^9/L，NEUT% 63.6%，Hb 92g/L，PLT 465×10^9/L；Ret% 3.05%～2.42%；血涂片，红细胞呈"缗钱"状排列，血小板增多；血清铁 39.8μg/dl（↓），TIBC 217μg/dl，铁饱和度 18.4%，TS 15.6%，Fer 524ng/ml（↑），维生素B$_{12}$ 1078pg/ml（↑）。LDH、胆红素正常。Coombs弱阳性。IgG 36.4g/L。M蛋白、游离轻链（－）。

内分泌方面：空腹血糖5.3mmol/L，餐后血糖8mmol/L，HbA1c 9.1%，空腹C肽1.42ng/ml，胰岛素 7.87μIU/ml，1型糖尿病（T1DM）自身抗体谱阴性。下肢动脉彩超示粥样硬化伴多发斑块形成。颈动脉B超示双侧颈动脉分叉处多发斑块形成左侧椎动脉闭塞不除外。眼科检查示双增殖性视网膜病变。肌电图示上下肢周围神经损害，上下肢交感神经皮肤反应（sympathetic skin response，SSR）异常；尿动力检查示神经源性膀胱。甲状腺超声示甲状腺增大伴弥漫性病变。甲状腺功能大致正常。

腰大肌低密度：腹部增强CT＋三维重建示双侧腰大肌肿胀伴脓肿，其内可见环形强化低密度区，以左侧为著，较前显示清晰；双肾周片状低强化软组织密度影，左侧为著，局部与双侧腰大肌分界不清；腹膜后多发肿大淋巴结。腰大肌CT引导下穿刺物结核/非结核分枝杆菌核酸测定、抗酸染色、奴卡菌涂片、细菌涂片、培养及真菌涂片

（－）；病理示小条纤维组织显重度慢性炎，内见多量淋巴细胞、浆细胞浸润，伴小血管及纤维组织增生。

其他检查：肝功能大致正常；PCT 2.39ng/ml；血巨细胞病毒抗原pp65、巨细胞病毒、EB病毒-DNA（－），血隐球菌抗原、肥达外斐试验（－），淋巴细胞培养＋干扰素测定、结核菌素试验、多次尿抗酸染色（－）。心脏彩超示左心房增大。腹部增强CT＋三维重建示双侧腰大肌肿胀伴脓肿，其内可见环形强化低密度区，以左侧为著，较前显示清晰；双肾周片状低强化软组织密度影，左侧为著，局部与双侧腰大肌分界不清；腹膜后多发肿大淋巴结。

大查房时情况：无发热，无明显精神行为异常，持续导尿，尿量3000～4000ml/d，大便正常。心、肺、腹（－），双侧巴宾斯基、查多克征（－）。

讨 论

放射科林路医师：头影像学检查，头增强磁共振示脑桥病变T_1低信号，T_2高信号，增强未见明显强化，可能为慢性缺血灶，右侧颞枕叶交界、侧脑室旁DWI高信号，T_1低信号，T_2高信号，倾向为亚急性缺血灶；3周后复查右侧颞枕叶病变T_1和T_2信号范围增大，但DWI信号降低，AC值增大，提示病变相对慢性化。头MRA未提示血管狭窄。胸腹盆CT纵隔窗可见少量心包积液，双侧胸腔少量积液，可见肺膨胀不全，肺窗示肺野少量斑片影及条索影。双肾弥漫性增大，双侧肾盂肾盏、输尿管、膀胱入口全程扩张，膀胱张力较大，双侧肾周可见低密度影，增强后可见强化，双侧腰大肌肿胀，左侧明显，腰大肌与肾周低密度分界不清。腰大肌里可见囊性低密度灶，可能有液性成分，壁明显强化。从影像学上首先考虑感染可能性大，有双侧腰大肌、双肾周围炎性病变、多发脓肿形成。

风湿免疫科王立医师：患者为青年女性，表面上呈急性病程（10天），表现为发热、意识障碍，但追溯病程2年前有体重骤降史（2014年末130kg，通过节食、运动或其他原因致体重骤降，目前65kg），2016年5月食欲减退、恶心，发现血糖水平升高，诊为糖尿病（DM），同时发现输尿管积水，当时尿蛋白、肾功能、血常规等正常。本例患者多系统受累，表现为发热、体重下降、脱发、脑膜炎（不除外无菌性脑膜炎）、多发脑梗、泌尿系病变（肾脏病变，表现为蛋白尿；肾后性病变，表现为肾盂、输尿管积水致肾功能不全）、重度贫血、多浆膜腔积液；有红细胞沉降率、超敏C反应蛋白等炎症指标明显升高，自身抗体示中高滴度的抗心磷脂、抗β_2糖蛋白1抗体、Coombs阳性及高球蛋白血症。如用"一元论"解释，则首先考虑系统性红斑狼疮（SLE），依据为临床表现有多浆膜腔积液，肾脏病变、中枢神经系统病变，实验室检查符合2个抗磷脂抗体阳性，无溶血性贫血者直接Coombs实验阳性，符合2011年修订的SLE分类标准。但患者诊断有多处疑点：①DM病史虽短，血糖控制欠佳，已出现DM增殖性视网膜改变，提示DM病程长，是否由DM并发症引起了多系统受累？②神经系统表现呈急性病程，头孢曲松和阿昔洛韦治疗后发热很快控制，意识障碍显著好转，在未用激素的情况下，脑脊液压力、细胞、蛋白等情况明显好转，提示神经系统病变可能由感染或其他因素引起，而并非神经精神狼疮（neuropsychiatric systemic lupus erythematosus，NPSLE）所致；另外，MRI提示的脑梗死是由抗磷脂抗体介导的高凝倾向，还是血管炎或动脉粥样硬化所致？③肾脏方面，导尿后肾功能恢复正常，说明肾脏问题主要为肾后性因素所致；但患者也有肾脏本身病变，且蛋白尿波动很大，是否需肾活检明确肾脏病变性质？④血液系统，患者入院时重度贫血，血红蛋白仅42g/L，但骨穿并未提示骨髓增殖障碍，且筛查并无溶血性贫血证据，输血后血红蛋白稳定，是否提示之前导致贫血的病因已解除？⑤病程中无腰痛、局部红肿热痛等表现，但影像学示腰大肌处低密度、脓肿可能性大，介入科已协助行脓肿穿刺拟明确病变性质，是否腰大肌炎症病变导致了全身高炎症状态？综上，患者临床虽装扮成了SLE的模样，但疑点重重，应进一步明确病因。

后续诊疗中，肾内科协助进行了肾脏病理检查。导尿管留置期间有泌尿系感染，在锻炼膀胱括约肌功能、恢复自主排尿后拔除导尿管，患者可按时排尿且尿量不少，但肌酐水平再次上升。同时，腰大肌脓肿穿刺培养无阳性结果，病理仅示慢性炎。另外，之前明确的抗体在复查时滴度逐渐变低，炎症指标也逐渐下降，免疫证据越来越不足。除抗磷脂综合征（APS）等自身免疫性疾病，很多感染性疾病如感染性心内膜炎、梅毒螺旋体感染、病毒感染、疟疾、利什曼疟原虫等可致抗磷脂抗体短暂出现，药物、肿瘤、DM等情况下也可出现。故诊断APS需在12周后复查抗磷脂抗体滴度，仍为中高滴度阳性才有意义。Coombs试验在少数正常人可阳性，如体内有抗磷脂抗体、AIDS、药物、高球蛋白血症、恶性肿瘤也可出现Coombs阳性。风湿免疫科专业组查房认为，患者虽有免疫异常，临床无明确高凝倾向、血栓事件及病理妊娠情况，狼疮抗凝物及活化部分凝血活酶时间均正常，且上述抗体滴度未经激素治疗有下降趋势，病程中各受累脏器自行缓解，临床表现并不符合SLE、APS特点，因此APS证据不足。

患者病情无法用SLE、APS"一元论"解释，是否用"多元论"解释？肾脏病变是否为糖尿病肾病（diabetic nephropathy，DN）导致？炎症指标升高、发热、神经系统问题、重度贫血是否为一过性感染？抗磷脂抗体及Coombs阳性是否由感染或其他因素诱发？希望神经内科医师协助分析脑膜炎性质及多发脑梗的原因。

神经科韩菲医师：神经系统三大问题：①脑膜脑炎，患者急性起病，以发热、意识障碍就诊，腰穿第一次脑脊液为炎性改变，首先考虑中枢神经系统感染，病毒性脑膜脑炎可能，但不能解释血白细胞计数升高、重度贫血、肌酐水平升高等表现。其他如细菌性感染，支持点为白细胞和炎症指标升高、血培养示无乳链球菌，发病初是否存在血流感染累及中枢神经系统可能，但脑脊液并非典型化脓性改变，需感染科协助解答。患者多种免疫指标阳性，系统性免疫疾病包括SLE、干燥综合征等累及中枢可出现无菌性脑膜炎，但由于系统性免疫疾病证据不足，暂不考虑。另外，随全身情况、感染、贫血的纠正、肌酐水平下降，神经系统症状明显好转，提示患者病初的意识障碍可能继发于感染的全身代谢性改变。②脑梗死，患者临床无脑梗死的症状和体征，仅MRI发现右侧脑室后角旁颞枕叶新近梗死灶（亚急性期），脑干慢性缺血改变，称为无症状脑梗死。病因按脑梗死TOAST分型，a.大动脉粥样硬化型，此型定义为责任血管＞50%狭窄，患者颅内大血管未见明显异常，故不属此型；b.栓塞、心源性栓塞，多为双侧半球前后循环均受累，此患者病灶分布上不支持，且心脏彩超未见血栓证据；c.脑小血管病变，患者脑梗死范围符合小血管病变，考虑DM小血管病所致脑梗死可能性大；d.其他病因，如易栓症（如APS等），但目前APS证据不足。③神经肌肉方面，患者无感觉异常，查体有腱反射减低，四肢肌力约4＋到5−，但肌电图示神经损害较重，传导及针刺觉提示上下肢轴索性周围神经病。这种电生理检查重于临床的神经肌肉病，最常见的是DM所致的神经损害，患者DM靶器官如眼底、肾、全身血管病变重，提示实际病程较长，眼底病变与周围神经小血管病变并存，神经肌肉方面可用DM解释。

检验科秦绪珍医师：针对患者尿蛋白定量波动较大的情况，按照检验前、中、后分析。首先，是否为检测错误。通过复查样本，观察仪器反应曲线，未发现异常。其次，样本留取阶段，24小时尿蛋白多由患者自行留存，留存方法是否正确，对结果影响较大。从病情考虑，患者泌尿系有金黄色葡萄球菌感染，同期尿沉渣示白细胞、尿细菌计数升高，感染会刺激泌尿系蛋白分泌，会导致尿蛋白水平升高。同时患者有神经源性膀胱，在无导尿管时，导尿不畅或体位影响，都会导致蛋白假性减低。总之，由于感染、神经源性膀胱等因素均影响24小时尿蛋白定量，建议排除这些因素后再检测。

肾内科乐偲医师：急性肌酐水平升高符合急性肾损伤（acute kidney injury，AKI），肌酐水平升高于导尿后好转。导致AKI的原因包括：①肾后性梗阻。②肾脏因素，患者有大量尿蛋白，肾小球来源为主，结合患者DM史，视网膜、神经病变等微血管并发症，DN可能存在，不支持点为尿蛋白变化大，DM引起小球病变证据不是特别充分。为明确肾脏病变性质，予穿刺活检。病理示免疫荧光阴性，光镜见肾小球体积增大，基膜增厚，伴肾小动脉玻璃样变，符合早期DN。电镜结果支持DN。此外，肾小管间质病变突出，可见密集的炎性细胞浸润，以髓质侧突出，小管萎缩，间质纤维化。

综上，患者存在早期DN，此期通常为微量白蛋白尿，无法解释肌酐水平升高。患者严重的间质病变与DN的肾小球病变不平行，无法用DN解释，需考虑间质性肾炎。间质性肾炎常见原因包括药物、感染、特发性间质性肾炎、自身免疫性疾病（如SLE、干燥综合征、IgG4相关性疾病等）。本例患者需鉴别：①淋巴瘤或其他淋巴增殖性疾病可浸润至肾间质，引起间质性肾炎，但浸润细胞通常形态均一，可行免疫组化鉴别。②梗阻性肾病。小管间质损伤病变分布通常非均一，从皮质、皮髓交界到髓质逐渐加重，小管病变较间质性肾炎突出。

结合患者临床及病理特点，考虑梗阻性肾病可能性大。目前患者肾脏方面诊断包括：①早期DN。②梗阻性肾病可能性大，淋巴增殖性疾病不除外。

内分泌科王曦医师：患者为青年女性，近期有明显体重减轻，半年前诊断为DM，起初血糖50mmol/L，伴恶心、呕吐，是否有糖尿病酮症酸中毒（diabetic ketoacidosis，DKA）不详，半年来以二甲双胍单药控制，空腹血糖7～8mmol/L，糖化血红蛋白9.1%。糖化血红蛋白受多方面影响：①重度贫血，不同贫血原因对糖化血红蛋白的影响不同，如红细胞生成障碍性疾病中红细胞寿命延长，故糖化血红蛋白水平会假性升高。②患者测糖化血红蛋白是在输血后，外来的红细胞会影响结果，不能以此糖化血红蛋白值判断之前3个月的血糖水平。

患者目前诊断T2DM明确，依据为肥胖史、二甲双胍控制期间无DKA、DM家族史、空腹C肽水平升高、T1DM相关抗体阴性。鉴别诊断：①成人隐匿性自身免疫性糖尿病（latent autoimmune diabetes in adults，LADA），为T1DM中少见类型，起病阶段与T2DM较难鉴别，但起病年龄较早，多有T1DM相关抗体阳性，且胰岛细胞功能衰竭较快，不符。②甲状腺功能亢进，患者甲状腺功能正常，可除外。③内分泌肿瘤，包括库欣综合征、肢端肥大症、嗜铬细胞瘤等，可单纯以血糖水平升高起病，血糖至如此高的程度上述疾病其他表现应突出，不支持。④胰高血糖素瘤，可见胰岛素抵抗、静脉血栓、特征性皮疹（游走性坏死性红斑）、胰高血糖素水平升高、胰腺占位等，不符。⑤青少年发病的成人型糖尿病（maturity onset diabetes of the young，MODY），表现为三代或以上DM家族史、发病年龄小于25岁、无酮症倾向、至少5年内不需要胰岛素治疗，起病时高血糖并不明显，体型通常正常，不支持。综上，本例患者目前无明显其他类型DM证据。

DM并发症：患者明确存在多发动脉粥样硬化，微血管病变方面存在增殖期的严重视网膜病变（diabetic retinopathy，DR）、早期DN（二者并不平行），周围神经病变方面，无明显手足麻木、肢端感觉减退，但肌电图示明确神经损害，自主神经方面可见SSR异常、神经源性膀胱。目前患者DM主要问题：病程看似短，但并发症重，且相关并发症之间不平行。患者虽诊断DM时间只有半年，但肥胖年限长，且体重下降明显提示这期间血糖水平很高，从并发症推测患者病程至少5年，很可能已超过10年。关于并发症，DN与遗传易感性相关，DR多与病程长短及血糖控制程度有关，因此某些患者病程长、血糖控制不佳、眼底病变重，但DN可以较轻，甚至并不出现。反之，如已存在DN，眼底病变程度往往与肾病平行，因此DM患者出现尿蛋白可通过眼底检查协助判断是否为DN所致。DM自主神经病变，神经源性膀胱如仅表现为残余尿增多，通过血糖控制、营养神经等治疗，可部分恢复，但如至神经源性膀胱程度，通过内科治疗逆转可能性小，需长期膀胱造瘘。

血液科陈苗医师：患者重度正细胞性贫血，网织红细胞计数显著下降，骨髓涂片示增生活跃，红系幼稚细胞＜5%，符合急性纯红细胞再生障碍性贫血。典型纯红细胞再生障碍性贫血的白细胞和血小板正常，而本例患者明显增多，可能为炎症反应性增高。对于正细胞性贫血，鉴别诊断考虑：①出血，患者无相关表现。②溶血，尽管Coombs试验阳性，但胆红素、乳酸脱氢酶、网织红细胞均不支持，可除外。③慢性病贫血，患者转铁蛋白饱和度不高、铁蛋白约500ng/ml，不能解释血红蛋白42g/L的重度贫血。患者成年发病，倾向于获得性纯红细胞再生障碍性贫血，病因包括特发性和继发性。继发性病因首先考虑感染，包括细菌、病毒、结核等，患者DM控制不佳，免疫功能受损，为感染高危因素，故感染继发纯红细胞再生障碍性贫血可能性大，建议进一步筛查微小病毒B19等；其次为淋巴增殖性疾病，包括慢性淋巴细胞白血病、Castleman病等，这些疾病除表现为纯红细胞再生障碍性贫血，可有多克隆高球蛋白血症、炎症指标升高等，Castleman病还可出现肾功能异常。但患者体表无明显淋巴结肿大、无肝脾大，骨穿及腰大肌活检无明确相关证据，暂不支持。

病理科师杰医师： 患者腰大肌穿刺2条组织，低倍镜下染色不均匀，以纤维为主，有数量及种类较多的炎症细胞浸润；高倍镜下浸润细胞以浆细胞为主，散在淋巴细胞，无中性粒细胞，伴小血管、纤维组织增生，无类上皮样肉芽肿，无结核证据。诊断为重度慢性炎。鉴别诊断方面，CD20$^+$B和CD3$^+$T细胞散在，浆细胞为成熟浆细胞，κ、λ散在阳性，为多克隆，不支持淋巴增殖性疾病；IgG4染色（－），不考虑IgG4相关性疾病。本例患者肾盂肾盏扩张，肾穿提示肾间质纤维组织增生，淋巴细胞、浆细胞显著浸润，存在慢性肾盂肾炎改变，腰大肌炎症可能为尿路梗阻导致感染性炎症累及肾周，常见肾化脓性炎症引起肾周脓肿，而炎症时间较长，化脓性急性炎细胞转变为慢性炎细胞所致。

感染内科周宝桐医师： 患者主要表现为急性发热、意识障碍，双侧瞳孔不等大，辅助检查有白细胞、中性粒细胞、红细胞沉降率、超敏C反应蛋白等炎症指标明显升高，血培养示无乳链球菌，头孢曲松治疗后发热、意识障碍好转，首先考虑细菌感染，无乳链球菌败血症、无乳链球菌脑膜炎。无乳链球菌为B族链球菌，多在泌尿生殖道、胃肠道定植，为尿路感染常见病原菌。并发症包括败血症、肺炎、脑膜炎等。患者有DM基础，可用"一元论"解释，DM致神经源性膀胱，出现复杂尿路感染、肾盂肾炎，之后感染扩散继发败血症、中枢神经系统感染、腰大肌脓肿。但尚有不典型之处：①脑脊液改变非典型化脓性表现，但无乳链球菌对多种抗生素敏感，患者发病后曾就诊当地医院并使用抗感染治疗，可能影响了我院化验结果。②腰大肌脓肿穿刺组织病理显示淋巴细胞、浆细胞浸润为主，但临床及病理并无结核或其他感染证据，可能是抗感染后病变慢性化的表现。

治疗方面，目前血流感染已控制，还需处理的问题：①腰大肌脓肿，可予头孢呋辛或阿莫西林等口服抗感染至脓肿消失。②尿路感染，充分抗感染后神经源性膀胱无好转可考虑留置导尿管或膀胱造瘘，根据现有药敏结果予复方磺胺甲噁唑2片/日，长期抑菌治疗3～6个月。

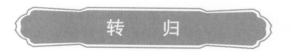

转　归

诊断考虑无乳链球菌败血症、急性脑膜炎、腰大肌脓肿、亚急性脑梗死、2型糖尿病及相关并发症、急性纯红细胞再生障碍性贫血。感染方面，头孢呋辛、磺胺类药物抗感染，神经源性膀胱建议患者造瘘，定期复查肾功能、泌尿系B超。未遵嘱膀胱造瘘。2021年5月复查肌酐527μmol/L，双肾小，已准备行肾脏替代治疗。

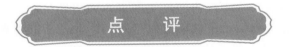

点　评

　　内科疾病通常复杂，难以理清头绪，尤其当患者年轻、多系统受累，又恰巧出现某些自身抗体阳性的时候，容易先入为主考虑自身免疫性疾病。然而累及多系统的疾病有很多种，自身抗体的产生和测定也受到很多其他因素的影响，临床内科医师需牢记张孝骞前辈"时时刻刻如履薄冰、如临深渊"的教诲，头脑清楚，梳理思路，认真仔细地收集病史，多考虑常见病、多发病，综合分析各方面的信息，慎之又慎地给出最后诊断，以免误诊、误治。

（郑金相　王　立）

5 普通内科

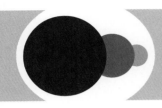

吞咽困难、皮疹40天，意识障碍1月，间断抽搐6天

引言　这是一位青年女性，以行为异常、意识障碍、抽搐等神经系统症状为首发表现，检查过程中发现腹部巨大占位。腹部占位与神经系统受累有何种关系？我们通过努力切除病灶获取了病理，谜底也随之揭开。

病历摘要

患者，女性，20岁。因"吞咽困难、皮疹40天，意识障碍1月，间断抽搐6天"于2016年4月6日入院。

（一）现病史

患者于2016年2月22日无明显诱因出现吞咽困难，伴咽部异物感，家属诉其可疑进食量增多，进食多时有腹胀，无恶心、腹痛等其他不适；同时出现胸部散在小米粒大小红色皮疹，无明显痛痒感，皮疹逐渐增多，主要分布在胸背部；自诉当地医院就诊行上消化道造影未见异常。2月29日患者出现记忆力明显减退，以近期记忆力减退为主，症状逐渐加重；间断出现定向力障碍，表现为间断迷路、不能确定自己是否穿衣、如厕后忘记穿裤子；同时逐渐出现精神亢奋，每日睡眠不足1小时，间断胡言乱语、出现舞蹈样动作。3月28日至中国人民解放军第二六一医院就诊，查血常规：Hb 94g/L，WBC $19.8×10^9$/L，NEUT% 96.1%；血生化：Alb 34g/L，K^+ 2.8mmol/L，Glu 15.6mmol/L，肝肾功能基本正常；完善头部CT：未见明确出血性及占位性病变；腹部B超：中上腹巨大高回声占位，考虑腹部包块待查，建议转诊。3月29日至北京大学第三医院就诊，血生化：ALT 57U/L，CK 324 U/L，LDH 636U/L，K^+ 3.0mmol/L，Glu 15.7mmol/L；Amon 9μmol/L；尿常规：pH 7.5，比重 1.01，Pro（++～+++）；HbA1c 7.3%（4.0%～6.2%）；F（6am）59.80μg/dl（正常值：3.7～19.4μg/dl）；性激素：FSH 0.4mIU/ml，LH 0.01mIU/ml；同型半胱氨酸17.40μmol/L（正常值：4.44～13.56μmol/L）；行腹部增强CT（图5-1）：腹部巨大占位，与肝、脾、膈肌、左侧肾上腺及腹腔干毗邻，边缘欠规整，有分叶，密度不均，与肝脏相近，不均匀强化，内见点状血管影及多发无强化影，有多个坏死灶，胰腺显示不清；双侧肾上腺明显增粗，左侧肾上腺与肿物边界不清，腹膜后来源不除外。

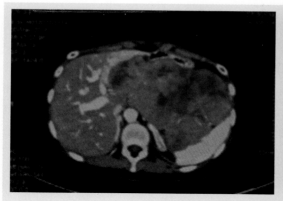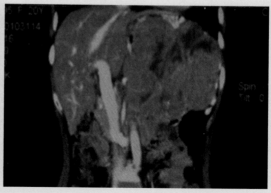

图5-1　患者腹部增强CT

考虑"腹部肿瘤可能性大，神经内分泌肿瘤不除外"，建议我院行生长抑素受体显像。4月1日于我院急诊就诊时出现间断癫痫发作，表现为呼之不应、四肢僵直、牙关紧闭、口吐白沫、单侧眼角及口角抽搐、小便失禁，数十秒后，自行恢复，十余分钟内共发作4次，遂入急诊抢救室。入室后患者呈昏迷状态，格拉斯哥（Glasgow）评分 E3V3M3，间断出现肢体抽搐，予患者鼻导管吸氧3L/min（SpO_2 100%），予镇静、抗癫痫治疗，患者仍有间断肢体扭动；监测生命体征，体温35.8～39.2℃，脉搏91～178次/分，血压100～150/60～100mmHg，SpO_2 98%～100%@NC2L/min。完善相关检查。血常规：WBC $20.44×10^9$/L→$4.5×10^9$/L；Hb 88→63g/L；PLT $202×10^9$/L→$80×10^9$/L；Ret% 2.5%（↑）；血型：B型RhD（－）；肿瘤标志物：AFP 2333.0ng/ml，CA125 81.5U/ml，GASTRIN 232.9pg/ml，Cyfra211 9.92ng/ml，余（－）；血DC：红细胞轻度大小不等，未见明显破碎红细胞，血小板数量及形态大致正常。完善腰穿检查：压力290mmHg，CSF常规、生化未见明显异常。腹部超声：中上腹见中等稍高回声包块，大小约15.0cm×18.0cm×9.0cm，边界尚清，内见散在小无回声区。多科会诊：考虑患者中上腹占位恶性病变可能性大，目前神经系统表现符合副肿瘤综合征-边缘叶脑炎；建议行PET/CT、奥曲肽显像，尽可能活检明确病理诊断，暂时可IVIg治疗5天。患者入急诊后持续镇静、美罗培南抗感染、脱水降颅压及营养支持、纠正电解质紊乱等治疗；患者间断出现肢体扭动，未再出现癫痫大发作，每日发热，Tmax 38.0℃左右；4月5日开始IVIg 20g qd治疗。

病程中患者间断发热，精神情况如前述，发病早期似有食欲增加，进食量增多，体重增加6kg；睡眠差，有尿失禁，大便正常，体重减轻约5kg。

（二）既往史

既往体健。

（三）个人、婚育、家族史、月经史

无特殊。末次月经2016年4月7日。

（四）入院查体

平车入病室，药物镇静状态，RASS评分1～0分。BP 110/70mmHg，R 20次/分，HR 100次/分，SpO₂ 100%@NC2l/min。浅表淋巴结不大，胸背部小米粒大小陈旧性毛囊炎样皮疹（图5-2）；心、肺查体未见异常体征，全腹韧，压腹未见痛苦表情及肌紧张，中上腹可触及巨大包块，最长直径约15cm，质硬，软骨质地，边界清，压之患者无痛苦表情。双下肢不肿。病理征未引出。

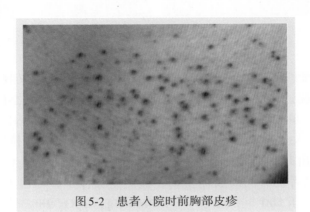

图5-2　患者入院时前胸部皮疹

（五）诊治经过

入院后完善相关检查。

常规：血常规：RBC 2.17×10¹²/L，Hb 65g/L，NEUT% 92.4%，WBC 4.42×10⁹/L，PLT 79×10⁹/L；24hUP 0.82g；粪便常规＋潜血：WBC 1～2/HPF，OB（＋）；血生化：TP 59g/L，Alb 33g/L，LDH 491U/L，Na⁺ 149mmol/L，Ca²⁺ 1.99mmol/L，Glu 13.3mmol/L，Cr（E）41μmol/L，TG 4.30mmol/L。感染：PCT 0.09ng/ml；G试验＜50pg/ml；CMV-DNA 990copies/ml，EBV-DNA正常；内分泌：ACTH 82.0pg/ml，F＞75.00μg/dl；β-HCG 0.71IU/L；尿去甲肾上腺素23.75μg/24h，肾上腺素3.96μg/24h，多巴胺84.44μg/24h，尿量1900ml；血液：铁蛋白正常；凝血全套：Fbg 1.51g/L，APTT 15.1s，APTT-R 0.56，TT 21.2s，D-Dimer 7.43mg/L FEU，FDP 21.0μg/ml；Coobms试验、酸溶血＋糖水试验（－）；骨髓涂片：粒系、红系、淋巴系各阶段比例及形态大致正常；全片可见巨核细胞4个，全为颗粒巨核细胞，血小板少见。血涂片：红细胞形态大小不等，余未见异常。PET/CT（FDG）：肝脾间巨大占位，代谢增高，伴内部坏死，考虑为恶性病变，但未见明确生长抑素受体表达；多浆膜腔

积液；双侧肾上腺弥漫增粗，代谢增高，考虑继发性改变；大脑皮质普遍代谢减低，部分额叶、顶叶及双侧枕叶皮质为著，双侧颞叶内侧及脑干代谢增高，结合病史副肿瘤综合征所致边缘性脑炎不除外。

治疗方面：入院后继续予 IVIg 20g qd 冲击治疗（4月5日开始，共6日），同时予抗癫痫、营养支持、纠正电解质紊乱等对症治疗，患者病情无明显变化，监测血三系及凝血基本稳定。2016年4月11日在全麻下行剖腹探查＋巨大腹膜后肿物切除＋胃部分切除＋左肾上腺切除＋胰体尾＋脾切除术，手术顺利（图5-3）。术后病理：（胰体尾）胰腺混合性腺泡-内分泌癌，伴坏死，侵及胰腺实质及胰周纤维、脂肪组织，紧邻脾脏及肾上腺被膜，侵及胃壁全层并形成溃疡；胃及胰腺断端未见癌；网膜组织未见特殊；肾上腺皮质结节状增生；免疫组化：AACT（＋），AAT（＋），ACTH（－），CRH（＋），AE1/AE3（＋），CD117（－），CD56（部分＋），CgA（部分＋），Cyclin D1（部分＋），Gastrin（－），Glucagon（－），Isulin（－），Serotonin（－），Somatostatin（＋），Syn（＋），Ki-67 指数 80%，PR（－），Vimentin（－），AFP（部分＋），β-catenin（＋）。分别于4月22日、5月16日予第2、3程 IVIg 20g qd×5天治疗；予氢化可的松琥珀酸钠50mg q8h 治疗，并逐渐减量至氢化可的松60mg qd 口服。患者意识逐渐好转，高级智能有所恢复，但仍有计算能力减退，反应稍迟钝。监测血三系稳定及凝血功能正常，监测肿瘤 AFP（图5-4）、CA125、GAS 水平逐渐下降至正常，ACTH 82.0pg/ml→10.2pg/ml，F 大于 75.00μg/dl→1.48μg/dl（图5-5）。

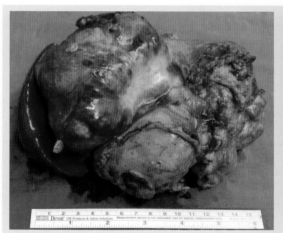
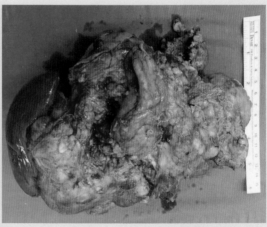

图5-3 手术切除物

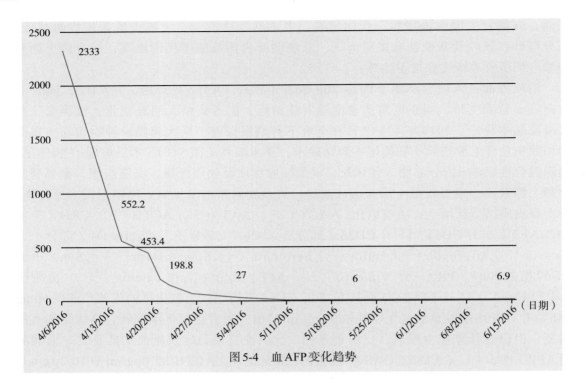

图5-4　血AFP变化趋势

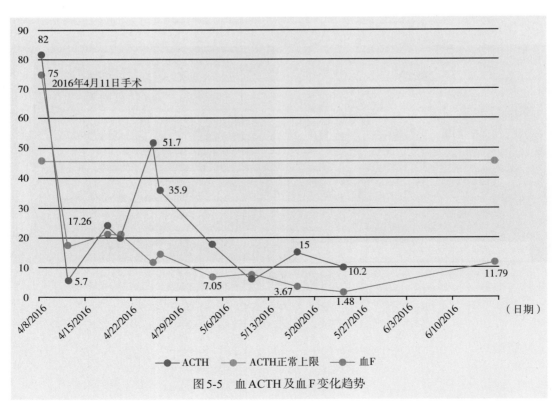

图5-5　血ACTH及血F变化趋势

讨 论

放射科张大明医师：患者2016年3月30日外院腹部增强CT，平扫期见腹腔软组织肿物，与肝、脾边缘分解不清，肿物形态成分叶状，肿物内可见偏液性密度影，考虑坏死可能性大，周围见软组织成分。动脉期增强后可见肿物有不均匀强化，肿物中间低密度区无强化；肿物边界与肝、脾分解不清，有往外推压脏器改变；胰腺结构形态消失，肿物前方为十二指肠水平段，由此推测肿物来自腹膜后，考虑为胰腺来源的腹膜后肿物；另外，影像中可见双侧肾上腺明显增粗，与患者临床ACTH、F水平升高相符合。门脉期未见脾静脉，考虑为肿物侵犯闭塞所致；周围可见迂曲静脉影，肿物最下缘，大约肾脏中部水平，可见肠系膜上动脉往右前走形，也可见迂曲血管影，可能为脾静脉闭塞代偿的静脉。冠状位可见肿物与肝、脾分界不清，与肾上腺关系密切，可见迂曲的代偿静脉影。头部CT、胸部CT未见明显异常。

神经科姚远医师：患者隐匿起病，主要表现为高级智能减退（机场无法找到登机口、记忆力减退）、精神行为异常（胡言乱语、躁动）、食欲增加、抽搐发作（入室时为癫痫持续状态）、意识障碍。①定位诊断方面：高级智能减退，定位较为广泛，可定位为额叶、颞叶、皮质或皮质下白质；精神行为异常同样定位广泛，可为额叶、颞叶；食欲增加、睡眠减少定位为边缘系统，如杏仁核、下丘脑等。抽搐发作，可起源于大脑半球某一点，具体定位不详。意识障碍定位则更为广泛。结合患者症状考虑为边缘系统受累，可有额叶、颞叶皮质或皮质下白质受累。②定性诊断方面：高级智能减退、精神行为异常、食欲增加、抽搐发作，为边缘性脑炎典型表现，结合患者腹腔内巨大肿物，影像学特点不除外神经内分泌肿瘤，需考虑是否为副肿瘤综合征继发神经系统病变。副肿瘤综合征可影响中枢神经系统，也可以影响周围神经系统。周围神经系统病变常见感觉神经或自主神经异常。中枢神经系统病变可发生于边缘叶系统，引起边缘叶脑炎，也可影响小脑、脑干等部位，引起相应的脑炎改变。边缘性脑炎狭义上定义为自身免疫性脑炎，广义上定义为影响边缘叶的疾病，如单纯疱疹病毒性脑炎常影响颞叶内侧与额叶基底面，也可以被认为是边缘性脑炎。边缘性脑炎的主要临床表现为精神行为异常、近期记忆力下降、癫痫发作，另外还可以表现为言语障碍、运动障碍、不自主运动、意识水平下降、自主神经功能障碍、睡眠障碍等，与患者临床表现相符。对于本例患者，需排除感染性边缘叶脑炎，感染性边缘叶脑炎主要由单纯疱疹病毒感染引起，为自限性病程，起病急，主要表现为发热、意识障碍、精神行为异常、抽搐等，一般1～2个月内自限，与患者病程不符。自身免疫性脑炎是某种病因继发产生的一种自身抗体攻击神经细胞所致的脑炎。分为两大类，一大类为SLE、神经白塞等所致神经系统受累；另一大类为抗神经元抗体所致。本例患者需考虑是否为抗神经元抗体介导的自身免疫性脑炎。抗神经元抗体相关自身免疫性脑炎分为两大类：抗细胞内抗原（副肿瘤性）；抗细胞表面抗原（突触受体），AMPAR、GABAbR、LGL1属于典型的边缘性脑炎相关抗体。典型患者可从外周血及脑脊液中检测出抗体。尽管本例患者CSF免疫组化6项、Hu-Yo-Ri均（－），CSF常规、生化、细胞学（－），自身免疫性脑炎相关抗体均（－），亦不能排除抗神经元抗体介导的脑炎。自身免疫性脑炎抗体阴性比例高达87.1%，抗体阴性的原因：①浓度低，检测不出来。②非IgG抗体，目前试剂盒检测的均为IgG抗体。③未知抗体。

确诊自身免疫性边缘性脑炎的诊断标准（4项）：①亚急性（3个月迅速进展）起病的工作记忆缺陷（短期记忆丧失），癫痫发作，精神症状，提示边缘系统受累，与患者临床表现相符。②MRI FLAIR序列示双侧颞叶内侧异常信号影（可以用PDG-PET代替MRI用于诊断，文献报道其诊断敏感性优于MRI，可显示颞叶内侧FDG摄取增高），本例患者PDG-PET显示双侧颞叶内侧、脑干摄取增高，符合边缘性脑炎表现。③至少符合以下1项：脑脊液细胞增多（WBC > 5/mm^2），EEG提示颞叶痫样放电或慢波活动。④排除其他可能的病因。根据上述诊断标准，患者为自身免疫性边缘性脑炎可能性大。神经内科实验室使用猴的小脑、脑干组织与患者血液进行反应，使用免疫荧光检测方法评价，可见分布比较弥散绿色丝状荧光显色，说明患者外周血存在针对神经组织的抗体，从荧光分布来看，不支持针对神经元的抗原抗体反应，可能为针对神经胶质细胞的抗体。综上所述，患者考虑为副肿瘤相关边缘性脑炎。肿瘤继发的自身免疫性脑炎的根本治疗是手术切除原发肿瘤，同时可试用丙种球蛋白、激素、血浆置换等免疫调节治疗。经积极治疗后有些患者可以恢复，但部分患者可能遗留后遗症。

内分泌科童安莉医师： 库欣综合征的表现包括：①血糖水平升高，皮质醇增多引起的血糖水平升高主要为增加胰岛素抵抗，同时抑制胰岛素分泌。患者1型糖尿病2个抗体弱阳性，C肽水平为正常下限，需考虑1型糖尿病可能，但糖化血红蛋白水平不高，术后有1个抗体转阴，血糖水平升高考虑为高皮质醇所致，临床表现并不符合1型糖尿病表现。②顽固低钾血症，库欣综合征可引起高钠、低钾等水盐代谢紊乱，典型表现还可出现高血压，本例患者无高血压表现。③精神神经异常，为患者病史中较为突出的表现。经典库欣综合征精神神经表现为比较容易兴奋，有欣快感，同时伴有失眠、认知功能障碍，严重时可出现抑郁、躁狂，甚至精神分裂。抽搐、癫痫发作不好用库欣综合征解释，应考虑有存在其他因素参与患者神经精神异常的发生。④痤疮样皮疹，可用高皮质醇血症解释。另外，库欣综合征正常有向心性肥胖、满月脸、水牛背、皮肤紫纹、女子多毛、痤疮等。本例患者起病时有精神行为异常、认知功能及高级智能功能减退、抽搐、意识障碍等，同时发现腹部占位、皮疹。进一步检查发现内分泌相关问题，包括血糖水平升高；甲状腺功能减低，表现为中枢性甲状腺功能减退（简称"甲减"），游离T$_3$、T$_4$水平减低，同时伴TSH水平减低，中枢性甲减见于中枢占位压迫垂体引起甲状腺功能下降，或者为高皮质醇对甲状腺的抑制作用；睾酮水平升高，但月经基本尚规律；血皮质醇水平明显升高。综上，本例患者定性诊断为库欣综合征明确。因患者起病急，病程时间短，因此库欣综合征其他表现如满月脸、水牛背、向心性肥胖、皮肤紫纹等表现不突出。库欣综合征可出现性腺抑制，女性患者会出现停经，因为高皮质醇可以对整个性腺轴产生抑制作用，本例患者表现为雄激素水平增高，同时血ACTH水平明显增高，考虑为ACTH刺激肾上腺皮质醇分泌增多的同时，还刺激肾上腺雄激素分泌增加所致。库欣综合征定位诊断可分为ACTH依赖性（垂体性、异位ACTH综合征、异位CRH综合征）和非ACTH依赖性库欣综合征（肾上腺皮质腺瘤、肾上腺皮质癌、大结节增生、小结节增生）。ACTH依赖性库欣综合征共同表现为血ACTH水平增加。正常情况下下丘脑分泌CRH，CRH刺激垂体分泌ACTH，ACTH刺激肾上腺皮质分泌皮质醇，如果皮质醇分泌过多，则会负反馈抑制ACTH分泌，同时会负反馈抑制CRH分泌。本例患者应诊断为继发ACTH综合征。结合患者腹部占位，考虑为异位ACTH或异位分泌CRH肿瘤引起总的皮质醇增多。切除的肿瘤免疫组化提示：ACTH（−），CRH（＋），提示患者可能为异位分泌CRH肿瘤。异位分泌CRH肿瘤相对少见，最常见的为甲状腺髓样癌，其次为嗜铬细胞瘤、前列腺肿瘤、肺部肿瘤、类癌等，暂时无胰腺异位分泌CRH报道。

关于异位分泌CRH肿瘤术后激素替代治疗方案的报道很少，目前尚无统一认识。ACTH依赖性库欣综合征如果为异位ACTH综合征及垂体肿瘤所致，术后1周左右将激素减至较小剂量，应监测患者血F（8am）水平，如果＜5μg/dl，表明肿瘤切除较为干净。术后第1、2天使用200～300mg氢化可的松，此后根据患者情况逐渐减量，一般情况下1周之后可以过渡为口服，通常患者下丘脑-垂体-肾上腺激素轴恢复需要半年至1年，所以需要激素的替代治疗时间也较长。可以根据患者血皮质醇恢复水平评估患者下丘脑-垂体-肾上腺轴恢复情况，如果患者血F（8am）＞18μg/dl，则提示该轴已经恢复。如患者血F＞10μg/dl，则可考虑停用激素替代。本例患者术后血皮质醇水平很快恢复，也支持患者为异位CRH综合征。异位CRH水平增高，抑制下丘脑，促进腺垂体增生、肾上腺皮质增生，皮质醇负反馈抑制下丘脑分泌CRH的细胞，下丘脑分泌CRH的细胞为神经元细胞，为神经内分泌细胞，其调节更多的是受应激调控，其恢复时间更短。有国外文献报道，异位CRH综合征患者肿瘤切除后，下丘脑-垂体-肾上腺激素轴可以短时间内恢复。患者激素水平可以作为肿瘤治疗效果及评估复发的指标。目前患者使用氢化可的松50mg q12h，激素水平已恢复至可以停药的程度，在兼顾边缘性脑炎的情况下可以考虑减量。

核医学科霍力医师： FDG-PET/CT见肝胃间巨大软组织肿块，密度不均匀，可见坏死，最长径17.3cm，中度程度代谢增高，SUVmax 7.0，SUVavg 3.1，胰腺显示不清。双侧肾上腺对称性摄取明显增高。该肿物的代谢活性不像淋巴瘤、肉瘤这类恶性程度很高的肿瘤，可基本除外淋巴血液系统来源的恶性肿瘤以及腹膜后肉瘤。^{68}Ga TATE PET显像，肿物代谢略增高，SUVmax 2.78，SUVavg 1.60；肝脏 SUVavg 4.71。肿物生长抑素受体表达并不是特别强烈，突出表现在肿物摄取明显低于肝脏、脾脏摄取。结合FDG和^{68}Ga TATE PET/CT显像，病灶葡萄糖代谢增高，生长抑素受体表达少，恶性病变可能性大，但不符合典型神经内分泌肿瘤。FDG显像机制：FDG参与肿瘤细胞无氧糖酵解；肿瘤病灶摄取FDG增多，即葡萄糖代谢增高，提示恶性病变可能性大。^{68}Ga TATE显像机制：TATE可与生长抑素受体特异性结合。肿瘤病灶摄取TATE增多，提示病灶生长抑素受体表达增多、神经内分泌肿瘤可能性大。根据肿瘤 Ki-67 表达水平，神经内分泌肿瘤可以分为 G1、G2、G3 级，级别越高，提示肿瘤恶性程度越高；FDG 摄取越高，生长抑素受体表达也越少，^{68}Ga TATE 显像越不敏感。患者头部 FDG-PET 显像，大脑皮质普遍代谢减低，部分额叶、顶叶及双侧枕叶为著；双侧颞叶内侧及脑干代谢增高；符合边缘叶脑炎表现，但不典型。另外，PET/CT 对于诊断垂体瘤非常敏感，患者头 PET/CT 未见垂体瘤及肿瘤脑转移，未见明确继发性嗜血综合征表现。

输血科王艳侠医师： 患者为 20 岁青年女性，无妊娠史、输血史，血型复核为 B 型 RhD 阴性。抗体筛查阴性，未检出红细胞同种抗体。围手术期输血情况：术前 RBC 2U，FFP 400ml；术中 RBC 15U，FFP 1000ml，PLT 3 治疗量；术后 RBC 2U，PLT 1 治疗量。所有输注血液成分均为 ABO 及 RhD 同型输注，部分血液资源来源于"互助献血"，部分来源于随机无偿捐献者。Rh 血型系统是已发现的人类红细胞血型系统中最具遗传多态性的血型系统，所表达的血型抗原多达 50 余种，其中以 D、C、c、E 和 e 在临床中最为重要。Rh 系统的抗原性仅次于 ABO 系统。RhD 抗原的多态性表达非常复杂，可分为正常 D、弱 D、部分 D、Del、增强 D 以及 RhD 阴性表型。Rh 血型抗原为表达在红细胞膜上反复穿膜的蛋白质抗原。汉族人群中 RhD 阴性表型个体仅占 3‰～4‰。抗 -D 抗体，多是由输血或妊娠产生的同种异型免疫抗体，多为 IgG 型，可导致血管外溶血以及新生儿溶血病。约 80% 的 RhD 阴性个体输注 1 单位 RhD 阳性红细胞后会在 2～5 个月内产生抗 -D 抗体；约有 20% 的 RhD 阴性个体反复输 RhD 阳性血，包括妊娠也不会产生抗 -D 抗体，这些人称为无反应者。

RhD 阴性患者的输血选择：体内已有抗 -D 抗体者，必须输 RhD 阴性红细胞；体内没有抗 -D 抗体，非紧急抢救应输注 RhD 阴性红细胞，避免产生抗 -D 抗体；体内没有抗 -D 抗体，紧急抢救且不能及时获取 RhD 阴性红细胞时，应充分权衡利弊，再做出 RhD 阳性红细胞输注的选择。RhD 阴性患者输注 RhD 阳性红细胞可能造成的后果：①如果患者被免疫产生抗 -D 抗体，以后再输血时，就必须选择 RhD 阴性红细胞（避免血管外溶血风险）。②女性患者将来妊娠分娩可能会出现新生儿溶血病。冷冻血浆中几乎没有细胞成分，不会导致 RhD 阴性受血者被 D 抗原致敏，因此 RhD 阳性血浆可用于 RhD 阴性患者输注。血小板本身并不表达 Rh 抗原，但血小板血液制剂中含有少量的红细胞，这些红细胞上的 D 抗原可能会使受血者致敏产生抗 -D 抗体。对于 RhD 阴性有潜在生育需求的女性受血者，未产生抗 -D 抗体时，应尽量予以 RhD 阴性血小板输注。对于 RhD 阴性有潜在生育需求的女性受血者，已产生抗 -D 抗体时，可选择 RhD 阳性血小板输注。当有潜在生育需求的女性受血者接受 RhD 阳性血小板输注后，应密切监测其红细胞同种免疫状态变化，尤其是围产期，积极关注处置新生儿溶血问题。

基本外科李秉路医师： 虽然患者血 AFP 水平明显升高，但患者肿瘤并非来自肝脏。肝细胞癌很少产生如此巨大的外生肿瘤，且如果肿瘤来源于肝脏，应表现为对小网膜、胃壁小弯侧的直接侵犯，或者将胃推至左方或后侧，而不会将胃顶至前面。根据肿瘤的影像学表现，首先考虑腹膜后肿瘤、胰体尾占位。明确诊断需要取组织活检行病理检查，当时可选择的方案为介入引导下肿瘤穿刺或直接外科手术，两种方案均各有风险。手术风险高、难度大，患者同时存在神经精神症状，术后躁动影响伤口愈合，增加感染、出血机会，且治疗效果不确定，手术后能否使患者精神、神经症状得到改善，不可预知；而选择介入引导下穿刺活检，可能取到的组织太小，不能明确诊断，在等待病理的过程中，患者一般状况包括凝血、血常规指标进一步变差，患者为RH阴性血，血源紧张，宝贵血源在尚未等到手术时就消耗在术前支持治疗过程中。手术需要取得家属充分理解，更需要多科会诊、多学科协助与支持，最终多科会诊后决定尽快行手术治疗。

我们给患者安排了非常规的急诊手术。手术的顺利进行有赖于麻醉科、手术室、ICU、输血科及外科紧密合作，肿瘤巨大，手术持续近6个小时。手术难点包括：①止血，因肿瘤压迫，静脉回流差，网膜血管、浅静脉曲张，术中出血多，术中出血至少3000ml，为减少副损伤，不能用超声刀等设备及顿性分离。②无瘤操作，手术分离需沿肿瘤包膜进行，同时保证肿瘤包膜的完整性，防止挤压及肿瘤破溃，保留必要的重要血管，尽可能做到 R_0 切除，将被肿瘤侵犯的器官（脾、左肾上腺、部分胃、肠系膜上静脉壁切除），保证胰腺切缘干净。目前检查没有发现远处器官转移，术后恢复良好，目前存在胃排空差，胃液 $300 \sim 400ml/d$，术后需密切监测胃动力情况及胃液引流情况。

病理科崔全才医师： 患者肿物体积 $16cm \times 13cm \times （6 \sim 10）cm$，肿物与肾上腺、脾紧密粘连，周边见少许残余胰腺组织（$3cm \times 2cm \times 1.5cm$）。肿物与胃壁组织紧密粘连，胃黏膜面见一直径约3cm溃疡区。肿物与肾上腺被膜紧密粘连。肿物切面灰白、实性、质略韧。与脾脏被膜紧密粘连；侵及胰腺实质，推挤性生长。肿物与胃壁呈推挤性生长，与胃壁黏膜界限清晰，局灶侵及胃壁全层形成溃疡。大体印象：累及胰腺及胃实质，示胃或胰腺来源；呈现推挤性生长、质地实且略韧，示肾上腺皮质结节状增生。从大体印象看，符合胃肠道间质瘤（gastrointestinal stromal tumor，GIST）或神经内分泌肿瘤表现。肿瘤常规HE染色见片状、巢团状排列，富于血管的纤维间隔，推挤性生长，与胰腺关系密切，存在可疑的移行区域。考虑可能为胰腺来源的神经内分泌肿瘤。高倍镜下见核分裂多见（>20/10HPf）；免疫组化结果：腺泡细胞标志，AACT（＋），AAT（＋）；神经内分泌标志，CD56（部分），CgA（部分＋），Syn（＋）；胰腺神经内分泌肿瘤相关激素，Gastrin（－），Glucagon（－），Insulin（－），Serotonin（－），Somatonstatin（＋），ACTH（－），CRH（＋）；Ki-67指数80%；CRH（＋），ACTH（－），AFP（部分＋）。肿瘤同时表达腺泡癌和内分泌癌分子标志，腺泡癌约占70%，内分泌癌约占30%。通常从诊断的角度来说，如果肿瘤存在两种癌成分，其中一种癌的成分比例大于30%，则诊断为混合癌；如果一种癌成分比例小于30%，则病理诊断为一种癌向另一种癌分化。举例，本例患者内分泌癌成分占30%，最终病理诊断应该为胰腺混合性腺泡－内分泌癌，肿瘤的预后按照其中较为恶性的癌细胞成分划分；如果内分泌癌成分小于30%，则应该诊断为胰腺腺泡癌伴神经内分泌癌分化。

肿瘤内科林毅医师： 患者为混合型胰腺腺泡－神经内分泌癌，正常的胰腺结构为腺泡，胰腺恶性肿瘤多为腺管细胞分化，腺泡癌只占胰腺癌的 $1\% \sim 2\%$，胰腺腺泡癌合并神经内分泌癌并不罕见，通常情况下，所合并的神经内分泌癌是无内分泌功能的，但本例患者肿瘤免疫组化提示CRH阳性，临床相应的内分泌检查异常，提示肿瘤存在内分泌功能。患者术前有AFP水平增高，在胰腺原发肿物中，AFP阳性的肿瘤占28%。肝样癌为非肝脏肿瘤及非生殖细胞来源的肿瘤，可以原发于肺、胃肠道、胰腺、泌尿道等，在组织学上看到类似肝的分化，如胆管形成、胆汁分泌，AFP并非必需条件，68%的肝样癌有AFP水平升高。混合癌的预后应以其中恶性程度更高、预后更差的成分决定，本例患者应以神经内分泌癌的预后决定。根据病理诊断，本例患者肿瘤的Ki-67指数为80%，而Ki-67指数＞20%的肿瘤即可分为神经内分泌癌G$_3$期，G$_3$期的患者中位生存期为11个月，G$_1$、G$_2$患者可以达到50多个月；合并异位分泌功能的神经内分泌癌比无分泌功能的患者预后更差；大部分胰腺高级别神经内分泌癌术后大部分复发时间为1年以内。因此，本例患者总体预后差。治疗上，因该病发病率低，目前国际上无高质量循证医学证据支持某种治疗方案的选择，但结合患者Ki-67指数明显升高，从其他肿瘤的治疗经验来说，建议术后一般情况恢复、能够耐受化疗治疗后尽快给予4～6个疗程以铂剂为主、联合拓扑异构酶抑制剂方案的化疗，但此种治疗是否能够降低术后复发率尚不清楚。

普通内科曾学军医师： 年长的医师直接、亲力亲为地为患者救助付出心血，回归患者的床旁，集体携手，在帮助患者的同时，也为年轻医师传递了经验。这个患者的手术让我们所有的医师得到了成长，让我们有更多的能力和勇气去帮助其他患者。此类复杂、危重患者的诊治有赖于多学科协作，共同支持，为患者的诊治创造条件。

转　归

患者家属经过商议决定不进行进一步放化疗治疗。胃肠功能正常，能正常进食。患者出院后针对肿瘤继发免疫性脑炎进行激素治疗，规律减量，意识及高级智能基本恢复正常水平，监测肿瘤指标及内分泌指标正常，影像学评估未发现肿瘤复发迹象。2018年7月复查发现左肾占位，活检诊为病情复发，开始放化疗。

点　评

本例患者通过对临床、病理及影像学分析最终诊断为胰腺混合性神经内分泌肿瘤，副肿瘤性边缘性脑炎，诊断明确，治疗得当。在本例患者诊治中，我们面对着花季少女的危重病情、稀有血型、手术难度大等困难，最终通过多学科协作成功切除了肿瘤并及时给予激素、IVIg治疗，体现了多学科协作的重要意义。

（张　黎　孟　婵）

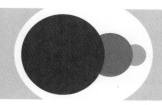

脾内占位1年余，腹胀、气短8月

引言　　这是一例以胸腹腔血性积液起病的青年女性病例，外院剖腹探查发现大网膜弥漫小结节样血肿。对比影像学发现患者合并脾脏多发占位，进行性增多。最终经临床-病理讨论，诊断为网状血管内皮细胞瘤。经基因检测，考虑存在mTOR通路相关基因突变，目前试用西罗莫司治疗中。

病历摘要

患者，女性，34岁。因"脾内占位1年余，腹胀、气短8月"于2016年9月10日入院。

（一）现病史

患者2014年12月于当地医院行腹部CT发现脾内多发类圆形低密度影，无腹痛，未予处理。2016年1月孕13周当地医院产检超声发现大量腹水，行药物流产，随后出现腹胀、气短，气短平卧时加重，坐起改善，无腹痛、黄疸、少尿、胸痛，超声提示右侧胸腔积液，行胸腔穿刺术，引流血性胸腔积液800ml后拔管，胸腔积液检验：黎氏试验（＋），LDH 395U/L（未见血检验结果）。引流后气短改善，未复查胸部影像学，腹胀同前。2016年4月就诊于朝阳医院，行剖腹探查＋大网膜切除术，术中吸取血性腹水3L，见大网膜及结肠表面遍布小结节样血肿，最大直径1.5cm（图5-6），充分切除大网膜。术后腹水找瘤细胞阴性；大网膜标本病理：纤维脂肪组织，间皮细胞增生，部分呈乳头状，结节内梭形细胞增生伴色素沉积；北京大学第三医院病理会诊：较多动脉及静脉畸形，管腔扩张伴血栓形成，内皮细胞乳头状增生呈鞋钉样，含铁血黄素沉着，散在淋巴细胞浸润，考虑为良性或交界性血管增生性病变；免疫组化：WT1（＋）、Calretinin（＋）、D2-40（＋）、Desmin（＋）、CK（＋）、CK7（＋）、CK20（－）、CD31（血管＋）、CD34（血管＋）、MC（＋）、Fac Ⅷ（＋）、ERG（＋）、CD68（组织细胞＋）、Ki-67指数3%。术后未再出现腹胀。4月28日行胸腔穿刺置管，引流血性胸腔积液1100ml后拔管。2016年7月外院行结肠镜未见明显异常。2016年8月17日于朝阳医院复查，血常规：WBC 4.7×10^9/L，Hb 82g/L，MCV 67fl，MCHC 294g/L，

PLT 410×10⁹/L，肿瘤标志物：CA125、CA19-9、CA72-4均阴性；胸腹盆CT示右侧胸腔及叶间积液，右肺中下叶膨胀不全，左肺下叶小结节，脾内结节较前增多，无明显强化，少量盆腔积液。8月29日就诊于我院免疫科门诊，查：ESR 7mm/h，hsCRP 3.24mg/L；补体、免疫球蛋白正常范围，抗核抗体18项、RF、抗磷脂抗体、狼疮抗凝物均阴性。目前上3层楼出现气短，夜间可平卧，无腹胀。为行进一步诊治收入我院普通内科。

起病以来，精神、睡眠尚可，体重与起病前无明显变化，大小便如常。

（二）既往史

否认明确慢性病史，否认结核、肝炎等传染病史及接触史，否认食物药物过敏史。

（三）个人史、婚育史、家族史

不嗜烟酒。G6P2A4，均为人工流产。家族史无特殊。

（四）入院查体

T 37.4℃，P 80次/分，R 15次/分，BP 107/63mmHg，SpO_2（不吸氧）95%。全身皮肤未见毛细血管扩张、血管瘤。浅表淋巴结未触及。颈静脉无充盈。乳房未触及肿块。左肺叩诊清音，右下肺叩诊浊音，左肺呼吸音清，右下肺呼吸音低，未闻及干湿啰音及胸膜摩擦音。腹部可见腹正中长约20cm手术瘢痕及腹腔镜穿刺处瘢痕，移动性浊音（−），腹软，肝肋下3cm，脾肋下未及，四肢无可凹性水肿。

（五）诊治经过

入院后完善常规检查及评估。

血常规：WBC 5.35×10⁹/L，Hb 80g/L，MCV 68.2fl，MCHC 278g/L，PLT 433×10⁹/L；尿常规（−）；便常规＋潜血3次均（−）；凝血：PT 12.9s，APTT 30.5s，D-Dimer 1.01mg/L FEU；动脉血气（不吸氧）：pH 7.411，pCO_2 37.4mmHg，pO_2 72.2mmHg，sO_2 95.1%，HCO_3^- 23.3mmol/L，Lac 1.7mmol/L；肝肾功能：TP 71g/L，Alb 44g/L，ALT 7U/L，K^+ 4.5mmol/L；血清铁四项：血清铁 20.6μg/dl，TIBC 408μg/dl，TS 4.5%，Fer 87ng/ml；肿瘤标志物：CA125、CA72-4、CA242、CA72-4、CEA均阴性；血T.SPOT-TB 0＋0FC/10S6MC。

为明确胸腔积液病因及缓解症状，于2016年9月13日行右侧胸腔穿刺置管，9月19日拔管，共引流血性积液1500ml。胸腔积液检查：胸腔积液常规，比重 1.032，细胞总数 1.4×10¹²/L，镜下可见大量体积较大细胞，WBC 160×10⁶/L，单个核细胞80.0%，多个核细胞20.0%，黎氏试验（＋）；胸腔积液生化，TP 48g/L，Alb 38g/L，ADA 18.5U/L，LDH 1431U/L，Glu 4.8mmol/L，Cl 107mmol/L，TC 1.95mmol/L，TG 0.11mmol/L（当日血生化，TP 71g/L，Alb 44g/L，LDH 237U/L，Cl 105mmol/L，TC 2.86mmol/L，TG 0.79mmol/L）；送检胸腔积液Hb 32g/L；胸腔积液乳糜试验（＋）；胸腔积液找瘤细胞（−）；细菌、真菌涂片，抗酸染色，需氧厌氧菌培养，真菌

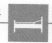

培养，分枝杆菌核酸测定均（−）；T-SPOT.TB A＋B 80＋40 SFC/10S6MC。拔管后3周复查胸部增强CT：右侧胸腔积液，右侧叶间包裹性积液，右侧胸膜增厚，右肺下叶膨胀不全（图5-7）。PET/CT：右侧胸膜增厚，未见放射性摄取增高，考虑为陈旧性病变。患者胸腔积液T-SPOT.TB高于外周血水平，同时存在胸膜增厚，请感染科医师会诊，考虑结核感染难以解释全貌。

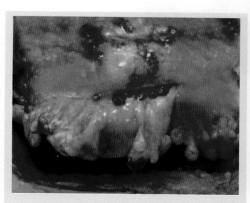

图5-6 剖腹探查见大网膜、横结肠表面多发结节样血肿

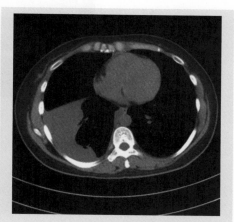

图5-7 胸部增强CT见右侧包裹性胸腔积液

大网膜病变评估：胸部增强CT见腹腔积液，网膜增厚；PET/CT未见残余网膜代谢增高；请我院病理科医师会诊外院大网膜标本切片，病理诊断：大网膜组织急性、慢性炎症，有较多畸形血管，管腔扩张伴血栓形成，内皮细胞乳头状增生呈鞋钉状，部分区域伴陈旧出血，纤维组织及间皮细胞增生，伴淋巴细胞浸润，结合免疫组化符合网状血管内皮细胞瘤。

脾脏病变评估：入院后胸部增强CT见脾增大，实质多发稍低强化影，对比老片脾内病灶增多（图5-8）；PET/CT提示脾内多发低密度灶，呈代谢减低区。请基本外科医师会诊，考虑患者脾内多发占位不除外出血灶可能，目前无手术指征。

为寻找其他病灶，完善经阴道子宫附件超声及乳腺、腋窝淋巴结超声，未见明显异常。PET/CT躯干显像，代谢增高灶包括：①全身骨髓代谢增高，脾脏代谢轻度增高，提示骨髓增生活跃。②纵隔代谢增高淋巴结，慢性炎性病变可能。③双附件区生理性摄取。

并发贫血方面，结合铁四项结果考虑铁相对不足，于9月28日加用琥珀酸亚铁100mg tid补铁治疗，10月8日复查血常规Hb增至96g/L。

患者经病理会诊，大网膜病变诊断为罕见血管内皮来源肿瘤，同时合并胸膜及脾脏，为指导下一步治疗，提请2016年10月19日内科大查房。

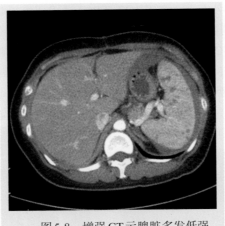

图 5-8　增强CT示脾脏多发低强化结节

讨　论

普通内科王玉医师：患者临床主要表现为胸腔积液、腹水及脾内占位。①胸腔积液、腹水方面，特点为血性胸腔积液、腹水，增长速度较缓，伴随症状少；鉴别诊断：a.结核性浆膜炎。本病为血性胸腔积液、腹水常见病因，患者胸腔积液 T-SPOT.TB 阳性，外周血为阴性，但全身炎症反应不明显，手术所见、病理结果及术后反应均不支持结核感染。b.恶性肿瘤胸腹膜转移。患者首发病变为脾内病灶，随后出现胸腔积液、腹水，应考虑恶性肿瘤转移至胸腹膜可能，但PET/CT未见代谢增高病灶，手术病理亦不支持常见恶性肿瘤。②脾占位方面，特点为病灶进行性增多，增强CT病灶强化不明显，PET/CT SUV 值不高。脾内良性占位增多扩大，需考虑出血性病变可能。

患者外院已行大网膜切除术，术后病理经我院会诊考虑网状血管内皮细胞瘤。复习文献，本病多见于躯干及四肢皮肤，主要表现为单发、局限病灶。网状血管内皮细胞瘤累及胸膜仅在2015年由中南大学湘雅二医院报道1例，本例患者胸腔积液为渗出液，胸部CT未见明确胸膜占位性病变，胸腔镜探查见壁层胸膜散在不同大小灰色结节，边界不清，部分融合。本病累及腹膜未见报道，累及脾脏在2015年由复旦肿瘤医院报道1例，表现为单发脾脏占位。治疗方面，文献中多数病例行手术治疗，部分接受放化疗。本次提请内科大查房目的在于：①讨论网状血管内皮细胞瘤是否可解释疾病全貌？②目前患者胸腔积液持续生长，有明显症状，下一步应如何处理？

放射科朱亮医师：总结患者影像学变化，2014年12月外院腹部CT发现脾脏轻度增大，脾内多发稍低密度灶，边界不清，增强后表现为延迟强化，考虑实性病变可能大。2016年3月外院胸部CT可见右侧胸腔及叶间积液，胸膜未见结节状增厚。2016年8月外院复查腹盆增强CT，脾内病灶较前明显增多，新见腹盆腔积液，积液密度高于同层面膀胱内尿液密度，符合血性积液影像学表现。2016年10月我院胸部增强CT除右侧胸腔积液外，可见右侧胸膜轻度增厚，增强后轻度强化，腹膜新见多发软组织结节，增强后有强化，脾内病灶较前明显增多变大。综上所述，患者影像学可见胸腹膜及脾内病变，其中脾内病灶近两年明显增多、变大，考虑肿瘤性病变可能大。

病理科崔全才医师： 患者送检外院大网膜组织切片会诊。根据临床提供信息，大体标本表现为网膜组织上多发含血囊泡结构。送检标本取材充分，光镜下观察病变成分复杂，低倍镜下可见多发囊腔、腔隙及乳头状结构，部分腔隙内含有红细胞，组织内局部可见畸形血管及含铁血黄素沉积，考虑含有血管来源病变。高倍镜下乳头状结构及部分囊腔表面被覆鞋钉样细胞；该类细胞免疫组化ERG、CD31阳性，CD34阴性，考虑来源于血管内皮（图5-9）。此外，尚有部分区域于纤维素样坏死内见立方形、胞质丰富、核偏向一侧细胞，部分形成团状、管状、腔隙结构。该类细胞表达AE1/AE3、钙网膜蛋白（calretinin），考虑为增生的间皮细胞。该类细胞结蛋白（desmin）染色阳性，进一步支持为间皮细胞增生而非间皮瘤。

整体而言，患者大网膜病变符合交界性血管源性肿瘤，该类肿瘤分为上皮样血管内皮细胞瘤、卡波西（Kaposi）样血管内皮细胞瘤、鞋钉样血管内皮细胞瘤、上皮肉瘤样血管内皮细胞瘤、多形性血管内皮细胞瘤，具体分型有赖于病理。上皮样血管内皮细胞瘤多为灶性病变，扩张性血管少见；卡波西样血管内皮细胞瘤患者常有免疫性疾病，或使用免疫抑制药病史；上皮肉瘤样血管内皮细胞瘤同时存在上皮样分化和肉瘤样分化，少见网状血管形态，瘤细胞无鞋钉样改变；多形性血管内皮细胞瘤可见较多巨核样细胞。结合患者镜下管腔内见乳头状结构，被覆鞋钉样细胞，有淋巴细胞浸润，存在新鲜、陈旧出血，目前考虑为鞋钉样血管内皮细胞瘤，该型可进一步分为达布斯卡（Dabska）血管内皮细胞瘤与网状血管内皮细胞瘤，前者主要见于儿童，镜下血管内乳头状突起明显，有淋巴管瘤区域；后者主要见于成人，镜下网状血管结构丰富。结合临床、镜下特点，目前倾向将患者大网膜病变分类为网状血管内皮细胞瘤。患者同时合并胸膜与脾脏病变，根据临床、影像学提示及大网膜病变病理分类，目前倾向于三者起源一致，均为血管来源肿瘤。另两处病灶在生长中可能分化为不同类型血管源性肿瘤，具体形式有待于病理证实。

胸外科炳钟兴医师： 本例患者经我科讨论意见如下：①诊断方面已获得大网膜标本，经会诊病理诊断明确。②根据胸部影像学，胸膜无明确靶点病灶，参考腹腔手术情况，胸膜病变弥漫分布可能大；活检缺乏指向性，阳性率较低，治疗上难以完整切除。综合考虑胸外科介入风险大于获益，暂不考虑行胸腔镜探查。

呼吸内科赵静医师： 患者呼吸系统主要表现为血性胸腔积液，积液外观呈静脉血样，生化提示渗出性积液。血性胸腔积液鉴别诊断首先考虑肿瘤，结核、自身免疫病

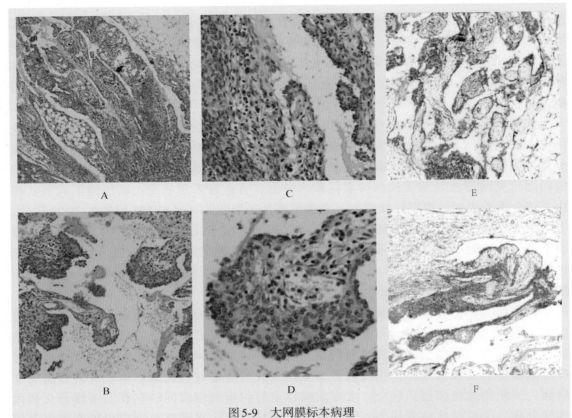

图5-9　大网膜标本病理

注：A、B，HE染色、低倍镜：肿瘤内见腔隙、乳头状结构；C、D，HE染色、高倍镜：乳头状结构及部分囊腔表面被覆鞋钉样细胞；E，ERG免疫组化；F，CD31免疫组化，鞋钉样细胞染色阳性。

可能性相对较低。目前多次胸腔穿刺细胞学阴性，有内科胸腔镜检查指征，但患者胸腔积液、腹水性状相似，大网膜病变性质已明确，为交界性血管源性肿瘤，推测胸膜病变与大网膜病变性质一致。后续是否行内科胸腔镜取决于患者及家属意见。治疗方面，肿瘤性胸腔积液治疗方式包括：①引流，根据患者主诉定期引流缓解症状。②局部注射，引流拔管前可考虑铂类药物胸膜腔注射。③全身治疗，血管内皮细胞瘤的全身治疗目前尚无统一方案。本人曾诊治3例胸膜上皮样血管内皮细胞瘤，行吉西他滨联合顺铂方案化疗后，1例患者部分缓解，2例患者病情稳定；化疗后原有胸痛症状明显缓解。靶向治疗方面，文献中亦有使用VEGF受体单抗治疗血管内皮细胞瘤个案报道，但效果并不理想，至多可维持病情稳定。上述经验可供本例患者参考。

肿瘤内科王颖轶医师：本例患者临床特点为育龄期女性，以脾内占位起病，病变进展缓慢，孕期出现胸腔积液、腹水，术中见腹腔脏器表面多发血肿，充分切除大网膜后腹胀明显缓解。实验室检查发现小细胞低色素贫血，胸腔积液 T-SPOT.TB 低滴度阳性。PET/CT 未发现明确代谢增高病灶。手术病理经我院病理科会诊考虑为网状血管内皮细胞瘤。复习文献，本病于 1994 年首次报道，Pubmed 数据库共检索相关文献 74 篇，报道病例 51 例。本病临床特点：青年起病，中位年龄 39.5 岁，女性：男性＝2：1；好发于头颈部和下肢皮肤，头皮、外耳、内眦、鼻窦、颈部、盆腔、外生殖器、长骨和脾脏病灶亦有报道。病变多单发，缓慢侵袭性外向生长。手术切除为主要治疗方式，术后局部可复发，复发率 55%～60%，4/51 例患者有淋巴结转移，未见远处转移报道。病变影像学上多表现为混杂成分，周围血管丰富，增强 CT 可见延迟期强化，MRI-DWI 序列呈低信号，但单凭影像学无法鉴别不同组织类型的血管内皮细胞瘤，诊断依赖病理。网状血管内皮细胞瘤病理学特点为树枝状血管腔，交织成网，管腔内壁由大小一致的细胞组成，胞质少，核显著突起，可呈鞋钉样凸向管腔。免疫组化 CD31、CD34、Ⅷ、D2-40 阳性。

鉴别诊断方面：①血管肉瘤。因治疗策略不同，本病应首先应与血管肉瘤相鉴别，血管肉瘤镜下细胞异型性明显，核分裂相多见，与本例不符。②间皮瘤。间皮瘤多见于男性，40 岁以上起病居多，多有石棉接触史，影像学多有驼峰状腹膜包块，腹水呈浆液性，脾脏转移罕见，病理免疫组化 Desmin 阴性，以上特征均与本例患者不符。③转移瘤。恶性肿瘤脾脏多发转移而肝脏无转移灶可能性极小。

治疗方面：本病以手术切除为主要治疗方式，手术应争取实现 R_0 切除，外科完整切除后可考虑放疗及干扰素治疗。药物治疗方面，2016 年意大利研究组曾报道使用 mTOR 抑制剂治疗 18 例血管内皮细胞瘤经验，其中 17 例为上皮样，1 例为网状血管内皮细胞瘤。该例患者经西罗莫司标准剂量治疗后病变缩小，维持时间超过 2 年，提示 mTOR 抑制剂对于本病可能有效。目前我科治疗意见为：每 3 个月评估影像学，观察病变生长速度，若病变加速生长，应化疗干预，具体药物参考呼吸科经验及文献报道，可选择吉西他滨、顺铂及 mTOR 抑制剂。此外，可完善肿瘤组织 mTOR 信号通路酶活性、VEGF 受体表达及外周血基因检测，为未来使用靶向药物提供证据。治疗方面尚待讨论处有：①根据影像学，首发病变位于脾内，行脾切除术实现减瘤是否有意义。②患者孕期出现胸腔积液、腹水，需考虑病变活动是否与雌孕激素水平相关，未来是否应尽量避免妊娠。

预后方面：出现胸膜转移提示预后较差，但患者目前仅有右侧胸腔积液，不除外腹腔积液通过胸导管进入胸腔可能，此外若未来进展为血管肉瘤，出现肝、肺转移，亦提示预后不良。

呼吸内科徐凯峰医师：mTOR 抑制剂在多种类型肿瘤，特别是某些生长速度相对缓慢的肿瘤中均有疗效。本例患者组织标本较多，可检测肿瘤组织中 mTOR 通路是否存在活化，是否存在 mTOR 通路调控因子如 *TSC1/TSC2* 基因突变，如果存在相关证据，则使用 mTOR 抑制剂更具有针对性。具体药物方面，我院雷帕霉素使用经验较多，该药在靶向药物中经济性较好。此外，罕见肿瘤因病例数少，起病机制研究不足，治疗难以形成统一方案，此时可考虑行现有各类靶向药物相关基因筛查，寻找治疗线索。

呼吸内科赵静医师：肿瘤患者治疗首要目的在于延长生存，减瘤手术仅在少数恶性肿瘤，如卵巢癌有明确获益。本例患者病灶多发，目前主要不适为胸腔积液相关气短、胸闷，减瘤手术难以改善症状，对患者生存期无明确获益证据，不建议目前行脾切除术。

普通内科陈嘉林医师：患者入院后经病理会诊大网膜病变诊断明确，以"一元论"解释病情，考虑血管内皮细胞瘤累及胸膜、脾脏可能性大。病变性质方面，病理学考虑肿瘤为交界性，临床上患者整体情况稳定。治疗方面，本病为罕见病，对多发、胸腹膜弥漫受累病例缺乏相关经验。经内、外科讨论，现阶段行胸腔镜、脾切除术对患者生存、生活质量改善有限。目前患者情况允许临床上继续观察，建议患者每3个月复查影像学，观察病情发展。

转　归

患者出院后于2016年12月起再次出现腹胀、腹围增大，伴恶心、食欲差，外周血血红蛋白减至105g/L，复查腹腔CT见大量腹腔积液，先后于2017年1月及3月2次行腹腔穿刺，引出2.8～4.8L血性腹水。考虑腹腔残余病灶生长较快，基因检测提示*PTPN11 p.K389Q*（丰度23.33%），2017年3月20日加用西罗莫司。2018年腹腔积液增多，开始间断重组人血管内皮抑制素及贝伐珠单抗腹腔灌注治疗。2020年7月起因腹壁结节增多开始安罗替尼治疗，病情稳定。

点　评

本例的临床表现非常少见，原发病也是罕见的疾病，截至2016年的病例报道未见类似的临床表现。本例患者的诊断依托于临床与病理的密切沟通，结合患者的临床表现及病理学改变，病理科医师做出了有针对性的诊断。本例患者的治疗缺乏相应的指南和类似病例作为参考。通过对患者的随诊，发现了其病情的加重，结合基因检测的结果，肿瘤科医师制订了患者的治疗方案。这个患者的救治过程是多科协作、临床与辅助科室合作的过程。

（石　穿　王　玉）

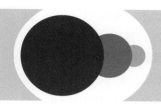

腹胀、尿量减少、发热3月，腹泻1月

引言　　这是一例以腹胀、尿量减少、发热、腹泻为主要表现的中年男性病例，伴有消化系统、肾脏系统、血液系统、神经系统、多浆膜腔积液等多系统表现。需要鉴别结缔组织病、浆细胞病、肿瘤等多种疾病，但均不符合上述疾病的典型特点；且在诊治过程中，患者反复合并感染，对治疗造成困扰。但在坚持糖皮质激素与抗感染的治疗之后，病情趋于平稳，最终的诊断可能依赖于今后随诊。

病历摘要

患者，男性，53岁。因"腹胀、尿量减少、发热3月，腹泻1月"于2015年12月8日入院。

（一）现病史

患者2015年9月中旬因"上呼吸道感染"自服中药后出现腹胀、少尿，尿量减少至10ml/d，伴发热，Tmax 38℃，伴全身皮下出血点，就诊当地医院，查血常规：WBC $2.7×10^9$/L，Hb 96g/L，PLT $32×10^9$/L；肝肾功能：Alb 29.9g/L，BUN 22.93mmol/L，SCr 723umol/L，ESR 24mm/h，hsCRP 62.56mg/L。ANA、抗dsDNA、抗ENA、ANCA全套阴性，诊断急性肾衰竭，行血液透析2次，透析后Cr水平不详。2015年9月18日转至南京军区总院，查血三系仍低，PLTmin $3×10^9$/L，尿蛋白（+++），Alb 28.3g/L，BUN 22.93mmol/L，Cr 723μmol/L。免疫方面：ACL（+）、cANCA（+）、MPO-ANCA（+），C3、C4水平下降（具体不详），免疫固定电泳：λ型IgG单克隆免疫球蛋白（+）。甲状腺功能减退。影像学：肝脾大，骨穿示巨核系减低，肌电图示腓总神经受损，考虑POEMS综合征？急性肾损伤。9月23日起予甲泼尼龙500mg qd×3天、丙种球蛋白20g qd×5天，间断CRRT治疗，血Cr水平降至179.5μmol/L，尿量恢复至1500ml/d左右，PLT可增至$40×10^9$/L，血三系仍低（具体不详）。2015年11月5日出院，院外口服泼尼松45mg qd。2015年11月9日无诱因出现腹泻，为黄色稀水样便，20余次/日，伴发热、咳嗽。再次就诊南京军区总医院，查血常规：WBC $3.9×10^9$/L，

NEUT% 80.4%，Hb 97g/L，PLT 41×10⁹/L；肝肾功能：Cr 141μmol/L，Alb 21.2g/L；尿蛋白 0.73g/24h，尿 RBC 21×10⁴/ml；便常规：大量红细胞、白细胞，OB（＋）；GM 试验（＋）；肠镜示乙状结肠轻度慢性炎伴糜烂，间质见脂褐素样颗粒沉积。胸腹部 CT：双侧胸积液、双肺下叶肺炎，心包少量积液，腹腔积液，脾大，考虑急性肠炎、肺部感染，先后予比阿培南、甲硝唑、氟康唑抗感染，甲泼尼龙 40mg qd，间断输血治疗，11月21日激素改为地塞米松 5mg bid，11月22日加用沙利度胺（25mg qd×2d→100mg qd×7d），11月26日加用美沙拉嗪，体温恢复正常，咳嗽减轻，腹泻 4～7次/日。2015年11月30日转至我院急诊，予甲硝唑、头孢他啶、甲泼尼龙 40mg qd 静脉输液，以及对症治疗，为进一步诊治收入我院普通内科。

病来患者精神、食欲、睡眠差，近1个月尿量 1000～1500ml/d，消瘦明显，体重未测。否认光过敏、关节痛、口眼干、皮疹、雷诺现象、口腔溃疡等症状。

（二）既往史

有多次输血史。否认明确慢性病史，否认结核、肝炎等传染病史及接触史，否认食物药物过敏史。

（三）个人史、家族史

吸烟20余年，30支/日。饮酒20余年，300～400g白酒/日。家族史无特殊。

（四）入院查体

T 36.4℃，BP 105/63mmHg，SpO₂ 97%。消瘦，全身皮肤黏膜干燥、蜕皮，轻度黄染，左颈胸锁乳突肌中部、右侧腋下外侧壁及左腹股沟区各触及1枚淋巴结，较大者直径约1.5cm，质软，无压痛，活动可。睑结膜苍白，巩膜轻度黄染，左耳听力减退，舌体无胖大，右颈静脉置管处敷料覆盖。双肺呼吸音减低，未闻及干湿啰音。心脏查体无殊。腹膨隆，腹软，无压痛，肝肋下2cm，脾肋下未触及，移动性浊音（＋），双下肢肌力Ⅲ～Ⅳ级，胫前可凹性水肿，膝腱反射、跟腱反射减弱。

（五）诊治经过

入院后完善常规检查。

血常规：WBC 3.53×10⁹/L，NEUT% 62.9%，Hb 76g/L，PLT 38×10⁹/L。尿常规+沉渣：BLD TRACE，Pro TRACE。24hUP 1.56g→2.22g。尿蛋白定量+尿蛋白电泳2项：U-Pro 448.9mg/L，T-P 67.1%，G-P 32.9%。粪便常规+潜血：OB（＋），WBC、RBC（－）。便真菌涂片：中量酵母样孢子；便细菌培养（－）。凝血：APTT 56.75s，D-Dimer 2.54mg/L；肝肾功能全套：TP 44g/L，Alb 27g/L，TBil 50.0μmol/L，DBil 40.8μmol/L，GGT 241U/L，ALP 220U/L，NT-proBNP 2547pg/ml，LIP 1135U/L，AMY（－）；hsCRP 3.98mg/L；ESR 5mm/h。 铁4项：Fe 51.1μg/dl，TRF 0.76g/L，TIBC 92μg/dl，Fer 2147ng/ml。ABG（@RA）pH 7.363，PaCO₂ 28.7mmHg，

PaO_2 95.2mmHg，HCO_3^- 17.6mmol/L。输血8项（-）。肾脏方面：双侧肾脏大小及皮质厚度超声示双肾增大，双肾弥漫性病变。肌电图：上下肢运动波幅低，上下肢SSR异常。免疫方面：IgG 5.75g/L，IgA 0.43g/L，IgM 0.66g/L，C3 0.524g/L，C4 0.148g/L。抗人球蛋白试验＋分型：Coombs试验（＋），IgG（＋＋＋），ACL 38 PLIgG-U/ml，复查阴性；抗核抗体、ENA抗体（4项＋7项）、β_2GP1、GBM、血小板相关抗体均阴性。血液系统：血清蛋白电泳、血清免疫固定电泳、尿免疫固定电泳、血清游离轻链、尿轻链均阴性。骨髓涂片：增生尚可，粒系中性中幼粒细胞比例稍高，成熟中性粒细胞胞质中可见中毒颗粒，红系各阶段比例及形态正常，全片共计数巨核细胞2个，均为颗粒巨核细胞，血小板少见。甲状腺功能2＋甲状腺功能3：大致正常。腹水常规：橘黄色透明，细胞总数 107×10^6/L，白细胞总数 6×10^6/L，单核细胞 6×10^6/L，黎氏试验（-）；腹水生化：TP 25g/L，ADA 14.5U/L，Alb 15g/L，LDH 88U/L，TG 0.47mmol/L；乳糜试验（＋）。肿瘤标志物：CA125 128.4U/ml，CEA、CA15-3、CA199、CA242（-）。影像学检查：腹盆增强CT＋小肠重建（图5-10）：小肠肠管多发肠壁水肿、增厚，浆膜面欠光整，请结合临床除外失蛋白性肠病；肠系膜根部多发淋巴结，部分稍大；脾大，脾静脉增宽；腹腔及盆腔内大量积液。

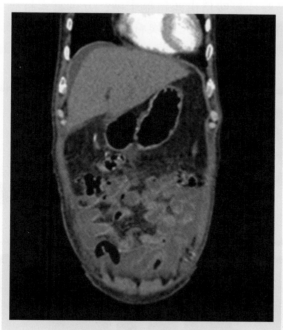

图5-10　腹盆增强CT＋小肠重建
注：小肠肠管多发肠壁水肿、增厚。

诊断考虑结缔组织病，SLE？POEMS综合征？原发病方面序贯甲泼尼龙40mg qd iv，12月18日起IVIg 20g×3d，同时予抑酸、补钙、补充人血白蛋白、输血等对症治疗。腹泻方面，给予枯草杆菌二联活菌肠溶胶囊、地衣芽孢杆菌活菌胶囊、蒙脱石散治疗。因患者PLT水平低、凝血功能差，未行肾穿。请神经内科会诊：M蛋白相关周围神经病多伴脱髓鞘损害，但也可见轴索损害；SLE相关周围神经病多以轴索受累为主，肌电图结果提示轴索受累为主，也合并脱髓鞘损害，但难以仅通过肌电图结果鉴别病因，仍应通过疾病诊断标准判断。皮肤科会诊：皮肤鱼鳞样脱屑，不支持糙皮病。监测WBC（3～4）×10⁹/L，Hb 60～70g/L，PLT（45～60）×10⁹/L，Alb 25～30g/L。腹泻停止，但出现顽固性腹胀，给予六味安消胶囊、吗丁啉及灌肠通便，每日可解少量大便，但腹胀程度未减轻。12月28日尝试肠镜检查，因不能进行肠道准备失败，因患者症状改善不明显，激素改为氢化可的松250mg qd iv以减量。营养方面主要肠外营养为主，可进少量流食。

感染方面：12月12日患者出现发热，Tmax 39.4℃，伴咳嗽、咳痰；胸部CT（图5-11）发现右下肺大片渗出，考虑肺部感染，加用头孢哌酮钠舒巴坦钠抗感染治疗，症状好转，体温降至正常，复查CT提示右下肺渗出明显吸收（图5-12），12月22日停用。12月31日再次出现发热，Tmax 39.6℃，伴畏寒、右侧腹部胀痛，无咳嗽、咳痰，查WBC 5.05×10⁹/L，PCT 0.79ng/ml，腹部超声提示胆囊壁毛糙，胸部CT（图5-13）提示左上肺结节影较前似有增大，内见空洞。腹盆CT提示未见明确感染灶。发热原因考虑肺部感染，给予经验性亚胺培南西司他丁钠、万古霉素抗感染治疗，体温无下降。治疗期间痰细菌学回报：多重耐药大肠埃希菌、鲍曼不动杆菌、铜绿假单胞菌检出，多次查抗酸染色、真菌、奴卡菌、放线菌、结核/非结核分枝杆菌均阴性。请感染科会

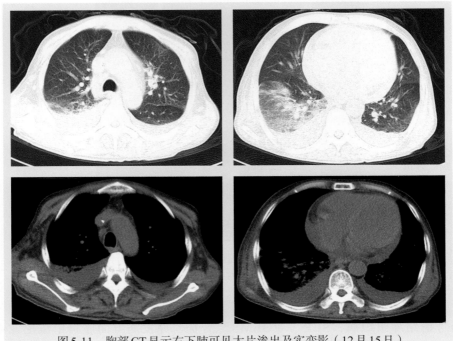

图5-11　胸部CT显示右下肺可见大片渗出及实变影（12月15日）

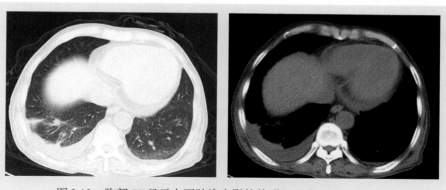

图5-12 胸部CT显示右下肺渗出影较前明显吸收（12月21日）

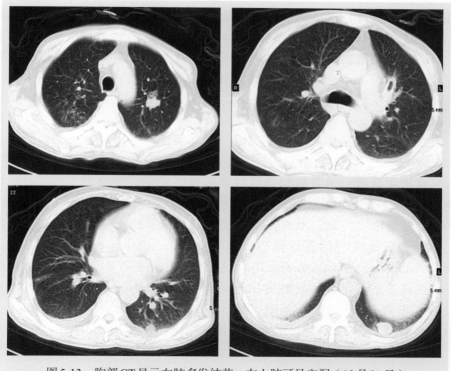

图5-13 胸部CT显示左肺多发结节，左上肺可见空洞（12月31日）

诊，考虑上述致病菌为非现症感染致病菌。

2016年1月7日普内科多科查房：患者高热考虑特殊致病菌感染，结核不除外，根据查房意见，停用亚胺培南西司他丁钠、万古霉素，予利福平＋异烟肼＋吡嗪酰胺＋静脉莫西沙星四联抗结核治疗，同时将氢化可的松分2次静点（150～100mg）。继续筛查病毒、不典型致病菌等，结果回报：CMV-DNA水平升高，CMV-DNA 9400→13 000copies/ml，CMVpp65 1个阳性细胞，T-SPOT.TB、EBV-DNA、支原体、衣原体、嗜肺军团菌、隐球菌均阴性。考虑继发CMV感染，1月8日加用更昔洛韦 0.125g q12h iv治疗。观察体温下降至38.0℃以下。血常规：WBC $9.88×10^9/L$，NEUT% 81.8%，RBC $2.50×10^{12}/L$，Hb 73g/L，PLT $10^8×10^9/L$。患者2016年1月11日转回当地医院继续治疗。

因患者病情复杂，涉及多系统受累，临床治疗棘手，为谈论患者诊断及下一步治疗方案，同时也可通过本病例拓展临床医师诊疗思路及提高多科室协作能力，特提请于2016年1月20日内科大查房。

讨　论

消化内科吴东医师： 腹胀为患者突出表现。腹胀常见有腹腔脏器肿大、腹水、空腔脏器压力增高3个原因，而本例患者以上问题均有。患者经糖皮质激素治疗后，肝脾增大逐渐缩小，补充蛋白利尿后腹水明显减少，目前腹胀原因重点考虑空腔脏器压力增高。患者腹胀考虑为不全肠梗阻。肠梗阻可见于机械性、血运性、动力性。患者腹胀以胃肠低动力为主，加用中成药通便后，出现低动力性腹泻，考虑不全肠梗阻与肠道细菌过度生长有关，需通过加强营养、调节正常菌群治疗。无机械性、血运性肠梗阻证据。治疗主要是减轻症状，维持功能，如有条件完善内镜取十二指肠降部、结肠组织做特殊染色等进一步明确原发病。

肾内科袁群生医师： 患者病初急性肾衰竭诊断成立，但原因不明。分析本例患者肾脏病变，尿蛋白＜2g/24h，小管源性蛋白为主，无RBC，尿比重偏低，尿糖阳性，血CO_2下降，血氯水平升高，血气提示代谢性酸中毒。综上，肾脏病变主要定位在小管间质。小管间质病变包括急性肾小管坏死（acute tubular necrosis，ATN）和急性间质性肾炎（acute interstitial nephritis，AIN）。本例患者首先考虑ATN，原因与发热、腹泻出现血容量不足导致肾脏灌注不足所致有关，其中可能参与有AIN成分。从临床经过看，患者有1～2周少尿期，经CRRT治疗后Cr水平从最高700μmol/L回落至88μmol/L，更支持ATN。贫血不能完全用小管间质病变解释，但间质病变可能会加重贫血。严重的肾间质病变EPO产生减少导致贫血，可检测EPO水平。本例患者铁蛋白水平高、转铁饱和度低，但也可尝试使用EPO，观察1～2个月血红蛋白变化。外院M蛋白阳性，肾淀粉样变、轻链沉积病，均可以引起肾衰竭，但70%～80%肾脏淀粉样变是肾小球病变为主，而且患者肾功能恢复快，不符合上述疾病特点。综合以上，考虑本例患者肾小管间质病变可能性大。除上述疾病外，需考虑急进性肾小球肾炎（rapidly progresssive glomerulonephritis，RPGN）、溶血性尿毒综合征（hemolytic uremic syndrome，HUS）、血栓性血小板减少性紫癜（thrombotic thrombocytopenic purpura，TTP）等，但临床经过不支持。

血液科段明辉医师： 患者病情较复杂，外院给予了较为积极的糖皮质激素等治疗，可能对我院的检查结果产生影响。血液系统存在的问题有：第一，诊断方面，外院单克隆免疫球蛋白阳性，但我院化验血免疫电泳、固定电泳、2次血游离轻链阴性，浆细胞病无证据。POEMS综合征神经病变特点是远端病变重，而非单一腓总神经损害。M蛋白阳性，需考虑各种免疫球蛋白疾病，包括淀粉样沉积和非淀粉样疾病，如为免疫球蛋白沉积，可解释肾脏、肠道损害，但不能解释发热和全血细胞减少。第二，发热问题贯穿始终，考虑感染可能性大，与血液系统关系不明确，需参考感染科意见。第三，全血细胞减少，我院检查血红蛋白和血小板水平下降突出，患者在经过激素及抗病毒治疗后血小板水平有所上升，而血红蛋白水平上升不明显，分析两者水平下降不是同一原因引起。

血红蛋白水平下降从以下方面考虑：①溶血，Coombs试验阳性，但网织红细胞正常，非间接胆红素水平不高，不支持溶血。②血液系统疾病，骨髓涂片未提示急性白血病等原发病改变。③肾性贫血，多见于长期慢性肾脏病变患者，患者后期肌酐水平下降正常，但血红蛋白水平无上升，且患者病程短，考虑肾性贫血可能不大，可查EPO协助判断。④慢性病贫血，患者发病初血红蛋白90g/L，铁蛋白水平升高，倾向慢性病贫血存在，其中可能存在肾脏病变EPO产生减少因素。同时，CMV感染对造血也会有影响。

血小板水平下降分析如下：①TTP。患者有发热、肾衰竭，需考虑TTP，但多次外周血涂片均无破碎红细胞，TTP、HUS无证据。②特发性血小板减少性紫癜（idiopathic thrombocytopenic purpura，ITP）。患者巨核系细胞正常，激素治疗后血小板有所上升，考虑可能。

从"一元论"考虑，发热、有轻链沉积，需考虑淋巴瘤，建议行PET/CT检查。但本例患者发热仍倾向于感染。目前无定论，定期追踪，待一般情况好转完善浆细胞病相关证据检查。

呼吸内科侯小萌医师： 患者呼吸道症状体征均不特异，在我院有2次肺部病变过程，首先从胸部影像学分析，在2015年12月15日胸部CT提示右下肺磨玻璃样密度及实变密度影，抗生素治疗后逐渐吸收消散。但12月下旬复查影像学提示左上肺新出现1个结节影，伴可疑空洞，且有增大表现，左下肺出现2个密度比较高的球形结节影，较圆。第一次病变，结合患者症状、胸部CT表现及抗生素治疗效果看，细菌感染可能性大。第二次病变，考虑患者激素治疗时间长，有免疫抑制基础存在，且多个结节均在左肺，此时患者再次出现发热，综合以上，考虑感染可能性大。但完善相关病原学检查均阴性，需鉴别其他非感染性疾病，如结缔组织病（CTD），患者外院曾有ANCA（＋），肉芽肿性多血管炎可表现为肺内球形生长性病灶，为肉芽肿性微观结构。另外，浆细胞病、淀粉样变，也可出现球形结节，需鉴别。检查方面，针对肺内空洞应争取行纤维支气管镜检查以明确其性质，肺内结节需行肺穿刺活检，但患者PLT水平低、凝血延长，不具备检查条件，可待患者一般情况好转后再进行。治疗方面，目前已给予充分抗结核治疗，服药后观察1～2个月，如体温正常，影像学表现吸收，则支持结核。如结节不同程度扩大，其性质倾向于原发病。

感染内科侍效春医师：首先原发病方面，以发热起病，有血液、消化、肾脏等多系统受累，外院大剂量糖皮质激素治疗3个月，并无感染的过程，故原发病不能用感染解释。但患者长时间大量使用激素、有营养不良、肠壁水肿细菌移位等感染高危因素。患者病程中有发热，咳嗽咳痰，胸部CT提示右下肺大片实变，抗生素治疗后体温正常，呼吸道症状好转，实变影吸收，考虑院内获得性肺炎。后期患者再次出现发热，查CMV-DNA（＋），提示CMV病毒血症，但患者并无肺、肝、脑、肠道等任何CMV靶器官受累表现。考虑是免疫抑制状态下出现的CMV感染，可以抢先抗CMV治疗3周。关于肺内病变，患者院内感染好转后，胸腔积液减少，之后复查胸部CT出现多个结节影，伴新发空洞，且有逐渐增大趋势，从影像学无法鉴别是感染还是非感染疾病，但结节生长速度快，感染性疾病在短时间快速发展的结节，应考虑真菌和分枝杆菌感染。真菌感染首先考虑曲霉菌，本例患者完善痰相关病原学检查均阴性，而且曲霉菌感染进展较快，肺部病变多在明显加重，病变性质不支持。血隐球菌抗原阴性，也无相关证据。结核感染，胸部CT不典型，可通过抗结核2～3个月随诊观察肺部病变变化。关于原发病及感染交叉加重的问题，本例患者原发病诊断及肺内病变性质均不明，应积极对症创造条件，完成肾穿、肺穿等检查，明确病变。

风湿免疫科沈敏医师：患者有多系统受累，反复发热，血液系统表现为全血细胞减少，骨髓涂片提示骨髓增生活跃，考虑外周破坏为主。神经系统表现，外院提示外周神经病变，我院肌电图提示轴锁病变为主。肾脏方面，发病之初起病表现为急性肾损伤，后期为肾小管病变。消化道提出表现为腹泻、腹胀，排便困难等肠蠕动下降表现。还有多浆膜腔积液、低蛋白。从辅助检查看，患者无明显肝脏、肾脏丢失蛋白，考虑蛋白可能从肠道丢失。综合多系统病变，考虑CTD可能，CTD诊断主要依赖抗体。患者病程中有抗磷脂抗体、C-ANCA（外院）、Coombs（＋），补体水平下降，需考虑CTD，但抗体不典型，此时需鉴别及除外肿瘤。患者外院曾考虑POEMS综合征，而我院相关检查均阴性，阳性检查结果是否与外院治疗之后消失有关，无从证实。入院后评估病情，考虑病情相对平稳，延续了激素治疗，原发病趋于平稳，但后期又出现发热、肺部新发空洞，考虑合并肺部感染，加用抗生素，激素减量。在感染与原发病并存时，应关注主次要矛盾。本例患者在大剂量激素治疗3个月余，且有低蛋白、腹胀等肠道问题，存在细菌高危入血因素。此时主要控制感染为主，激素逐渐减量，应定期随访。

转　归

大查房后联系患者家属，当地医院已停用上述所有药物，包括激素、抗结核药等，仅给予静脉营养支持治疗，患者血小板稳定在100×10^9/L，白蛋白25g/L，Cr 120μmol/L。

点　评

　　在使用大剂量糖皮质激素治疗CTD等原发病、同时患者有多重感染的高危因素时，病程中易出现各类感染，影响治疗，同时也会对原发病的诊断与治疗选择造成不利影响。在此时应权衡利弊，抓主要矛盾，平衡原发病与抗感染治疗的关系。同时也提醒我们，糖皮质激素对于炎症性疾病虽然有一定的治疗效果，但长期大量使用也会对患者造成伤害，应把握好治疗的时机也疗程、适时减药。

（范园春　孟　婵）

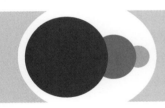

血小板水平升高半年，间断发热4月，间断腹痛3月

引言

这是一例以血小板水平升高、间断发热、腹痛为主要表现的中年女性病例，伴有胆管酶、铁蛋白水平升高，影像学检查提示肝脏增大、不均质改变、肝门区多发肿大淋巴结，完善骨髓涂片（包括真菌涂片、特殊染色）及活检提示感染及骨髓增殖性肿瘤（myeloproliferative neoplasm，MPN）诊断证据不足，肝脏穿刺病理活检符合感染所致肝脏改变。病因方面，考虑了特殊致病菌感染，多科讨论为本病例的诊治提供了思路。

病历摘要

患者，女性，36岁。因"发现血小板水平升高半年，间断发热4月，间断腹痛3月"于2016年5月9日入院。

（一）现病史

患者2016年1月因受凉后出现咳嗽、咳痰，就诊当地医院，查血常规：PLT $747×10^9/L$，WBC $15.31×10^9/L$，NEUT% 75.5%，Hb 101g/L；ESR 104mm/h；hsCRP 95mg/L；胸片示肺部感染，予静脉滴注头孢类抗生素7日后咳嗽、咳痰明显好转。此后多次复查血常规：WBC正常范围，Hb最少96g/L，PLT（500~750）$×10^9/L$。2016年2月上旬无诱因出现静息时胸骨撕裂样疼痛，伴胸骨压痛，VAS 7~8分，ECG无特殊，1周后自行缓解。2016年3月初出现发热，每日下午5~6点起体温缓慢上升，至夜间达峰，热峰多波动于38℃，至午夜可降至正常范围，伴盗汗、乏力。胸部CT：右肺中叶及双下肺新发感染，前上纵隔软组织密度影，腹主动脉旁多发肿大淋巴结。2016年3月底就诊北大人民医院，查Fer 452.3ng/ml（↑），IgG 27.5G/L（↑），IgA 5.61G/L（↑），IgM 2.44G/L。ANA、ANCA（－）。微小病毒、EB病毒IgM（－）。血游离轻链κ 2550mg/dl（↑），λ 1090mg/dl（↑），κ/λ 2.34。血尿M蛋白（－）。骨髓涂片：骨髓增生活跃，巨核细胞326个，浆细胞比值偏高（8%）；流式：未见明显异常浆细胞克隆。嗜酸细胞占1.39%，可疑MPN。基因：骨髓 *BCR-ABL* 融合基因、*JAK2* 第617氨基酸位点／第12外显子、MPL第515氨基酸位点、*CALR* 基因第9外显子检测、染色体核型分析均阴性。腹部超声：肝脏增大、不均质改变；腹腔动脉旁、第一肝门处多发肿大淋巴结（最大者2.9cm×1.8cm，无血流信号）。全身浅表淋巴结超声：双侧腋窝、腹股沟、颈部可见淋巴结，腹股沟淋巴结部分皮髓结构欠清。予阿司匹林肠溶片0.1g qd。2016年4月初无诱因出现右中腹持续胀痛，左侧卧位可稍缓解，否认进食或体位改变后加重、皮肤巩膜黄染、厌食、恶心呕吐等。外院查血T-SPOT.TB 0＋0 SFC/10S6MC，胸腹CT：右下肺炎可能，肝硬化？食管、胃底静脉曲张？脾大，肝右叶片状低密度影，子宫颈旁片状高密度影。妇科超声：子宫宫旁充血。

2016年4月12日就诊我院门诊，查血常规：PLT 833×10⁹/L，WBC 15.88×10⁹/L，NEUT% 79.7%，Hb 96g/L。血涂片：红细胞大小不等，部分中心淡染区扩大。生化：ALP 859U/L，GGT 259U/L，LDH 99U/L，余正常。骨髓涂片：增生明显活跃，粒、红系未见异常，巨核细胞50个（颗粒巨核细胞28个，产板巨核细胞22个），血小板多见。腹部超声：肝大（肋下平脐），可见5.7cm×3.5cm片状回声减低区；肝门及腹腔多发淋巴结肿大；脾稍饱满。PET/CT：全身多发性代谢增高淋巴结，脾大，骨髓代谢不均匀增高，胸骨柄右侧代谢增高，肝内数个代谢增高灶，考虑血液系统恶性病变可能性大。2016年4月28日至北京大学人民医院行肝穿，病理：部分肝窦显著扩张，伴窦间隙水肿，汇管区散在嗜酸性粒细胞。

5月9日～6月14日于普内科住院，入院后仍每日1次低热，Tmax 37~38℃，伴乏力，间断右上腹胀痛。完善检查。血常规：WBC 19.15×10⁹/L，NEUT% 82%，Hb 94g/L，PLT 865×10⁹/L。肝肾功能：Alb 33g/L，GGT 223U/L，ALP 731U/L，余正常。铁4项：Fe 24.3μg/dl（↓），TIBC 188μg/dl（↓），TS 11.4%（↓），Fer 385ng/ml（↑）。炎症感染方面：ESR 109mm/h，hsCRP 189.16mg/L。便寄生虫及幼虫：人肠滴虫滋养体1次（＋）→2次（－）。血隐球菌抗原、G试验、感染4项、乙肝5项、CMV-DNA、EBV-DNA、HAV-IgM、HEV-IgM、弓形虫抗体、鹦鹉热抗体、BST（－）。痰细菌涂片：上皮细胞数10~25/LP，白细胞数10~25/LP，少量革兰阴性杆菌、革兰阳性球菌×1次。痰抗酸染色（－）。3次血培养（－）。3次血分枝杆菌培养（－）。免疫方面：C3水平升高，C4正常；IgG 23.27g/L，IgA 4.44g/L，IgM 1.79g/L。ANA18项、抗ENA、自身抗体9项、PBC相关自身抗体谱、AIH相关自身抗体谱、Coombs试验均为（－）。胃镜：食管裂孔功能障碍，慢性浅表性胃炎。结肠镜：未见明显异常。血液系统：血游离轻链κ 1980mg/dl，λ 842mg/dl，κ/λ 2.35。血清蛋白电泳、血免疫固定电泳、尿免疫固定电泳：未见M蛋白。毒物筛查：不提示重金属或有机物中毒。腹部超声：肝脏增大，肝实质回声欠均，肝门区多发淋巴结肿大。肝脏超声造影：肝脏增大，肝实质回声不均伴弥漫片状低回声，结合超声造影表现符合弥漫性病变。胸腹盆增强CT：左肺上叶舌段及双肺下叶少许斑片、索条影。双侧锁骨上区、腋窝、纵隔及心膈角多发淋巴结，部分肿大。肝脏增大伴多发异常强化病灶；肝静脉分支略纤细；心膈角区、肝门区、食管下段贲门周及腹膜后多发肿大淋巴结；脾脏增大；盆腔双侧髂血管旁及双侧腹股沟多发淋巴结影，部分稍大；脊柱略侧弯；胸骨、骨盆组成骨质及双侧股骨上段骨质密度不均匀增高。腹股沟淋巴结BUS：双侧腹股沟区可见多个低回声淋巴结，左侧较大者 0.9cm×0.7cm，右侧较大者 0.9cm×0.4cm，部分呈类圆形、髓质结构消失。泌尿系统、妇科、下腔静脉、肝静脉、腋窝淋巴结、心脏超声：未见明显异常。组织病理和病原学：骨髓涂片示增生明显活跃，粒∶红＝5.5，部分粒细胞胞质颗粒粗大；浆细胞比例稍高；可见颗粒巨核细胞28个，产板巨核细胞22个，血小板成堆可见。骨髓活检见骨髓组织中造血组织略增多，脂肪组织减少，造血组织中粒/红系比例增高，可见增生的组织细胞；易见巨核细胞；骨髓特殊染色，革兰染色、抗酸染色、弱抗酸染色、六胺银染色（－），PAS染色部分细胞胞质内可见红染颗粒。骨髓涂片病原偶见革兰阴性杆菌。骨髓真菌涂片、抗酸染色、奴卡菌涂片，需氧＋厌氧、分枝杆菌培养均（－）。

5月12日行左腹股沟淋巴结活检，淋巴结病理：慢性炎（0/2）；淋巴结病原：淋巴结抗酸染色、弱抗酸染色、细菌、真菌、放线菌、奴卡菌培养（－）。外院肝穿标本我院会诊：少许穿刺肝组织，可见3个汇管区，部分肝窦显著扩张，肝细胞浑浊肿胀及小灶坏死，汇管区见较多淋巴细胞、浆细胞、中性粒细胞及散在嗜酸细胞浸润。我院特殊染色结果：六胺银（＋）、网织纤维（＋）。

5月19日行CT引导下肝穿刺活检送检病理＋病原，共取材2处，病理：肝细胞轻度水肿，部分肝细胞内有淤胆汁，可见散在小灶状肝细胞坏死，肝窦扩张，肝小叶内少许炎细胞浸润，局部汇管区少许淋巴细胞浸润，纤维组织轻度增生；符合感染所致的肝脏改变。病原：抗酸染色、奴卡菌、真菌涂片、寄生虫及幼虫、结核/肺结核分枝杆菌核酸测定、细菌、放线菌、奴卡菌培养（－）。细菌室王澎教授阅骨髓、淋巴结、肝脏组织切片：镜下均可见革兰阴性杆菌或革兰阴性球杆菌，首先考虑胞内菌感染。友谊医院栗绍纲教授会诊血涂片：镜下轻度贫血、白细胞总数、血小板总数、中性粒细胞比例多，少量单核细胞有变形、空泡，偶可见球状、杆状微生物体，未见血液内寄生虫；考虑胞内菌感染引起免疫功能紊乱可能性大，Q热？送患者血清至中国国家疾病预防控制中心、友谊医院等行巴尔通体、鹦鹉热、寄生虫等特殊感染抗体检测未发现明显异常。联系多家机构，无法行Q热相关检查。骨髓、淋巴结、肝组织活检切片至同仁医院行Warth-Starry 染色均为阴性。我院及外院肝组织切片送至中日友好医院王泰龄教授处会诊：①非梗阻性肝窦扩张，偶见微血栓。②肝门脉纤维化（汇管区间质纤维化，门脉小团闭塞）。③肝内轻度非特异性炎症，符合全身感染反应。

治疗：入院后继续口服阿司匹林肠溶片0.1g qd，因出现鲜血便停用。经过多次多科会诊讨论，考虑胞内菌感染可能性大，5月31日加用多西环素100mg bid治疗，仍有每日低热，6月8日多科随诊后加用甲硝唑。经抗感染治疗后患者体温高峰稍有下降，复查CPR 215mg/dl→145mg/dl，予以出院随访。出院后继续服用多西环素和甲硝唑，每日监测体温，每3天有1次低热，Tmax 37.3～37.8℃。6月28日外院查血常规：WBC 16.44×10^9/L，NEUT% 80.2%，Hb 95g/L，PLT 805×10^9/L；CRP 131mg/L。为进一步评估病情收入院。患者精神、食欲、睡眠可，尿便正常。上次出院至今体重增加1kg。

（二）既往史

无特殊。

（三）个人史、家族史

宠物豢养史，起病时家中鹦鹉曾无诱因死亡。服装厂熨烫工人，每日处于高温、高湿环境至少9小时。

（四）入院查体

颈部可触及数枚肿大淋巴结，黄豆大小，质软，无压痛，双侧腹股沟可触及数枚肿大淋巴结，花生大小，质地韧，无压痛。双肺呼吸音清，未闻及明显干湿啰音。心音可，各瓣膜听诊区未闻及病理性杂音，腹部略膨隆，无压痛及反跳痛，右锁骨中线上肝脏平脐。脾肋下可及。

（五）诊治经过

入院后完善检查。

血常规：WBC 14.74×10⁹/L，NEUT% 80.8%，Hb 84g/L，PLT 719×10⁹/L；尿常规（－）；粪便常规＋潜血（＋）；便寄生虫及幼虫鉴定：未见；肝肾功能：Alb 32g/L，GGT 447U/L，ALP 715U/L，Cr 38μmol/L；凝血：PT 14.9s，INR 1.32，Fbg 7.65g/L，APTT 41.2s，D-Dimer 0.46mg/L FEU；ESR 119mm/h；hsCRP 141.32mg/L。指标变化情况见表5-1。

表5-1　患者血常规、炎症指标、白蛋白、胆管酶变化情况

	WBC（×10⁹/L）	Hb/g·L⁻¹	PLT（×10⁹/L）	ESR/mm·h⁻¹	CRP/mg·L⁻¹	Alb/g·L⁻¹	GGT/U·L⁻¹	ALP/U·L⁻¹
5月14日	18.04	98	839	109	189.16	30	304	973
5月27日	13.43	94	739	113	215.84	38	287	921
7月11日	14.67	93	736	100	128.01	37	447	715

影像学检查：颈部淋巴结超声示右颈根部颈内静脉外侧见低回声淋巴结（1.7cm×0.8cm），左颈总动脉外侧低回声淋巴结（1.7cm×0.7cm），皮髓分界欠清。双侧锁骨上窝未见异常肿大淋巴结。乳腺及腋窝淋巴结超声未见异常。腹股沟淋巴结BUS示双侧腹股沟区可见多个低回声淋巴结，右侧较大1.5cm×0.6cm，皮髓质分界尚清，均未见异常血流信号。腹部超声示肝大、肝实质回声欠均，肝门部及胰腺周围多发肿大淋巴结，脾稍大。胸腹盆增强CT，与2016年5月11日本院老片对比，左肺上叶舌段及双肺下叶少许斑片、索条影；右肺门、纵隔及心膈角多发肿大淋巴结，双侧腋窝多发小淋巴结，大致同前；下后纵隔不规则软组织影，大致同前，不除外肿大淋巴结；胸骨密度略高，大致同前。肝脏增大伴多发异常强化病灶，部分较前减少，部分新见；肝静脉分支略纤细，大致同前；肝门区、食管下段贲门周及腹膜后多发肿大淋巴结，大致同前；脾脏增大，同前；盆腔双侧髂血管旁及双侧腹股沟多发小淋巴结影，

大致同前；骨盆组成骨质及双侧股骨上段骨质密度不均匀增高，同前。

入院后继续多西环素100mg po bid（5月31日起）＋甲硝唑0.4g po tid（6月8日起）抗感染治疗。监测PLT、炎症指标较前略有下降。7月20日复查血常规：WBC 11.80×10^9/L，NEUT% 75.1%，NEUT 8.86×10^9/L，Hb 86g/L，PLT 580×10^9/L；血生化：GGT 400U/L，ALP 711U/L，Urea 2.37mmol/L，Cr 40μmol/L，Alb 37g/L，TBil 6.7μmol/L，DBil 2.8μmol/L，LDH 102U/L，ALT 11U/L；hsCRP 110.08mg/L，ESR 89mm/h。

大查房时情况：每日体温高峰波动于36.6～37.2℃，不伴咳嗽、咳痰、腹痛等不适。尿便正常。查体：颈部及腹股沟淋巴结基本同入院。双肺呼吸音清，未闻及明显干湿啰音。心音可，各瓣膜听诊区未闻及病理性杂音，腹部略膨隆，无压痛及反跳痛，肝脾大小同入院时。

讨 论

放射科张大明医师：2016年1月胸部CT平扫示纵隔窗见前上纵隔、右侧心膈角区，包括食管下段软组织影，考虑为肿大淋巴结，未见明确病灶。2016年4月8日复查胸部CT平扫示右肺中下肺叶交界处，可见条状斑片影，考虑为感染。纵隔窗基本同前。2016年4月11日腹盆CT平扫示右侧心膈角区、食管下段可见软组织密度影，肝脏明显增大，下缘超过右肾下极，密度较均匀；脾脏饱满，略有增大。5月11日我院胸腹盆增强CT示右肺下叶可见索条影，淋巴结增强后密度不太均匀；肝脏增强后不均匀强化，多发片状高强化区，动脉期最为明显；门脉期及延迟期强化处密度逐渐与肝实质相接近；肝门周围多发肿大淋巴结；脾脏明显增大；门静脉较常人纤细，但依然为连续的；胸部柄、双侧髂骨及锁骨上段可见密度不均匀增高。2016年7月腹部盆增强CT示右肺下叶斑片影及纵隔淋巴结基本同前，肝脏异常强化灶分布有变化，强化特点基本同前；肝脏、脾脏大小基本同前；肝门周围淋巴结无明显变化。

核医学科霍力医师：2016年4月13日常规FDG-PET/CT，全身骨髓见颈部、盆腔、骨盆、四肢上段骨髓放射性摄取普遍增高，密度相对减低区，代谢增高更明显。正常人脾脏放射性摄取较肝脏低，本例患者在脾脏增大的同时，放射性摄取高于肝脏。肝脏放射性摄取不均匀，其间可见多发异常浓聚灶，未见密度减低表现，不像占位性病变。全身多发淋巴结轻到中度代谢增高，散在分布，其中肿大淋巴结较少。本例患者上述PET/CT影像表现提示血液系统增生活跃，主要病因考虑肿瘤、感染及免疫病。这是因为脱氧葡萄糖（FDG）为葡萄糖类似物，除血液系统中肿瘤细胞可以对该药物摄取增多且滞留在细胞外，其他一些正常血液细胞，如巨噬细胞、淋巴细胞以及其他血细胞，在严重感染（如结核、非结核分枝杆菌感染）及免疫系统疾病（如坏死性淋巴结炎）造血系统动员后，增生活跃的正常血液细胞内也会出现无氧酵解增强，进而对

FDG摄取增多，出现骨髓代谢增高、脾脏增大且代谢活性增高以及全身多发淋巴结代谢增高等一系列与血液系统恶性病变相似度较高的PET/CT影像特征。因此，当PET/CT影像特征提示血液系统增生活跃时，PET/CT的价值更多体现在为临床提供活检部位，帮助临床确定或除外血液系统恶性肿瘤的可能。

病理科孙健医师：肝脏病理，镜下见两条肝脏组织，形态一致，未见不均匀区域；高倍镜下未见肉芽肿性病变，肝细胞有水肿，肝窦明显扩张，有散在炎性细胞；部分区域有淤积胆汁；可见散在嗜酸性粒细胞；有小灶性的肝细胞坏死；汇管区可见淋巴样细胞浸润，明确有炎症；其他改变包括小灶坏死、炎细胞浸润，未见肉芽肿样改变、肿瘤证据，未见明确病变与非病变之间的界限。腹股沟淋巴结，有相对完整的包膜；皮髓质分界清楚；未见淋巴瘤及特殊感染证据；未见肉芽肿样改变；髓窦及被膜下窦可见较多色素细胞；副皮质区部分区域增生明显，提示有一定皮壁性淋巴结炎表现，但不典型，需结合临床有无皮肤表现。特殊染色未见明显异常。

骨髓：两条骨髓，取材良好，增生稍活跃。PAS染色下巨核细胞胞质中可见染色不是特别清楚的小圆区域，直径3～4μm。巨核细胞为产生血小板的细胞。巨核细胞中可见嗜PAS染色的小的点灶，直径3～4μm，有的是PAS着色，有的是不着色；最小的直径小于1μm，不清楚是否为巨核细胞内的血小板。从病理层面上来讲，倾向于感染性病变，未找到肿瘤性病变证据。

细菌室王澎医师：患者肝脏、淋巴结、骨髓切片镜下可见胞内菌，但未培养出细菌。因为分子诊断方法如16S rDNA通用引物PCR查病原体如大海捞针，没有可操作性，我们只能采用排除法诊断。临床常见的胞内菌主要包括支原体、衣原体、立克次体、埃氏立克次体、贝纳柯克斯体、巴尔通体等，都是严格的胞内寄生菌，只能利用细胞内酶代谢。支原体常引起肺部、泌尿系感染，一般不导致全身系统性病变。衣原体临床常见的主要有沙眼衣原体、肺炎衣原体、鹦鹉热衣原体。沙眼衣原体累及眼，肺炎衣原体引起肺部感染。而只有鹦鹉热衣原体可以引起全身感染累及肝部，在前抗生素时代，鹦鹉热可以致死，但现在少有非常重症的感染。对于可以是胞内病原菌的这些病原体包括支原体、衣原体、立克次体、贝纳柯克斯体、巴尔通体、马红球菌、布鲁氏杆菌病原体引起疾病的临床表现，主要聚焦在鹦鹉热、Q热。鹦鹉热主要引起高热、恶寒、累及肝脏时会出现黄疸，极个别病例提示鹦鹉热可引起肉芽肿性肝炎。从上述两点看，本例患者慢性病程与鹦鹉热临床表现不符合。从治疗方面看，鹦鹉热对多西环素反应很好。而本例患者目前多西环素治疗已经1个多月，如为鹦鹉热病情会明显好转，从这方面看也不支持鹦鹉热诊断。那么，Q热为人畜共患病，鸟类可以携带，慢性Q热可引起肉芽肿性肝炎、消化道受累、胆囊炎，与本例患者症状基本符合。但治疗上，似乎不符合。结合患者肝穿刺涂片革兰染色结果，似乎有两种形态的病原菌，一种为长细型，一种为球杆菌，故需考虑混合感染。患者肝脏受损，胆汁淤积，分泌至肠道的胆盐减少，对肠道细菌的抑制能力下降，需警惕患者肝脏存在合并肠道菌逆行感染的可能。而形态学诊断也具有一定局限性，不能明确肝组织内到底是哪种细菌感染。而分子诊断方面目前还存在很多困惑，因为分子诊断范围过大，同时缺乏阳性对照，还不能用于临床诊断。但从微生物角度考虑比较倾向Q热。那么目前治疗方面选择多西环素患者的情况是见好的，下一步为了更好的疗效，抗生素如何调整，还想听听其他医师的意见。

骨髓室蒋显勇医师： 当患者临床表现为发热、肝脾淋巴结肿大时，镜下主要寻找吞噬细胞，观察是否存在噬血现象，胞内是否存在微生物、寄生虫，如利什曼原虫、组织胞浆菌、马尔尼菲青霉、念珠菌等；是否有肿瘤细胞，如淋巴瘤细胞等。本例患者骨髓涂片中吞噬细胞内无特殊发现，且未见肿瘤细胞。由于染色方法不同，不同病原体的染色效果也会不同，如结核分枝杆菌应用抗酸染色，如果用瑞氏吉姆萨染色会不着色。胞内菌常用吉姆萨染色更易观察，不同的细菌选用相应的染色方法极为重要。胞内菌如支原体、衣原体应用吉姆萨染色更好，且由于细菌极为微小，常为1μm左右，因此应与中性粒细胞内的中毒颗粒及单核细胞内的嗜天青颗粒鉴别。

血液科段明辉医师： 起病时表现为血小板增多，考虑MPN不除外，诊断MPN可从以下两点入手。①有无单克隆证据，与血小板增多相关的MPN通常有3个基因的异常，即JAK2、MPL和CALR。本例患者筛查过这3种基因且均为阴性。②能否除外其他疾病。患者白细胞计数增多，伴球蛋白水平增高、炎症指标增高，抗感染治疗后白细胞计数呈减少趋势，符合反应性白细胞增多。目前有感染相关证据，没有血液系统受累的相关表现，暂时不考虑MPN。本例患者为成年女性，目前考虑为严重胞内菌感染，且病程较长，考虑为低毒力致病菌，需警惕患者存在免疫缺陷，如重症联合免疫缺陷病、常见变异型免疫缺陷病（common variable immunodeficiency disease，CVID）、选择性IgA缺乏、慢性肉芽肿性疾病等，先天性免疫缺陷病可能性不大，需警惕后天免疫缺陷病。

消化内科谭蓓医师： 本例患者肝脏病变较为突出，结合患者病情全貌，包括发热、炎症指标升高；血小板增多、骨髓增生活跃；多发浅表和腹腔内淋巴结肿大以及肝脏病变，考虑肝脏病变是全身性疾病的一部分。分析本例患者肝脏病变特点：①肝大，肋下平脐，但肝左右叶比例正常，不符合早期肝硬化表现。②动脉期肝脏多发不均匀强化，门脉期及延迟期趋于均匀，对比前后2次增强CT提示病变不固定，考虑非局限占位性病灶，且病灶的强化特点不支持肿瘤性病变。③患者以胆管酶GGT和ALP水平升高为主，需除外肝外梗阻性黄疸，影像学提示肝内外胆管未见明显扩张，不支持。④筛查已知肝损伤原因，肝炎病毒HAV-IgM、HEV-IgM、HbsAg、HCV-Ab均阴性，嗜肝病毒CMV-DNA和EBV-DNA阴性，自身免疫性肝病包括原发性胆汁淤积性肝硬化和自身免疫性肝炎的抗体谱阴性，重金属中毒方面筛查阴性。

再次全面回顾引起肝大的疾病。①感染性病变：如细菌、病毒、寄生虫等。②中毒性病变和药物性病变：如乙醇、四环素、利福平等，患者无特殊服药史，血液标本送检筛查毒物亦为阴性，不支持。③淤血性肝大：包括下腔静脉、肝静脉流出道受阻，本例患者影像学无明确肝后性梗阻证据。④代谢性异常：如脂肪肝、肝豆状核变性等，本例患者影像学及血铜蓝蛋白结果不支持。⑤浸润性肝大：如肝癌、白血病、淋巴瘤等，本例患者为弥漫性病变，需除外血液系统恶性疾病，血液科医师已做相关分析无明确证据。本例患者骨髓涂片、淋巴结和肝穿病理均可见革兰染色阴性胞内菌。综上所述，本例患者感染方面有阳性提示，其他方面都没有确切证据，病因更倾向于感染性疾病引起肝脏增大。

感染内科周宝桐医师：综合病史，考虑为慢性炎症性疾病。最常见的病因为感染。患者病程长，多系统受累，但临床感染中毒和消耗表现不明显，提示病原体毒力较弱，且累及范围较广。患者临床突出表现为淋巴结、肝脾增大，因此推测病原菌可能在单核巨噬细胞系统增殖。肝脏病变以胆管酶水平增高为主，推断该病原菌并不直接侵袭肝细胞。病原体方面，立克次体、斑点伤寒病菌毒力较强，临床突出表现为皮疹，毒血症状重，且对多西环素疗效较好，与本例患者不符。巴尔通体毒力较弱，很少有系统性受累表现。可能的病原体主要考虑为引发Q热的贝纳柯克斯体，毒力较弱，感染后多为急性自限的过程。慢性Q热最常见表现为心内膜炎，骨髓炎次之。肝脏损伤在Q热较常见，但多为急性自限性，慢性化非常少见，通常病理提示为肉芽肿性肝炎。Q热对多西环素反应较好，一般使用1～2周即可退热。故目前Q热证据也不足。另外，感染科全科讨论时考虑结核不能除外，但目前T-SPOT.TB、抗酸染色等均不支持结核诊断。考虑患者近期一般情况在好转，炎症指标有下降趋势，是治疗效果还是病情自然转归尚不能确定，建议继续维持Q热治疗，观察长期效果。因目前对贝纳柯克斯体检测手段有限，如再行肝脏活检找病原，创伤性大，风险高，不易获阳性结果。Q热的规范治疗可参考心内膜炎方案，选择包括多西环素联合羟氯喹、喹诺酮类或磺胺类。考虑到诊断并不明确，羟氯喹可能影响视力，而喹诺酮类药物对结核有效，会干扰病因的判断，故可选择磺胺类药物，如复方新诺明。疗程方面，心内膜炎疗程18个月，慢性肝脏病变可能也需要长程治疗，先治疗3～6个月，密切随访。

肝外科徐海峰医师：近期增强CT提示强化病灶部分减少，部分为新出现。实体瘤不会出现这种情况，主要考虑感染性疾病在肝脏的表现。因无明显占位效应，如果行肝脏活检，开腹后很可能无法区分病灶与正常肝脏组织，术后病理、病原可能没有阳性提示。另外，目前考虑感染可能性大，全身性感染是全麻手术相对禁忌，存在术后感染加重风险。

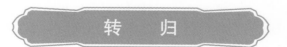

转　归

大查房后患者按照Q热给予多西环素100mg bid、复方磺胺甲噁唑3片 bid，仍间断发热，每月发热近20天，每天下午一个热峰，Tmax 37.8℃，间断干咳，多在夜间（1～2次/夜），外院给予抗结核治疗半年效果不佳。患者2017年及2018年行2次肝穿刺未发现病原菌，病理仍符合感染性表现。2019年起因IgG4水平升高外院加用泼尼松40mg qd，发热好转，泼尼松减量至10mg后出现全身肿胀。2021年5月激素加量至

50mg qd，红细胞沉降率、hsCRP水平下降、肝脏病变吸收、脾脏缩小。结合治疗反应考虑感染后免疫反应，感染继发IgG4相关性疾病，2021年7月起加用环磷酰胺50mg qd口服，目前小剂量泼尼松联合环磷酰胺治疗，病情稳定。

点　评

　　引起肝大的病因有很多，主要包括感染性疾病、中毒和药物因素、淤血、代谢异常及恶性肿瘤等。排除其他原因，本例患者病因锁定在感染性疾病上，疑难之处在于无论骨髓还是肝脏活检均无明确感染证据，本例患者在长期随诊中，结合治疗反应考虑为感染后免疫反应，继发性IgG4相关性疾病，给予免疫抑制治疗后病情好转。

（赵一晓　徐　娜）

6 肾内科

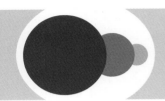

反复发热40天，视物模糊、视力下降半个月，肌酐水平升高3天

引言

这是一例青少年女性，急性病程，短期内病情迅速变化。临床以发热起病，短时间内出现血液、肾脏、双眼、胆囊多系统受累，肾脏和眼部病变尤其严重。临床和肾组织病理考虑血栓性微血管病（TMA）。病因方面，本例患者考虑为CMV为诱发因素导致的不典型溶血性尿毒综合征（HUS）。

病例摘要

患者，女性，16岁。因"反复发热40天，视物模糊、视力下降半个月，肌酐水平升高3天"于2016年4月20日入院。

（一）现病史

2016年3月10日患者无明显诱因出现发热，Tmax 40℃，无畏寒、寒战，伴阵发性右下腹痛，VAS 3～4分，无放射，大便呈糊状，每日2次，否认咳嗽、咳痰，无尿频、尿急、尿痛，当地医院考虑"阑尾炎"，予抗感染治疗（具体用药不详），腹痛好转，但逐渐出现手背、足背、双上肢红色皮疹，部分融合成片，高出皮面，压之可褪色，伴瘙痒。当地查血常规：WBC 12.31×10^9/L，EOS% 16%，EOS% 2.01×10^9/L，Hb 107g/L，PLT 226×10^9/L；生化：Alb 22g/L，TBil 6.0μmol/L，DBil 1.7μmol/L，Cr 49.2μmol/L；Fer 1075μg/L，CRP 70.70mg/L，ESR 48mm（第1小时），ANA、ANCA、Ig3项、抗心磷脂抗体及Coombs试验（－）；骨髓涂片：增生活跃（粒系80.5%，红系11%），红系比例减低，细胞内铁减少，嗜酸细胞增多（30%）；骨髓活检：未见明显异常；超声心动图：心包腔少量积液；胸部CT：左肺上叶、舌叶少许炎变，纵隔及双侧腋窝淋巴结稍增大。考虑"过敏性紫癜"。3月23日予以甲泼尼龙80mg/d，2周后减量至40mg/d，皮疹逐渐消退，但仍间断发热，Tmax 38.6℃，间断使用NSAID。3月30日无明显诱因出现视物模糊，无视野缺损，无头晕、黑矇，此后1周内视力下降逐渐加重，只能分辨物体轮廓、颜色，可见指数。眼底照相：双眼视盘周围可见大量棉绒斑及片状出血。

2016年4月中旬就诊我院，查血常规：WBC 11×10^9/L，EOS% 11.1%，EOS

$1.26 \times 10^9 / L$，Hb 116g/L，PLT $38 \times 10^9 / L$；生化：TBil 20.8μmol/L，DBil 3.6μmol/L，Cr 196μmol/L，BUN 18.48mmol/L，LDH 1577U/L；血涂片：血小板少见，可见大量红细胞碎片及球形红细胞；巨细胞病毒DNA 72 000copies/ml；眼科：视力指数，Purtscher样视网膜病变。考虑"血栓性血小板减少性紫癜"。4月19日患者出现上腹部隐痛，伴腹胀，无恶心、呕吐、腹泻，排便1次，为黄色成形软便。为进一步诊治收入肾内科。发病来，精神差，食欲差，尿便正常，体重无明显变化。否认光过敏、口腔及外阴溃疡、脱发、雷诺现象、关节痛等症状。

（二）既往史

2015暑假及冬季曾有发热伴右下腹压痛，当地疑诊"阑尾炎"，予抗感染治疗后缓解。

（三）个人史、家族史

无特殊。

（四）入院查体

P 74次/分，R 18次/分，BP 145/92mmHg。全身浅表淋巴结未及肿大，双肺呼吸音清，未闻及明显干湿啰音，心律齐，心脏各瓣膜区未闻及病理性杂音，腹稍膨隆，肠鸣音4次/分，剑突下及右上腹压痛，无反跳痛及肌紧张，叩诊肝下界锁骨中线肋下2cm、剑下4cm，脾肋下2cm，肝区叩痛及墨菲征（-），移动性浊音（-），双踝轻度水肿。

（五）诊治经过

入院完善检查。

尿常规：Pro TRACE，BLD NEG；24hUP 0.42g；便OB（+）；心肌酶：cTnI 0.085μg/L，胰酶正常。AT-Ⅱ 83.79pg/ml（正常值：16.2～64.2pg/ml），PRA 0.01ng/（ml·h）[正常值：0.05～0.79ng/（ml·h）]，ALD 9.84ng/dl（正常值：5.9～17.4ng/dl）。C3 0.774g/L，C4 0.108g/L，IgG 9.81g/L，IgA 1.47g/L，IgM 0.79g/L，抗ENA：抗SSA 60kD，ANA、ANCA、AECA、ACL、LA、抗C1q阴性。Ret% 15.59%；血浆游离红蛋白 25.7mg/dl；FIP1L1/PDGFRα（-）；ADAMTS13活性正常，ADAMTS13抑制物阴性。补体H因子浓度 743μg/ml（正常值：247～1010μg/ml），补体H因子抗体阴性。淋巴细胞亚群：CD4 67/μl，CD8 373/μl，B 106/μl；便找寄生虫（-）、EB病毒DNA（-）。腹部B超：肝稍大，胆囊壁增厚（最厚处0.85cm，未见结石），脾厚3.6cm，脾长11.5cm。右肾长9.8cm，左肾长10.0cm，双肾皮质回声增强；肾动脉、肾静脉超声（-）。胸腹盆CT：脾大，新见腹腔积液、胆囊窝积液、盆腔积液；MRCP：胆囊稍增大；脾脏饱满；脾周少量积液。头CT：未见明显异常。超声心动图：EF（M）77%，轻度肺高压（PASP 48mmHg），少量心包积液。

　　入院后考虑TMA，存在血液、肾脏、眼底受累，腹部胆囊病变不除外与TMA相关，当日开始单膜血浆置换，每日1次，每次1～1.5个血浆当量，回输血浆2400ml/d，加用甲泼尼龙40mg，每日2次（4月18～27日）→40mg/d（4月28～29日）；加用更昔洛韦0.125g/d×21天抗巨细胞病毒治疗；并予以短期禁食、静脉营养和美罗培南抗感染治疗胆囊炎，腹部症状缓解后开始经口进食；加用福辛普利10mg每日2次控制血压升高和肾素-血管紧张素系统活化，患者未再发热，复查Hb、PLT水平逐步回升，在PLT＞50×10⁹/L后加用阿司匹林0.1g/d，继续监测PLT和Hb稳定，LDH、Cr水平较前继续呈下降趋势；4月29日复查CMV-DNA（－）；腹部超声：肝胆未见明显异常；眼科会诊考虑患者视力恢复不明显，可行甲泼尼龙冲击治疗。4月29日～5月1日予以甲泼尼龙1g/d，并加用前列地尔注射液10mg/d治疗，1周后患者自觉视力稍有好转。5月3日复查PLT 102×10⁹/L，WBC 7.04×10⁹/L，Hb 102g/L；生化：TBil 8.0μmol/L，DBil 2.7μmol/L，LDH 273U/L，Urea 4.83mmol/L，Cr 99μmol/L。血涂片：偶见红细胞碎片。考虑患者病情好转，遂停用血浆置换治疗（共行14次），并将激素改为甲泼尼龙36mg/d（至5月10日）→泼尼松龙40mg/d（至5月20日）→35mg/d（至5月27日）→30mg/d。5月17日肾穿：免疫荧光IgM（＋～＋＋），C4（＋），沿系膜区、弥漫、颗粒样沉积。光镜：全片共31个肾小球；肾小球细胞数未见明显增多，仅见节段性系膜细胞和系膜基质增多，大部分毛细血管开放良好；部分肾小球基膜增厚、皱缩伴包曼氏囊腔扩张；肾小管上皮细胞可见颗粒及空泡变性，小灶性肾小管基膜增厚和肾小管萎缩；间质可见小灶性纤维化，伴有少量单个核细胞为主的炎症细胞浸润；部分肾内小血管管壁增厚、管腔狭窄，小动脉可见内皮细胞增生、肿胀、内膜下水肿、黏液变性。诊断符合TMA肾损害。

　　6月1日查房时情况：患者体温正常，无腹痛等其他不适主诉。查体：双肺呼吸音清，心脏未闻及病理性杂音，腹软、全腹无压痛及反跳痛，双下肢无水肿。复查血常规：PLT 345×10⁹/L，WBC 12.26×10⁹/L，EOS% 0.8%，EOS 0.1×10⁹/L，Hb 103g/L，Ret% 2.3%。肝肾功能：TBil 4.5μmol/L，LDH 340U/L，Cr（E）60μmol/L。血涂片：可见大红细胞及个别红细胞碎片。眼科：右眼视力0.05，左眼视力0.03，眼底病变较前略有吸收。

讨　论

　　肾内科陈罡医师：总结患者病例特点，患者青少年女性，急性病程，短期内病情迅速变化。临床以发热起病，抗生素治疗后出现皮疹及嗜酸细胞增多，短时间内出现血液、肾脏、双眼、胆囊多系统受累。其中，肾脏和眼出现严重功能性改变，表现为急性肾损伤和短时间内视力迅速下降。

　　肾脏方面，患者入院后肌酐较基础水平升高3倍，同时存在高血压，进一步检查发现肾素-血管紧张素-醛固酮系统（renin-angiotensin-aldosterone system，RAAS）系统活化，考虑患者急性肾损伤、肾性高血压诊断明确。同时患者存在溶血性贫血、LDH水平升高、外周血涂片可见破碎红细胞，考虑TMA明确，肾组织病理亦支持TMA的晚期改变。

TMA为一种综合征，有多种因素参与其发病机制：①血管性血友病因子（von Willebrand factor，vWF）剪切酶缺乏，典型代表有血栓性血小板减少性紫癜（TTP）和HUS。②血管损伤诱发因素方面，外毒素、内毒素、病毒、抗体形成、免疫复合物、药物等诸多因素均可引起血管内皮损伤。③恶性高血压可损伤血管内皮，导致TMA发生，其发生过程中并没有补体或抗体系统的参与，所以物理剪切力在TMA发病过程中起到一定的作用。

TMA可继发于多种疾病：①妊娠相关，如子痫、先兆子痫、HELLP综合征。②系统性疾病，如系统性红斑狼疮、抗磷脂综合征、恶性高血压。③其他可能的继发因素还包括感染、肿瘤、化疗、移植、药物等。其中药物方面，抗血小板药物中的氯吡格雷、噻氯匹定，免疫抑制剂中的环孢素、他克莫司均是可能的原因。TMA的肾脏表现可出现急性肾损伤或RAAS系统激活，可伴随少量血尿和蛋白尿，可能与血压升高对肾脏血管损伤相关。TMA典型的病理表现有肾小球毛细血管内有血栓形成，基膜形成双轨，小血管呈洋葱皮，恢复期可见肾小球缺血表现。

结合本例患者TMA原因方面，入院查ADAMTS13活性正常，抑制物阴性，补体系统相关检查均为正常；继发因素方面，可疑的线索包括抗SSA 60kD及明确的CMV感染。本例患者在治疗后期完善了肾脏病理，不能代表疾病的急性期表现，但可充分说明病变性质，低倍镜下可见肾小球细胞数目增多，间质中少量单个核细胞浸润。高倍镜下可见部分系膜增生，包曼氏囊囊腔扩大，提示肾小球上游血管存在缺血性改变；小管间质方面，可见微小血管周围单个核细胞浸润，部分肾内小血管管壁增厚、管腔狭窄，小动脉可见内皮细胞增生、肿胀，内膜下水肿、黏液变性。肾内小血管的改变是TMA的重要支持点。治疗上，入院后最先考虑的诊断是TTP，迅速开展了血浆置换、免疫球蛋白及激素冲击，但后续检查发现ADAMST13活性正常、抑制物阴性，缺乏血浆置换的明确置换目标，遂在血小板逐步恢复的过程中停止了血浆置换。考虑血小板聚集是TMA病理过程的终末环节，在监测PLT $> 50 \times 10^9$/L后，加用阿司匹林治疗。根据既往文献，尽管证据不太充分，患者在此期间使用阿司匹林是相对安全的，并且从发病机制上可能有利于患者的恢复。治疗反应上，停止血浆置换及激素冲击后，PLT计数、Hb水平稳步升高，肾功能恢复，LDH水平明显下降，但眼睛恢复不理想，血涂片中仍可见到破碎红细胞。

此次提交大查房目的：本例患者TMA致病机制的识别如何？患者病程中抗体及补体系统并无激活，但此前存在明确的CMV感染，是否可以推论患者为感染诱发，如CMV是否为直接损伤血管内皮或介导某些免疫反应？入院考虑诊断TTP，开展血浆置换和激素冲击为首选治疗无可厚非，后续诊治过程中已经排除TTP，但尚未明确TMA的背景病因，此后激素和免疫抑制剂的治疗该如何选择？时至今日患者仍可见破碎红细胞，是否可以认为 TMA 的病理过程仍在持续？后续若使用激素，疾病的观察指标包括哪些？眼科方面患者的预后及治疗该如何选择？

血液科张炎医师：2014 年 *NEJM* 上 TMA 综述，常见病因为遗传性 TTP、获得性 TTP、补体相关 TMA 或 HUS，病因方面包括 ADAMST13 相关、补体相关、药物相关（免疫介导或药物直接引起内皮损伤）、感染和代谢因素等。2014 年后越来越重视补体激活在其中的重要作用，典型 HUS 与不典型 HUS 均有补体激活参与，不管是哪种 TMA，补体激活在疾病加重或发生过程中均具有重要作用。结合本例患者存在血小板、血红蛋白水平下降、LDH 水平升高、破碎红细胞，肾功能异常，眼底改变，考虑 TMA 诊断明确，具体分型方面，患者血小板计数最低 $> 30 \times 10^9/L$，起病初肾功能损伤明显，ADADMST13 活性正常、抑制物为阴性，诊断倾向于不典型 HUS。患者病程中明确存在 CMV 感染，亦有文献报道 CMV 可引起 TMA，但具体机制尚不明确。经治疗后患者仍有破碎红细胞，LDH 水平稍增高，考虑依然存在 TMA，只是未继续造成脏器损伤。TMA 的发生发展是多步骤、多因素参与的过程，目前可检测的补体相对有限，本例患者考虑为 CMV 为诱发因素，不除外背后存在补体异常。治疗上，对于不典型 HUS，使用激素的明确获益证据不多，而阿司匹林目前仅在小规模临床试验证实有效。后续治疗方面，是否仍间断需要血浆输注及补体抑制剂治疗，仍待随访及脏器评估以决定。

风湿免疫科吴迪医师：患者为青年女性，临床上多系统受损、炎症指标升高、治疗过程中补体水平稍有降低，抗 SSA 抗体为 60kD 阳性，血浆置换及激素有效。本例患者 CMV 感染、TMA 较为明确，可解释临床整体情况。系统性免疫病方面，系统性红斑狼疮、干燥综合征、抗磷脂综合征、硬皮病均可出现 TMA。总结我院病例，出院诊断为 TTP 的有 95 例，其中继发于系统性红斑狼疮 33 例，继发于干燥综合征仅 1 例。本例患者抗 SSA 60kD 为免疫印迹法，其特异性差于双扩散法，该情况下，对于确诊免疫病的权重不大。肾脏病理也不符合系统性红斑狼疮肾脏表现，血清 ANA 为阴性，基本可以除外系统性红斑狼疮的可能性。所以目前认为本例患者免疫病证据不充分，尚不能肯定目前的 TMA 是结缔组织病发展而来的，但今后还需密切随访，定期评估抗体和受累脏器，警惕在此过程中可能出现符合免疫病的征象。

消化科严雪敏医师：患者影像学提示胆囊壁明显水肿（约 8mm）、密度偏低，与常见的细菌性胆囊炎存在区别，后者炎症表现较为突出，影像学多提示胆囊壁密度增高。因此，更倾向考虑本例患者胆囊炎为缺血性病变导致，可能为原发病诱发的胆囊血管血栓形成。胆囊的供血血管胆囊动脉为末端分支血管，该血管由腹腔干发出至肝总动脉到肝固有动脉，肝固有动脉再分为肝左动脉和肝右动脉，胆囊动脉多是肝右动脉的终末血管，其分支及交通支均较少，所以胆囊动脉及其上游供血血管阻塞均可能引起缺血性改变。本例患者经过积极治疗后症状恢复，胆囊病变随全身疾病的好转而好转，也是考虑胆囊病变为原发病受累的佐证，抗血栓治疗在其中起到非常重要的作用。

感染科郭伏平医师：CMV 感染是全身性改变，可出现多脏器受累。本例患者病初表现是否能用 CMV 感染解释无法追溯。病原学感染可能导致 TMA 发生，临床上急性胃肠炎合并 HUS 的例子较为典型。而文献报道，革兰阴性肠肝菌、立克次体、布鲁氏菌病、衣原体、难辨梭菌，病毒如 CMV、B19、HIV，真菌、寄生虫、疟疾均可引起 TMA。检索文献发现，CMV 与 TMA 相关的文章报道较少。本例患者临床出现 TMA 多发脏器受累的时候，同时发现 CMV 明确感染，考虑 CMV 感染可能与 TMA 具有相关性。入院后完善 TB 细胞亚群，CD4$^+$T 细胞仅 67 个，可能与前期激素使用相关，考虑存在细胞免疫缺陷，CMV 感染为机会性感染可能性大。CMV 导致 TMA 的机制仍有待探究其可能的原因有 CMV 对微血管的直接损伤，或者通过诱发免疫反应和补体系统激活等方式导致 TMA。CMV 感染治疗应以更昔洛韦为主。而对 TMA 的结果，无论是否继发于 CMV 感染，在病情危重的时期，及时的免疫抑制治疗和血浆置换对于患者的及时救治均发挥了重大作用。

眼科戴荣平医师：普尔夏（Purtscher）是首次发现外伤患者眼底出血及棉絮斑医生的名字，该眼底改变称为普尔夏视网膜病变，又称远达性视网膜病变。在全身疾病中发现部分患者存在类似眼底改变，称为普尔夏样病变。文献报道，普尔夏样视网膜病变多见于免疫性疾病，如系统性红斑狼疮、系统性血管炎、皮肌炎、硬皮病及 HUS/TTP；其他可见于急性胰腺炎、分娩、举重、婴儿虐待综合征、冷球蛋白血症。发病机制为视网膜毛细血管前小动脉及小血管阻塞，阻塞因素包括气体栓塞、脂肪损塞和羊水栓塞，可见白细胞聚集和血小板活化，症状严重时可出现视力下降，多数为双侧病变，少数为单侧病变。眼底典型改变为棉絮斑、普尔夏斑（视网膜小动脉阻塞引起）和出血。TTP/HUS 普尔夏样病变有其特点，眼底多为双眼受累，通常完全对称，病变多集中于视乳头周围或黄斑区。而系统性红斑狼疮引起普尔夏样病变双眼通常不对称，病变范围不均一。目前认为，普尔夏样视网膜病变治疗上以原发病为主，眼科无特别治疗手段，部分病例报道认为大剂量激素有效，但无明确证据，其他手段包括扩血管、活血及高压氧。部分患者随后会出现视网膜新生血管，出现眼底大出血，部分需要眼底造影甚至激光治疗。该病预后不佳，部分患者视力可恢复到 0.06～0.10，提示预后良好因素为胰腺炎、外伤所致或男性，但眼底表现与视力恢复目前认为无明确相关性。

结合本例患者 4 月 10 日外院眼底照相可见较多棉絮斑及出血，但无典型普尔夏斑。4 月 18 日已较为典型，除棉絮斑外，在黄斑区可见大片白色斑片，为典型普尔夏病变，诊断考虑 TTP/HUS 引起眼底病变。结合患者临床特点，从眼科方面仍然建议早期大剂量激素治疗试图挽救视力。本例患者 5 月 24 日复查眼底病变已明显吸收，视力已恢复至 0.05，虽然病变已吸收，但将来会遗留视神经萎缩，视网膜变薄，影响长期视力恢复。

普通内科曾学军医师：本例患者 40 天前出现发热，腹痛，白蛋白水平降低，当地医院检查发现嗜酸性粒细胞计数高，考虑反应性可能性大，不除外过敏可能，此后逐渐出现血小板计数下降、肾功能异常，继而出现眼部症状、腹部症状，提示患者机体内存在强烈的免疫炎症反应，可能存在药物因素和病毒感染，或机体存在某些缺陷对病毒感染产生强烈免疫反应。本例患者 4 月中旬首诊我院门诊，眼科、全科和急诊医师在接诊过程中均发挥了作用，并于 4 月 19 日收入病房，及时发现问题，特别是眼科医师对普尔夏样视网膜病变严重性的认识，合理转诊、整体管理对本例患者的救治非常重要，有利于把握治疗时机、关注疾病进展及可能造成的器官伤害。收入病房后处理及时，多学科合作使本例患者的病情得以恢复。结合本例患者的临床表现，不除外本例患者有可能处于免疫相关疾病发展过程中。正是这种病情早期尚未表现出典型的自身抗体，并且多器官损伤严重的患者，预后往往较差，因其不易识别，这类患者病情的发展往往是因为感染，尤其是病毒感染诱发的。本例患者$CD4^+T$细胞计数偏低，免疫球蛋白水平普遍偏低，考虑患者可能存在相对免疫缺陷，对某些特殊感染表现存在过度反应，造成多器官功能损伤。治疗上，本例患者是否需要使用激素、是否需早期使用激素，后续是否需要加用免疫抑制剂治疗目前是我们需要面对的问题。本例患者全身多脏器功能受损，尤其是眼部表现相对少见，而且损伤较为严重，若不能很好控制，则可能导致不可逆的损害，因此在充分排查除外感染因素后，针对其全身炎症反应，给予积极治疗，并且甲泼尼龙激素冲击治疗后视力稍有恢复；但目前在临床其他指标持续好转的情况下，血涂片检查仍存在破碎红细胞，病情处在僵持状态。在这种情况下，需充分权衡：如果按照免疫相关疾病处理使用足量激素所带来伤害到底有多少？激素的使用与病情复发之间对于脏器损伤哪个可能更严重？而免疫抑制剂是否需要使用，是否需早期使用免疫抑制剂以减少长期使用激素对多方面的影响，仍有待门诊密切观察病情的变化，调整治疗方案。

转　归

　　患者出院后继续泼尼松治疗，并规律缓慢减量。随访至2018年5月，泼尼松减至5mg qod，阿司匹林100mg/d，一般情况好，未再发生新发血栓事件，监测血常规：红细胞、血小板稳定在正常范围。复查血涂片已无破碎红细胞，血清肌酐恢复正常。复查CMV-DNA（－）。眼科门诊随访检查视力恢复至0.1，眼底镜检查发现视网膜出现新生血管，仍继续密切随访中。

点　评

　　患者为青少年女性，急性病程，短期内病情迅速变化。临床以发热起病，短时间内出现血液、肾脏、双眼、胆囊多系统受累。其中，肾脏和眼出现严重功能性改变，表现为急性肾损伤和短时间内视力迅速下降。患者存在溶血性贫血、LDH水平升高，外周血涂片可见破碎红细胞，考虑临床TMA明确，肾组织病理亦支持TMA的改变。本例患者TMA原因方面，入院查ADAMTS13活性正常，抑制物阴性，部分补体系统相关检查均为正常；TMA的发生发展是多步骤、多因素参与的过程，目前可检测的补体相对有限，本例患者考虑为CMV为诱发因素导致的不典型HUS，不除外背后存在补体异常。治疗上，对于不典型HUS，使用激素的明确获益证据不多，而阿司匹林目前仅在小规模临床试验证实有效。后续治疗方面，仍需间断血浆输注及补体抑制剂治疗。

（乔 琳 陈 罡）

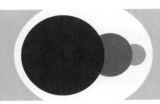

甲沟纤维瘤、面部皮脂腺瘤10余年，水肿、蛋白尿1年余

引言　　这是一例以青春期后出现皮脂腺瘤、甲周纤维瘤、鲨革斑的青年男性病例，影像学显示多脏器（头、心脏、肺、肝、肾）病变，慢性病程，但各脏器功能性改变不突出；从影像学的证据上看，患者符合结节性硬化复合症（tuberous sclerosis complex，TSC）的特点。本例患者最特殊的地方是TSC合并肾病综合征，经过基因测定后推测导致肾病综合征的原因存在遗传因素，经激素、烷化剂、钙调蛋白抑制等治疗，疗效欠佳。

病 历 摘 要

患者，男性，22岁。因"甲沟纤维瘤、面部皮脂腺瘤10余年，水肿、蛋白尿1年余"于2016年2月16日入院。

（一）现病史

1996年发现右侧示指、左侧拇趾及右侧第4足趾甲沟纤维瘤，2001年出现双侧颊部及口鼻三角区散在、对称、蝶形分布、针尖大小红褐色蜡状丘疹。2014年3月出现双下肢对称可凹性水肿，渐进展至全身，当地医院查尿常规：尿蛋白（＋＋＋），潜血（＋＋＋），24小时尿蛋白 7.7g；血 Alb 22g/L；血 Cr 70.5μmol/L；肾脏超声：双肾偏大（长径约13.5cm），双肾多发实性结节；腹盆、头CT：脑室旁室管膜下钙化灶、双肾及肝内多发错构瘤，符合TSC表现；未行肾活检；予口服甲泼尼龙 52mg/d，1个月后更改为泼尼松 65mg/d并逐渐减量（每月减5mg，减至55mg后每2周减5mg）；静脉环磷酰胺每月 1g×5次后继续口服环磷酰胺 100mg/d×6个月。2014年8月复查24hUP 3.9g，血 Alb 35g/L。2014年11月加口服雷公藤 30mg，每日3次×3个月。2015年2月停环磷酰胺（累积剂量11.5g）及雷公藤，泼尼松已减量至25mg/d，复查24hUP 10.3g，血 Alb 30g/L。2015年4月底加口服环孢素50mg，每日2次，服药期间测血药浓度130ng/ml；2015年9月复查24hUP 4.7g，血 Alb36g/L，此后继续泼尼松15mg/d，环孢素50mg，每日2次。这期间监测血肌酐、血压正常。2016年1月就诊我院，查24hUP5.7g，血 Alb 30g/L，血 Cr 79μmol/L，血环孢素浓度52ng/ml，抗核抗体3项、ANCA 3项、补体2项、免疫球蛋白3项、IgG亚类、ESR、hsCRP、血清免疫固定电泳（-）；肾血流图：总肾小球滤过率（GFR）90.3ml/（min·1.73m²）（右40.7，左49.6）；头MRI＋CT：大脑多发钙化灶，室管膜下结节，符合TSC。胸高分辨CT：右肺上叶及下叶小结节影。泌尿系CT：双肾、肝脏、心脏多发血管平滑肌脂肪瘤，骨骼多发高密度影，符合TSC（图6-1）。

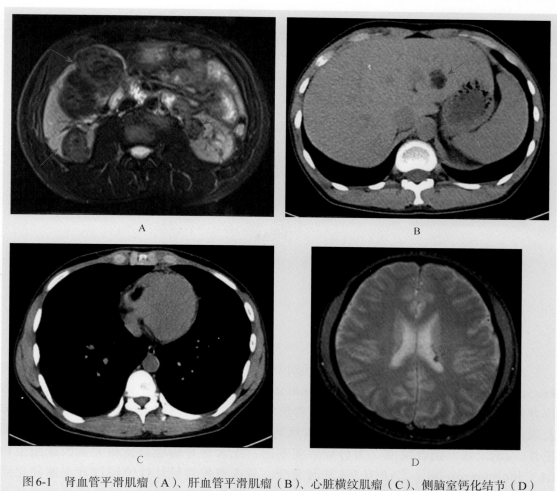

图6-1 肾血管平滑肌瘤（A）、肝血管平滑肌瘤（B）、心脏横纹肌瘤（C）、侧脑室钙化结节（D）

（二）既往史

无特殊。

（三）个人史、婚育史、家族史

对"碘氟醇"过敏。父母无类似疾病，家族中亦无肾病患者。已婚，育有1子，体健。

（四）入院查体

BP 129/80mmHg，BMI 20.5kg/m²。双侧颊部及口鼻三角区见对称、蝶形分布、针尖大小红褐色蜡状丘疹，压之不褪色，右侧示指、左侧拇指及右侧第4足趾甲沟处见纤维瘤，背部、腰骶部可见鲨革斑，质软（图6-2）。心、肺、腹体征（−），双下肢无水肿。

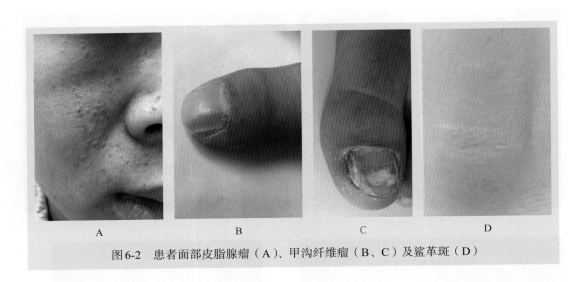

图6-2　患者面部皮脂腺瘤（A）、甲沟纤维瘤（B、C）及鲨革斑（D）

（五）诊治经过

入院后完善相关检查。

血常规：WBC 10.34×10⁹/L，Hb 140g/L，PLT 284×10⁹/L；尿常规：潜血80cells/μl，Pro≥3.0g/L；血 Alb 27g/L，血 Cr 76μmol/L；泌尿系MRI：肾实质多发异常信号占位并腰椎多发斑片状异常信号，最大者位于右肾上极，约66mm×92mm，符合TSC表现；右侧肾中上肾盏受压。考虑患者疾病存在遗传因素，完善基因筛查：TSC1基因正常，TSC2基因杂合突变，为可疑致病基因；先天性肾病综合征相关基因载脂蛋白L1（apolipoproteinL1，APOL1）基因突变，考虑遗传性局灶性节段性肾小球硬化症（focal segmental glomerulosclerosis，FSGS）。因患者家庭原因，未能获得患者父母的基因检测。泌尿外科会诊：手术可能导致肾脏错构瘤破裂，手术切除并非首选，且因错构瘤体积过大，切除后将严重影响残余肾功能，建议使用mTOR受体抑制剂如西罗莫司治疗。治疗方面，针对肾病综合征，继续口服泼尼松15mg qd、环孢素75mg bid（血药浓度54ng/ml），监测24hUP 12.24g→11.10g，血 Alb 27g/L，控制不佳，专业组查房考虑肾穿风险大，不建议肾穿明确病理。因基因检测提示患者的肾病综合征可能和遗传相关，免疫抑制治疗未必有效；鉴于TSC的全身治疗使用西罗莫司，该药可实现免疫抑制，在治疗过程中可观察NS的治疗反应；针对TSC治疗，2016年2月19日起每晚口服西罗莫司2mg，2月26日监测血药浓度14.6ng/ml，予以停用环孢素，将泼尼松15mg/d减量至5mg/d。服用西罗莫司初期患者出现右眼肿胀、疼痛，伴右耳耳鸣及右侧牙龈疼痛，放射至右颈部及头部，眼科及耳鼻喉科会诊均无异常，考虑不除外药物不良反应。继续使用西罗莫司患者逐渐可耐受，眼部肿胀和牙龈疼痛缓解。

讨　论

放射科张伟宏医师：TSC的临床诊断标准包括11项主要特征及6项次要特征。主要特征包括：①色素脱失斑（≥3个，直径至少5mm）。②面部血管纤维瘤（≥3个）或头部纤维斑块。③指（趾）甲纤维瘤（≥2个）。④鲨革样斑。⑤多个视网膜错构瘤。⑥皮质发育不良（包括结节和脑白质放射状迁移线）。⑦室管膜下结节。⑧室管膜下巨细胞星形胶质细胞瘤。⑨心脏横纹肌瘤。⑩淋巴管平滑肌瘤病（lymphangioleiomyomatosis，LAM）。⑪血管平滑肌脂肪瘤（≥2个）。次要诊断标准包括：①"斑驳样"皮肤病变（1～2mm色素脱失斑）。②牙釉质凹陷（>3处）。③口内纤维瘤（≥2个）。④视网膜无色性斑块。⑤多发肾囊肿。⑥非肾性错构瘤。确诊需满足2个主要特征（不能只有⑩、⑪），或1个主要特征加2个或2个以上次要特征。

TSC的典型影像学表现：

1.头部　包括皮质及皮质下结节、脑白质异常信号、室管膜下结节及室管膜下巨细胞型星形细胞瘤（subependymal giant cell astrocytoma，SEGA）。①皮质及皮质下结节、脑白质异常信号：与皮质发育不良相关，发生率为80%，T_1、T_2相可看出是否存在囊性变，Flair相可看出是否存在皮质肿胀，这些病变需≥3个，且大小不一；有囊泡者伴有自闭症可能性大，在TSC2突变患者中较多见；脑白质病变发病率为40%～90%，T_2相可见高信号、放射条索。②室管膜下结节：发病率>80%，主要侧脑室沿室管膜下分布，第三、四脑室也可发现，>1cm需怀疑SEGA，若瘤体增大，可堵塞侧脑室引流管导致脑水肿；SEGA的发病年龄多在5～18岁，具有潜在风险的患者需在青春期每3～6个月复查，观察瘤体增长情况；Flair相有助于发现早期小病灶。

2.胸部　包括肺部及心脏病变。心脏以横纹肌脂肪样病变为主；肺部病变有3种，包括LAM、多灶微结节性肺泡上皮增生（multifocal micronodular pneumocyte hyperplasia，MMPH）和透明细胞瘤。LAM主要表现为肺内多发囊泡样病变，可互相融合，弥漫性结构破坏呈破网兜样改变；肺内结节可不规则，可呈粟粒样改变。

3.腹部　主要为血管平滑肌瘤（angiomyolipoma，AML）及动脉瘤囊肿，包括肾AML、肝AML、全身动脉瘤等。肾AML患者中20%最终诊断为TSC，而TSC患者中80%合并肾AML；自发LAM患者中，肾AML发病率仅40%～50%，多为单侧，较小；而TSC-LAM时肾AML双侧多发，大小不一，易出血；AML>4cm易发生出血和肾衰竭。

4.骨骼病变 和转移瘤相比，椎体无膨胀及外生性生长。

本例患者影像学表现：我院影像学可见脑部、腹部、肺部、心脏、骨骼存在特征性改变，影像学方面符合第6～11条主要诊断标准。因此，从影像学的证据上看，患者符合TSC的特点。

肾内科陈罡医师：本例患者为青年男性，慢性病程，青春期后出现皮脂腺瘤、甲周纤维瘤、鲨革斑，以及多脏器影像学头、心脏、肺、肝、肾病变，但各脏器功能性改变不突出；肾脏病变表现为肾病综合征，经激素、烷化剂、钙调蛋白抑制剂等治疗，无明确缓解趋势，但肾功能长期保持正常；基因检查方面，TSC2基因为可疑致病基因，从遗传角度证实患者的疾病。至于肾病综合征方面，基因检测提示APOL1基因突变，该基因为足细胞蛋白质编码基因，说明本例患者可能存在激素抵抗型的FSGS；既往使用激素联合环孢素治疗，但效果不明显，入院后尝试西罗莫司治疗，目前尚处于治疗初期，血白蛋白及尿蛋白均无明显改善，后续我们将继续调整治疗并随诊。

文献报道，TSC的发病率为1/10 000，是一种多系统受累的神经皮肤综合征，主要为外胚层发育异常，包括神经、眼、皮肤；患者可合并中、内胚层发育异常，包括心、肺、肝、肾。这是少数几种仅凭临床表现就能确诊的遗传病之一。TSC患者中60%～80%存在肾脏受累，主要是结构异常，最常见AML，其次为肾囊肿，少数患者发生肾细胞肾癌。无症状、大的错构瘤可能出血，多数不影响肾功能；少数患者继发肾脏功能改变，后续可能出现少量蛋白尿，但罕见肾病综合征。有关TSC合并肾病综合征的病例，文献报道仅1例，但本例患者未行肾活检及基因检测，无法追溯肾病综合征的原因。基因检测：TSC为常染色体显性遗传，50%有家族史，常见的致病基因有TSC1，9q34，编码错构蛋白；TSC2，16p13.3，编码马铃薯球蛋白；两者可作用于鸟苷三磷酸酶（guanosine triphosphate，GTP），导致酶失活，继而发生GTP结合蛋白不适当活化，以及对细胞周期的抑制失调。本例患者基因检测提示TSC2基因杂合突变，可能为致病基因。

本例患者合并TSC和肾病综合征，经过基因测定后推测肾病综合征存在遗传因素，存在APOL1基因异常。这种继发于遗传的肾病综合征通常激素抵抗，这也解释了患者长期使用激素效果不佳的原因。APOL1基因产物表达于足细胞和正常肾脏近端小管，与FSGS、高血压肾病相关，位于22q，治疗手段匮乏，查找文献中目前尚未发现和TSC存在关系。除APOL1基因异常外，本例患者还发现TSC基因的异常，并具有相应的临床表型。后续治疗策略上我们将倾向于优化TSC的治疗。文献报道，雷帕霉素靶蛋白（mammalian target of rapamycin，mTOR）受体抑制剂对TSC治疗存在疗效：抑制mTOR通路可阻断各种生长因子异常信号的转导，应用于TSC多脏器异常的治疗，可控制神经系统症状，控制错构瘤生长。由于采用的mTOR受体抑制剂西罗莫司同样可能看作一种免疫抑制剂，我们同样关注该治疗手段对激素抵抗的FSGS是否有用。文献报道，两项观察性研究指出西罗莫司治疗激素抵抗肾病综合征能够取得缓解和部分缓解，但在一项Ⅱ期临床研究，6例患者中5例出现尿蛋白增加和肾功能恶化；钙调磷酸酶抑制剂（calcineurin inhibitors，CNI）因对小管细胞的促凋亡作用，长期使用该药，易导致肾功能受损。在使用该药物时，我们也将观察长期的肾功能和尿蛋白改变。

泌尿外科邓建华医师：现阶段，我院泌尿外科共收治64例TSC患者，*TSC1*突变占20%，平均年龄31岁，*TSC2*突变占60%～70%，平均年龄24.9岁。此类患者累及肾脏病变时，主要表现为AML和脂肪瘤，增强CT检查强化不明显。在此类患者的手术中，我们观察到：肾脏的形态异常，没有假包膜，容易导致出血及腰部酸胀不适；大的错构瘤破裂甚至有致命危险，因此目前手术并非推荐的一线治疗。根据文献和我们的经验，TSC的治疗方式可优先选择mTOR受体抑制剂。我们此前在依维莫司治疗的9例患者中，肾脏错构瘤中缩小最明显的达5cm之多（治疗前20cm，治疗后15cm）。该药物治疗除可缩小瘤体的体积外，还能减少出血的发生。此外，mTOR受体抑制剂还可全面改善患者其他脏器的症状。该类药物不良反应主要为上呼吸道感染，多数患者会出现口腔炎、咳嗽等上呼吸道感染症状。在我们治疗的合并肾脏病变的患者中，存在大量蛋白尿的例数很少；64例患者中有20多例出现少量蛋白尿，大多＋～＋＋，极少存在＋＋＋的尿蛋白阳性。查找文献，整体认为TSC和肾病综合征的相关性也不明显。需要注意的是，应用mTOR受体抑制剂在治疗TSC的过程中可能会出现耐药，需换用其他药物，亦可能停药一段时间后再次敏感。

神经科徐丹医师：①TSC在神经系统表现，1.72%～85.00%会出现癫痫发作，一般在3岁内开始出现，可表现为任何类型的癫痫发作，需定期监测脑电图；本例患者无明显临床症状，脑电图轻度异常，无临床意义，可定期复查。②神经精神障碍，需心理医学科评估，包括攻击行为、暴躁、焦虑、抑郁、孤独、注意力缺陷、智力水平下降、教育能力下降、神经精神水平及社会心理异常等。③神经生物学，通过mTOR信号通路激活，导致神经细胞迁移、皮质受压，参与产后早期大脑皮质树突调控；通过调节电压门控钾通道（voltage-gated potassium channel，VGKC）的表达改变神经元兴奋性。

TSC的基因型和神经系统症状无明显相关性。在治疗方面，如果患者存在相关症状，可以尝试以下方案：①氨己烯酸，为γ-氨基丁酸（γ-aminobutyric acid，GABA）转氨酶抑制剂，为婴儿痉挛首选用药，同时也在TSC发病通路上起一定作用，有些研究表明其在与TSC相关的癫痫中效果良好；但该药有导致进行性不可逆性视野缺损风险，我国尚无此药物在临床应用，是否适用值得进一步研究。②其他治疗方法，如手术、生酮饮食疗法、迷走神经刺激等；手术是导致急性症状SEGA的首选治疗方式；局灶性结节SEGA以手术为主。③如果影像学改变主要为弥漫结节，首选mTOR受体抑制剂治疗，是否及能否手术，需外科医生评估。

呼吸内科孙雪峰医师：TSC是一种合并全身多个脏器改变的疾病，在呼吸系统方面，TSC和LAM存在关系，10%的男性TSC患者和30%的女性TSC患者合并LAM，该病随年龄增长增多，伴临床症状的TSC-LAM几乎只见于女性。本例患者存在基因突变，但临床表现相对较轻，出现气短症状、气胸和呼吸衰竭的少见。

LAM影像学特征是双肺弥漫分布囊泡，薄壁，多合并乳糜胸和气胸；肺功能检查不特异，以阻塞为主（阻塞57%，限制11%，正常34%）；女性TSC，建议18岁后行胸部CT；男性TSC，出现LAM概率低，症状性LAM极为罕见，不建议常规筛查。我们讨论的这位TSC患者，肺部的影像学改变较轻，呼吸系统方面，后续随诊过程中定期评估即可。

基础所张宏冰研究员：TSC是一种通过临床表现就可以做出诊断的疾病，基因测序有助于了解致病的基因类型。本例患者的父母均不存在TSC临床表现，也无肾病病史，由此考虑患者的*TSC*和*APOL1*基因异常可能为突变的结果，但这两者基因存在的位点不在同一条染色体，同时发生突变的概率较小，因此，在基因诊断方面，需进一步在测序及解读方面进行探讨。必要时需测定患者直系亲属的基因，并重新验证这两者基因的测定。

在治疗方面，TSC对mTOR受体抑制剂敏感，可以采用的药物包括西罗莫司和依维莫司。依维莫司在体内代谢为雷帕霉素，不稳定，价格高；疗效方面，两药的临床有效性未比较过。mTOR受体抑制剂的疗效一般在用药3个月后观测。

肾内科李明喜医师：TSC为罕见病，发病率1/10 000～1/6000，蛋白尿少见，合并肾病综合征极少报道。尽管本例患者在肾病综合征的基因检测方面提示存在遗传因素，*APOL1*基因异常可导致遗传性FSGS，但发生率较低，不能单凭基因检查就推测可能的肾脏病理。此外，正如基础所张宏冰研究员所说，患者存在*TSC*基因异常，并可能为突变所致，而同时发生第二者基因突变的可能性较小，必要时需要重新分析基因测定的结果。

由于肾穿的风险极大，我们无法获得肾脏病理，当前的诊断依据主要根据临床表现和可能的基因分析。治疗方面，同意继续使用mTOR受体抑制剂治疗TSC，至于在使用该药物治疗下，蛋白尿能否同时改善有待进一步随诊观察。

转　归

大查房后停用环孢素，并将泼尼松逐渐减停（每半月减2.5mg，2016年4月停用），加用氯沙坦钾25mg/d。继续口服西罗莫司4mg/d，监测西罗莫司血药浓度10.2~14.4ng/ml，2016年5月复查泌尿系MRU：瘤体较前略缩小，最大约63cm×59cm。在使用西罗莫司期间，门诊监测尿蛋白始终未缓解，24h尿蛋白17.07~18.34g，血白蛋白22~24g/L；2016年9月发现血肌酐水平逐渐升高至129μmol/L，同时期复查泌尿系MRU：瘤体略增大，最大约7.1cm×5.6cm×7.0cm。患者肌酐水平升高后，将西罗莫斯减量为2mg/d。2017年3月监测血肌酐水平升高至222μmol/L，停用西罗莫司和氯沙坦，并开始慢性肾脏病非替代治疗。

因患者个人和经济原因，未能重新检测患者和其父母的基因。

点 评

　　本例患者为青年男性，慢性病程，青春期后出现皮脂腺瘤、甲周纤维瘤以及多脏器影像学病变包括头、心脏、肺、肝、肾受累，符合TSC的特点。患者另一突出临床表现为肾脏病变表现为肾病综合征，经激素、烷化剂、钙调蛋白抑制剂等治疗，无明确缓解趋势。基因检查方面，*TSC2*基因为可疑致病基因，从遗传角度证实患者的TSC诊断。肾病综合征方面，基因检测提示*APOL1*基因突变，该基因为足细胞蛋白质编码基因，提示本例患者可能存在激素抵抗型的FSGS。

　　　　　　　　　　　　　　　　　　　　　　　　　（董芊汝　陈　罡）

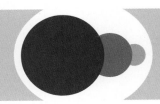

乏力3年余，发现肌酐水平升高2年

引言　这是一例以重度贫血、肌酐水平升高为主要表现的青年女性病例，伴有免疫指标异常及血液系统、肾脏系统等全身多系统受累表现。鉴别诊断集中在纯红细胞再生障碍性贫血和系统性红斑狼疮，结合患者多系统受累及多种免疫指标异常，考虑诊断为系统性红斑狼疮。病程中患者病情多次反复，对激素依赖，详细讨论各种治疗方法，调整治疗后病情好转。

病 历 摘 要

患者，女性，32岁。因"乏力3年余，发现肌酐水平升高2年"于2016年2月28日入院。

（一）现病史

2012年患者妊娠中期贫血（Hb 90g/L），未诊治。2012年8月产后明显乏力，查WBC 11.58×10⁹/L，LT 0.48×10⁹/L，Hb 105g/L，平均红细胞体积104fl，PLT 199×10⁹/L；TBil 18.6 µmol/L，Cr 49.1µmol/L，LDH 456 IU/L。2014年2月患者"感冒"后乏力加重，外院查Hb 52g/L，PLT 47×10⁹/L，Ret% 2.2%；TBil 21.4～80.8µmol/L，DBil 5.0～4.3µmol/L，LDH 209～480U/L，Cr 94.6～123.0µmol/L；铁代谢：血清铁42.95µmol/l，TIBC 48.36µmol/L，铁饱和度0.89，Fer 265.95µg/L；Coombs试验（＋）。感染相关（－）。免疫：ANA 1∶100，C3 0.54g/L，C4 0.09g/L，Ig、RF、抗链球菌溶血素O、抗可提取核抗原（4＋7项）（－）。尿常规：Pro（＋/－），潜血（＋＋）；24hUP 0.45g。糖水试验、酸溶血试验、红细胞脆性试验（－）。血浆结合珠蛋白0.75g/L，F-HB 3.3mg/l；库姆分型试验抗C3血清-效价128，积分56，余0分；冷凝集素试验效价32，积分36（0～32）。骨髓涂片：粒系增生，红系、巨核系增生减低。诊断为伊文（Evans）综合征。予甲泼尼龙48mg 1次/日，口服×3天，无好转。2014年3月26日予静脉免疫球蛋白 20g×5天，血红蛋白无改善。2014年4月24日予静脉甲泼尼龙80mg×10天→40mg×8天→甲泼尼龙32mg 1次/日 口服×9天→28mg×6天→24mg×4天→20mg×6天，予重组促红细胞生成

素10 000U qod，血红蛋白、血小板水平逐渐升高。2014年5月30日复查Hb 120g/L，PLT 99×10⁹/L，Ret% 0.18%。

2014年6月12日患者就诊我院肾内科，完善Hb 131g/L，PLT 90×10⁹/L；尿常规（-）；Cr 98μmol/L；抗β₂GP1 33RU/ml，ACL（-）；C3 0.742g/L，C4 0.093g/L；调整泼尼松为20/15mg 隔日1次→15mg 1次/日。2014年12月1日复查H 122g/L，LY 0.71×10⁹/L，PLT 102×10⁹/L；Cr 69μmol/L；ANA（-），抗β₂GP1（-）；C3 0.542 g/L，C4 0.082 g/L，继续泼尼松15mg 1次/日＋中药治疗。2015年1月5日复查Hb 83g/L，PLT 136×10⁹/L；C3 0.59g/L，C4 0.109g/L。2015年3月患者劳累后"感冒"，Hb 68g/L，Ret% 0.65%，就诊我院血液科（2015年4月28日～5月14日），完善WBC 5.05×10⁹/L，Hb 46g/L，PLT 51×10⁹/L，Ret% 0.13%；TBil 15.9μmol/L，Cr 87μmol/L。铁代谢：血清铁 179.2μg/dl，血清转铁蛋白1.27g/L，TIBC 189μg/dl，铁饱和度94.8%，TS 100.0%，Fer 363ng/ml。尿常规＋沉渣：WBC 125cells/μl，BLD 25cells/μl；24hUP 0.2g/24h。便潜血（-）。骨穿：粒系中幼粒细胞比例增高，红系仅见早幼红细胞，淋巴细胞比例减低，血小板少见。免疫方面：Coombs试验（＋），IgG（＋＋）；ANCA、抗磷脂抗体、ANA 18项、抗可提取核抗原（4＋7项）（-）；狼疮抗凝物 0.96；CD55/59 异常细胞检测、尿Rous试验、血浆游离血红蛋白、血红蛋白电泳、红细胞渗透性EOF（含对照）均（-）。感染方面：感染四项、CMV-DNA、EBV-DNA、细小病毒B19 DNA（-）。诊断免疫性血细胞减少，系统性红斑狼疮不除外，慢性肾功能不全（CKD 2期）。

治疗方面：2015年4月30日起予静脉甲泼尼龙80mg 1次/日至2015年5月9日调整为泼尼松55mg 1次/日。2015年5月4日血红蛋白水平下降至40g/L，加用静脉免疫球蛋白20g×5d。2015年5月11日复查Hb 81g/L，Ret% 13.08%，PLT 102×10⁹/L；尿蛋白（-），尿潜血微量。出院后继续泼尼松55mg 1次/日（2015年5月14日）→50mg 1次/日（2015年5月21日），此后每周减5mg，至35mg 1次/日（2015年7月）。环磷酰胺 100mg 1次/日（5月15日～7月2日，累积剂量4.5g）、达那唑0.2g 3次/日。2015年7月2日患者发热伴呼吸困难，ABG：Ⅰ型呼吸衰竭；肺CT：双下肺磨玻璃样改变，考虑肺孢子菌肺炎（PCP），予复方磺胺甲噁唑3片4次/日×7d＋甲泼尼龙40mg 2次/日×5d及广谱抗生素治疗后好转，调整为泼尼松50mg 1次/日，复查Hb 123g/L，PLT 216×10⁹/L。出院后（2015年7月10日）停用环磷酰胺和达那唑，泼尼松50mg 1次/日×21d→25mg 1次/日，复查Hb 62g/L，恢复环磷酰胺100mg 1次/日（8月13日～10月29日），泼尼松加量至40mg 1次/日（9月10日始每周减2.5mg直至20mg 1次/日），病程中环磷酰胺共累计12g。此后泼尼松维持在10～20mg 1次/日，复查Hb 107g/L。病来患者产后脱发加重，手指在凉水中变白→红，近1年口眼干明显。

（二）既往史

2013年5月因下腹痛行妇科B超，诊断盆腔积液、盆腔炎；多次输血史，多次输血后发热，Tmax 40℃，曾发生急性溶血反应，表现为心率加快、呼吸困难，尿液橘红色，此后间断输洗涤红细胞，曾出现发热、畏寒、寒战，停止输血后好转。

（三）个人史、婚育史、月经史及家族史

无吸烟饮酒等。2012年8月顺产1男婴，配偶及儿子体健。初潮12岁，行经天数 2～5天，月经周期25～28天，月经量中等，产后逐渐减少。末次月经2015年8月。外祖母食管癌，父亲高血压4年（BP 160～170/130～140mmHg）、冠心病支架植入术后4年，表姐血小板计数轻度减低。

（四）入院查体

BP 108/59mmHg，HR 104次/分，SpO_2 96%@RA，eGFR-EPI 54.95ml/（min·1.73m²）。心、肺、腹（-），双下肢轻度可凹性水肿。

（五）诊治经过

入院后完善检查。

血常规：Hb 82～112g/L，LY（0.13～0.45）×10^9/L，PLT 229×10^9/L，Ret% 0.45%～2.25%。血生化：TBil 22.6μmol/L，Cr 114-121-125μmol/L，LDH 348～306U/L，胆固醇 5.16mmol/L，TG 1.63mmol/L，LDL 3.74mmol/L。尿常规：WBC 500→15cells/μl，亚硝酸盐（-），Pro TRACE，潜血（-）～25cells/μl。24hUP 0.49～0.24g/24h。便潜血（-）。ESR 35mm/h，hsCRP 8.17mg/L。

感染方面：T细胞亚群，T细胞 188/μl，$CD4^+$T细胞 33/μl，$CD8^+$T细胞 146/μl，CD4/CD8 0.22；乙肝5项：HbcAb、HbeAb、HBsAb（+）；尿培养（-）×2。

免疫方面：IgG 4.96～8.24g/L，IgA 0.56～0.49g/L，IgM 0.82～0.93g/L；C3 0.922g/L，C4 0.298g/L；抗磷脂抗体、Coombs试验、血清蛋白电泳、抗C1q抗体（-）。

近端肾小管功能：尿N-乙酰-β-D-氨基葡萄糖苷酶/肌酐1.24U/mmol Cr（↑），尿 $β_2$微球蛋白 4.720mg/L（↑），尿$α_1$微球蛋白 28.100mg/L（↑），尿转铁蛋白、尿氨基酸定性（-）。

影像学：泌尿系超声示右肾9.8cm，左肾11.5cm。下肢深静脉超声、肾动脉超声、颈动脉及椎动脉超声、超声心动图（-）。双眼底正常，双眼白内障，眼压升高。肾穿病理诊断示缺血性肾损害。

治疗：原发病方面予泼尼松20mg 1次/日＋达那唑0.2g 3次/日，予静脉免疫球蛋白20g×3天，洗涤红细胞2U×2，血红蛋白可由82g/L上升至112g/L。

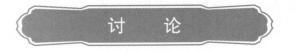

讨 论

肾内科李超医师： 首先分析本例患者肾脏病理，免疫荧光下可见两个肾小球，呈

现阴性结果；光镜下 HE 染色病变主要位于肾小管和肾间质，灶性或片状分布，单个核细胞浸润，可见硬化肾小球，非硬化肾小球基本正常，近端肾小管上皮细胞质中可见少量褐色颗粒沉积，PASM 染色可见间质纤维化灶性或片状分布，硬化肾小球中可见缺血改变，基本是基膜皱缩和肾小囊囊壁增厚纤维化，非硬化小球无弥漫细胞增殖，部分非硬化小球可见基膜皱缩，未见狼疮肾炎典型病变，如新月体或银耳环等；血管方面，部分肾血管可见管壁增厚、弹力纤维增生，但没有肾小动脉玻璃样变，肾小管胞质中褐色颗粒普鲁士蓝染色阴性，提示非含铁血黄素沉积，诊断考虑缺血性肾损害。患者育龄期女性，慢性病程，主要累及血液系统和泌尿系统。血液系统受累表现为大细胞性贫血和血小板减少。临床无出血表现。激素和免疫抑制剂治疗后血小板可恢复正常，但血红蛋白不易纠正。肾脏受累主要表现为血肌酐水平缓慢轻度升高，少量蛋白尿（24hUP＜0.5g），偶有镜下血尿，病程中后期镜下血尿转阴，血压正常。血清免疫指标异常突出表现为补体水平降低及 Coombs 阳性（IgG 型）；经过治疗低补体血症可纠正。此外，病程中曾出现短暂 ANA 低滴度阳性、抗 β_2GP1 阳性。

肾脏病诊断思路：定位诊断方面，患者少量蛋白尿，尿潜血阴性，尿 β_2-MG、尿 α-MG、尿 NAG 水平升高，多次尿糖阳性，考虑近端肾小管重吸收功能障碍。功能诊断方面，本例患者肌酐水平升高≥3个月，并伴有组织学的病理改变及血、尿指标异常，因此诊断慢性肾脏病（CKD 3a 期）。慢性肾脏病病因鉴别诊断，从"一元论"解释病情全貌，首先考虑系统性红斑狼疮。本例患者育龄期女性，病程中出现溶血性贫血的表现、脱发、可疑雷诺现象；血小板减少，免疫指标 Coombs 阳性、低补体血症；激素及免疫抑制治疗有效，均为支持点。不支持点在于患者肾脏表现血尿、尿蛋白不突出，肌酐水平轻度升高，非狼疮性肾炎的典型临床表现；且肾脏病理免疫荧光未发现"满堂亮"表现，光镜亦未发现狼疮性肾炎典型病变。其次，肾脏病理发现的缺血性肾损害，还需要考虑慢性肾脏病继发于贫血的可能。病理可见近端肾小管上皮细胞内棕褐色色素沉积，需考虑是否存在溶血诱发肾脏损害的可能。主要支持点为溶血性贫血表现贯穿病程始终，而病程初期患者肾功能正常，随病程进展肌酐水平逐步升高。患者血红蛋白 50g/L 长达 3 个月，且曾出现一次急性溶血反应，均提示存在溶血诱发肾损伤的可能。不支持点在于血红蛋白尿易引起肾损害的多为血管内溶血；而自身免疫性溶血性贫血为血管外贫血，较少累及肾脏，且肾脏病理虽然可见棕褐色颗粒沉积于肾小管上皮细胞，但普鲁士蓝染色并没有证实为含铁血黄素沉积，且棕褐色颗粒过少也不支持该可能。血管外溶血不会出现血红蛋白尿及含铁血黄素尿等血管内溶血表现。溶血导致急性肾损伤的机制，首先，严重溶血导致肾脏血管收缩、外髓质血流减少；其次，血红蛋白管型尿对近端肾小管存在直接毒性作用；再次，大量管型引起肾小管梗阻性损伤。文献报道，色素沉积性肾病主要见于横纹肌溶解，少见于溶血。横纹肌溶解导致肾脏损伤以急性肾小管坏死（ATN）更多见，而严重溶血因血型不合发生率下降较少见。文献报道，严重 PNH 可有溶血后肾脏损伤，心外科换瓣术、机械性瓣膜大量破坏红细胞短期内可造成急性肾损伤（AKI）。仅一篇文献报道温抗体型血管外溶血，肾小管上皮细胞中可见含铁血黄素沉积，但文章讨论部分未阐述具体原因。从

"二元论"角度分析，缺血性肾损害需考虑高血压良性肾小动脉硬化，本例患者无高血压病史，眼底、心脏彩超无高血压靶器官损害证据，且无其他外周动脉粥样硬化表现，考虑可能性不大。肾动脉B超无肾动脉狭窄证据。药物性肾损害方面，患者肌酐水平升高后才应用中药，考虑药物相关肾损害可能性不大。泌尿系感染，慢性肾盂肾炎引起小管间质损害，但患者无发热、腰痛等典型尿路感染症状，且病理不符合，考虑可能性不大。

提出两个问题供讨论：①原发病的诊断，首先考虑能否诊断自身免疫性溶血性贫血，但有如下不支持点，即平均红细胞体积增大，骨髓涂片曾提示骨髓增生低下，网织红细胞百分比降低，血红蛋白水平明显降低时网织红细胞百分比没有明显升高，且LDH水平升高不显著。其次在患者肾脏病理不支持狼疮性肾炎的情况下，目前临床能否诊断SLE。患者淋巴细胞减少、血小板计数降低、脱发、补体降低、Coombs试验阳性，勉强符合2009年系统性红斑狼疮国际协作组（SLICC）分类标准。能否诊断SLE决定后续治疗和预后。②原发病的治疗，免疫抑制剂种类的选择，a.环磷酰胺，曾足量应用，累计至12g有效，但应用环磷酸胺过程中曾出现严重机会性感染（卡氏肺孢菌肺炎）；b.霉酚酸酯，患者淋巴细胞计数低，存在感染风险；c.钙调磷酸酶抑制剂（CNI），环孢素/他克莫司，患者既往未应用，若无肾功能受损可以应用，但现已有肾小动脉管壁增厚、管腔狭窄及间质病变，长期应用CNI需考虑其肾毒性；d.患者出院后曾应用雷帕霉素。

血液科陈苗医师： 患者为青年女性，慢性病程，主要表现为重度贫血伴网织红细胞减少、血小板减少，合并肾功能异常及自身免疫指标异常，糖皮质激素治疗有效。患者重度贫血（Hbmin 40g/L），MCV正常上限，为正细胞性贫血，伴网织红细胞计数明显下降，首先考虑纯红细胞再生障碍性贫血（PRCA）。PRCA特征是骨髓中红系前体细胞缺失或显著减少（小于5%），骨髓整体增生活跃，髓系和巨核系增生正常，粒细胞和血小板正常。主要发病机制：第一，抗体抑制红系祖细胞的生长。目前大部分患者血清中抗体针对的抗原并不清楚，小部分患者因使用重组EPO产生抗EPO抗体导致PRCA，本例患者病程中先出现贫血，应用EPO后Hb水平升高，不考虑抗EPO抗体继发的PRCA。第二，T细胞免疫异常介导的针对红系祖细胞的免疫损伤，有以下几个特点：①大多数为特发性。②继发于淋巴增殖性疾病，包括大颗粒淋巴细胞白血病和慢性淋巴细胞白血病，本例患者骨髓免疫分型不支持。③继发于胸腺瘤，患者胸部CT无胸腺瘤。④早期MDS，患者已随访1年无MDS表现，可除外。⑤继发于病毒感染（如HBV、HCV、HIV、EBV），已筛查排除。⑥药物诱发，无相关用药史。⑦继发于风湿性疾病，包括SLE和RA，本患者合并肾功能异常和自身抗体阳性，可疑风湿免疫病继发PRCA。第三，微小病毒B19，不同于前两者，不通过体液免疫或细胞免疫，而是直接黏附P血型抗原（红细胞糖苷脂）受体而攻击和破坏原红细胞。基础有溶血性贫血或全身性免疫功能下降（如HIV感染）合并微小病毒B19感染，可能发生严重的溶血性贫血、再生障碍性贫血危象。本例患者多次Coombs试验阳性，首次就诊骨髓红系<5%，当时考虑溶血性贫血、再生障碍性贫血危象可能性大。但溶血性贫血、再生

障碍性贫血危象一般是一过性病程，患者随访至今，一直不符合自身免疫性溶血性贫血（AIHA）诊断。典型溶血性贫血，有以间接胆红素水平升高为主的高胆红素血症和LDH水平升高等红细胞破坏增多表现，有网织红细胞增多、骨髓红系增生活跃的红细胞代偿增生的证据。本例患者血红蛋白明显减少时，胆红素水平无明显升高，起病最初网织红细胞百分比只有2次稍增高，最高2.2%，多次复查明显下降，多次骨髓涂片只有一次红系增生尚可，其他均为红系明显下降，不符合AIHA，因此就不能诊断溶血性贫血、PRCA危象。患者血小板减少，并不符合PRCA血小板计数正常的诊断标准。

综上，患者为青年女性，有免疫色彩、肾功能受损、多项免疫指标异常，激素治疗效果显著，考虑免疫相关血细胞减少。

希望进一步探讨：①患者肾功能异常的原因。②患者多项免疫指标异常，激素疗效好，血液系统、肾脏多系统受累，是否符合自身免疫性疾病。③患者激素有效但反复复发，考虑到患者肾功能异常，后续的免疫抑制治疗选择何种免疫抑制剂。④患者淋巴细胞偏少，曾感染过PCP，长期使用激素和免疫抑制剂，今后感染风险高，是否需长期磺胺预防PCP感染；保护肾功能的前提下，磺胺剂量和疗程；定期输注丙种球蛋白是否获益。

风湿免疫科刘金晶医师： 本例患者诊断考虑系统性红斑狼疮。患者育龄期女性，有脱发、血液系统改变、治疗前淋巴细胞减少、血小板减少、无溶血性贫血，Coombs试验阳性，曾有ANA低滴度阳性（后转阴可能受治疗影响），病情活动时补体降低，无法用血液系统原发病解释全貌，考虑系统性疾病，可诊断系统性红斑狼疮。本例患者以血液系统受累为首发表现，表现为不典型再生障碍性贫血合并免疫性血小板减少，肾脏以小管间质损伤为主，且以硬化性改变为突出表现，继发缺血性肾病。狼疮性肾炎可以出现小管间质损伤，但通常与肾小球病变相伴随，极少单独出现，除非以干燥综合征表现为突出，但患者不支持干燥综合征的诊断。故考虑本例患者肾脏损害不符合免疫病原发的脏器损伤，同意肾内科诊断。治疗方面，同意继续激素治疗，但需缓慢减量；患者以不典型再生障碍性贫血和免疫性血小板减少为突出表现，且骨髓增生不活跃，应用激素和丙种球蛋白后，血常规可恢复正常，应用环磷酰胺不是绝对禁忌。与环孢素、雷帕霉素相比，环磷酰胺对B淋巴细胞抑制作用更强，选择环磷酰胺需酌情减量。也可尝试雷帕霉素，对于部分狼疮血液系统受累、抗磷脂综合征可能有效。若肾功能稳定、淋巴细胞稳定在1.0×10^9/L以上，可尝试应用生物制剂，如利妥昔单抗。关于预防感染的措施，虽然肌酐水平偏高，但没有复方磺胺甲噁唑预防性应用的禁忌，可以1片qd或qod，根据HIV感染者预防PCP标准，应用复方磺胺甲噁唑需至CD4$^+$T细胞持续超过300×10^6/L再停药，本例患者难以实现，可暂定预防性磺胺类药物治疗至泼尼松、免疫抑制剂减至较低的维持量时停用。关于本例患者免疫球蛋白水平低，狼疮活动期可以出现免疫球蛋白水平升高或降低，可能与基础淋巴细胞少、免疫球蛋白生成减少有关，若累及胃肠道合并失蛋白肠病，免疫球蛋白水平降低可能更加突出。狼疮活动期淋巴细胞或浆细胞功能受抑制，但不是免疫抑制治疗的禁忌。

肾内科李明喜医师： 本例患者临床表现和实验室检查提示SLE的诊断，包括脱发、

Coombs试验阳性、血液系统改变等多系统受累和病程中多项免疫指标异常。肾脏病理免疫荧光和光镜下肾小球病变均不是狼疮肾损害的典型表现，而肾小管间质病变突出，狼疮肾损害极少情况下表现如此，诊断需要结合SLE肾外表现。此外，患者不能排除血红蛋白及其代谢产物引起的肾小管损伤，患者曾反复出现溶血性贫血，大量血红蛋白降解产物会引起肾小管损伤，故含铁血黄素肾损伤或SLE小管间质性炎症均不能排除。治疗方面，可继续应用激素治疗。雷帕霉素是一种新型免疫抑制剂，应用于肾移植患者，比CNI对肾脏损伤小，但需监测血药浓度，长期使用可能会因足细胞损伤而引起肾小球性蛋白尿，因此需监测患者尿蛋白情况。

转　归

大查房后患者应用雷帕霉素2mg qd、泼尼松减量至15mg qd（4月17日始）治疗原发病，磺胺甲噁唑1片 qd预防性抗感染治疗，继续达那唑0.2g tid、骨化三醇、碳酸钙防骨质疏松，阿卡波糖控制血糖。

点　评

贫血和肌酐水平升高在肾内科患者中可伴随出现，本例患者诊断在不同专科中存在争议，治疗也很棘手，而围绕着诊疗展开的查房讨论给了我们很多启发。我们回顾了肾单位的解剖生理学、缺血性肾损害的病理发生过程。Commbs阳性合并贫血并不等同于自身免疫性溶血性贫血，SLE出现肾脏损害不一定是狼疮性肾炎。临床工作中应注意从患者实际情况出发，拓宽鉴别诊断思路，尤其当临床表现不典型时更应如此。

（马婉璐　李　超）

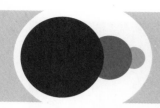

腹胀伴尿检异常2年，加重伴水肿1年余

引言　　这是一例肾病综合征继发罕见部位血栓——门静脉系统多发血栓形成的中老年男性病例，肾脏病变表现为肾病综合征合并慢性肾功能不全，肾脏病理提示膜性肾病合并小管间质损害；肾外表现为门静脉系统多发血栓形成，门脉高压持续存在并逐渐加重，导致大量腹水、脾功能亢进、胃底食管静脉曲张。膜性肾病合并门脉高压失代偿，给治疗带来重重挑战，经内科大查房充分讨论，制订个体化治疗及随访方案，疗效满意，过程顺利。

病历摘要

患者，男性，55岁。因"腹胀伴尿检异常2年，加重伴水肿1年余"于2016年10月6日入院。

（一）现病史

2014年12月患者因嗳气、腹胀至友谊医院就诊，查腹部增强CT：门静脉主干、左右分支、脾静脉局部及肠系膜上静脉内血栓形成（图6-3A、B），门脉高压、腹水、食管下段轻度静脉曲张。2014年12月23日行腹主动脉、肠系膜上动脉造影＋肠系膜上动脉溶栓导管置入术，延迟造影示门静脉、脾静脉、肠系膜上静脉未见显影，置入溶栓导管后缓慢推注尿激酶$50×10^4$U；2014年12月30日行肠系膜上动脉、门静脉造影＋肠系膜上动脉溶栓导管取出术，延迟造影示门静脉、脾静脉、肠系膜上静脉未见显影。术后规律口服华法林抗凝治疗1年（至2015年12月停用），维持INR 2.0～2.5。

2014年12月住院同期查尿常规：Pro（＋＋），BLD（＋＋＋）；血常规：WBC $8×10^9$/L，PLT $248×10^9$/L，Hb 127g/L；生化：Alb 26g/L（↓），TC 4.6mmol/L，TG 2.2mmol/L（↑），LDL-C 2.9mmol/L，Urea 7.8mmol/L（↑），Cr 98μmol/L，肝功能正常，未予特殊用药。患者腹胀逐渐加重，并出现双下肢水肿，不规律应用利尿剂。2016年3月复查24hUP 9.0g，血Alb 25g/L（↓），Cr 114μmol/L（↑），PLT $74×10^9$/L，WBC $1.40×10^9$/L，Hb 97g/L，增强MRI仍示门静脉系统多处血栓形成（图6-4），腹水SAAG＞11g/L，胃镜提示轻度食管静脉曲张、胃底静脉未见曲张，筛查易栓症（蛋白C、蛋白S、抗凝血酶Ⅲ均阴性）、自身抗体等均阴性。2016年8月25日至我院门诊，

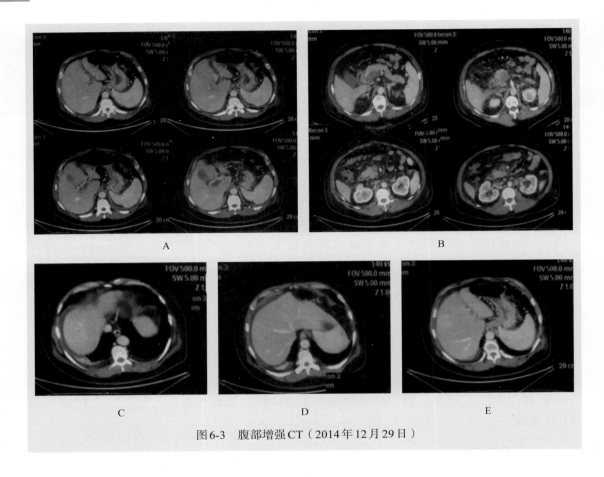

图6-3　腹部增强CT（2014年12月29日）

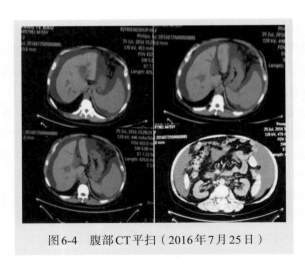

图6-4　腹部CT平扫（2016年7月25日）

查24hUP 16.2g；血Alb 30g/L，Cr 186μmol/L，血常规仍示三系降低。为进一步诊治收入院。起病以来神志清，精神可，食欲、睡眠可，大便无特殊，小便如前，体重增加约10kg。

（二）既往史

发现血压升高4年余，血压最高150/90mmHg，不规律服用降压药，近期监测血压均正常。

（三）个人史、家族史

吸烟40年，10支/天，未戒烟；饮酒近30年，每周2～3次，每次2～3两白酒，已戒酒2年。否认肾毒性药物使用史、毒物接触史。否认家族遗传病史及肾脏病病史。

（四）入院查体

身高178cm，体重90kg，BP 127/85mmHg，HR 72次/分，SpO_2 99%。神清，皮肤巩膜未见黄染，睑结膜未见苍白，未见肝掌及蜘蛛痣，心、肺查体无特殊，腹膨隆，腹围111cm，腹壁可见静脉显露，未见明显静脉曲张，腹软，无压痛、反跳痛及肌紧张，肝脾触诊不满意，移动性浊音（＋），肾区无叩痛，双下肢未见明显水肿。

（五）诊治经过

入院后完善相关检查。

肾脏评估：血Alb 25g/L，Cr（E）165μmol/L，eGFR（CKD-EPI）39.7ml/（min·1.73m²）；血脂：TC 5.0mmol/L，TG 1.4mmol/L，LDL-C 3.27mmol/L；尿常规＋沉渣：Pro≥3.0g/L，BLD 80cells/μl，RBC 27.2/μl，Ab.RBC% 90%，24hUP定量11.32g；抗磷脂酶A2受体抗体（PLA2R）99.00 RU/ml（↑）（＜20）。肾病继发因素筛查：代谢HbA1c 4.9%；感染HBV、HCV、HIV（－）；肿瘤标志物、胸腹盆CT平扫基本正常，便常规OB×4：OB（＋）×2；免疫：ANA3项、抗磷脂抗体、狼疮抗凝物、ANCA3项、补体均（－）；免疫球蛋白：IgG 5.36g/L（↓），IgA 1.73g/L，IgM 0.45g/L；副蛋白血症：尿、血清免疫固定电泳均（－），冷球蛋白（－）。肾病综合征并发症评估：肾静脉、双下肢深静脉B超未见血栓。肾穿刺活检病理（2016年10月18日）见图6-5。诊断：膜性肾病Ⅱ～Ⅲ期合并肾小管间质肾损害。

门脉高压方面：病因筛查，ALT、AST、ALP、GGT正常范围；肝纤维化4项，HA 134.9ng/ml（↑），PⅢP 6.6ng/ml，CⅣ 114.6ng/ml，LN 45ng/ml；HBV、HCV（－）；自身免疫性肝炎相关自身抗体、原发性胆汁性肝硬化相关自身抗体均阴性。肝脏B超：肝实质回声欠均伴可疑多发中高回声，再生结节不除外。因顾虑造影剂肾损伤，未行增强CT检查。无造影剂门脉MRI因大量腹水无法评估。易栓症筛查：蛋白C、蛋白S、AT-Ⅲ、APC-R均阴性；CD55/59、JAK2/v617f均阴性，不支持骨髓增殖性肿瘤（MPN）、阵发性睡眠性血红蛋白尿（PNH）。并发症评估：①血三系减低，血常规WBC 2.03×10⁹/L，NEUT 1.35×10⁹/L，LY 0.47×10⁹/L，Hb 91g/L，PLT 108×10⁹/L；

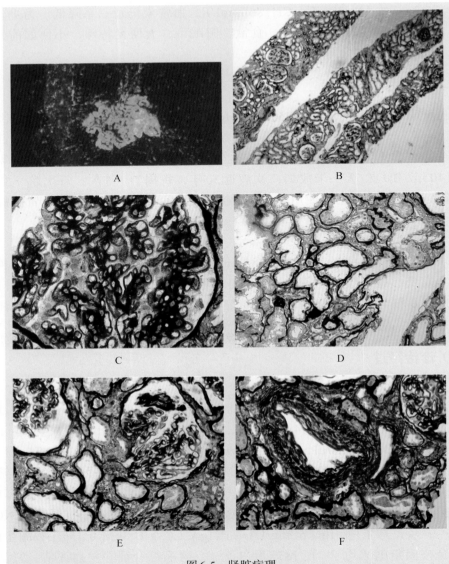

图6-5 肾脏病理

注：免疫荧光：IgG＋＋＋＋，κ＋＋＋、λ＋＋＋，弥漫性沿血管袢颗粒样沉积（A）；光镜（B～F）：全片共31个肾小球，10个球性硬化。肾小球细胞数未见明显增多。偶见节段性系膜细胞增生和系膜基质增多。毛细血管袢开放良好。GBM弥漫性增厚，上皮侧可见大量钉突，并可见少量假双轨及链环样结构。肾小管上皮细胞可见颗粒变性。管腔内可见蛋白管型，可见弥漫成片的TBM增厚和肾小管萎缩。间质可见弥漫成片的纤维化，伴有较多单个核细胞为主的炎症细胞浸润。肾内小血管普遍管壁增厚、管腔狭窄。

血涂片未见明显异常；TB细胞亚群，B 63/μl，NK细胞38/μl，T 387/μl，T4 269/μl，T8 86/μl，LY 490/μl。骨穿提示骨髓增生活跃，粒红比1.31∶1，符合脾功能亢进。②侧支循环：大便OB×4∶OB（＋）×2，2016年7月友谊医院胃镜示轻度食管静脉曲张，胃底静脉（-），本次住院未重复胃镜；结肠CT重建及结肠镜，因大量腹水无法评估。

治疗方面，入院后继续予呋塞米20mg qd、螺内酯20mg qd利尿，比索洛尔2.5mg qd降低门脉压，利可君片40mg bid升白细胞治疗，11月9日加用贝那普利5mg qd治疗。

大查房时患者一般情况可，无头晕、腹痛、腹胀等不适，体重稳定。查体：BP 120/70mmHg，HR78次/分，SpO$_2$ 98%@RA，心、肺（-），腹膨隆，腹围同前，移动性浊音阳性，双下肢未见水肿。11月11日复查血常规：PLT 111×10^9/L，WBC 3.26×10^9/L，NEUT 2.23×10^9/L，LY 0.72×10^9/L，Hb 105g/L；生化：Alb 29g/L，K$^+$ 4.1mmol/L，Cr 144umol/L，Urea 8.04mmol/L。

讨 论

放射科张大明医师： 本例患者影像学资料均来自外院，分辨率及层厚因素导致其评价血管病变价值有限。患者最早的影像学资料是2014年12月的腹部增强CT（图6-3），示门脉主干及左右分支、脾静脉近段、肠系膜上静脉均可见大范围充盈缺损，提示多发血栓形成；少量腹腔积液，仅局限于肝周；食管下段及胃底可见异常点状强化，考虑静脉曲张可能；脾脏饱满，脾脏下缘与肝下缘基本持平。肝脏形态正常，未见肝脏边缘呈波浪状、肝左右叶比例失调、肝裂增宽等肝硬化表现。

经溶栓及规律抗凝治疗1年后，2015年11月复查腹部增强CT：门静脉左右支、脾静脉主干、肠系膜上静脉均可见对比剂进入，考虑血栓再通，门静脉左右支远段充盈缺损范围较前减少，同时可见大量侧支循环形成。腹水量较前稍增多，局限于肝周、脾下缘；食管胃底可见迂曲血管影，脾脏大小基本同前。肝脏形态尚正常，但肝裂较前稍增宽。

MRI评价血管病变价值不如CT，但对于肝脏病变检出率高于CT，尤其是轴位DWI，对于检出肝脏再生结节及评价肝脏占位性质具有重要价值。本例患者2016年3月腹部增强MRI，其冠状位T$_2$平扫及轴位DWI可见肝脏形态光滑，肝实质内未见异常信号，肝裂未见增宽，仍可见大量腹水，脾脏体积偏大，其下缘与肝脏基本持平。增强MRI层厚因素导致评价血管价值有限，门脉左右支起始可见造影剂填充，门脉主干显示不清，周围可见大量侧支循环形成；脾静脉显示不清；胃底食管迂曲血管影较前密集。

本例患者最近的影像学为2016年7月的腹部平扫CT（图6-4），可见肝裂明显增宽，肝脏体积较前缩小，有肝硬化趋势；脾脏大小基本同前；腹腔积液明显增多。从影像学角度来讲，若本例患者有必要评价血管情况，建议进一步行腹部增强CT。

肾内科乐偲医师： 总结病例特点，患者为中老年男性，病史2年，临床表现主要分为两部分：肾脏方面以肾病综合征起病，近2年内肌酐水平进行性升高；肾外表现主要是门静脉系统多发血栓形成伴门脉高压、门脉海绵样变性，经溶栓及抗凝治疗后门脉高压仍持续存在并逐渐加重，出现大量腹水、胃底食管静脉曲张、脾功能亢进。肾脏方面，结合本例患者大量蛋白尿（24hUP 11.2g）、低白蛋白血症（Alb 25g/L）、水肿、高脂血症，考虑肾病综合征诊断明确，筛查代谢、肿瘤、感染、自身免疫性疾病、药物毒物等继发因素均阴性，且 PLA2R 抗体高滴度阳性，因此考虑原发性膜性肾病可能性大。但膜性肾病导致肾功能进行性下降较少见，本例患者近2年内eGFR快速下降 $[74 \rightarrow 61 \rightarrow 31ml/(min \cdot 1.73m^2)]$，似乎并不能完全由膜性肾病解释。因此，我们进一步做了肾穿刺活检，肾脏病理提示肾小球病变符合典型膜性肾病表现，同时可见肾小球缺血性改变、小管间质损害、小血管病变。结合本例患者高血压病史及门脉高压，考虑其eGFR快速下降可能与上述两种疾病导致的小管间质病变或缺血性肾小球病有关。此外，对于本例患者肾外表现——门脉高压亦进行了评估，病因方面筛查易栓症均阴性，肾病综合征可导致血栓形成，尤其是膜性肾病更容易发生血栓事件，且血栓风险与白蛋白水平相关。然而，本例患者发现门静脉血栓时其血白蛋白水平为25g/L左右，并非严重减低，且门静脉为罕见部位血栓，是否可由肾病综合征单一因素解释呢？此外，本例患者大量饮酒史，肝纤维化三项异常，肝脏超声不除外再生结节，门脉高压形成是否存在肝性因素？以上两个问题需要请血液科、消化科等相关科室一起讨论。

治疗方面，参考2012年改善全球肾脏病预后组织（KIDIGO）指南，膜性肾病治疗指征：①尿蛋白＞4g/d，持续时间＞6个月。②SCr水平在6～12个月内升高超过30%，且eGFR＞30ml/（min·1.73m²），且SCr水平升高是由MN导致。对于本例患者而言，大量蛋白尿已持续2年，尤其是由于门静脉血栓可能与其肾病综合征-低白蛋白血症相关，膜性肾病治疗更有必要，其治疗方案可有3种选择：①钙调磷酸酶抑制剂，联合中小量激素或单独使用。②糖皮质激素＋细胞毒药物。③利妥昔单抗。不过，钙调磷酸酶抑制剂，如环孢素/他克莫司，可收缩肾小动脉，尤其是入球小动脉，其慢性毒性可导致GFR不可逆下降，本例患者目前肌酐水平已升高，肾小动脉病变严重，长期应用此类药物有顾虑。本例患者脾功能亢进、血三系减低，T细胞低下状态，便潜血持续阳性，能否耐受激素及免疫抑制剂治疗需要请感染科、消化科等相关科室的医师一起讨论；门脉高压治疗方面，需要请血液科、消化科、基本外科等相关科室的医师讨论，评估抗凝治疗获益及其消化道出血风险，评价脾切除能否为使用环磷酰胺创造条件及脾切除后的感染风险，以及门脉高压是否可行手术治疗。

消化内科赖雅敏医师：肝脏活检标本的组织病理学检查是肝硬化诊断的金标准，肝穿病理若可见再生结节或大量纤维化，则可确诊肝硬化。但肝穿刺活检为有创操作，需充分权衡利弊。从临床症状方面来讲，除门脉高压表现外，本例患者无肝硬化失代偿其他表现，病程中否认乏力、食欲差、皮肤巩膜黄染，凝血功能正常；此外，本例患者影像学亦未见典型肝硬化表现，如肝脏皱缩、边缘呈波浪状、肝左右叶比例失调、肝裂增宽等。本例患者临床表现、实验室检查及影像学表现，均不支持肝硬化。瞬时弹性成像系统 Fibro Scan 是近年来开发的一种无创性的诊断肝硬化的新技术，其准确性有替代肝组织活检的可能，因此本例患者可进一步完善该检查，帮助明确是否有肝硬化。

门脉高压最常见原因为肝硬化，但非硬化性门脉高压亦占到10%左右，其中最常见原因为门静脉血栓。根据消化科既往诊治经验，门静脉血栓病因中，肾病综合征占首位，其次为血液系统疾病、自身免疫性疾病。结合病史，考虑本例患者肾病综合征继发门静脉血栓、门脉高压、酒精性肝病可能，但尚未达到肝硬化。

本例患者肾病综合征继发门静脉血栓形成，目前合并门脉高压、大量腹水、脾功能亢进、食管静脉曲张，治疗方面存在很多顾虑：激素及免疫抑制剂的使用会增加一定感染风险，抗凝治疗亦有很大的出血风险，可能将来会面临严重感染、消化道大出血、多脏器功能衰竭等，但若不积极治疗原发病，肾病及门脉高压会进行性加重、反复发生血栓事件，预后会更差。环磷酰胺可引起一定的肝功能损害，但停药后常常可恢复，本例患者目前肝功能基本正常，并非环磷酰胺使用禁忌，建议在治疗过程中密切监测肝功能。便潜血持续阳性，胃镜提示食管静脉曲张，使用激素及抗凝治疗会增加消化道出血风险，但如若不积极治疗原发病，门脉高压会持续进展，食管静脉曲张会进行性加重，将来亦会出现消化道大出血。因此，对于本例患者的治疗需权衡利弊，并向患者及家属充分沟通，告知病情及相关治疗风险。

感染内科曹玮医师：免疫功能的评价主要包括体液免疫和细胞免疫两方面。体液免疫主要通过免疫球蛋白 Ig 和补体水平来评价，细胞免疫主要通过淋巴细胞计数来评价，但对于淋巴细胞功能目前尚无有效的评价手段。本例患者补体正常，IgG 水平轻度减低（5.36g/L），IgM 和 IgA 正常，其体液免疫功能大致正常。白细胞和淋巴细胞减少是本例患者目前突出问题，在尚无免疫抑制治疗的情况下，淋巴细胞计数仅490/μl，其中 T4 269/μl，T8 86/μl，单从细胞计数层面来讲，本例患者处于免疫功能相对低下状态，但尚未达到免疫功能缺陷的水平。其原因一方面与遗传背景有关，另一方面与本例患者目前合并的多种疾病状态有关，包括脾功能亢进、慢性肾功能不全、低白蛋白血症等，上述疾病状态导致其不仅免疫细胞计数减低，其功能亦可能受到一定影响。综上，本例患者免疫功能处于相对低下的水平，将来使用激素、免疫抑制剂或利妥昔单抗治疗的感染风险是一定存在的，但感染风险具体增加的幅度，目前尚无大规模的临床数据来说明。感染风险增加是未来的一个不确定性因素，但本例患者如不使用激素和/或免疫抑制剂治疗，原发病会进行性加重，影响本例患者生存的主要是肾脏疾病以及多发血栓。因此，感染风险作为一个不确定因素，从现阶段治疗决策来讲，不应该作为首先考虑的问题。本例患者如加用激素或免疫抑制剂，可同时加用磺胺类药物预防 PCP 感染，门诊密切随访，监测其淋巴细胞水平。

血液科朱铁楠医师：门静脉为血栓形成少见部位，病因主要包括两方面。第一，腹腔因素：常见原因包括肝硬化、肝癌、腹腔手术以及腹腔感染性疾病；第二，全身性疾病：①遗传性易栓症，包括遗传性抗凝蛋白缺陷（如蛋白 S 缺陷症、蛋白 C 缺陷症、抗凝血酶缺陷症等）、遗传性凝血因子缺陷（如活化蛋白 C 抵抗症、异常纤维蛋白原血症、凝血酶原*G2010A*突变等）、遗传性纤溶蛋白缺陷、遗传性代谢缺陷（如高同型半胱氨酸血症*MTHFR*突变等）。②获得性易栓症：如MPN、PNH、抗磷脂综合征（APS）、肾病综合征等。本例患者筛查蛋白C、蛋白S、AT-Ⅲ、APC-R、CD55/59、JAK2/v617F、骨髓涂片、抗磷脂抗体及狼疮抗凝物均阴性，不支持遗传性易栓症、MPN、PNH、APS等。本例患者在发现门静脉血栓时已明确诊断肾病综合征，肾病综合征为获得性易栓症常见原因，因此倾向于"一元论"解释本例患者门静脉血栓病因，肾病综合征、血液高凝→门静脉血栓→门脉高压→脾功能亢进、食管静脉曲张、大量腹水。

治疗方面，本例患者激素及免疫抑制剂治疗会增加感染风险，抗凝治疗亦有出血风险，需充分权衡利弊，并与患者及家属充分沟通，告知病情及相关治疗风险。对于本例患者而言，如果不积极治疗原发病，可能会反复发生血栓事件，预后更差。因此，尽管本例患者治疗顾虑很多，但还是建议积极治疗原发病，纠正高凝因素，同时抗凝治疗，预防血栓再发。

根据血液科淋巴瘤的诊治经验，利妥昔单抗治疗的感染风险相对于激素＋环磷酰胺来讲，会更安全一些，治疗过程中如出现免疫球蛋白严重减低或严重感染，可考虑短期内予以输注丙种球蛋白治疗。

本例患者门静脉血栓形成已2年，血栓再通可能性小，抗凝治疗的目的是预防血栓再发；抗凝治疗具体方案取决于原发病的治疗，一般来讲，抗凝治疗的疗程应为6～12个月，原发病缓解后可酌情考虑停用抗凝。

基本外科谢勇医师：本例患者门脉高压诊断明确，目前尚无确切肝硬化证据。门静脉系统有强大的代偿能力，若门静脉血栓度过急性期，代偿建立后，大量腹水少见。本例患者大量腹水，可能有两方面因素参与：①低白蛋白血症，门静脉回流受阻、代偿尚未完全建立。因此，建议继续抗凝治疗，抗凝治疗的目的并非血栓再通，而是预防新发血栓形成。②门脉高压手术指征，胃镜下可见重度食管静脉曲张或者有红色征，或者是已发生呕血等消化道出血。本例患者目前轻度食管静脉曲张，病程中否认呕血黑便等消化道出血，尚无外科手术指征。

脾切除方面，患者目前血三系轻度减低，尚未达到脾功能亢进、脾切除指征，切脾术后很难再行断流或分流手术。因此，只有当患者出现重度食管胃底静脉曲张或消化道出血时，才考虑手术治疗，同时行断流术＋脾切除对患者受益可能更大。此外，本例患者门静脉主干闭塞，亦不适合行经颈静脉门体分流手术（TIPS）。

肾内科于阳医师：对于血栓形成的病例，尤其是一些少见部位的血栓，需积极寻找病因，对于肾病综合征导致的血栓形成，应积极治疗原发病，且越早治疗获益可能越大，治疗风险也会更小。在治疗过程中，需充分权衡利弊，评估治疗获益及风险。

转　归

与患者及家属充分沟通，告知病情及治疗相关风险，患方表示知情理解。于友谊医院完善Fibro Scan，未见明确肝硬化表现。针对膜性肾病，2016年11月21日起加用泼尼松50mg qd，复方环磷酰胺50mg qd，并加用预防剂量的磺胺类药物。针对门脉血栓，加用华法林抗凝，根据INR调整剂量维持INR 2～3；针对门脉高压，继续普萘洛尔2.5mg qd预防消化道出血，呋塞米20mg qd，螺内酯40mg qd，控制腹腔积液。针对可能的肝肾综合征及膜性肾病辅助治疗，贝那普利加量至10mg q12h。每2周～1个月密切随访。随访过程中激素逐渐减量；患者血常规指标对环磷酰胺敏感，根据白细胞、血小板计数调整环磷酰胺剂量，维持LY＞$0.5×10^9$/L，PLT＞$50×10^9$/L；肾功能脆性大，逐渐停用贝那普利、复方磺胺甲噁唑。2017年3月血Alb水平升至35g/L以上，24hUP＜3.5g；患者血小板计数持续偏低，考虑血栓病因已去除，华法林抗凝6个月予停用，血三系计数降低及腹腔积液均逐渐好转。2018年3月环磷酰胺累积14g（体重90kg），复查WBC $4.2×10^9$/L，LY $0.7×10^9$/L，Hb130g/L，PLT $70×10^9$/L，Cr 144μmol/L，Alb 43g/L，24hUP 0.35g，予停用环磷酰胺。复查超声未见腹腔积液。

点　评

患者为中老年男性，慢性病程，临床表现主要包括肾病综合征，肌酐水平进行性升高及门静脉系统多发血栓形成伴门脉高压、门脉海绵样变性、脾功能亢进。肾病综合征结合筛查代谢、肿瘤、感染、自身免疫性疾病、药物毒物等继发因素均阴性，且PLA2R抗体高滴度阳性，结合病理，诊断原发性膜性肾病明确。膜性肾病导致肾功能进行性下降较少见，本例患者肾脏病理提示肾小球缺血性改变、小管间质损害、小血管病变。结合本例患者高血压病史及门脉高压，考虑其eGFR快速下降可能与上述两种疾病导致缺血性肾损伤有关。门脉高压最常见原因为肝硬化，但非硬化性门脉高压亦占到10%左右，其中最常见原因为门静脉血栓。结合病史，考虑本例患者肾病综合征继发门静脉血栓、门脉高压、酒精性肝病可能，但尚未达到肝硬化。

（马改改　乐偲）

7 消化内科

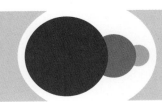

腹泻2月余，发现肌酐水平升高40余天

引言　　这是一例以大量水样泻起病的老年男性病例，伴有肌酐水平进行性升高、少尿等肾脏受累的表现。患者除外神经内分泌肿瘤（neuroendocrine tumor，NET）、感染性腹泻、淋巴瘤等疾病，结合临床表现及病理学改变考虑为自身免疫性肠病。予足量激素治疗后，患者病情好转。

病历摘要

患者，男性，60岁。因"腹泻2月余，发现肌酐水平升高40余天"于2016年8月25日入院。

（一）现病史

患者2016年6月底过度劳累后出现腹泻，每天3～5次，每次300～400ml，为黄色不成形黏液便，无血便、油状物等，无发热、腹痛、里急后重等不适，尿量正常，于当地诊所输液3天（消炎药，具体不详）及蒙脱石散止泻，腹泻无好转，便次增加为每天9～10次，每次量500～600ml，仍为水样便。就诊于烟台毓璜顶医院（7月11日～7月14日），BP 122/77mmHg，血常规：WBC 9.39×10⁹/L，Hb 173g/L；便常规：OB（＋），WBC、RBC（－）；尿常规：Pro（＋），BID（－）；血生化：Cr 110～115μmol/L，Urea 5.24mmol/L，Alb 40g/L，电解质未见异常；胸部CT平扫：双肺少许纤维灶，双肺散在类结节影；腹部增强CT：直肠局部管壁较厚；结肠镜检查：结直肠黏膜糜烂，所见回肠黏膜未见异常，病理提示（升结肠、直肠）黏膜组织慢性炎伴糜烂。考虑"急性肠炎"，予止泻、抗感染、补充肠道益生菌等治疗后，患者腹泻缓解后出院。患者出院后第2天再次出现腹泻，次数多则每天8～10次，少则每天3～4次，量及性质同前，偶有呕吐，呕吐物为胃内容物，无呕血；偶有脐周疼痛，VAS 1～2分，持续3～5分钟，排便后腹痛可缓解；尿量逐渐减少（700～800ml/d→300～400ml/d）。此后多次于当地医院查血常规：WBC、Hb、PLT正常；尿常规：Pro（＋）、BID（－）；便常规：OB（＋/－），WBC、RBC未见；血生化：肌酐水平逐渐升高（波动于104～218μmol/L），尿素氮水平逐渐升高（13.83～17.50mmol/L），血钾水平降低（3.4mmol/L→3.0mmol/L），血钠水平降低（128～135mmol/L），转氨酶及白蛋白未见异常。7月26日行胃镜示十二指肠糜烂、溃疡，病理提示十二指肠球部黏膜组织重度慢性炎伴糜烂，部分腺上皮呈不典型增生。8月4日行腹部增强CT示十二指肠降段及直肠管壁增厚伴明显强化。予抗感染、止泻、调节肠道菌群、补钾、营养对症支持治疗，症状好转后出院。8月19日因家人去世2～3天不进食水，症状较前加重，腹泻每天7～8次，每次量约600ml，为水样便，伴呕吐每天2～3次、反酸嗳气，尿量偏少约300ml/d。8月23日就诊于我院，血压波动于55～71/36～52mmHg，HR 70～107次/分，SpO$_2$ 98%～99%；血常规：WBC 7.79×10^9/L，Hb 167g/L，PLT 367×10^9/L；便常规＋潜血（-）；尿常规：Pro 1.0g/L，WBC 15cells/μl，KET 1.5mmol/L，透明管型4～8/LPF，BLD（-）；血气分析：pH 7.309，pCO$_2$ 21.3mmHg，cHCO$_3^-$（P）c 10.4mmol/L，Lac 1.2mmol/L；生化：Alb 43g/L，Cr（E）283μmol/L，TCO$_2$ 16.1mmol/L，K$^+$ 2.7mmol/L，Na$^+$ 131mmol/L；AFP、CA19-9、CEA、CA242、PSA-T未见异常。急诊予补液、补钾、纠酸等治疗，腹泻无明显好转。为进一步诊治收入本院内科。

病程中患者精神、饮食、睡眠较差，活动耐量进行性下降，近2个月体重减轻20kg。否认反复口腔溃疡、关节肿痛、口眼干、雷诺现象等。

（二）既往史

20余年前外伤后左侧肋骨骨折、胸椎压缩性骨折，休养后好转。

（三）个人史、家族史

长期饮用不加热的生水。务农在家，每年6月份需使用百草枯除草，约2次/年，已接触百草枯农药10余年。吸烟饮酒史30余年，每天吸烟20支，每天饮白酒半斤左右，已戒烟酒2个月。家族史无特殊。

（四）入院查体

T 35.7℃，P 65次/分，R 18次/分，BP 89/59mmHg，BMI 19.18kg/m^2，营养稍差，全身皮肤干燥，双侧下颌下可触及米粒大小淋巴结，听诊双肺未闻及干湿性啰音，心律齐，各瓣膜区未闻及异常杂音；舟状腹，未见胃肠型及蠕动波，左腹部轻度压痛，无反跳痛，肝脾肋下未扪及，墨菲征（-），肠鸣音5次/分。双下肢无水肿。肛诊无特殊。

（五）诊治经过

入院后完善检查。

血常规：WBC 6.80×10^9/L，NEUT 4.88×10^9/L，Hb 153g/L→88g/L，PLT 308×10^9/L；尿常规：Pro TRACE；便常规＋潜血：OB 阳性（＋），WBC 8～12cells/HPF，RBC 0cells/HPF。血生化：Alb 28g/L，Cr（E）242μmol/L，Urea 21.51mmol/L，K$^+$ 3.4mmol /L，

Na⁺ 132mmol/L，TCO₂ 16.9mmol/L。炎性指标：hsCRP 7.18 mg/L，ESR 1mm/h；凝血：PT 13.1s，APTT 33.2s，余正常。甲状腺功能：FT₃ 1.78pg/ml（↓），余正常。

肾脏方面：尿免疫固定电泳、尿蛋白电泳、ACR（－）；24小时尿蛋白定量：0.60～0.99g；24小时尿钠、尿钾、尿氯、尿钙、尿镁、尿磷、尿肌酐均正常。

免疫方面：免疫球蛋白3项正常，抗核抗体谱18项、抗ENA抗体和ANCA（－），抗麦胶性肠病抗体谱（－）；炎症性肠病抗体谱，抗胰腺腺泡抗体APAB-IgA（＋）1∶20，抗GBM抗体（－）。

感染方面：便细菌培养、寄生虫及幼虫鉴定、难辨梭菌培养、痢疾培养、快速轮状病毒鉴定（RV）均为（－）。CMV-DNA、EBV-DNA＜500copies/ml。

肿瘤方面：血清蛋白电泳、血清免疫固定电泳（－）；促胃泌素释放前肽 70.0pg/ml（↑），胃泌素 19.4pg/ml（正常值0～100pg/ml）。

影像学检查：泌尿系超声示前列腺增大，前列腺3.7cm×4.0cm×3.8cm，回声尚可。肾动脉、静脉超声未见异常。甲状腺及颈部淋巴结超声未见异常。生长抑素受体断层显像未见异常。全消化道造影示胃底黏膜增粗；盲肠高位；余全消化道造影未见明显异常。⁶⁸Ga标记奥曲肽PET/CT检查可见胰头部位高摄取，SUVmax 14.6，性质未明。超声内镜检查示胰腺形态尚规则，内部回声欠均匀，未见明确异常回声占位，胰管无扩张，胰管尚规整，胆管无扩张。¹⁸F-FDG及⁶⁸Ga-pentixafor PET/CT检查示肠道自十二指肠至直肠代谢弥漫不均匀增高，SUV 2.6～14.8，⁶⁸Ca-pentixafor未见肠道异常摄取，考虑为肠道炎症；第11、12腰椎压缩性骨折。结肠镜检查未见异常。病理诊断：（末段回肠）结肠黏膜急性及慢性炎，局部隐窝结构不规则，可见腺体修复性增生及隐窝炎，固有层淋巴组织增生。胃镜检查（图7-1）示十二指肠球腔黏膜充血水肿，球后及降段变薄，少许糜烂，余未见异常。病理诊断（图7-2）：（十二指肠降部）肠黏膜急性及慢性炎，未见明显绒毛结构及潘氏细胞，可见凋亡小体，病变不除外自身免疫性肠病。免疫组化：CD138（＋）、CD20（＋）、CD3（＋）、CD4（＋）、CD38（＋）、CD56（NK-1）（－）、CD8（＋）、Ki-67指数5%；PAS染色（＋）。

入院后予患者蒙脱石散＋小檗碱止泻、埃索美拉唑抑酸、口服乳杆菌LB散调节肠道菌群等治疗，便量仍3000～4000ml/d。9月1日予禁食禁水试验1天，患者当日大便量1950ml；9月2日予生长抑素持续泵入诊断性治疗1天，当日便量2000ml。9月3日起加用甲硝唑0.5g qd经验性抗感染治疗，9月24～26日调整为头孢曲松2g qd＋米诺环素100mg bid治疗，患者便量均无明显减少。9月14日予醋酸奥曲肽注射液25μg/h泵入治疗，当日大便4200ml；醋酸奥曲肽注射液泵入36小时后出现急性上腹痛伴胰酶水平升高，CT示胰腺周围渗出，考虑醋酸奥曲肽注射液诱发的急性胰腺炎不除外，遂停用醋酸奥曲肽注射液。9月16～21日患者因胰腺炎禁食禁水期间，大便量波动于2000～2500ml。恢复进食后大便量增至3000～4000ml。患者十二指肠活检病理提示自身免疫性肠病可能，9月27日起加用甲泼尼龙40mg qd iv治疗，患者进食量明显增加（500ml→2000ml），便量可减少至2500ml左右。

肾脏方面：患者自9月1日起肌酐水平逐渐升高（Cr 205μmol/L→541μmol/L），

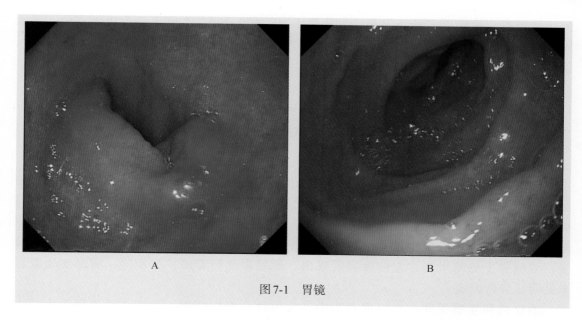

图7-1 胃镜

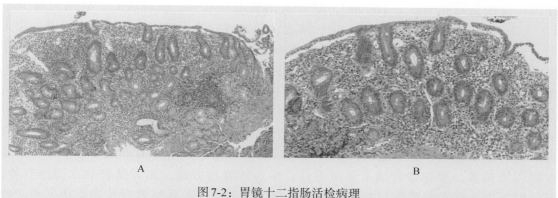

图7-2：胃镜十二指肠活检病理

注：A. 低倍镜，上皮平坦，小肠绒毛严重遁缩；B. 中倍镜，隐窝结构规则，上皮内杯状细胞减少，小肠腺基底部潘氏细胞减少，可见凋亡现象。

并出现血压下降（BPmin 72/48mmHg）、少尿（9月1日共40ml），予血管活性药物泵入、充分的液体支持维持血压、灌注后，患者肌酐水平仍持续升高。肾内科会诊认为急性肾损伤诊断明确，考虑与长期腹泻、有效血容量不足、造影剂应用等综合因素有关，患者尿素氮肌酐比不高，不除外急性肾小管坏死；治疗上避免使用肾损药物，纠正酸碱平衡及电解质紊乱，一般情况好转后可行肾穿刺活检明确。但患者及家属顾虑较大且患者存在卧床制动的困难，未行肾穿。经过积极的补液、纠酸、补充电解质等治疗后，患者逐渐恢复每日1500～2500ml的自主小便，肌酐水平逐渐下降至280～300μmol/L。在加用足量激素治疗原发病后，患者尿量增加，肌酐水平逐渐下降至222μmol/L。

　　自身免疫性肠病为罕见疾病，目前国内仅有个案报道，北京地区仅有北大医院一例病例报道。该病更多见于婴儿，发病率不足1/100 000；本例患者为成年发病，以顽固性腹泻起病，对激素治疗有一定疗效。为引起临床医师对该病的重视，减少漏诊、误诊，提请于2016年9月28日内科大查房。

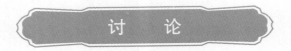

讨　论

放射科王凤丹医师： 患者外院2次腹部增强CT经我科会诊，可见胰腺略萎缩，密度均匀，主胰管不扩张；余无异常。因患者入院后存在肾功能异常，未能完善增强CT检查。患者9月16日在醋酸奥曲肽注射液泵入后出现腹痛行急诊腹盆CT检查，可见双侧少量胸腔积液，心包少量积液；胰周多发渗出，左侧肾前筋膜增厚，符合胰腺炎改变；双侧肾上腺略增粗，左侧腹膜后渗出，所见腹部肠管略扩张积液；腹部实质脏器未见明显异常密度。

消化内科李骥医师： 本例患者为中老年男性，慢性病程，临床主要表现为大量水样泻，每次量可达500～1000ml，禁食水试验部分有效，便量从3～4L/d可减少至1.5～2.5L/d，但无进一步改善，生长抑素试验性治疗效果欠佳，经验性抗生素治疗无效。患者病程中出现过明确低血压、尿量减少伴肌酐水平显著升高，辅助检查提示便潜血（＋），偶可见便白细胞增多，炎性指标hsCRP水平轻度升高，完善了多种自身抗体检查均无明显提示，仅见抗胰腺腺泡抗体低滴度阳性；内镜检查可见十二指肠黏膜变薄，病理进一步证实绒毛消失，可见凋亡小体。对于慢性腹泻的鉴别诊断思路，可从渗透性、渗出性、分泌性、动力性腹泻出发，进而判断患者原发病。炎症渗出性腹泻如溃疡性结肠炎、克罗恩病，多伴里急后重，大便次数增多但单次便量不多；分泌性腹泻的患者，单纯禁食禁水效果不佳；渗透性腹泻方面，患者禁食禁水部分有效，但注射用生长抑素和醋酸奥曲肽注射液治疗不佳，此外患者有长期饮用生水，曾经验性加用抗生素治疗效果不显著；动力性腹泻方面，患者无甲状腺疾病、糖尿病等基础疾病。

综上所述，患者腹泻性质为分泌性腹泻基础上合并渗出性腹泻，需考虑：①神经内分泌肿瘤。患者促胃泌素释放前肽水平轻度升高，PET/CT提示胰头摄取增高，曾高度怀疑神经内分泌肿瘤；后经生长抑素治疗无效、2次行超声内镜检查均未见明确占位、生长抑素断层显像未见异常，均为不支持点，目前考虑pNET可能性不大。②感染性疾病。惠普尔（Whipple）、霍乱或蓝氏贾第虫等均可导致大量水样泻，患者虽有长期饮用不加热生水病史，但多次查粪便寄生虫、细菌培养等病原体检查均未见明显异常，且经验性加用甲硝唑或米诺环素、头孢曲松抗感染效果不显著，暂不考虑。③免疫性疾病如乳糜泻。患者筛查相关抗体检查未见明显异常，尝试去麦胶饮食也无明显好转；其他如显微镜下结肠炎、血管炎、炎症性肠病等均无证据支持。自身免疫性肠病为一罕见病，我院暂无明确诊断的病例，该疾病的诊断需要临床表现、自身抗体、病理证实，以及除外其他相关疾病，诊断需谨慎。④血液系统疾病，如淋巴瘤、淀粉样变等。患者无多系统受累，PET/CT检查无提示，内镜下活检病理也未见明显淋巴浸润的表现，暂不支持。⑤慢性胰腺炎。患者既往有长期饮酒史，外院CT可见胰腺略萎缩，我院超声内镜可见胰腺回声不均匀，慢性胰腺炎不除外；但患者便苏丹Ⅲ（－），予补充胰酶等消化酶治疗后，患者腹泻无明显减轻，单用胰腺炎不能解释患者病情全貌。综上，患者目前诊断考虑自身免疫性肠病可能，需核医学科、内镜中心、病理科医师帮助除外其他可能引起水样泻的疾病并提供病理依据。此外，患者存在明确的肾功能损伤，表现为尿量减少伴肌酐水平显著升高，患者肾功能异常为原发病同时累及消化道及肾脏，抑或是原发病累及消化道继发肾脏损伤，需请肾内科医师帮助鉴别。

核医学科罗亚平医师： 本例患者一共进行了3次不同示踪剂的PET/CT检查。

^{68}Ga-DOTATATE PET/CT主要用于筛查神经内分泌肿瘤或肿瘤相关性骨软化症，是生长抑素受体显像的一种，标志物是一种奥曲肽类似物，与SSTR2的亲和力是^{99m}Tc-HTOC的100倍，因此其敏感性更高，可达90%以上，可发现早期的尤其是表达SSTR2的NET。本例患者肝脏、脾脏摄取无异常，肾脏、膀胱均为生理性摄取，胰腺钩突部可见一局限性摄取增高灶，疑似占位性表现，SUV均值2.6、SUVmax4.6，但低于肝脏本底。根据文献报道，胰体和胰腺钩突部摄取程度不同，钩突部约是胰体的2倍，主要是因为胰腺本身组织发育不同造成的，胰腺中的神经内分泌细胞主要在胰头分布，而体尾部较少，可能是造成胰头高摄取的原因。一般认为摄取强度明显高于肝脏，才具有提示意义，因此本例患者无明确支持胰腺神经内分泌肿瘤（pNET）的证据，胰头摄取考虑为生理性可能。

^{18}F-FDG PET/CT常用于肿瘤筛查，FDG在全身均有生理性分布，其中肠道的摄取变异最大，主要的原因包括肠壁平滑肌、淋巴组织的摄取，黏膜摄取的FDG也可以分泌到肠腔，常常需要延迟显像来鉴别肠道病变或生理性摄取，若延迟期摄取明显降低，则考虑生理性摄取可能性大。本例患者肠道摄取特点为弥漫性、连续性，全部小肠及直结肠均有累及，肠壁和肠腔内均有摄取。考虑可能为：①肠道本身病变。②肠道蠕动增加导致肠壁平滑肌摄取增加。③患者分泌性腹泻，FDG分泌到肠腔增多。患者骨髓摄取特点：中央及外周骨髓代谢均匀增高，脾代谢稍高。上述特点无明确指向性，可见于淋巴瘤/白血病骨髓受累，也可见于反应性骨髓造血活跃或使用G-CSF等药物。综上，患者胰腺未见异常，肠道摄取不具备典型肠道淋巴瘤的PET特点，但对于不典型病例，^{18}F-FDG PET/CT对于肿瘤和炎症的鉴别有一定难度。

^{68}Ga-pentixafor PET/CT标志物为趋化因子受体4，主要用于血液系统肿瘤和胶质瘤筛查，其优势在于无肠道生理性摄取的影响，且更具有特异性，但作为一种新型检查手段，其检查本身敏感性和特异性有待进一步研究。本例患者肠道无摄取，不支持肠道淋巴瘤。

消化内科蒋青伟医师： 本例患者临床主要表现为大量水样泻，因pNET不除外行超声内镜检查。60%～70%的NET为功能性肿瘤，可分泌胰岛素、胃泌素、血管活性肠肽等激素。对于pNET的诊断需要临床症状和相应激素病理生理方面的证据，若临床及生化检查均支持，下一步需要则需定位诊断，获得组织病理学证据。根据文献报道，超声内镜在pNET诊断方面敏感性约为85%，特异性可达95%，可以检出＜1cm病灶。大部分pNET的EUS表现为边缘清晰的低回声病灶，边缘有回声相对较高的条带，可能与肿瘤膨胀性生长形成假包膜有关。本例患者EUS可见胰腺回声不均匀，提示存在慢性纤维化，符合慢性胰腺炎的超声表现，暂无NET的证据。

肾内科乐偲医师：患者为老年男性，以大量水样泻为主要表现，既往无基础肾脏病及高血压、糖尿病病史；24UP＜1g，以小管来源为主；尿沉渣检查中尿有形成分少，无肾小球病变的提示。患者起病初期即有肌酐水平升高，病程中肌酐变化可分为3个阶段：第一阶段（2016年7月至入院），患者7月因腹泻就诊时即存在肌酐水平升高（Cr 110μmol/L），在肾功能轻度异常的情况下，二次行增强CT检查后肌酐水平继续升高（110μmol/L→164μmol/L）；此外，因大量腹泻导致肾前性因素持续存在并有加重，入院时Cr 289μmol/L且BUN/Cr＞20，因此在这一阶段，肾功能不全的原因以肾前性因素为主，造影剂的使用也起到了一定的作用。第二阶段，入院后予积极的补液治疗，患者肌酐水平逐渐下降（289μmol/L→205μmol/L），在纠正肾前性因素后，肾功能有所改善，也进一步证实第一阶段中肾前性起主要作用。第三阶段，患者在9月1日出现明显的血压下降、尿量减少，检测肌酐呈现进行性上升趋势，但可自限。这一阶段中BUN/Cr正常，尿常规检查偶可见尿比重偏低，提示肾前性因素所占比例不大，可能存在急性肾小管坏死。患者腹泻原发病倾向于免疫性疾病，是否有原发病参与其中目前尚不明确，仍需完善肾穿刺活检明确，但患者及家属顾虑较大，因大量腹泻及胸椎压缩性骨折病史，患者长时间卧床制动存在较大困难，且患者APTT、PT明显延长，暂无法行肾穿刺活检。可在原发病进一步治疗的过程中，观察肾脏功能的变化情况。

病理科周炜洵医师：患者组织取材于十二指肠，低倍镜下可见上皮平坦，小肠绒毛严重钝缩，基本未见小肠绒毛；中倍镜下可见隐窝结构尚规则，上皮内杯状细胞明显减少，小肠腺基底部潘氏细胞消失，可见凋亡现象；高倍镜下可见固有层炎性细胞增多，以淋巴细胞及浆细胞为主，中性粒细胞少量浸润。免疫组化结果提示淋巴细胞分布基本正常。综上，患者十二指肠活检病理形态倾向于自身免疫性肠病。根据文献中报道，该病的病理主要特点为：①近段小肠受累明显而远段小肠受累较轻或正常。②严重绒毛萎缩。③上皮缺乏杯状细胞、潘氏细胞、内分泌细胞。④固有膜明显淋巴细胞浆细胞浸润，可伴有中性粒细胞浸润。⑤可见凋亡小体。之前提到的需鉴别诊断的疾病，如乳糜泻，多表现为上皮内淋巴细胞明显增多，且杯状细胞、潘氏细胞存在；或淋巴瘤，其肿瘤性淋巴细胞多为密集浸润，本例患者的病理表现均不支持。综上所述，患者该处活检病理较符合自身免疫性肠病的病理表现，但仍需结合临床综合判断。

消化内科李骥医师：自身免疫性肠病是一种较为罕见的肠道疾病，发病率不足1/100 000，多见于6月龄以内的婴儿，近年来发现成人也有发病，诊断时中位年龄为55岁，无明显性别差异。自身免疫性肠病的主要临床表现为顽固性腹泻，禁食禁水效果不佳，伴有吸收不良或厌食，进而导致严重的体重下降；也可有多系统受累的肠外表现，如内分泌系统、泌尿系统、呼吸系统、血液系统、骨骼系统等，报道的有甲状腺功能减退、肾病综合征、自身免疫性溶血性贫血、肺间质纤维化、自身免疫性肝病、慢性胰腺炎等。自身免疫性肠病的诊断标准为：①慢性腹泻，病程＞6周。②吸收不良。③小肠组织病理，部分或全部小肠绒毛钝缩，隐窝内淋巴细胞浸润、凋亡小体增多，上皮内淋巴细胞轻度增多。④除外其他导致小肠绒毛萎缩的疾病，如克罗恩病、肠道淋巴瘤、口炎性腹泻等。⑤存在抗肠上皮细胞（AE）抗体或抗杯状细胞（AG）抗体。同时满足①～④即可诊断，抗体的存在更加支持诊断。目前该疾病的治疗方法为激素治疗，硫唑嘌呤、环磷酰胺、他克莫司、霉酚酸酯、雷帕霉素、英夫利西单抗或利妥昔单抗等药物可用于激素治疗后的维持治疗或激素抵抗的患者。结合本例患者来看，患者具有病程＞6周的顽固性腹泻，经多种止泻药物及禁食禁水试验治疗均无明确疗效，十二指肠病理符合自身免疫性肠病的典型镜下表现，且暂无CD、淋巴瘤的证据，自身免疫性肠病诊断基本明确，但因诊断条件限制无法完成AE/AG抗体检测。可通过观察患者治疗效果进一步明确诊断。

消化内科孙钢医师：本次查房向大家展示了1例罕见病例。主要目的是希望通过内科大查房这一平台，让大家明确慢性腹泻的鉴别诊断思路，同时对自身免疫性肠病充分认识，一定程度上减少漏诊、误诊，也向大家展示一次多学科协作完成诊断的成功案例。因为尚无相关抗体的检查手段，目前诊断考虑自身免疫性肠病可能性大，现已加用激素治疗，建议长期随访，观察治疗效果及预后。

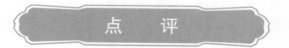

转 归

患者自9月27日起加用甲泼尼龙40mg qd iv治疗，在进食量显著增加的情况下，便量可降至2500ml左右，且逐渐变为稀糊状便，考虑治疗有效。此外，加用激素治疗后，患者自主尿量增多，肌酐水平进一步下降，考虑患者肾功能异常不除外原发病累及，或造影剂导致的AIN。患者因家庭原因10月5日自动出院。

点 评

慢性腹泻是常见的消化道症状，对常规治疗无效的顽固性大量腹泻，保持水电解质及酸碱平衡是最基本的处置措施；通过疾病表现、针对性的辅助检查及经验性治疗的反应，对疾病的诊断抽丝剥茧，积极的临床科室、辅助诊断科室的多学科沟通协作，是打开疑难病诊断的"金钥匙"；若疾病诊断尚无法确诊时，积极治疗下严密观察病情变化，及时调整诊治方案，是切实可行的。

（倪岳晖　刘　洋　周炜洵　罗亚平　李　骥）

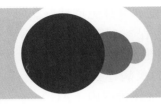

间断腹胀、腹泻3年余

引言　这是一例以腹泻为主要表现的青年男性病例，伴有血液系统受累，主要表现为血小板计数下降、凝血系统激活（PT、APTT延长）、纤溶亢进（FIB水平低下，FDP、D-Dimer水平升高）。消化、血液系统临床表现与腹膜后弥漫占位关系密切，鉴别诊断需考虑淋巴瘤、Castleman病等疾病，术后病理明确诊断为淋巴管瘤病，经西罗莫司治疗后腹膜后占位体积较前减少。

病历摘要

患者，男性，23岁。因"间断腹胀、腹泻3年余"于2016年7月30日入院。

（一）现病史

2013年起患者间断出现腹泻，3～4次/天，便量300～400ml/d，呈黄色糊状便，伴腹胀，未重视。2015年9月当地医院肠镜检查示肠道炎症，予美沙拉嗪1000mg，3次/天，治疗1个月无改善。2016年1月当地医院查血常规：WBC 3.36×10^9/L，NEUT 2.4×10^9/L，Hb 125g/L，PLT 40×10^9/L。粪便潜血（＋），粪便病原学（－）。凝血：PT 15.1s，APTT 46.9s，Fbg 0.5g/L。抗核抗体谱、抗双链DNA、抗可溶性核抗原（4＋7项）、抗中性粒细胞胞质抗体、淋巴细胞培养＋干扰素测定均（－）。

淋巴结超声：双侧颈部、腋窝、腹股沟区淋巴结肿大，最大者位于右侧腹股沟区（4.6cm×1.2cm）。腹部CT：腹膜后多发软组织密度影，包绕血管、胰腺；腹腔淋巴结多发肿大；十二指肠及乙状结肠、直肠明显狭窄。胃镜：胃、十二指肠黏膜多发点片状糜烂伴黏膜下瘀斑、瘀点，呈团块状分布。结肠镜：乙状结肠至直肠可见弥漫性肠黏膜水肿，散发红斑样糜烂；活检病理：慢性炎，急性炎症活动期。维持美沙拉嗪治疗，腹泻无改善。4月21日受凉后出现发热，最高体温40℃，伴咳嗽，腹泻加重至解黄色水样便，约10次/天，外院查PLT 9×10^9/L，PCT 20.77ng/ml。胸部CT：双侧胸腔积液、双肺炎症，纵隔内及双侧腋窝多发肿大淋巴结。予替考拉宁抗感染治疗后体温正常，便次恢复至3～4次/天。同期骨髓流式细胞学检查无淋巴瘤相关提示。予静脉注射人免疫球蛋白22.5g/d×10d、血小板 1U/d×4d治疗后复查血小板 80×10^9/L。

6月我院血液科查白介素-6、白介素-8、白介素-10、肿瘤坏死因子-α均（－）。凝血：纤维蛋白原 0.79g/L，D-二聚体 14.58mg/L FEU。免疫指标：补体正常；血清IgG 25.72g/L，IgG4 139mg/L；狼疮抗凝物（－）；抗人球蛋白试验（＋），IgG（＋＋）。肿瘤指标：LDH 162U/L，Fer 153ng/ml；PSA、AFP、CEA均（－）。PET/CT示全身多发代谢稍增高淋巴结，SUVmax 0.8～1.4，脾大伴代谢稍增高，胸、腹腔大血管周围（第6腰椎～第1骶椎水平）环绕稍高代谢软组织，SUV 1.4～1.6，与纵隔、胰腺、肠道等分界不清。6月24日我院行右侧腹股沟淋巴结活检术，淋巴结病理及免疫组化示淋巴窦血管转化。7月8日行CT引导下腹膜后肿物穿刺术，术后病理示淋巴组织增生性病变，不除外淋巴瘤。7月16日患者进食后出现中上腹轻度胀痛，持续约0.5小时/次，腹泻次数较前增加，4～6次/天，总便量300～400ml/d，呈黄色稀糊便，便覆少量鲜血。7月27日外院查骨髓涂片示三系增生伴巨核细胞形成不良。骨髓活检免疫组化、骨髓CD41染色小组化、免疫分型（MDS/MPN）、染色体（R＋G）、融合基因-重排（IGH、IGκ、TCRγ、TCRβ）均（－）。近半月患者腹泻较前变化不大，为进一步诊治收入院。起病以来患者精神、食欲、睡眠尚可，大便如前述，小便无殊，3个月内体重减轻5kg。病程中有口眼干，3次口腔溃疡，否认外阴溃疡、关节肿痛、光过敏。

（二）既往史

2014年因骶尾部脓肿行脓肿切开术，术前查血小板 80×10^9/L。2011年起自觉碰撞后皮肤易出现瘀斑。

（三）个人史、家族史、婚育史

无特殊。

（四）入院查体

BMI 19.7 kg/m^2。全身皮肤黏膜未见出血点、淤血、瘀斑，右侧腹股沟可触及散在肿大淋巴结，最大直径0.8cm×0.5cm，质软，无压痛，活动度可，心、肺查体无特殊，腹韧，无压痛、反跳痛及包块。肠鸣音正常。肝脾肋下未触及。双下肢无水肿。左侧大腿上段可见团状分布静脉曲张。肛诊无特殊。

（五）诊治经过

入院后完善常规检查及评估。

血常规：WBC正常，Hb 98 g/L，PLT 26×10^9/L；Ret% 1.2%。正细胞正色素性贫血。便常规白细胞及红细胞（－），潜血（＋）。苏丹Ⅲ试验（－）。D-木糖吸收试验 0.9g/5h。血生化：ALP 17U/L，GOT 12U/L，Alb 43g/L，TBil 9.5μmol/L，DBil 3.8μmol/L，淀粉酶、脂肪酶、甲状腺功能正常。hsCRP 3.2mg/L，ESR 2mm/h。出凝血功能：①凝血，PT 17.0S，APTT 47.6 S，Fbg 0.61g/L，D-二聚体 15.38mg/L FEU，FDP 84.6 μg/ml。正浆纠正试验：PT、APTT部分纠正。②血涂片，血小板少见。③易

栓症筛查，血同型半胱氨酸 23.4 μmol/L（正常值5～15μmol/L）；活化蛋白C抵抗 2.1（正常值＞2.1），血浆蛋白C 0.74（正常值0.70～1.40），血浆蛋白S 0.34（正常值0.76～1.35）；抗凝血酶Ⅲ 0.86（正常值0.83～1.28）。凝血因子活性：Ⅴ因子活性 0.28（正常值0.62～1.39），Ⅹ因子活性0.62（正常值：0.77～1.31），Ⅷ因子活性0.55（正常值：0.50～1.50），Ⅷ因子抑制物（－）。免疫功能：抗磷脂抗体谱（－）。肿瘤标志物：糖链抗原19-9、糖链抗原242、糖链抗原72-4均（－）；血清蛋白电泳、血清免疫固定电泳均（－）。感染：粪便病原学（－）；感染4项、CMV-DNA、EBV-DNA、T-SPOT.TB（－）。外院病理标本我院病理科会诊结果：①腹膜后占位穿刺物病理，送检为脂肪纤维、横纹肌及少许淋巴组织，可见淋巴窦结构，不除外淋巴组织增生性疾病。②骨髓涂片，示红细胞大小不等。浆细胞比例稍高，形态正常，可见个别吞噬细胞及吞噬血细胞现象，血小板少见。③骨髓活检，示骨髓组织内造血细胞比例略减少，脂肪组织比例增加，巨核细胞可见。

影像学检查：胸部X线片（－）。腹部立位片示结肠较多积气及粪块影。骨扫描未见异常。肠系膜静脉、下肢深静脉超声未见血栓。心脏超声示少量心包积液。腹部盆腔CT＋CTA：腹部盆腔内及右侧心缘旁、降主动脉周围见弥漫分布软组织密度影（图7-3A、B），边界不清，部分呈结节状，平扫CT值约33HU，动脉期增强扫描未见明显强化，病变包绕腹腔各脏器及腹部血管（图7-3C、D），胆囊、双侧肾上腺、双侧精囊腺显示欠清晰，降结肠、乙状结肠、直肠环周受包绕，肠腔狭窄。腹部盆腔内及双侧腹股沟区见多发肿大淋巴结。腹主动脉及其分支未见异常。结肠镜检查：直肠及乙结肠黏膜弥漫轻度肿胀，色泽稍显苍白，可见多发黏膜下充血斑，大小、形态不一，部分呈轻度结节样改变（图7-4）。直肠活检后出血不明显。

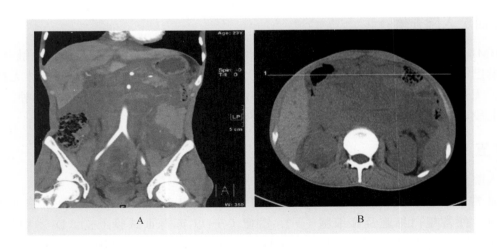

A　　　　　　　　　　　　　　　B

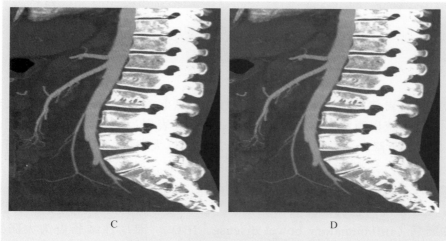

图7-3　腹部盆腔CTA
注：A. 冠状面；B. 横断面；C. 病变包绕腹部血管；D. 腹腔血管漂浮征。

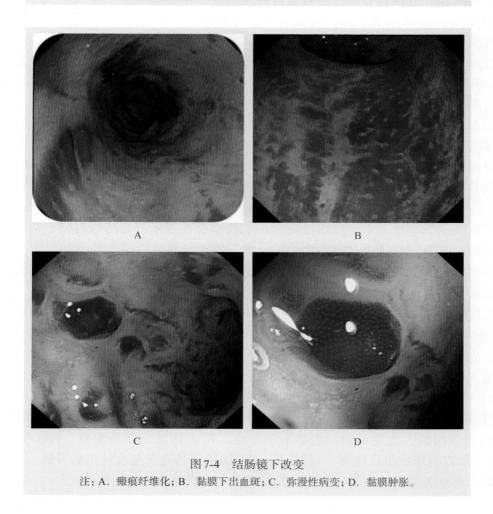

图7-4　结肠镜下改变
注：A. 瘢痕纤维化；B. 黏膜下出血斑；C. 弥漫性病变；D. 黏膜肿胀。

讨　论

　　消化内科蒋青伟医师：患者为青年男性，隐匿起病，慢性病程，临床表现为多系统受累，消化系统以腹泻腹胀症状起病；血液系统表现为凝血因子异常、凝血功能异常，血小板计数下降；影像学可见腹膜后、腹腔内巨大软组织占位。分析如下：

　　1.消化系统　结肠镜示弥漫性病变，黏膜肿胀，黏膜下出血斑，似瘢痕化、慢性纤维化，提示慢性缺血继发慢性纤维化改变。CT示降结肠、乙状结肠、直肠被巨大腹膜后软组织占位包绕，肠腔明显狭窄，乙状结肠肠壁增厚。病变性质鉴别如下：①炎症性肠病（inflammatory bowel disease，IBD）。溃疡性结肠炎为大肠黏膜慢性炎症，病变弥漫，结肠镜下呈黏膜颗粒样改变，严重时有多发溃疡；克罗恩病肠道病变呈跳跃性、节段性分布，可有直肠豁免改变，本例患者镜下改变不同于IBD，且对5-氨基水杨酸治疗效果差，目前暂不支持IBD。②系统性血管炎肠道受累。常见于白塞病、过敏性紫癜，可有肠道受累，结肠镜下呈多发溃疡改变；但患者临床上无系统性血管炎表现，镜下未见肠道溃疡，暂不支持。③缺血性肠病。该病好发于中老年人，常伴有动脉粥样硬化等缺血性基础疾病，本例患者肠镜提示缺血征象，需除外缺血性肠病，但发病年龄不符合好发人群，CTA未见相关肠系膜动脉狭窄，传统意义上的缺血性肠病诊断证据不足，但目前尚不能排除腹腔巨大占位继发肠道缺血可能。④肠道慢性感染、肠道原发肿瘤，亦无相关证据。综上，原发性肠道病变证据不足，目前考虑肠道病变为继发性改变可能大。继发因素考虑与腹腔巨大占位密切相关：可能占位性病变直接侵犯肠壁，亦不除外肿物压迫肠系膜血管，致肠壁慢性缺血改变可能。

　　2.血液系统　患者有轻度出血倾向，实验室检查提示凝血酶原时间、活化部分凝血活酶时间延长，纤维蛋白原、血小板计数下降，纤维蛋白原降解产物、D-二聚体水平升高，考虑存在慢性DIC可能。请血液科医师协助进一步评估慢性DIC与腹腔巨大占位的关系。

　　3.腹腔占位　其分布广泛，包绕血管与周围脏器，PET/CT示轻度代谢增高，外院CT引导下穿刺活检病理示淋巴结组织，不除外淋巴增殖性疾病，结合其进展速度缓慢，首先，考虑Castleman病或惰性淋巴瘤等低度恶性肿瘤性疾病。其次，腹膜后弥漫性病变可见于腹膜后纤维化。其为腹膜后纤维脂肪组织增生，引起腹膜后组织广泛纤维化的一种疾病，常可压迫腹膜后脏器如输尿管及血管，从而引起相关临床症状，腹膜后纤维化也可继发于肿瘤或结缔组织病。鉴别诊断如下：①其他肿瘤性病变，均需完善病理以明确。②免疫病，患者有干眼症，抗人球蛋白试验阳性，IgG水平升高，PET/CT示双侧腮腺摄取增高，请风湿免疫科医师评估有无免疫性疾病可能。综上，目前病房考虑患者的肠道病变、血液系统改变继发于腹腔肿物的可能性大。

放射科王凤丹医师：总结该病例腹部盆腔CT特点，病变范围始于后纵隔，往下延伸，腹膜后、腹腔内（大网膜、小网膜）、腹主动脉周围弥漫分布，部分呈囊状病变；腹腔干及肠系膜上下动脉等血管受压，管腔无明显狭窄，血管漂浮于病变中，无恶性病变常见的血管浸润表现。病变性质，常见于脉管性病变或淋巴性疾病，首先需考虑淋巴来源疾病，暂不除外淋巴系统增殖形成的肿瘤性病变，如小B细胞淋巴瘤、惰性淋巴瘤等表现为病变分布弥漫且病程较长的疾病。本例患者影像学呈现弥漫分布、囊实性病变、血管包绕征等特异性表现可符合淋巴管瘤病。但此病成人罕见，需病理明确诊断。由于病变广泛，未见病灶供血动脉及引流静脉，可考虑通过腹腔镜下经腹侧活检大网膜及肠系膜。

核医学科霍力医师：总结该病例PET/CT特点，肿物从后纵隔至盆腔包绕血管及周围器官的大片软组织密度影代谢活性不高，SUVmax 1.6，常见于纤维结缔组织细胞、侵袭性不强的淋巴组织来源细胞、增生非活跃的血液细胞、淋巴管瘤病等。淋巴结累及范围广，累及颈部、双锁骨上区、纵隔、双侧腋下、肠系膜上、腹膜后、双腹股沟区，直径0.4～1.3cm，代谢活性轻度增高，SUVmax 1.4，表现缺乏特异性，不除外反应性淋巴结增生。其他病变如肠道，PET/CT上未见局部代谢增高表现；双侧腮腺对称性代谢增高，需结合临床除外免疫系统疾病侵犯涎腺可能。从核医学角度分析，整个腹腔软组织代谢活跃水平相近，主体在腹侧，肿物与腹壁界限分明，可考虑经腹侧分离病变活检。

病理科冯瑞娥医师：本例患者外院病理会诊结果为腹股沟淋巴结为正常结构伴轻度血管转化，这种改变常见于循环障碍导致的血管良性增生。腹膜后穿刺组织有正常淋巴结结构如淋巴窦、淋巴滤泡等，周围肌肉、脂肪及纤维组织无异型性表现，基因重排（－），外院免疫组化分布正常［CD20在滤泡区域（＋），CD21滤泡中心（＋），CD3在滤泡之间弥漫（＋）］，暂无淋巴瘤证据，但惰性肿瘤尚不除外，穿刺所得组织量少难以诊断。淋巴管瘤病病理表现为淋巴管弥漫增生，可累及腹膜后、纵隔、肺、肠道等，如见到膜下扩张的淋巴管可明确诊断，建议完善大块活检以明确病理诊断。

风湿免疫科周佳鑫医师：患者为青年男性，临床表现为消化系统、血液系统受累、腹腔和腹膜后广泛占位。从免疫性疾病角度看，腹膜后病变常见于腹膜后纤维化及IgG4相关性疾病。鉴别诊断：①原发性腹膜后纤维化。本例患者病变范围不局限于腹膜后，不符合原发性腹膜后纤维化特点。②IgG4相关性疾病。本例患者血清学IgG4水平不高，病理组织学IgG4染色（－），且病情进展较快，合并慢性DIC，这些特点均不支持IgG4相关性疾病。③结缔组织病。患者有口眼干、口腔溃疡、抗人球蛋白试验（＋）、球蛋白水平稍高等免疫征象，需除外结缔组织病可能，但血清抗核抗体（－），且结缔组织病也无法解释腹腔巨大占位，目前结缔组织病证据不足。综上所述，无法用免疫性疾病解释病情全貌。

呼吸内科田欣伦医师：腹膜后肿瘤鉴别诊断：①血管基质瘤，属于体积较大的实性肿瘤，常见肾脏受累，可见于淋巴管肌瘤病、结节性硬化。②腹主动脉淋巴管瘤，靠近盆腔生长，内有肿瘤与淋巴管混合。③间叶细胞肿瘤。以上鉴别诊断需病理明确，如明确为淋巴管瘤病，治疗上可考虑口服西罗莫司。

血液科张薇医师：患者为青年男性，血液系统方面改变表现为血小板持续消耗、凝血系统激活（凝血酶原时间、活化部分凝血活酶时间延长）、纤溶亢进（纤维蛋白原、纤维蛋白原降解产物、D-二聚体水平升高），国际血栓与止血协会DIC评分5分，目前诊断慢性DIC明确，考虑与腹部巨大占位相关，临床无明显出血倾向和血栓形成，凝血功能尚稳定。腹腔肿物性质鉴别诊断：①淋巴瘤。小B细胞淋巴瘤、滤泡性淋巴瘤等惰性淋巴瘤好发于中老年人群，多以无痛性肿大淋巴结起病，可有全身浅表及深部淋巴结肿大，较少伴随全身症状。本例患者病程长，病灶代谢活性低，外院穿刺活检病理曾怀疑淋巴瘤，需考虑惰性淋巴瘤可能。②Castleman病。腹膜后肿物穿刺病理可见淋巴结结构，需考虑该病可能。该病常有全身炎症反应表现，肿瘤坏死因子-α、白介素-6等炎性因子水平升高，本例患者无上述特点，此为不支持点。可通过外科活检获取足够病变组织以明确诊断。手术风险方面，患者2016年6月已出现血液系统受累表现，在无血浆、血小板支持替代治疗的前提下行腹膜后穿刺术，手术过程顺利，术后无明显出血表现，推断此次活检手术出血风险同前。慢性DIC与腹膜后肿物关系密切，在去除腹膜后肿物前不能完全纠正凝血功能，过度输注血浆存在血栓形成风险。为降低外科活检出血风险，治疗目标为血小板计数升至$60×10^9$/L，凝血酶原时间延长小于5s，活化部分凝血活酶时间延长小于10s。

泌尿外科周敬敏医师：肿瘤呈包裹性生长，病变范围广，完整切除肿块可能性小，通过穿刺达到肿瘤实质难度高，目前考虑通过外科活检获取组织，但患者凝血功能差，经后腹膜手术难度大。如果在重复多部位穿刺所得病理与活检病理阳性提示意义相近的条件下，建议选择CT引导下多部位穿刺。在充分改善凝血功能的前提下，可请基本外科对肠系膜肿物进行活检。

基本外科肖剑春医师：患者腹膜后占位范围广泛，包绕血管及肠腔，合并慢性DIC，活检出血风险高，但病理诊断意义重大，在充分纠正凝血功能前提下无手术绝对禁忌。需与患者及家属沟通交待手术风险，充分完善术前准备并应对术后潜在并发症。手术方式首选腹腔镜，较开腹手术创伤小，但因肿物范围广泛，且与血管、周围器官组织关系密切，分离难度大，需备改开腹手术，手术部位过深面临出血风险高、活检失败可能。活检组织的标本量需根据病变的血供情况及术中出血情况决定，在保证手术安全的前提下尽量取足量组织送检病理检查。

转　归

综合多学科讨论意见，于2016年8月29日在全麻下行剖腹探查＋活检术，术中见腹腔少量淡黄色腹水，降结肠、乙状结肠、直肠上段淤血发红，后腹膜及乙状结肠系膜病变肿胀，色暗红，质韧，取约2cm病变乙状结肠系膜。术后病理回报：（乙状结肠系膜肿物）纤维脂肪组织内见较多不规则脉管组织，弥漫性分布，边界不清，未见异型性细胞及核分裂；免疫组化染色：CD31（+），Vimentin（+），D2-40（+），SMA（-），CD20（-），CD3（-），AE1/AE3（-）。结合免疫组化病变符合淋巴管瘤病（图7-5，图7-6）。治疗方面：2016年9月14日开始予西罗莫司 1mg/d 口服。2016年12月复查腹部盆腔CT同2016年8月2日对比，多发软组织密度及结节影，包绕腹部血管较前减小；降结肠、乙状结肠、直肠受压状态明显好转，腹腔区及双侧腹股沟区多发肿大淋巴结部分较前略减少。将西罗莫司剂量调整为2mg/d，其后因严重口腔溃疡自行减量，2017年3月自行停药，停药半月后复查西罗莫司浓度达标（2017年4月4日查4.4ng/ml），重新加用西罗莫司 1mg/d。2017年3月6日查血常规：PLT 21×10^9/L；凝血：PT 14.5s，APTT 44.8s，Fbg 1.17g/L，D-二聚体 4mg/L FEU。出院以来，腹胀、腹泻好转，无鼻出血、皮下血肿、便血等症状。目前患者规律门诊随诊中。

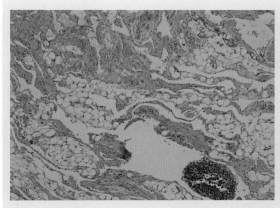

图7-5　镜下（HE×100）示纤维脂肪组织内见较多不规则脉管组织

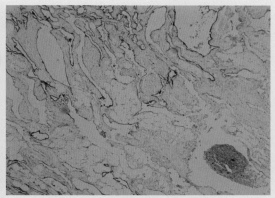

图7-6　免疫组化染色D2-40（+）

点　评

　　腹泻是消化科的常见症状，合并血液系统受累较少见。通过本例病例，临床工作中应注意从患者情况出发、综合考虑、拓宽鉴别诊断思路，对于不常见的肠外表现应积极请相关科室协助诊治，可避免走弯路。淋巴管瘤病属罕见病，临床症状无特异性，其诊断往往借助于影像学提示，确诊需组织病理学证据。腹部的淋巴管瘤病更为罕见，本例患者同时并发脉管瘤相关KMP，临床上表现为合并慢性DIC，对有创检查造成了很大困难。对于这种罕见、同时混杂血液系统异常、很多检查也无法进行的情况，多学科协作病例讨论凸显优势，从多学科、多角度、更全面地制定诊疗计划。该病例经我院多学科讨论并充分完善术前准备后经手术取病理得到确诊，同时给予针对性的治疗，随访病情获得部分缓解，具有较好的临床参考价值。

（李秀霞　蒋青伟）

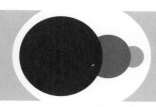

腹痛1年半，腹泻2月余

引言　　这是一例以腹痛、腹泻为主要表现的老年男性病例，伴有心脏可疑受累，间断出现高热、凝血异常和铁蛋白水平明显升高。分析患者慢性腹泻为脂肪泻，诊断考虑了淋巴瘤、乳糜泻、淀粉样变、Whipple病等疾病，均无病理学证据未明确诊断，经过内科大查房试验性加用了激素治疗，消化道症状明显好转，遗憾的是患者最后去世，没有尸检仍然诊断不清。

病历摘要

患者，男性，65岁。因"腹痛1年半，腹泻2月余"于2016年11月3日入院。

（一）现病史

患者2015年5月无诱因出现持续性中上腹绞痛，VAS 7～8分，无放射，与进食无关，伴恶心、胃灼热，食欲明显下降，进食量为原来1/5，大便每日1～2次，褐色不成形，内可见未消化食物残渣，偶有便次增多至4～5次，无发热。就诊于当地医院，胃镜示十二指肠炎，予补液抑酸、静脉营养等对症治疗，腹痛略好转，每日仍间断发作，VAS 5～6分。2015年11月就诊我院门诊，小肠CT重建示第一、二组小肠管壁增厚，伴黏膜面异常强化，十二指肠段肠壁浆膜面毛糙，淋巴瘤可能；肠系膜上多发大小不等淋巴结影。胃镜见十二指肠球腔散在小结节，球后及降段连续弥漫性溃疡性病变，黏膜充血水肿明显，散在黏膜腺管开口紊乱，HP-RUT（－）（图7-7A）；活检病理：炎性渗出物、坏死物、肉芽组织，小肠黏膜急慢性炎症。给予埃索美拉唑镁肠溶片、吉法酯治疗，症状无明显好转，体重持续减轻。2016年8月无诱因出现腹泻，每日10余次，为黄色稀糊状便，可见未消化的食物残渣，未见黏液脓血，便量与食量相匹配，与进食种类无关，伴恶心、胃灼热。外院胃镜见十二指肠球部多发扁平半球状隆起，病理：管状腺瘤，少部分腺上皮低级别上皮内瘤变。胶囊内镜：十二指肠及空肠黏膜水肿增厚，绒毛粗短，呈多发假息肉，近端为重，考虑小肠淋巴管扩张症（图7-7B）。小肠镜：经口到达第4组小肠以远，十二指肠及空肠黏膜欠光滑，黏膜绒毛粗大，可见片状糜烂，病理：（正常小肠）黏膜重度慢性炎；（糜烂小肠及异常绒毛处）黏膜重度慢性炎伴糜烂。结肠镜（－）。予美沙拉嗪 1g tid 口服 40 余日，症状改善不明显。入院前 5 天可疑受凉后出现发热，Tmax 39℃，伴畏寒，无寒战，外院予左氧氟沙星治疗后体温可降至 37～38℃。入院前 2 天出现声音嘶哑，无咳嗽咳痰、咽痛、口干。

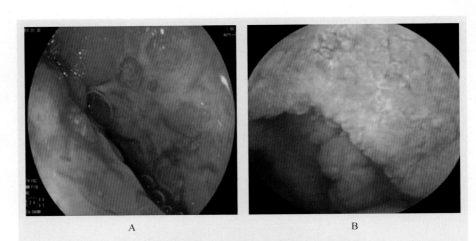

图 7-7　内镜下肠道病变

注：A. 2015 年 11 月我院胃镜见十二指肠连续弥漫性溃疡性病变；B. 2016 年 8 月外院胶囊内镜见小肠黏膜水肿增厚、绒毛短粗。

病来精神、饮食、睡眠差，近 1 个月小便量较前减少，近 1 年体重减轻 25kg。起病前曾有盗汗，起病后症状消失。

（二）既往史

既往青霉素过敏。2014 年 4 月车祸肇事后赔付巨额赔款，家人述"心理压力大"，并出现性格改变，言语较前明显减少。2015 年 4 月因外伤行右手小指远端指节截肢术。

（三）入院查体

T 38.1℃，BP 99/69mmHg，HR 99 次 / 分，BMI 15.40kg/m²。全身浅表淋巴结未触及肿大，舌体无肥大，心、肺（－），舟状腹，腹软无压痛、反跳痛，肠鸣音 7 次 / 分，肝脾肋下、剑下未及，双下肢对称性可凹性水肿。

（四）个人史、家族史

无特殊。

（五）诊治经过

入院后完善相关检查。

血常规：WBC（4.1～9.1）×10⁹/L，NEUT% 55.8%～81.4%，Hb 82～114g/L，

Hct 21.6% ～ 32.9%，MCV 96.3 ～ 103.0fl（↑），PLT（144 ～ 296）×10⁹/L。尿常规＋沉渣（－）。便常规：黄色稀糊状或浅绿色水样便，无红细胞、白细胞，潜血（＋）（4/5），可见中量脂肪滴。生化：ALT 25 ～ 62U/L，AST 39 ～ 155U/L，GGT 84 ～ 128U/L，ALP 102 ～ 154U/L，Alb 22 ～ 28g/L，LDH 436U/L→226U/L，TBil /DBil（－），Cr 42 ～ 55μmol/L；胰功（－）。ESR 2mm/h，hsCRP 26.61mg/L。补体C3 0.406g/L（↓），C4（－）。感染方面：便真菌、细菌、难辨梭菌、痢疾涂片、培养（－）；抗EBV抗体：IgA/EA（＋），IgA/VCA（＋），IgG/VCA（＋），IgM/VCA（－），EB NA-IgG（＋）；血PCT、血培养、CMV-PP65、CMV-DNA、EBV-DNA、T-SPOT.TB、输血8项、BST、肥达外斐试验、军团菌抗体、支原体抗体、G试验（－）；T＋B细胞亚群：B细胞和NK细胞比例降低，CD8⁺T细胞明显异常激活。免疫指标：ANA18项、抗ENA、系统性血管炎抗体、IBD抗体谱（－）。肿瘤标志物：CA19-9 123.4 ～ 138.1U/ml（↑），CEA 6.58 ～ 6.69ng/ml（↑），AFP（－）。骨密度示骨质疏松。

消化道方面：粪便苏丹Ⅲ染色（＋），D-木糖试验0.4g/5h（↓）。禁食试验（＋）。甲状腺功能：FT₃ 1.37pg/ml（↓），TSH（－）；乳糜泻抗体谱：抗麦胶蛋白抗体IgG（＋），IgA（＋）；抗肌内膜抗体、抗网硬蛋白抗体（－）。肠系膜血管超声：肠系膜上动脉起始段稍窄。小肠CT重建（图7-8）：右下腹第5组小肠、盆腔内第6组小肠充盈欠佳，散在肠壁增厚，黏膜面异常强化，十二指肠降段壁增厚，强化明显；直肠壁增厚毛糙；肠系膜及大网膜脂肪密度增高，混浊；腹腔及盆腔内积液。PET/CT：未见明显恶性病变征象。胃镜：反流性食管炎（LA-C），十二指肠黏膜病变性质待定（十二指肠球黏膜、球后及深入降部见黏膜明显肿胀，黏膜不平，绒毛呈短缩感），HP-RUT（－）。灌肠后结肠镜：至乙状结肠距肛门约30cm，未见糜烂及溃疡。胶囊内镜：自十二指肠至约第3、4组小肠可见黏膜肿胀、绒毛缩短、间断性白色点状改变，多发糜烂、粗糙不平；5、6组小肠部分黏膜多发结节样隆起，部分多发出血斑。胃、十二指肠病理回报（图7-9）：（十二指肠降部、十二指肠球部）小肠腺管状腺瘤，伴低级别上皮内肿瘤；（胃窦、贲门）胃黏膜显慢性炎；PAS、刚果红染色均（－）。直肠黏膜活检：黏膜显慢性炎，PAS染色（黏液＋），刚果红（－）。外院2016年8月病理我院会诊：小肠黏膜显慢性炎伴十二指肠腺体增生，小肠黏膜显急慢性炎伴黏膜糜烂。

心脏方面：患者无胸痛、胸闷憋气等表现。入院后查cTnI 6.05μg/L（↑），多次复查cTnI4 ～ 5μg/L，无下降趋势，NT-proBNP 170 ～ 450pg/ml，CK、CK-MB、BNP均（－）。12月17日遵心内科建议同一血标本东西院同时查cTnI，东院0.023μg/L，西院4.33μg/L。入室心电图见肢导低电压，未见ST段改变及病理性Q波。超声心动图：LVEF 74%，节段性室壁运动异常；后复查未见异常。冠状动脉CTA：右冠优势型，冠状动脉轻度钙化，各分支未见明确狭窄。心脏常规MRI：左心室心肌细胞外容积（ECV）弥漫性增高，考虑弥漫性心肌病变，系统性疾病累及心脏可能；左心室流出道变窄；房间隔及右房壁略增厚伴高信号，结合CT考虑脂肪沉积。心内科会诊不除外TTR型心脏淀粉样变。

血液系统方面：入院后查凝血指标明显异常，PT 16.8s（↑），Fbg 0.52g/L

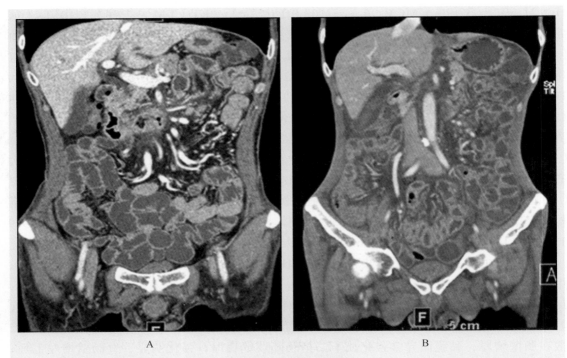

图7-8　小肠CT重建

注：A.2015月11日十二指肠及第1、2组小肠肠壁增厚，黏膜面异常强化；B.2016月11日全组小肠广泛受累，腹膜毛糙浑浊。

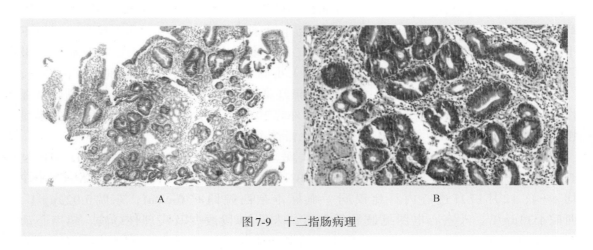

图7-9　十二指肠病理

（↓），APTT 54.6s（↑），D-Dimer 6.99mg/L（↑）；正浆纠正试验PT即刻、2h均可纠正；APTT即刻可纠正、2h部分纠正。LA、凝血因子Ⅷ抑制物（−）。铁4项：Fer 35 514→2863ng/ml，Fe 97.3→49.2μg/dl，TIBC 51→109μg/dl，TS 160.4%→64.6%；叶酸、维生素B_{12}（−）。Ig：IgA 4.53g/L（↑），IgM 0.35g/L（↓）。血清蛋白电泳、免疫固定电泳、IgD免疫固定电泳、血游离轻链、24h尿蛋白、尿轻链、尿免疫固定电泳均（−）。

Ret% 2.13%，血涂片（-）。骨髓涂片：浆细胞比例稍高，占3%，形态正常。骨髓流式细胞学：正常。骨髓、齿龈、舌体、直肠黏膜病理：刚果红（-）。腹壁脂肪活检：鳞状上皮黏膜及皮下脂肪组织显极轻微慢性炎；刚果红染色偏振光下似有极微弱苹果绿色，未见双折光物。血ttr基因突变（-）。血液科会诊目前无确切淀粉样变证据。

其他方面：患者入院后反复出现声音嘶哑，查喉镜未见明显异常。患者家属自述情绪抑郁，心理科会诊考虑焦虑抑郁状态，加用帕罗西汀治疗。

入院后予肠外营养＋肠内营养粉剂（TP）肠内营养支持治疗，L-谷氨酰胺呱仑酸钠颗粒、蒙脱石散、多潘立酮、埃索美拉唑镁肠溶片等对症治疗，腹部症状改善不明显；11月26日起尝试去麦胶饮食，患者便次仍为10次/天左右，便量200～300ml；12月1日加用复方阿嗪米特肠溶片、枫蓼肠胃康、肉蔻四神丸后腹泻较前明显好转，腹痛、恶心无改善。间断予患者血浆、纤维蛋白原输注，同时补充脂溶性维生素，凝血指标基本稳定，Fbg 1.0～1.4g/L，PT 15～17s，APTT 40～51s。患者入院时发热，Tmax 39.1℃，注射用亚胺培南西司他丁钠抗感染1天及间断输血浆前予激素后体温正常；11月22日再次可疑受凉后出现高热，Tmax 39.5℃，咳嗽，咳白痰，流清涕，查血、尿、便病原学，病毒、真菌等筛查（-），ESR 7mm/h，hsCRP 9.84mg/L，Fer 57 912ng/ml（↑）→（体温正常后复查）3877ng/ml。高热后凝血指标再次明显异常：PT 18.1s（↑），APTT 74.0s（↑），Fbg 0.73g/L（↓）。胸腹盆CT平扫：左肺下叶多发斑片影，考虑感染可能；两肺多发微小结节。先后左氧氟沙星、注射用亚胺培南西司他丁钠、万古霉素抗感染，体温无改善，感染科会诊：新发肺部感染可能，调整抗生素为头孢美唑＋莫西沙星，体温正常3天后再次反复发热，于午后或晚间出现，Tmax 39℃，无伴随症状，物理降温可降至正常，筛查无感染证据（图7-10）。

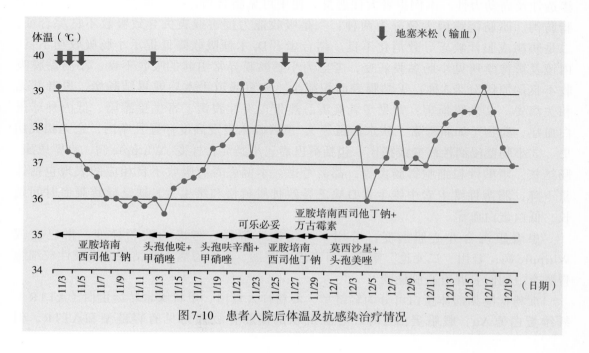

图7-10　患者入院后体温及抗感染治疗情况

讨　论

放射科朱亮医师：患者在我院行两次小肠CT重建。2015年11月可见胃、十二指肠、第一/二组小肠肠壁环周增厚，最厚达8mm，黏膜面异常强化，器质性病变明确，以十二指肠病变最明显，降部及水平部除肠壁增厚外，另有肠壁周围脂肪毛糙，可见略肿大淋巴结；当时无胸腔积液、腹水、腹膜及肠系膜血管均正常，肠系膜可见较多淋巴结。2016年11月患者临床症状加重，皮下脂肪减少。小肠病变范围较前明显扩大，累及全组小肠，仍以十二指肠病变最明显；另可见新发的肝脾周围积液、盆腔积液，直肠壁毛糙增厚，腹膜毛糙浑浊。

消化内科芦波医师：老年男性，慢性病程，多系统受累可能。消化系统方面以腹痛、腹泻为主要表现，腹痛位于中上腹，性质为绞痛，与进食无关，恶心明显；腹泻为非水样泻，无黏液脓血，有油滴及未消化的食物；体重明显下降；腹部影像学及内镜提示小肠黏膜弥漫病变，病理无殊。心脏方面，患者无心力衰竭、心律失常等表现，ECG可疑肢体导联低电压，ECHO 1次正常、1次异常，冠脉CTA（－），MRI示心肌病变。其他方面问题包括凝血异常：PT、APTT明显延长，Fbg水平明显降低，Fer水平明显升高。入院前5天到入院后间断发热。起病前有车祸，本次起病前有外伤手术病史，有焦虑、抑郁。

慢性腹泻临床分类可分为水样泻、脂肪泻和炎症性腹泻。其中水样泻分为分泌性、渗透性及高动力性。本例患者大便恶臭，便中可见脂肪滴，苏丹Ⅲ染色（＋），考虑为脂肪泻。脂肪泻病因大致分为两种：一是吸收能力损害或丧失导致吸收不良综合征，二是胰酶或胆汁缺乏导致消化不良。结合患者D-木糖吸收降低提示小肠吸收功不良、内镜及影像学所见小肠黏膜病变，考虑为小肠黏膜异常引起的吸收不良。小肠黏膜吸收不良的原因分为3种：①黏膜表面积减少，如胃肠道手术后或胃结肠瘘，患者并无相关病史。②黏膜损害：常见于乳糜泻、热带口炎性腹泻、寄生虫感染、低丙种球蛋白血症、药物（如新霉素、秋水仙碱等），患者临床表现高度怀疑乳糜泻，余无相关病史。③小肠壁浸润性病变或损伤：包括淋巴瘤、小肠淀粉样变、Whipple病、克罗恩病、肠结核、嗜酸性粒细胞胃肠炎等，都需考虑。本例患者有吸收不良相应的表现包括体重下降，脂溶性维生素中维生素D缺乏导致骨质疏松和维生素K缺乏导致凝血时间延长，低白蛋白血症。

患者腹泻合并心肌病变，若用"一元论"解释，考虑为淀粉样变、淋巴瘤或Whipple病；若用"二元论"解释，可考虑乳糜泻、克罗恩病、肠结核或嗜酸性粒细胞胃肠炎，同时合并有心脏病变。

淀粉样变据前体蛋白可分为轻链型、淀粉样A蛋白、甲状腺素转运蛋白（ATTR）、纤维蛋白原Aα、载脂蛋白A等。心脏沉积的淀粉样物质常见有轻链型和ATTR，但临床无M蛋白证据，轻链型不考虑，TTR型淀粉样物质沉积可能性最大。TTR形成淀粉样纤维沉积后会导致2种淀粉样变，老年性系统性淀粉样变（senile systemic amyloidosis，SSA）的TTR为野生型基因，多见于70岁以上男性，主要沉积于心脏组织，可无症状，同时累及胃肠道组织、神经及腺体等。家族性淀粉样变性多发神经病变（familial amyloid polyneuropathy，FAP）由突变型TTR导致，为常染色体显性遗传，发病年龄见于20～70岁，表现为外周感觉运动神经障碍，自主神经系统损害，消瘦，心脏受累常表现为心肌病变和传导阻滞。本例患者外周血TTR突变（−），考虑可能为SSA。2016年Virchows Arch发表的一篇文献回顾性分析了542例胃肠道活检病理诊断为淀粉样变的患者：56例（10.3%）为ATTR，活检的部位从胃到直肠；并提取了组织DNA进行了TTR基因分析，76%为SSA，提示SSA患者可在胃肠道找到淀粉样物质沉积的证据。针对本例患者，淀粉样变的支持点包括：可疑心肌病变，小肠黏膜病变，腹壁脂肪活检提示刚果红染色偏振光下似有极微弱苹果绿色；不支持点包括：间断发热，无M蛋白证据，外周和胃肠道病理未找到明确淀粉样变证据。考虑可否行心内膜下心肌活检寻找SSA证据。

淋巴瘤常见多系统受累。胃肠道是结外淋巴瘤受累的主要部位。原发性胃肠道淋巴瘤罕见，继发性胃肠道受累相对常见，30%的胃肠道淋巴瘤发生在小肠，可大致分为3种主要类型：免疫增生性小肠病（immunoproliferative small intestinal disease，IPSID）淋巴瘤；EATL为肠道相关T细胞淋巴瘤；其他非IPSID淋巴瘤，如弥漫大B细胞淋巴瘤、套细胞淋巴瘤等。IPSID主要表现为腹痛、慢性腹泻、吸收不良、体重减轻、杵状指、踝部水肿，常表现为近端小肠弥漫性浸润性病变。EATL主要表现为腹痛、可触及的腹部肿块、消化道出血、肠梗阻、肠穿孔等，其中EATL Ⅰ型与乳糜泻强烈相关，尽管采取无麸质饮食但乳糜泻无改善。心脏方面，淋巴瘤心脏受累见于25%的多器官受累的淋巴瘤患者中，心脏原发淋巴瘤罕见。心脏淋巴瘤可以是浸润性病变，腔内生长性病变和心包病变。淋巴瘤弥漫性心肌病变仅见于病例报道，既可为单纯心脏受累，又可为全身多系统受累，临床表现为呼吸困难或无症状，辅助检查ECG可见肢导低电压，ECHO可见心包浸润、室壁增厚、射血分数减低，MRI可见心室肌增厚及延迟强化，PET可提示心肌弥漫高摄取，病理类型可见到B细胞淋巴瘤、T细胞淋巴瘤及非B非T淋巴母细胞淋巴瘤等多种类型。本例患者淋巴瘤支持点包括：间断发热、心肌病变可疑，小肠黏膜病变；不支持点包括：无浅表淋巴结肿大、腹腔淋巴结虽有肿大但PET/CT（−），小肠黏膜多次病理无淋巴瘤证据。淋巴瘤的诊断需要病理，继续深挖小肠黏膜还是取心脏病理，或者考虑为淋巴瘤on the way。

惠普尔（Whipple）病为T.whipplei感染导致，临床表现多样，典型表现为大关节游走性关节痛、体重减轻、腹泻及腹痛，可有中枢神经系统异常和心血管系统受累（表现为血培养阴性的心内膜炎或心包炎）。诊断金标准为病理：小肠黏膜病理光镜下见到黏膜固有层PAS（＋）的巨噬细胞。目前Whipple病证据不多。

若用"二元论"解释首先考虑乳糜泻，主要病因是对麸质不耐受造成小肠黏膜萎缩甚至消失。消化系统表现包括慢性腹泻、腹痛、吸收不良、腹胀、恶心、呕吐。肠外表现主要为吸收不良造成的后果，如缺铁性贫血、骨质疏松、体重下降、维生素B_{12}缺乏，该疾病为免疫介导，常伴发自身免疫病，如1型糖尿病、甲状腺疾病、自身免疫性肝病等。乳糜泻的诊断需要结合临床表现、血清抗体及病理。血清抗体包括5种：抗麦胶蛋白抗体（AGA），但IgG＋IgA阳性预测值仅33%；抗网硬蛋白抗体（ARA），敏感性较差；抗肌内膜抗体（anti-EMA），敏感性和特异性均高，可大于90%；抗组织谷氨酰胺转移酶抗体（anti-tTG），敏感性和特异性均大于95%；抗去酰胺醇溶蛋白肽段抗体（anti-DPG），在IgA缺乏的患者中敏感性、特异性均高于anti-tTG。国际指南推荐后3种抗体，但本例患者抗EMA抗体（－），另外2种抗体无法检测。该病主要累及近端小肠，病理表现为黏膜下淋巴细胞浸润，绒毛萎缩甚至消失。本例患者乳糜泻支持点包括：临床表现，血清学抗体AGA IgG＋IgA（＋），小肠黏膜病变，内镜下提示绒毛短缩；不支持点包括：anti-EMA（－），小肠黏膜病理未提示绒毛萎缩消失，尝试去麦胶饮食无改善。此处是否需要考虑难治性乳糜泻，目前尚无法诊断。其他"二元论"的鉴别诊断如克罗恩病、肠结核、嗜酸粒细胞性胃肠炎和缺血性肠病目前临床无证据。

本次查房主要想解决的两个问题：诊断方面有无可能是淋巴瘤on the way或难治性乳糜泻；若病理仍无阳性结果，可否尝试激素治疗。

放射科王怡宁医师： 患者心脏MRI平扫可见房间隔增厚、左心室流出道狭窄、少量心包积液，左右心室壁运动未见明显异常，心功能检测正常。心肌灌注显像未见灌注减低。延迟强化可见房间隔增厚及右心房壁环形高信号，结合CT平扫判断为脂肪样改变，考虑为房间隔脂肪瘤样肥厚。经查阅文献，该现象为偶发情况，与腹泻、淀粉样变并无关联。经计算，本例患者左心室细胞外容积（extracellular volume，ECV）普遍升高，该参数为细胞外间质容积占整个心肌组织百分比，可通过计算获得，其并非特异性指标，可见于水肿或纤维化等多种情况。

检验科程歆琦医师： 使用我院及外院的Beckman、Siemens、Abbott等多个检验平台检测本例患者血标本cTnI水平，Beckman平台检测结果高于参考区间上限100倍，而其他平台检测结果正常。检测cTnI依据的是抗原抗体反应，其中Beckman系统采用与cTnI特异性结合的鼠抗人抗体，但该抗体可能与类风湿因子、人抗鼠抗体、嗜异性抗体、M蛋白、药物等多种物质有交叉抗原性，可能出现假阳性结果；不同试剂厂家生产的单克隆抗体针对抗原表位不同，因此交叉抗原性存在差异。本例患者血标本采用嗜异性抗体阻断剂处理后，使用Beckman系统再次测cTnI水平明显下降，同时，本例患者无心脏受累的临床表现，cTnI无动态变化，CK/CKMB正常，更换检测系统后结果（－），因此，考虑Beckman系统cTnI为假阳性。嗜异性抗体常来源于EBV感染，本例患者抗EBV抗体（＋），因此，本例患者的嗜异性抗体可能来源于EBV感染。

心内科杨静医师： 本例患者无胸痛、呼吸困难，cTnI结果经检验科核实为假阳性，心电图肢导低电压不明确，ECHO正常，MRI经放射科确认为非特异性改变，目前无淀粉样变证据，无需心肌活检。淋巴瘤相关心脏病变多见于肿瘤心包侵犯或化疗后心肌受损，弥漫浸润性改变仅见于极少量病例报道，且均伴有心室增厚或射血分数下降，与本例患者不符。综上，患者无系统性疾病心脏受累证据，建议随诊观察。

病理科卢朝辉医师： 针对临床医师提出的几种可能诊断，病理上暂无明确证据。①淀粉样变：腹壁脂肪活检极微弱苹果绿，未见双折光提示，余齿龈、舌体、骨髓、胃肠道标本均未见粉染无定型物质。②淋巴瘤：患者十二指肠可见腺管状腺瘤，间质中存在较多淋巴细胞，但淋巴细胞密集程度未达淋巴瘤标准，进一步加做免疫组化及TCR重排均为（-）。③惠普尔病：肠道未见泡沫细胞浸润，无须PAS染色即可除外该诊断。④乳糜泻：肠道绒毛短缩程度、黏膜下淋巴细胞浸润程度均未达乳糜泻标准。

感染内科周宝桐医师： 本例患者病程一年半，发热仅于近期出现，最可能原因为长期腹泻、营养不良继发感染；亦不除外原发病进展导致。患者症状、体征主要集中在腹部，若为感染，最可能部位为胃肠道；患者便常规无红细胞、白细胞，血白细胞水平不高，可除外痢疾等常见细菌性感染；惠普尔病临床及病理均不支持；病毒感染出现发热、腹泻、大便红细胞、白细胞增多不明显，但多呈自限性，内镜表现亦不支持；空肠弯曲可能形成慢性感染，目前尚不能完全排除。但综合患者整体情况，首先考虑淋巴增殖性疾病或自身免疫性疾病。治疗方面，可行空肠弯曲菌经验性治疗，四环素及喹诺酮类两药联合短期应用；若无效则诊断可考虑淋巴增殖性疾病或自身免疫性疾病可能性大，应进一步寻求病理证据。如果短期不能确诊而疾病进展，可以暂时应用糖皮质激素治疗，缓解病情，争取时间。

血液科张薇医师： 本例患者可能存在的血液系统疾病主要为淀粉样变和淋巴瘤。肠壁增厚不是肠道淀粉样变的特异性改变，患者多次胃肠道活检未见异常，结合心内科未诊断心脏淀粉样变，目前可基本除外该诊断。淋巴瘤方面，患者可疑乳糜泻，肠道病变长期进展可能发生肠病相关T细胞淋巴瘤。曾经EATL被分为与乳糜泻相关的Ⅰ型和与乳糜泻无关的Ⅱ型，2016年的WHO分类修订版将Ⅱ型EATL移出了EATL诊断类别，重新命名为单形性嗜上皮肠性T细胞淋巴瘤。EATL有强烈的地域性，常见于北欧，病理可见大量单克隆淋巴细胞浸润，TCR重排（+）；患者病变从局部小肠到全小肠，持续进展，需考虑淋巴瘤可能；但PET/CT全阴性为不支持点，文献报道PET/CT评估T细胞淋巴瘤常出现假阳性，尚未见假阴性报道，目前十二指肠病理TCR重排（-）、免疫组化未见特殊提示，若高度怀疑淋巴瘤，需行小肠镜重复活检。另外患者有几个突出问题：①发热：患者发热时曾行多种活检，可能是操作引起的一过性菌血症，亦不除外原发病进展至淋巴瘤。②患者铁蛋白水平极高：其原因可能是铁调素导致。铁调素是铁进入循环的重要调节蛋白，可将铁贮存于单核巨噬细胞系统，炎症、应激时大量释放铁蛋白，此时ESR、CRP水平可能不高。③凝血异常：发热时患者体内可能存在炎症因子风暴，其中细胞因子IL-1/TNF-α可激活纤溶酶，造成Fbg水平下降，机制类似于噬血细胞综合征。整体来说，患者小肠淋巴瘤亟须除外，若一般状况差，可试行激素治疗，待一般状况改善后小肠镜活检，但需告知患者激素单药治疗病情进展或重复活检阴性可能。

消化内科朱丽明医师： 患者病情复杂，病情进展，小肠受累为主，心肌可疑受累，目前尚未确诊。但通过本例患者，我们学习了cTnI的结果解读、病理结果解读及心脏磁共振的重要知识，为我们下一步的诊疗提供了重要思路。目前患者一般状况差，需要积极治疗。激素是一把双刃剑，治疗决定需慎重，我们要再次讨论和斟酌。

转　归

大查房后，我们与患者及家属进行了充分沟通，他们要求积极尝试激素治疗。2016年12月26日起予氢化可的松琥珀酸钠200mg qd iv×2周→泼尼松龙40mg qd po×2周，之后激素每2周减5mg，至20mg qd po时拟返院复诊。激素治疗后腹泻方面：大便9～10次稀便/天，有未消化食物→（治疗1周后）3～5次稀便/天，偶成形→（治疗2周后）1～2次大便/天，大部分成形，无未消化食物。腹痛、恶心症状逐渐好转，VAS 2～3分，逐渐恢复正常进食。遗憾的是，2017年3月上旬复诊前患者突发高热于当地医院就诊，后出现血压下降于2017年3月13日去世。

点　评

慢性腹泻是消化科常见症状之一，需结合腹泻的特点进行分类再进行诊断，同时应结合腹泻的合并症状，运用"一元论"的诊断思维进行鉴别诊断。我们对本例患者充分分析了脂肪泻的鉴别诊断，并结合肠外可疑受累器官进行了分析，并未找到病因。患者加用激素试验性治疗后消化道症状明显好转，后因高热去世，考虑可能为原发病进展，也可能为激素引起的继发感染导致的感染性休克。这个病例提醒我们，面对临床症状难以解释的阳性化验，要多与辅助科室沟通，警惕假阳性。

（于晓晨　芦　波）

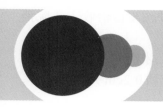

腹胀1年余

引言

　　这是一例以腹胀起病的青年男性病例，主要表现为乳糜性腹水及多发骨溶解，搜索PubMed考虑Gorham Stout综合征可能性大，双下肢核素淋巴显像及第5腰椎（L_5）活检病理证实该诊断，行L_5骨水泥封闭椎体成形术及唑来膦酸注射液5mg治疗，患者好转出院。

病历摘要

　　患者，男性，31岁。因"腹胀1年余"于2015年12月17日入院。

（一）现病史

　　患者2014年12月出现腹胀，进食后加重，无腹痛、腹泻、恶心、呕吐等，无发热。当地医院腹部CT示中-大量腹腔积液、双侧胸腔少量积液。未予进一步治疗。2015年1月就诊于武汉协和医院，查血常规、尿常规及大便常规（－），生化：肝肾功能正常，Alb 45.3g/L，LDH 143U/L，ALP 51U/L（正常值：40～131U/L），Ca^{2+} 2.33mmol/L；炎症指标：PCT、hsCRP（－）；感染方面：血液微丝蚴、T-SPOT.TB（－）；免疫方面：免疫球蛋白及补体、ANA、ANCA（－）；肿瘤方面：血清游离轻链、β_2微球蛋白、血清蛋白电泳、免疫固定电泳（－），肿瘤标志物（－）；代谢方面：PTH 95.3pg/ml（↑）（正常值：15～68pg/ml）；影像学检查：腹部超声示腹腔积液；SPECT示甲状腺右叶后方0.5cm×0.8cm×1.8cm低密度结节，MIBI弱阳性，骨密度测定示骨密度轻度减少，PET示右叶甲状腺后方稍低密度影，多发骨质破坏。行腹腔积液穿刺术，引流约500ml乳白色混浊积液，查腹腔积液常规示黎氏试验（＋），细胞总数44 100×10⁶/L，WBC 3700×10⁶/L，单核细胞88%，腹水生化：TP 103.1g/L，TC 3.04mmol/L，LDH 113U/L，ADA 6U/L，涂片抗酸染色（－），真菌、细菌培养均（－），镜检可见部分淋巴细胞及少量间皮细胞。穿刺后腹胀略减轻，予对症利尿治疗后腹胀明显好转。2015年12月10日就诊于我院门诊查肝肾功能：Alb 49g/L，Cr 76μmol/L，ALT 21U/L，炎症指标：hsCRP 0.75mg/L，ESR 1mm/h，T-SPOT.TB A 40SFC/10S6MC，肿瘤标志物AFP、CEA、CA199、CA242均（－），腹腔积液定位超声示较深处约6.1cm，定位处深约4.4cm，距体表约1.6cm，为进一步诊治收入我院消化内科。

患者2005年2月右侧大量乳糜性胸腔积液行胸导管缝扎术，术中可见右隔上5cm奇静脉与食管之间有破口，胸膜顶脊柱右侧及右下肺静脉之间有约0.2cm大小的破口，均有淡黄色液体溢出，予缝扎。术后监测胸腔积液明显减少。

起病以来，精神、睡眠、食欲可，小便正常，大便1次/天，为不成形黄色软便，无黏液脓血，体重无明显改变。否认光过敏、口眼干、口腔溃疡、关节肿痛、雷诺现象等。否认怕热、心悸、情绪改变、多饮、多食、多尿、鞋码变大等。

（二）既往史

既往乳糜性胸腔积液病史，否认明确慢性病史，否认结核、肝炎等传染病史及接触史，否认食物药物过敏史。

（三）个人史、家族史

个人史、婚育史、家族史无特殊。

（四）入院查体

生命体征平稳，T 36.3℃，P 78次/分，R 20次/分，BP 140/93mmHg，SpO_2 99%@RA。右侧腹股沟可及肿大淋巴结，心肺腹（－），腰骶骨轻压痛，双下肢不肿。

（五）诊治经过

入院后完善相关检查。

常规检查：血常规正常，尿常规、便常规（－），OB 2次阴性，1次阳性；肝肾功能：AST 41U/L，Cr（E）74μmol/L，K^+ 3.7mmol/L，Alb 43g/L。血脂：TG 2.28mmol/L，TC 3.50mmol/L。ESR 1mm/h，hsCRP 0.61mg/L，血清免疫固定电泳（IgA＋G＋M）（－）。感染指标：PPD，CMV、EBV-DNA（－）。免疫指标：ANA18项，ANCA（－）；肿瘤指标（－）。内分泌：甲状腺功能（－），PTH 67.9pg/ml（↑），β-CTX 1.020ng/ml（↑），T-25OHD 16.3ng/ml，1,25羟维生素D_3 6.50pg/ml（↓），血Ca^{2+} 2.41mmol/L，P 1.23mmol/L，ALP 48U/L，24hUCa^{2+} 5.63mmol/24h，24hUP 18.90mmol/24h，FCa^{2+} 1.22mmol/L，pH 7.35，pH 7.4校正值1.19mmol/L。内镜：胃镜及结肠镜均未见明显异常。

腹水穿刺：引流25ml乳糜性腹水（图7-11）。腹水常规：细胞总数60 086×10^6/L，白细胞总数4181×10^6/L，单核细胞98%，黎氏试验（＋），乳糜试验（＋）；生化：Alb 36g/L（当天的血Alb 46g/L），TG 16.65mmol/L；腹水感染相关：抗酸染色（－），细菌、真菌（－）。

影像学检查：胸部CT：双下肺条索影；双侧胸腔积液；双侧胸膜增厚；右肺门及纵隔内多发小钙化灶；腹腔积液。小肠CT重建：腹盆腔广泛积液，大网膜增厚；脾多

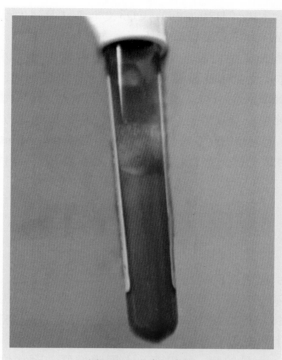

图7-11 乳糜性腹水

发囊性病变；多发胸腰椎、骶骨、双侧髂骨、双侧耻骨、双侧坐骨多发骨质破坏；小肠重建未见明显异常。腰椎正侧位：L_5椎体、骶骨、双侧髂骨骨质密度不均，骨小梁紊乱，多发骨质破坏。腰椎及骨盆MRI：腰椎及骶骨多发骨质破坏，骨盆及左侧股骨头广泛浸润性病变，盆腔内弥漫囊实性占位。骨盆正位：骨盆骨质稀疏，双侧坐骨、髂骨嵴上方及骶骨可见囊状改变。肋骨斜位：双侧肋骨未见明确骨折及破坏征象。双手放大相：双手及腕关节骨质稀疏。头颅正侧位未见明显异常。骨密度检查示骨量减少。核医学全身骨显像：右侧第6肋异常所见，性质待定；双侧第1前肋及双侧骶髂关节异常所见，考虑良性病变；余骨骼未见异常。双下肢淋巴管显像：腹盆腔大量乳糜性积液，部分腰椎、骨盆多发骨质破坏，内见淋巴液分布，考虑骨淋巴管瘤可能性大。内分泌科会诊意见：目前诊断考虑骨淋巴管瘤病可能大，腹腔和胸腔积液；请骨科会诊是否在病变骨部位取活检；多骨受侵，β-CTX水平升高，可试用双磷酸盐治疗（唑来膦酸注射液 5mg iv qy）。骨科会诊意见：可行腰椎病灶穿刺活检。专业组查房意见：转入骨科病房行病变骨活检，等待活检病理进一步明确诊断。

患者于2016年1月5日在局麻下行经皮L_5椎体病灶穿刺活检，骨水泥封闭椎体成形术。穿刺液乳糜试验（＋），Alb 39g/L，TG 29.08mmol/L。穿刺病理：肉眼所见：A.骨样织一块，直径0.3cm；B. 灰红组织一块，直径0.5cm；诊断意见：（L_5椎体）极少破碎的骨组织，骨小梁间见纤维组织及扩张的淋巴管，请结合临床；（椎体内组织）散在淋巴细胞，未见瘤细胞。免疫组化：A：CD34（＋），D2-40（＋），AE1/AE3（－），

Ki-67（-），S-100（-）；B：CD20（+），CD3（+），CD34（-），D2-40（-）。1月8日予唑来膦酸注射液5mg治疗多发骨质破坏。

2016年1月10日病情平稳出院。出院时患者一般情况可，诉乏力、肌肉酸痛，无畏寒寒战等不适。查体：生命体征平稳，T 36.9℃，心肺腹（-），腰骶骨轻压痛。

本例患者存在明确溶骨性改变，骨活检病理可见淋巴管异常增殖的证据，且未发现遗传性、代谢性、肿瘤、免疫性、感染等疾病的相关证据，考虑Gorham Stout综合征诊断明确，症状轻，已于2016年1月10日出院。Gorham Stout综合征为少见的综合征，为加强临床医师对该病的了解，特提请于2016年1月27日内科大查房。

讨 论

放射科夏鹏医师： 患者X线提示骨盆骨质稀疏，双侧坐骨、髂骨、骶骨多发溶骨样骨质破坏，胸片提示患者双下肺胸腔积液，双侧肋骨斜位、头颅正侧位、双手放大像未见明显异常。2014年底外院增强CT可见胸腹积液，双侧胸膜增厚，下肺索条影，右肺门小钙化，骨窗上可见胸椎多发溶骨性改变。双侧心膈角、肝脾多发低密度影及可疑扩张淋巴管可能，大量的腹-盆积液，大网膜增厚。冠状位腹腔积液，扩张淋巴管。近期我院CT较外院积液少，可见腰椎、骶骨、双侧髂骨多发溶骨性改变。腰椎MRI可见L_4、L_5及骶尾骨弥漫长T_1长T_2信号，病变累及椎前间隙。骨盆常规MRI可见盆腔不规则长T_1长T_2信号影，被包绕，呈铅管样改变。

消化内科王强医师： 患者已出院，诊断Gorham Stout综合征明确。该病为少见的综合征。本次为第3次大查房，前2次分别为2008年呼吸科以乳糜胸查房及2015年9月普内科以多浆膜腔积液查房。消化科第一次收治该病，患者青年男性，慢性病程，追溯乳糜胸病史10余年，临床表现包括乳糜性腹水，10余年前大量乳糜性胸腔积液（胸导管缝扎后胸腔积液消失）及多发的骨质破坏。腹水为消化科常见症状，乳糜性腹水相对少见。乳糜性腹水指乳糜状外观的腹水，分为真性及假性，真性的乳糜性腹水中TG＞2.2mmol/L（200mg/dl）且腹水的TG要明显高于血浆水平，一般为2～8倍。本例患者腹水为淡血性乳糜样腹水，TG为16mmol/L，血浆TG为2mol/L，腹水TG为血浆的8倍，真性乳糜性腹水诊断明确。假性乳糜性腹水中TG不高，可能由于感染脓液或其他原因导致假象。人体淋巴循环：L_1水平乳糜池收纳左右腰干及肠干淋巴液，下肢淋巴液主要通过髂窝淋巴结到左右腰干再到乳糜池，另一部分为食物在肠道被吸收合成TG，形成乳糜微粒，顺淋巴管到肠干到乳糜池。乳糜池汇入胸导管，再注入左侧静脉角；头颈部的淋巴结到右侧淋巴导管到左侧静脉角。淋巴管受损伤或通透性增加，则会导致淋巴液外流，进入腹腔刺激腹膜产生腹水导致乳糜腹。乳糜性腹水病因分为原发性及继发性。原发性：①先天性的如原发性淋巴管扩张症，儿童多见。②淋巴管瘤。继发性：①创伤，如外伤、手术。②梗阻，恶性肿瘤如肺癌、淋巴瘤侵犯压迫淋巴管。③感染累及淋巴管，如结核、丝虫病。④淋巴管本身病变。⑤肝硬化亦可因门脉压力高导致乳糜腹（发生率0.5%～1.0%）。⑥其他如放疗损伤淋巴管、小部分胰腺炎、缩窄性心包炎、结节病、右心衰、扩心病、一部分肾病综合征等。2011年一篇文献总结190例非创伤性乳糜腹，成人最常见为淋巴管畸形，占32%，其次为恶性肿瘤、肝硬化、结核感染，儿童中先天性淋巴管畸形，占84%。乳糜腹病因复杂，鉴别诊断仍应从SAAG开始，SAAG准确性＞95%。若SAAG≥11g/L，为门脉高压性，SAAG＜11g/L，为非门脉高压性。门脉高压性考虑肝源性如肝硬化、重症肝炎，肝前性如门脉血栓，肝后性如肝小静脉闭塞病、布加综合征、右心衰竭等。非门脉高压性考虑肿瘤，特殊感染如结核，自身免疫病，胰源性腹水，胆源性腹水。本例患者SAAG＝10g/L，为非门脉高压性，同时行腹水常规生化检查进一步明确，查淀粉酶除外胰源性，行乳糜试验查TG除外乳糜性，除外结核性腹膜炎腹水。乳糜性腹水应完善淋巴管显像，本例患者行下肢淋巴管显像时核医学科已有较明确诊断，淋巴液渗入腹腔，骨骼中有淋巴管瘤样改变，考虑骨淋巴管瘤可能性大。

Gorham Stout综合征罕见，2007年前共报道220例，2013年报道中国患者共67例。临床主要表现为骨质破坏，病理基础为良性的血管性或淋巴管性结构增殖。又称大块骨溶解症、消失性骨病、鬼怪骨病等。该病1838年首先报道一名年轻患者出现进行性肱骨溶解；1955年Gorham及Stout将大块骨溶解与血管瘤相关联，提出Gorham Stout综合征；1999年认为该病与破骨细胞活性增加相关；2007年认为破骨细胞活性不增加亦可导致该病，并将其与淋巴管瘤相关联。各年龄均可发病，首发症状一般小于40岁，具体病因不明，可能与创伤、炎性因子分泌异常（IL-6、VEGF、PDGF）相关。该病进展相对缓慢，分为静止期和活动期，活动期患者溶骨性破坏加重，可逐渐被纤维组织替代，进入静止期。特点：该病骨质破坏疼痛较轻，骨质破坏可导致病理性骨折，若累及下颌骨可出现双侧面部不对称，皮肤血管瘤样损伤。并发症：①乳糜胸，有报道发生率为17%（25/146例）。②乳糜腹仅有个案报道。③脊柱受累导致相应症状。④颅骨受累导致的反复鼻出血。诊断没有权威标准，1983年的标准较重要的两点：第一，溶骨性改变；第二，病理可见血管淋巴管异常增殖的证据，本病为除外性诊断，需除外遗传性、代谢性、肿瘤、免疫性、感染等疾病。治疗包括药物治疗如双膦酸盐、干扰素及化疗药、放疗、骨科手术。预后较好，部分溶骨自限，但有乳糜胸等并发症提示预后不佳。北京协和医院住院患者共检索到9例该病，3例于内分泌科住院，3例因乳糜胸于呼吸科住院，1例因乳糜胸于胸外科住院，1例就诊于普通内科，1例为本患者。平均年龄29岁，40岁前被诊断，男女比为3∶6，受累骨骼多为扁骨，中轴骨多见，6例有胸腔积液，4例有明确病理诊断。未密切随访患者。

内分泌科李梅医师：患者31岁男性，病程长，起病隐匿，逐渐加重，临床主要特点为多浆膜腔乳糜性积液，多发性骨质破坏，累及部位包括中轴骨及外周骨，辅助检查中反应破骨的指标β-CTX水平明显升高，PTH水平轻度升高，血尿钙磷及维生素D接近正常，甲状腺右叶后方低密度影，MIBI弱阳性，提示甲状旁腺可能增大，肿瘤、感染、免疫病无阳性发现。首先考虑常见病：①代谢性骨病：患者病程长，PTH、血尿钙磷无有意义发现，且有多浆膜腔积液，影像学提示溶骨性骨质破坏，与代谢性不符。②肿瘤相关骨病：患者病程长，骨骼病变广泛，一般情况好，ALP、血钙磷正常，PET/CT未发现肿瘤病灶，不考虑。③遗传性骨病：患者起病年龄＞20岁，无家族史，且"一元论"无法解释浆膜腔积液。④感染性及自身免疫性引起骨骼受累的疾病，无实验室生化指标支持。排除常见病，考虑罕见疾病，PubMed搜索乳糜胸＋骨溶解，指向大块骨溶解病。该病1838年首先被描述，1955被命名，逐渐认识该病累及多个系统包括骨骼、浆膜腔。内分泌科多次接诊该病，2014年于 *Clinical Hematology* 发表分析12例北京协和医院内分泌科、内科、儿科收治的Gorham Stout综合征患者。部分患者情况：①31岁女性，骨痛起病，髂骨耻骨出现溶骨性改变。②25岁女性，枕骨变软起病，影像学发现颅骨大片骨溶解，天坛医院行修补术。③多发肋骨溶解伴乳糜胸，行胸导管结扎术。④下颌骨受累。⑤3岁幼儿，胫腓骨骨质破坏，淋巴管回流受阻导致一侧下肢皮肤粗糙。其他文献报道病例：1例脾脏多发扩张的淋巴管，与本例患者类似。12例患者起病年龄3～40岁，女性偏多，以进行性加重的骨痛起病，部分以骨骼畸形起病。5例合并乳糜胸，无腹水。12例患者均接受静脉双膦酸盐治疗，随访可见多数患者骨骼病变缓解或病变进展缓慢。有1例21岁女性患者因纵隔严重淋巴管扩张导致心衰及呼衰死亡。Gorham Stout综合征最重要的是骨活检中可见淋巴管瘤样改变，且需要排除遗传性、代谢性、肿瘤性、自身免疫性及感染性的骨骼疾病。发病机制目前不明，留取病理的患者免疫组化可见软骨中的淋巴管，其特异性标志物为D2-40，VEGFR染色阳性，VEGF染色弱阳性，与文献报道淋巴管扩张与VEGFR的过表达相关［D2-40（＋），PDGFR（＋），VEGFR（＋）］相符。治疗方面：发病机制不明，难以改变淋巴管畸形，但可应用双膦酸盐延缓骨病发展。12例患者中，部分单独应用双膦酸盐，部分联合放疗，治疗后对比治疗前，骨吸收指标β-CTX水平明显下降，骨密度明显增加，部分骨破坏好转，部分病理性骨折修复。文献报道双膦酸盐疗效，3m-6y，骨骼病变无进展或好转，同样用β-CTX来评价疗效，治疗后明显降低，破骨细胞活性得到明显抑制。手术治疗方面，对有明显椎体破坏的患者可行椎体成形术，加固骨骼结构，延缓病情进展。其他药物如舒尼替尼和紫杉醇，文献报道1例治疗后淋巴管负荷减少。总之，Gorham-Stout综合征是罕见疾病，以多发淋巴管瘤病，导致骨溶解为特征，容易合并乳糜性胸腔积液、腹水，发病机制不甚清楚，鉴别诊断：排除其他原因骨骼疾病十分重要，治疗手段为双膦酸盐、放疗、手术治疗、靶向治疗。建议本例患者加做VEGFR免疫组化染色。治疗方面，患者β-CTX水平升高，可使用双膦酸盐延缓骨病进展。

核医学科霍力医师：核素淋巴显像分为2种：SPECT及PET。本例患者使用SPECT淋巴显像，应用锝-99标记的显像剂注入患者双足第1、2趾间皮下组织，显示淋巴回流途径及分布。注射显像剂后20分钟、1小时、3.5小时、22小时行全身SPECT显像，可以看到：①右下肢淋巴管显像清楚，回流通畅，左下肢淋巴管显像欠清晰，回流欠通畅，双侧腹股沟、髂淋巴结显像不对称。②随着时间延长，腹盆腔出现大量放射性核素，22小时时腹盆腔大量放射性核素仍存在，提示患者存在大量的乳糜性腹腔积液。③核素淋巴显像中罕见的表现，L₅椎体及骨盆骨质破坏中可见放射性核素，提示患者L₅及骨盆可见淋巴管的扩张及淋巴液分布。考虑骨淋巴管瘤可能性大。

病理科毕娅兰医师：31岁男性，两份标本：A.骨样组织一块，直径0.3cm；B.灰红组织一块，直径0.5cm。A骨样标本来源于L₅椎体，大部分为骨小梁，可见纤维组织及管腔样结构。B椎体内组织，无定型基质中可见散在淋巴细胞及骨残渣。免疫组化：A：CD34（＋），D2-40（＋），AE1/AE3（－），Ki-67（－），S-100（－）；B：CD20（＋），CD3（＋），CD34（－），D2-40（－）。需排除恶性肿瘤及转移瘤，染色标记癌的上皮来源角蛋白AE1/AE3（－），未发现成簇或成片的上皮细胞；排除神经来源的肿瘤，神经纤维染色S-100（－），标记T淋巴细胞的CD3（＋）及标记B淋巴细胞的CD20（＋），B标本中主要为淋巴细胞；A标本中管腔样结构CD34（＋），CD34可以标记血管或淋巴管内皮，病理涂片上可以看到明显管腔样轮廓；区分血管或淋巴管来源的D2-40，D2-40为标记淋巴管来源的特异性标志物，因为标本量小及片子质量不佳影响阅片，但A标本中有部分为明确（＋）；B标本中CD34（－），D2-40（－），未见特异性血管或淋巴管来源物质。查阅文献，本例患者与文献描述的Gorham Stout综合征病理表现相符，但在标本量小且无明确恶性肿瘤证据时需密切结合临床，排除炎症性、代谢性病变，无法单纯通过病理来明确诊断非肿瘤性疾病。

骨科周熹医师：影像学可见多发的骨质溶解破坏，L₅及骶骨骨质破坏明显。大面积多处骨质破坏，首先考虑转移瘤可能，但患者核素骨显像未见骨质破坏区放射性浓聚，不支持肿瘤的诊断，同时佐证患者疾病进展不快，骨痛不明显。治疗考虑：①需要明确诊断，诊断金标准为病理，同时标本可送病原学及实验室检查。②治疗上，患者脊柱骨质破坏，稳定性受影响，可通过内固定、骨水泥注入或硬化剂注入等强化，恢复骨质完整性，常规骨质破坏可选择植骨，但Gorham Stout综合征不适用。本例患者术中L₅穿刺过程中涌出大量乳糜性液体，沿穿刺针道注入骨水泥填充L₅椎体，术后病理回报支持Gorham Stout综合征。椎体成形术首先被用来治疗椎体血管瘤，之后亦被用来治疗脊柱转移瘤。操作流程：定位椎弓根，过椎弓根达椎体后缘，至椎体前缘活检，活检通道注入骨水泥。骨水泥作用机制：机械效应，凝滞病变，提供结构性替代，加强椎体强度，防止椎体进一步破坏和塌陷；截断血供；细胞毒性；放热效应，神经末梢发生变性坏死，使其丧失感觉功能，减轻疼痛；抗炎作用。该操作微创，手术时间短，损伤小，失血少，可快速恢复。

放射科楼大鹏医师：本例患者Gorham Stout综合征诊断明确，未行放疗，我院曾行2例患者的放疗，但并未随访。阅读文献，1958～2009年共44例患者接受放疗，随访时间2～288个月（中位24个月，平均47.5个月），10例患者进展，局控率77.3%。其中7例接受的放疗剂量小于36Gy。中国共报道67例，8例接受放疗，6例得到控制。Gorham Stout综合征的放射治疗主要由German Cooperative Group on Radiotherapy of Benign Diseases（GCG-BD）推动，目前的共识是：放疗能量：6-MV至15-MV的X线；放疗方式：三维适行或调强放疗；放疗剂量：36～45Gy，1.8～2.0Gy/f；放疗靶区：溶骨性病变区域及外扩3cm所包含的软组织作为临床靶区；毒副反应：不重，很少出现RTOG Ⅱ级以上的急性或迟发性不良反应。

消化内科姚方医师：患者已行L_5骨水泥封闭椎体成形术，达到脊柱稳定、成形、恢复功能的目的，但骶椎仍存在骨质破坏，仍有乳糜腹，骨科手术未能完全实现堵漏的目的，患者目前已出院。若腹水增多，可考虑再行骶骨骨水泥封闭。大查房目的：①Gorham Stout综合征是罕见病，以乳糜腹起病更为罕见，与大家共同学习罕见病的知识。②锻炼临床思路，从常见病开始分析，常见病排除后再考虑罕见病。③如何解决疑难临床问题，分析问题，通过网络资源如PubMed等获取信息，回归临床，多科协作共同解决问题。

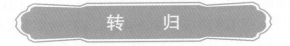

转　归

大查房时患者已出院，目前门诊随诊，每年1次唑来膦酸注射液5mg治疗。

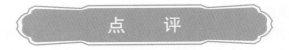

点　评

对于出现看似不相关的多系统症状时，应遵循"一元论"的诊断思维，寻找各种症状的内在联系，同时应学会利用检索工具，加强多科合作，积极邀请相关科室共同诊治，除外常见病，避免走弯路。罕见病的诊断过程就是通过清晰的临床思路和多科协作，以提高疾病诊出率。

（楼大鹏　王　强）

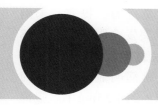

反复排便停止、腹痛伴发热3年余

引言

　　这是一例以反复发热、腹痛、排气排便减少为主要表现的青年男性病例，考虑为小肠不全梗阻，梗阻部位定位于空肠，影像学提示肠道溃疡、肠壁增厚、多发肠系膜淋巴结肿大，病程中因急性肠穿孔行急诊手术治疗，术后发现EBV-DNA水平增高。术后半年症状再发，伴腹部包块进行性增大、间断发热至持续发热，伴炎症指标、EBV-DNA滴度进行性增高，通过与淋巴瘤、隐源性多灶性溃疡狭窄性小肠病、炎症性肠病、血管炎、肠结核等相关疾病鉴别诊断，最后确诊为慢性活动性EB病毒感染、肠道受累，后于血液科行化疗。

病历摘要

　　患者，男性，30岁。因"反复排便停止、腹痛伴发热3年余"于2016年5月9日入院。

（一）现病史

　　患者于2012年8月开始反复于进食油腻、辛辣、不洁饮食后出现左下腹痛、排便停止，有排气，伴发热、畏寒、乏力，Tmax 38.5～39.0℃，加重时伴恶心、呕吐十余次，起初为宿食，后为黄绿色液体，无咖啡样物质。就诊外院，立位腹平片示肠梗阻。发作时白细胞、中性粒细胞计数升高明显，予禁食水、抗感染及补液治疗后可缓解。发作间期约3天1次黄褐色干结大便，量可。2014年6月外院行PET/CT：左下腹小肠壁弥漫性增厚，较厚处约0.7cm，SUV平均/最大值为3.8/4.3；双侧颈部、肝门部、腹膜后、肠系膜上多发肿大淋巴结，SUV平均/最大值3.3/4.5。未进一步诊治。2015年8月行肠道CT重建：空肠肠梗阻，右下腹局部小肠肠壁增厚，最厚1.3cm，肠壁毛糙；腹腔内、腹膜后多发肿大淋巴结，最大3.2cm×2.1cm；盆腔少量积液。经口小肠镜：进镜至距幽门100cm以下肠腔略扩张，进镜至距幽门250cm处见长约10cm肠黏膜充血，见一与肠腔轴线垂直方向的裂隙状溃疡，表面白苔，周边黏膜充血。活检病理：肠黏膜慢性炎症伴较多嗜酸性粒细胞浸润，间质疏松水肿。考虑不除外克罗恩病，予美沙拉嗪1g qid治疗2周后无明显好转。2015年10月初自觉乏力、畏寒，未测体温；此后逐渐出现排便困难，大便干结呈球状。10月25日凌晨突发全腹胀痛，NRS 10分，伴呕吐5次，可见棕色粪水样物，可闻及臭味。就诊我院急诊，诉极度口渴，后出现意识模糊。查体：全腹膨隆，全腹触诊肌紧张，压痛及反跳痛明显，右下腹为著。查WBC 11.81×10⁹/L，NEUT% 87.6%，ESR 7mm/h，hsCRP 210.35mg/L。腹部增强CT：小肠显著扩张，新见膈下游离气体。考虑消化道穿孔。2015年10月26日急诊行剖腹探查＋粘连松解＋小肠部分切除术，术中见腹腔脏器广泛附着脓苔，肠管广泛扩张；距屈氏韧带250cm处小肠质硬占位，小肠完全闭塞，近端可见3处穿孔，直径约3mm，小肠近段扩张，尤距屈氏韧带150～250cm处，可及大量肿大淋巴结；切除距屈氏韧带150～260cm小肠。术后病理：小肠高度狭窄伴穿孔，黏膜溃疡形成伴出血及纤维化，浆膜面可见坏死和肉芽组织，肠系膜内形成脓肿，并累及淋巴结；淋巴结显慢性炎症。抗酸染色、六铵银染色、PAS染色（－）。术后转入ICU，仍每日发热Tmax 38.3℃，PCT 29.22ng/ml；盆腔引流液培养：大肠埃希菌、肺炎克雷伯、产酸克雷伯菌、ESBL（－）；脾窝引流液培养：产气肠杆菌；G试验（－）；EBV 16 000copies/ml，CMV-DNA/PP65（－）；予万古霉素＋亚胺培南西司他丁钠＋醋酸卡泊芬净抗感染治疗。此后热峰逐渐降至37.5℃。11月9日拔除引流管出院。出院后患者仍持续发热，Tmax 38.5℃，11月23日再次入院，查血常规：WBC 10.3×10⁹/L，NEUT 84.8%，Hb 65g/L，PLT 630×10⁹/L。EBV-DNA 500→＜500copies/ml，EBV-IgG、IgA（＋），EBV-IgM（－），EBV核心抗体IgG（＋）。血涂片、骨髓涂片未见明显异常。腹盆增强CT＋小肠重建：残余小肠、结肠积液、扩张，较前明显加重；腹盆腔积液，较前明显增多；腹膜增厚，较前明显；肝右叶下角内侧、下方及肠系膜区类圆形液性密度影，包裹性积液可能；肠系膜区多发类圆形中心强化减低结节，不除外肿大淋巴结伴坏死，结核可能；腹膜后、肠系膜根部多发淋巴结，部分肿大；右心膈角区淋巴结较前略增大；脾脏多发条形强化减低密度影；胆囊内密度较前减低；左肾上极楔形低强化区，缺血改变可能；腹壁渗出性改变，较前加重。手术病理EBER原位杂交局灶（＋），病理科会诊：不支持克罗恩病、隐源性多灶性溃疡狭窄性小肠病、肠结核、淋巴瘤等病变，考虑血管炎或感染。针对腹腔感染使用厄他培南＋甲硝唑×3d→左氧氟沙星＋甲硝唑抗感染治疗，体温逐渐降至正常。出院前复查WBC 7.78×10⁹/L，Hb 76g/L，PLT 713×10⁹/L，hsCRP 38.34mg/L，ESR 119mm/h，Fer 248ng/ml。出院予左氧氟沙星、甲硝唑2周抗感染，并予美沙拉秦、双歧杆菌三联活菌胶囊、琥珀酸亚铁治疗，继续少渣饮食。

本次入院：患者出院后继续美沙拉秦1g qid口服至2016年2月自行停药，逐渐恢复正常饮食，这期间患者无发热、腹痛等不适，每日排便1次，为黄色成形软便。2016年4月中旬，患者劳累数日后出现间断腹痛腹胀，NRS评分4～5分，与进食无关，4月21日呕吐1次粪臭味液体及胃内容物，伴排便减少，每2天排便1次，便量较前减少，排气正常，自述可及左下腹包块。4月底于我院门诊就诊，查血常规：WBC 13.05×10⁹/L，NEUT% 78.9%，Hb 140g/L，PLT 379×10⁹/L。肝肾功能正常。炎症指标：hsCRP 47.72mg/L，ESR 49mm/h。凝血：PT 13.3s，INR 1.15，Fbg 6.14g/L，

APTT 32.4s。2016年4月28日腹盆增强CT＋小肠重建：与本院2015年11月25日小肠重建老片对比：原腹盆腔游离积液，本次大部分吸收；原片示小肠多发扩张，本次不明显；新见左腹部部分小肠管壁增厚、毛糙伴异常强化；肠系膜上多发淋巴结，部分饱满、增大，较前明显；新见左腹部包裹性积液。4月29日～5月2日予环丙沙星0.4g qd及甲硝唑0.5g q12h静脉滴注，5月4日起予左氧氟沙星0.5g qd及甲硝唑0.2g tid口服，4月30日及5月1日出现发热，Tmax 38.5℃，后腹痛腹胀症状缓解，未再发热，仍有腹部不适及乏力。5月6日复查EBV-DNA 7400copies/ml。为进一步诊治再次入院。上次出院至今，患者精神、睡眠、食欲可，小便正常，大便如前述，体重较前增加13kg。

（二）既往史

否认明确慢性病史，否认结核、肝炎等传染病史及接触史，有磺胺过敏（皮疹）。

（三）个人史、家族史

无特殊。

（四）入院查体

生命体征平稳，双肺清，未及干湿啰音，心律齐，未及杂音，全腹软，左侧脐旁深压痛，可及一直径约4cm×6cm包块，无反跳痛及肌紧张，肠鸣音活跃。

（五）诊治经过

患者入院后完善检查。

血常规：WBC 10.96×10⁹/L，NEUT 8.16×10⁹/L（74.5%），Hb 125g/L，PLT 403×10⁹/L。尿常规＋流式尿沉渣分析（－）。粪便常规＋潜血：褐色软便，OB（＋），WBC 0/HPF，RBC 0/HPF。肝肾功能及血脂：ALT 9U/L，Alb 39g/L，PA 151mg/L，TBil 10.4μmol/L，DBil 3.4μmol/L，Cr（E）66μmol/L，K⁺ 4.5mmol/L，LDL-C 2.56mmol/L。炎症指标：ESR 65mm/h，hsCRP 70.39mg/L。免疫球蛋白及补体均正常范围。凝血：PT 15.1s，INR 1.31，Fbg 6.91g/L，APTT 37.0s，APTT-R 1.37，D-Dimer 0.67mg/L FEU，TT 18.1s。T-SPOT.TB 0SFC/10S6MC。抗核抗体谱18项（－）。抗内皮细胞抗体（－）。TORCH-IgM均（－）。EBV-IgG、IgA（＋），EBV-IgM（－），抗EBV核抗原IgG（＋）。6月3日骨髓涂片：增生活跃，可见吞噬血细胞现象。骨髓活检：未见明显异常。

超声心动图：心脏结构与功能未见明显异常。胸部CT：未见明显异常。腹部立位：腹部可见肠腔积气影，结肠、小肠均有积气，结肠腔内较多粪便影。腹部肠道超声（2016年5月19日）：左上腹部见多个低回声淋巴结相互融合，范围约13.1cm×5.6cm，较大者约4.2cm×3.1cm。CDFI：内见少许血流信号。周围见低回声，透声欠佳。上述低回声与左侧腹脐水平第2～3组小肠相连，该处肠壁增厚，厚约0.5cm，回声减低，其内侧见低回声，范围约4.8cm×3.0cm，内有肠气样高回声。CDFI：内见条状血流信号。腹腔见游离液性暗区，深1.0cm。考虑：左上腹多发淋巴结肿大、左侧腹脐水平小肠穿孔伴包裹性积脓可能、腹腔积液。PET/CT：左中腹空肠局灶性代谢异常增高区并肠壁明显增厚（为代谢最高区域），SUV 4.4～18，延迟SUV最高25.8，左上中腹部代谢不均匀异常增高的软组织团块影，下腹部正中小肠局灶性代谢增高区，右肾上腺区代谢异常增高灶，上腹部腹主动脉及下腔静脉旁多发代谢增高淋巴结，以上病灶建议首先除外恶性病变可能；颌面部及颈部、胸、腹、盆腔其余部位PET/CT显像未见异常。腹部常规动态增强MRI（MRE）：第5组小肠术后改变，吻合口近端肠腔扩张；第3组小肠局部肠壁增厚，腹膜后、肠系膜上多发肿大淋巴结，部分融合，考虑淋巴瘤可能。

治疗：患者入院后继续左氧氟沙星0.5g qd＋甲硝唑0.2g tid口服，5月12日～5月25日改为头孢他啶2g q12h＋甲硝唑0.5g q12h抗感染治疗2周，这期间仍有间断发热，体温高峰无明显下降，Tmax 38℃，发热伴轻度腹痛，可自行缓解。5月26日～5月28日予IVIg 10g静脉滴注3天，支持治疗。这期间监测患者炎症指标抗感染初曾有下降，后再次进行性增高，hsCRP 70.39→26.45→88.8mg/L，ESR 60～70mm/h，EBV-DNA 7400→27 000→30 000copies/ml。经肠病疑难病会诊后，2016年6月6日于局麻下行CT引导下腹部包块（肠管）穿刺活检术，过程顺利。病理回报：（腹部包块）纤维脂肪组织显轻度慢性炎症，少量淋巴细胞浸润。穿刺组织EBV-DNA测定980 000 copies/ml。6月8日起患者出现持续发热，每日体温高峰1次，Tmax 38.5～39.0℃，发热持续时间延长至4～6小时，需服用退热药物体温方能降至正常。6月8日起加用更昔洛韦0.25g q12h抗感染，6月12日至6月14日予头孢他啶2g q12h＋甲硝唑0.5g q12h抗感染治疗无效。6月10日起患者出现咽痛，咽后壁可见白色脓点，此后范围逐渐增大，留取病原学结果尚未回报。6月14日行喉镜，提示：左侧咽鼓管圆枕可见新生物，表面不光滑，有大量坏死组织及脓涕附着，鼻咽后壁散在浅溃疡，予取活检送病理。

考虑患者为青年男性，本人及家属有强烈治疗愿望，目前明确诊断及后续治疗困难，预后不佳，特提请于2016年6月15日内科大查房。

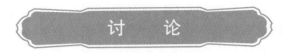

讨　论

消化内科李玥医师：青年男性，慢性病程，表现为反复发作的小肠梗阻，恶心、呕吐，伴发热、白细胞及中性粒细胞计数增多，肠道定位在空肠，影像学提示肠壁增厚，病程反复3年多，逐步加重。半年前患者在梗阻加重的基础上突发腹痛，术中可见完全肠梗阻，近端肠穿孔，质硬的小肠占位性病变，EBV-DNA达到16 000copies/ml，术后曾有缓解。近2个月症状反复、逐渐进展，仍表现为小肠不全梗阻、发热、腹痛、加重时伴恶心、呕吐，腹部包块进行性增大，近一周出现咽部症状、体温持续增高、炎症指标增高，EBV-DNA持续上升。肠道病变部位在空肠，为局限性病变，有非常突出的肠系膜淋巴结受累表现，淋巴结进行性增大。病因方面目前有明确的EBV感染证据，外周血EBV-DNA水平持续增高，伴发热、肠系膜淋巴结肿大，手术病理肠系膜淋巴结EBER阳性，肠管穿刺组织EBV-DNA阳性，高达980 000copies/ml，考虑慢性EBV感染、肠道受累诊断明确。曾经怀疑过结核、克罗恩病、肿瘤，但结合半年前手术病理及临床表现，均不支持。此次提请内科大查房主要想解决几个问题，请外科讲解2015年10月急诊手术术中情况，目前有无手术指征？核医学科协助PET/CT解读，病理科分析手术/小肠穿刺病理，耳鼻喉科协助评估咽部受累特点，感染科协助慢性活动性EBV感染（CAEBV）诊治以及结核可否除外，血液科协助下一步治疗，是否可行HSCT治疗？

基本外科徐强医师：患者2015年10月25日入院至急诊，术中：10月26日早CT可见大量新发积液，患者为休克状态，腹穿可见粪水，考虑穿孔，3小时内立即急诊手术，术前诊断为弥漫性腹膜炎、感染性休克、消化道穿孔，术前病因考虑克罗恩病可能，开腹后可见大量粪水，由于穿孔部位为小肠，考虑患者肠梗阻已较长时间，抽出3000ml粪水及脓苔。距离Treitz韧带250cm处见一巨肿大占位，质硬，直径4cm左右，全系膜可见多发肿大淋巴结，最大有2cm，考虑不除外淋巴瘤可能，切除较多完整较大淋巴结。狭窄近端扩张明显，最大直径将近8cm，切除将近1.2m，远端小肠完全正常，狭窄近端3处穿孔考虑与压力过高有关。剖开狭窄处小肠可见腔内为纤维性硬化组织，肠腔已完全闭死，考虑小肠完全闭塞，术后患者因多发感染在ICU恢复较长时间。关于手术：患者第一次手术肠道状态与现在类似，完整切除小肠及淋巴结后病理未提示明确疾病，本次再次行较高风险手术获得提示性病理结果可能较小。患者目前融合淋巴结较大，包绕肠系膜血管，手术难度大、风险高；上次术前进行腹穿后患者即出现应激，体温升高，手术为更大创伤，患者可能出现较大应激及术后并发症。请示上级医师，考虑若无急诊手术指征，暂无手术必要。查阅文献提示淋巴瘤患者切除后迅速复发，切除意义不大。

核医学科程午樱医师：患者主要病变集中在腹部，延迟显像主要病灶SUV均明显增高，肿瘤及肉芽肿疾病均可见。相当于右肾上腺区见SUV最高4.9代谢增高灶；上腹部腹主动脉旁及下腔静脉旁多淋巴结，SUV最高3.3～5.3，延迟最高7.0；左中上腹团块影，中心为代谢缺失区，周边代谢不均匀增高，其代谢最高处定位于左中腹部空肠，相应部位肠壁增厚，SUV最高18.0，延迟最高25.8；下腹部正中小肠另见一SUV6.1病灶，延迟8.5。同2014年外院PET/CT比较：当时颈部及腋下淋巴结代谢增高，左中腹小肠代谢稍增高，骨髓及脾脏代谢增高；本次颈部腋下淋巴结未见明显异常，左中腹空肠肠壁明显增厚且代谢明显升高，骨髓及脾脏未见代谢异常；考虑患者经过抗感染、对症治疗及手术有效，外院PET/CT所示颈部腋下淋巴结为反应性增生，脾及骨髓为继发表现可能性大。本次PET/CT主要特点：左中上腹不规则巨大团块影，中心为代谢缺失区，周边代谢不均匀增高，本例患者代谢减低区中间有分隔，考虑包裹性可能性大；

此外，左中腹空肠、下腹部正中小肠局部、相当于右肾上腺区病灶及上腹部腹主动脉及下腔静脉旁淋巴结常规及延迟显像代谢均明显增高。对于此类患者，PET/CT可协助定位，有助于选取高代谢病灶活检以取得阳性病理结果，并随诊评估治疗效果。从本例患者特点看，诊断上首先需除外淋巴瘤；鉴别诊断包括结核，但结核患者通常腹膜不均匀代谢增高，本例患者影像学表现不典型，且临床表现不支持结核；既往所见EBV感染患者多有颈部、肺门、纵隔、腋下、腹膜后等多发淋巴结代谢增高，脾脏和/或骨髓均匀增高，与本例患者PET/CT表现不太一致，目前EBV累及肠道PET/CT显像的特点经验较少；其他如炎性肠病等影像学支持证据不足。

病理科卢朝辉医师： CT引导下腹部包块穿刺活检病理的意义较小，可见纤维脂肪组织及少量淋巴细胞浸润，无阳性发现。手术病理：大体：局部小肠肠管狭窄，近端肠管扩张伴穿孔。镜下：①广泛小肠绒毛水肿，表面上皮坏死、脱落。②溃疡性病变局限，固有层充血、出血，肠腔表面可见大量炎性渗出物及纤维素样物，小血管迂曲、扩张。③溃疡周黏膜隐窝结构紊乱，但其余黏膜隐窝结构尚规则且肠壁结构基本正常。④黏膜下层增厚，纤维组织增生。⑤肠系膜纤维组织增生，可见中-小血管内膜增厚，管腔狭窄、闭塞，血管周慢性炎细胞包绕。⑥肠系膜坏死性淋巴结炎。⑦无典型全壁炎、裂隙样溃疡及肉芽肿表现。本例患者特征性病变黏膜层腺体减少，有出血，整体呈缺血性改变，见一裂隙状溃疡，CD特征性改变为全肠壁炎，本例患者不符合，浆膜面炎考虑与肠穿孔反应性相关，整体呈缺血性肠病改变。高倍镜下可见黏膜腺体消失、间质淋巴细胞浸润，黏膜下层增厚，水肿不明显。肠系膜外侧结节可见增生纤维组织，其内可见深色灶性淋巴细胞，不符合淋巴瘤表现。病变根部可见部分血栓闭塞性脉管炎性改变，其血管壁增厚，管腔狭窄，血管壁未见炎症，引起该表现原因不明。淋巴结表现有地图状坏死，其余为大致正常淋巴组织，部分可见组织细胞坏死性淋巴结炎，未见肉芽肿、结核结节、朗格汉斯细胞，可再除外结核。综上：**总体病理呈慢性缺血性改变，无IBD表现。本例患者淋巴结EBER染色为强阳性。目前CAEBV感染明确，但小肠黏膜病变与穿孔是否与EBV直接相关尚不清楚。**文献可见EBV感染可引起皮肤黏膜及肠黏膜溃疡，但该类患者多有EBV引起的淋巴组织增生性改变，本例患者溃疡病变周围淋巴组织增生不明显，其淋巴结为组织细胞坏死性淋巴结炎改变。EBV感染靶细胞为T细胞或B细胞，少数患者B细胞或T细胞均会受累，感染B细胞多为传染性单核细胞壁增多症，感染T细胞多为CAEBV。EBV相关淋巴增殖性疾病是一个谱系，从反应性改变到高级别淋巴瘤均可，包括传染性单核细胞增多症、EBV相关黏膜皮肤溃疡、CAEBV、浆母细胞淋巴瘤、Burkitt淋巴瘤、节外NK/T细胞淋巴瘤（鼻型）、老年人EBV阳性弥漫大B细胞淋巴瘤、经典霍奇金淋巴瘤等均可。另外，有界限模糊的疾病，B细胞：X-连锁淋巴增殖性疾病，T细胞：系统性EBV阳性淋巴增殖性疾病或EBV相关HLH，这两类患者多有基因重排，接近40%，病死率高，接近67%，与淋巴瘤界限不清，淋巴瘤（EBV引起的淋巴瘤的诊断仍同传统淋巴瘤诊断）。考虑本例患者目前在慢性活动性EBV感染向EBV相关HLH进展。总的来说，上次手术病理及CT引导下穿刺病理均距淋巴瘤较远。

耳鼻喉科田旭医师：本例患者口咽后壁正中约平软腭游离缘可见散在浅溃疡，鼻咽部可见脓痂，去除脓痂后可见左侧咽鼓管圆枕部新生物，已在病变组织与正常组织之间取活检。鼻咽部淋巴瘤体格检查常见病变局部黏膜糜烂或溃疡、肉芽样新生物形成，本例患者有慢性EBV感染，鼻咽部表现符合NK/T细胞淋巴瘤表现。鼻咽部恶性淋巴瘤属于结外淋巴瘤的一种，在结外淋巴瘤和鼻咽部恶性肿瘤中发病率均居第二位，分别位于胃肠道淋巴瘤和鼻咽癌之后。鼻咽部淋巴瘤以非霍奇金淋巴瘤（NHL）为主，根据肿瘤细胞的来源不同分为B细胞、T细胞和NK/T细胞三种，在亚洲国家中，多为T、NK细胞来源。在我国，鼻咽部淋巴瘤的发病年龄平均为52岁，男性为主，发病部位多以面中线为主，为一侵袭性的临床过程，以鼻腔及面中线部位进行性毁损性病变为特征，具有以血管为中心，瘤细胞浸润破坏血管继而引起坏死等特点，主要症状有鼻塞、流涕（包括脓涕、血涕）、鼻出血、面部肿胀、头痛、嗅觉障碍等，部分可引起鼻中隔穿孔，如侵犯其他器官则引起听力障碍、视力障碍。本例患者从鼻咽部表现来看符合淋巴瘤，确诊需要依靠病理，患者已经2次取鼻咽部病变病理，注意结果回报，鼻咽部病变还可以多次取病理。

感染内科周宝桐医师：大多数人均于童年或青少年时期感染EBV，初次感染靶细胞为B细胞，免疫功能正常者T细胞活化增殖清除大多数病毒，过程表现为传染性单核细胞增多症，表现为发热、扁桃体、淋巴结肝、脾增大；余下病毒潜伏于体内，免疫功能正常者可以再次消灭活动的病毒。若T细胞功能异常，T细胞及NK细胞均可被感染，以致出现CAEBV、淋巴增殖性疾病甚至淋巴瘤。目前原因尚不清楚，考虑有一定的遗传背景。CAEBV亚裔发病率高，目前无有效治疗措施。如更昔洛韦等抗病毒药物应用后可短期抑制病毒增殖，但对预后没有改善。如果进展为噬血细胞综合征或者淋巴瘤，则按照噬血或淋巴瘤治疗。目前认为唯一可取得完全效果的治疗手段即异基因造血干细胞移植，但风险较高。结核方面：本例患者临床无结核中毒症状，实验室检查无结核证据，手术病理未见结核，考虑该患者无结核。治疗方面：目前可考虑应用激素干预，改善症状，争取后续治疗的时间。

血液科李剑医师：EBV感染相关的淋巴瘤患者多预后较差，如Burkitt淋巴瘤、NK-T淋巴瘤；而霍奇金淋巴瘤或弥漫大B淋巴瘤患者如出现EBV感染，则治疗效果及预后明显变差。对EBV病毒而言，抗病毒治疗如更昔洛韦或阿昔洛韦无效。目前抗EBV治疗的靶向目标是EBV的宿主细胞，而非病毒本身。治疗方法主要通过化疗清除宿主细胞，使得病毒拷贝数目下降。目前清除宿主细胞的主要方式包括：①激素、免疫抑制剂或者化疗药物如VP-16、MTX等。②生物制剂，如宿主细胞为B细胞，可用利妥昔单抗。③细胞治疗，效果较好且对预防移植物抗宿主反应较为成熟。④异基因造血干细胞移植。结合本例患者，其CAEBV诊断明确，预后很差，已积极行多部位活检，加之手术病理，均无淋巴瘤明确证据。对于是否存在淋巴瘤的诊断目前没有进一步明确的绝对必要。目前患者的EBV拷贝增加，病变范围增多，考虑病情进展，需要干预。治疗方面：患者肠道情况差，异基因造血干细胞移植风险极高，极易发生消化道出血、穿孔等并发症，不具备行异基因造血干细胞移植的条件。因此，需先通过化疗降低肿瘤负荷，缓解肠道症状、降低EBV拷贝数，创造条件后再考虑行异基因造血干细胞移植，但需要向患者及家属充分交代风险，化疗过程出现消化道出血、穿孔风险非常高，患者总体预后较差。

转 归

大查房后患者转入血液内科病房，除外化疗禁忌后于2016年7月1日开始行第1程CHOEP方案化疗：环磷酰胺1.3g d1，表柔比星130mg d1，长春地辛4mg d1，泼尼松100mg d1～d5，依托泊苷0.15g d1～d3，过程顺利。2程化疗后因患者不耐受停止化疗，后逐渐出现全血细胞减少，2016年12月因消化道大出血死亡。

点 评

CAEBV是少见病，临床以发热、肝脾大、淋巴结肿大和肝功能异常为主要表现，以消化道受累为主要表现的CAEBV罕见。本例患者消化道受累的突出表现为局限性肠壁增厚并肠管狭窄、梗阻，是EBV感染直接作用还是感染继发的血栓闭塞性脉管炎值得进一步探讨。CAEBV的治疗非常棘手，预后较差。本例患者临床高度怀疑淋巴瘤诊断，但多次尝试病理活检均无明确证据，因此，治疗更是难上加难。血液科针对CAEBV的宿主细胞进行化学治疗，希望为本例年轻患者行异基因造血干细胞移植创造机会，同时更新了大家对CAEBV诊治的进一步认识。但因疾病本身预后差，最终患者遗憾离世。

（张智旸　李　玥）

8 心内科

抽搐伴意识丧失，活动后胸闷1月余

引言

青年男性，突发癫痫，随后出现活动后胸闷，心脏超声发现室壁运动异常和瓣膜赘生物，什么疾病可以导致中枢神经系统和心脏系统同时受累？当地医院考虑瓣膜赘生物是罪魁祸首，建议外科手术切除，患者来到北京准备做心外科手术，但住院后又发现了很多不符合常理的表现，从这些蛛丝马迹入手，我们最终找到了真正的元凶。

病历摘要

患者，男性，34岁。因"抽搐伴意识丧失，活动后胸闷1月余"于2016年9月13日入院。

（一）现病史

患者2016年7月25日凌晨4点睡眠中突然出现四肢抽搐，双眼上视，意识丧失，呼之不应，持续数分钟后发作终止，约20分钟后意识清醒，对发作过程无记忆。不伴发热、寒战、头痛、喷射性呕吐，未遗留运动及语言障碍。在当地诊所输液3天（具体不详），逐渐出现活动耐量下降，上3层楼觉头晕、胸闷，否认胸痛、肩背痛、咳嗽咳痰、咯血。转诊至上级医院，血常规：WBC 9.9×10^9/L，NEUT 67.7%，Hb 142g/L，PLT 140×10^9/L。生化：γ-谷氨酰转肽酶69.10U/L，ALT 46.4U/L，TG 4.46mmol/L，HDL 0.78mmol/L。PCT（-），ESR（-），CRP 8.54mg/L。心电图示窦性心律，心率约75次/分，V_1、V_2导联呈QS型。超声心动图示各心腔结构无异常，二尖瓣前叶瓣尖处实性回声，大小15mm×10mm，考虑赘生物可能，室间隔及左心室后壁运动及厚度无异常，EF 64%。脑电图提示正常范围脑电图。头颅CT未见出血。头颅磁共振示左侧额叶斑片状长T_1、长T_2信号，DWI稍高信号，考虑脑炎可能。腰椎穿刺见脑脊液无色透明，压力240mmH$_2$O，常规（-）；生化示Pro 0.54g/L，Glu 4.51mmol/L；涂片未见隐球菌、细菌、抗酸分枝杆菌；巨细胞病毒抗体（-），单纯疱疹病毒抗体（-），EB病毒抗体（+）。诊断考虑脑炎、二尖瓣赘生物，抗炎治疗（不详）约1周后，复查腰穿，脑脊液压力、生化指标均（-）。外院建议手术切除二尖瓣赘生物，患者顾虑手术风险，来我院就诊。我院门诊心电图示

胸前导联 $V_1 \sim V_3$ 呈 QS 型，提示陈旧前壁心肌梗死。超声心动图示各房室内径正常，室间隔中下段及心尖部运动减低，左心室收缩功能轻度减低，单平面法 LVEF 45%，二尖瓣前叶脱垂，二尖瓣前叶赘生物，大小约 7mm×7mm，轻度二尖瓣关闭不全。为进一步诊治收入我院心内科。

起病来精神欠佳，睡眠饮食如常，大小便正常，体重无明显变化。

（二）既往史

否认明确慢性病史，否认肝炎、结核、伤寒、疟疾等传染病史及接触史，否认食物药物过敏史。

（三）个人史、家族史

职业为装修工人，吸烟十余年，每天 1 包，否认饮酒嗜好。家族史无特殊。

（四）入院查体

T 36.0℃，R 20 次 / 分，HR 85 次 / 分，BP 127/87mmHg，BMI 24.5kg/m²。一般情况可，全身浅表淋巴结未及肿大，双下肢不肿。皮肤黏膜未见皮疹、结节、红斑，口腔、外阴未见溃疡。双肺呼吸音清，未闻及干湿啰音。心律齐，各瓣膜听诊区未闻及病理性杂音。腹软、无压痛，肝脾肋下未及。四肢肌力 5 级，肌张力正常，生理反射对称引出，双侧巴宾斯基征（-）。颈软，无抵抗，脑膜刺激征（-）。

（五）诊治经过

入院后完善常规检查。

血常规：WBC 8.58×10⁹/L，Hb 158g/L，PLT 18×10⁹/L。尿、便常规（-）。肝肾功能：ALT 30U/L，Alb 53g/L，GGT 92U/L，TBA 150.5μmol/L，LDH 325U/L，Cr（E）69μmol/L，K^+ 3.6mmol/L，Glu 6.4mmol/L。血脂：TC 5.46mmol/L，TG 3.65mmol/L，LDL-C 2.93mmol/L。凝血：PT 12.7s，APTT 33.1s。HbA1C 6.6%。心肌标志物（-）、NT-proBNP（-）。ECG：窦性心律，HR 85 次 / 分，V_1、V_2 导联呈 QS 型，V_3 导联呈 rS型。CXR：心肺膈腹未见异常。

赘生物性质：①感染方面：T 36.0～36.8℃，血培养 3 套需氧＋厌氧均阴性，ESR 11mm/h，hsCRP（-），RF（-），眼科查眼底未见 Roth 斑（-）。②免疫方面：抗核抗体谱 18 项 ANA s1:80，其余（-），ENA4＋7（-），补体 C3、C4 正常，LA 2.20s（↑）、β₂GP1＞200RU/ml（↑）（正常值：＜20RU/ml），ACL＞120PLIgG-U/ml（↑）（正常值：＜12PLIgG-U/ml），Coombs 试验（＋）。③血液系统方面：易栓症全套：APC 抵抗，抗凝血酶Ⅲ、蛋白 C、蛋白 S 均正常范围。④肿瘤方面：肿瘤标志物（-），便 OB（-）。腹盆 CT：肝左叶囊肿可能，脂肪肝，十二指肠憩室可能，睾丸鞘膜积液，腹膜后、肠系膜区及双侧腹股沟多发小淋巴结影，双侧胸膜增厚并少量积液。

神经系统：①腰穿：脑脊液透明清亮，压力 170mmH₂O，常规（-），生化：Glu

6.6mmol/L（正常值：2.5～4.5mmol/L），Pro 0.69g/L（正常值：0.15～0.45 g/L），细胞学（－）、血及脑脊液Hu-Yo-Ri抗体和NMDA/VGKC均（－）。②脑电图：正常范围。③头颅MR＋T_2*＋DWI：双侧大脑半球对称，左侧半卵圆中心可见片状长T_1长T_2信号，FLAIR呈高信号。DWI上未见异常高信号。T_2*WI未见异常低信号。④非特异性改变、慢性缺血改变不除外。

心血管：①颈部血管超声：左颈动脉分叉处内中膜稍增厚，双侧椎动脉、锁骨下动脉未见异常。②双下肢血管超声：双下肢动脉未见异常，双下肢静脉未见血栓。③心脏MR：二尖瓣增厚，前叶赘生物，大小约6mm×7mm；左心室增大，室间隔心肌略增厚，左心室心尖部肌小梁疏松，左心室心肌致密化不全不除外；左心室收缩功能减弱，LVEF 48.4%；左心室侧壁中段首过灌注减低，室间隔中段、心尖段，左心室侧壁基底段、中段，前壁中段、心尖段多发斑片延迟强化，部分呈透壁改变。④冠脉造影：冠状动脉起源正常，右优势型，LM无明显斑块及狭窄，LAD近中段及Diag1近段可见弥漫机化血栓影，TIMI血流Ⅲ级；LCX及其分支无明显狭窄，TIMI血流Ⅲ级；RCA及其分支无明显狭窄，TIMI血流Ⅲ级。

治疗：入院后结合感染科会诊意见，考虑感染性心内膜炎不除外，2016年9月17日加用安灭菌 2.4g q8h＋丁胺卡那 0.4g qd经验性抗感染治疗。神经内科会诊意见：颅内病变非特异性改变？建议完善头MR增强＋T_2*＋DWI、脑电图及脑脊液检查，如癫痫反复发作可予左乙拉西坦口服。完善免疫指标、ACL、β_2GP1、LA、易栓筛查等，进一步明确赘生物性质。心外科会诊意见：目前心功能正常，无频发栓塞证据，UCG示二尖瓣轻度反流，赘生物小，目前无手术指征。2016年9月23日免疫科会诊意见：目前诊断抗磷脂抗体综合征，CTD证据不足，建议羟氯喹0.2g qd＋华法林抗凝，INR目标2～3。遂停用抗生素，予羟氯喹0.2g qd＋华法林3mg qd＋依诺肝素6000U q12h（INR达标后停依诺肝素），阿托伐他汀20mg qn，卡维地洛3.125mg→6.25mg q12h＋培哚普利2mg qd改善心室重构治疗。2016年9月28日患者带口服药出院。

讨　论

放射科林路医师： 患者心肌磁共振可见二尖瓣前叶类圆形等密度影，考虑赘生物，左心室增大，前室间隔中下段和心尖部节段性减弱，LVEF 48%。延迟强化见前室间隔中下段、心尖部及左心室侧下壁延迟强化，考虑缺血性改变，符合前降支中远段及回旋支供血范围。头磁共振所见左侧半卵圆中心考虑小慢性缺血灶或非特异性改变。

心内科杨明医师： 根据心电图胸前导联病理性Q波，ECHO提示节段性室壁运动异常，心肌磁共振提示透壁性心肌梗死改变，综上心肌梗死诊断明确。进一步完善冠脉造影检查，冠脉前降支近中段明确可见较为广泛的血栓影，其中有机化再通表现，血管表现与临床判断吻合。回旋支、右冠未见粥样硬化斑块及血栓，血流通畅。

心内科陈未医师：超声心动图上胸骨旁长轴可见二尖瓣前叶收缩时稍向左心房塌陷，考虑二尖瓣脱垂。二尖瓣左心房面可见一赘生物，中强回声，大小 6.7mm×7.5mm，造成二尖瓣轻度关闭不全。室间隔在收缩时增厚不足50%，局部运动减低，短轴面亦可见运动偏弱，M型超声测量EF值位于正常下限。对于青年男性，无确切冠心病危险因素，二尖瓣赘生物及心肌病变的性质有进一步明确的必要性。

心内科杨明医师：患者中年男性，以癫痫起病，同时出现心脏表现——心肌梗死及瓣膜赘生物。我们先从心肌梗死这一表现进行分析。本例患者除有吸烟史外，并没有其他冠心病危险因素，如高血压、糖尿病、血脂异常等，提示我们要警惕非动脉粥样硬化因素，如冠脉扩张、冠脉栓塞、冠脉解剖异常及高凝状态等，本例患者主要排除高凝状态，如骨髓增生性疾病（真性红细胞增多症、原发性血小板增多症等），以及抗磷脂抗体综合征等。我们再从瓣膜赘生物的性质入手进行鉴别诊断：心脏瓣膜赘生物最常见的病因是感染性心内膜炎，但根据Duke诊断标准，本例患者仅满足1条主要标准（瓣膜赘生物）及2条次要标准（二尖瓣脱垂、冠状动脉栓塞），仍不足以诊断感染性心内膜炎，所以要考虑为非感染性瓣膜赘生物。而非感染性心脏瓣膜赘生物多见于恶性肿瘤、红斑狼疮及抗磷脂抗体综合征等。结合患者3种抗磷脂抗体（LA、β_2GP1、ACL）均为阳性，故抗磷脂抗体（APS）诊断明确。另外，患者的癫痫发作也是抗磷脂抗体综合征在神经系统的一种表现，后面神经科医师会进一步给大家详细介绍。

抗磷脂抗体综合征指血液中出现至少一种抗磷脂抗体（LA、β_2GP1、ACL），同时临床上出现血栓形成或血栓栓塞事件或病理妊娠的临床综合征。抗磷脂抗体综合征患者静脉血栓最为常见，但亦可出现动脉血栓栓塞，主要见于脑血管、冠状动脉、肠系膜上动脉，肾动脉亦可受累。有文献显示，3个抗体阳性比例越高，其血栓风险越高。本例患者3个抗体均阳性，说明其血栓风险极高。

神经科韩菲医师：本例患者以癫痫大发作为首发表现，神经系统查体无明确阳性定位体征，结合血液中抗体结果及瓣膜赘生物，考虑原发性抗磷脂抗体综合征诊断明确。抗磷脂抗体综合征神经系统受累最常见的表现为缺血性卒中，但本例患者无功能缺损性改变，起病时及我院复查的头颅磁共振均未提示血管分布区缺血改变，故本例患者缺血性卒中、心源性栓塞难以诊断。在抗磷脂抗体综合征及系统性红斑狼疮的患者中，癫痫发作的表现并不少见，据已有文献报道，机制主要有以下2种：①抗磷脂抗体与神经元表面的磷脂发生直接作用导致神经元细胞损伤，通过对胶质细胞的抑制，破坏血脑屏障，免疫复合物沉积于神经元细胞上致病。②微血管血栓。但由于癫痫发作在人群中的发病率并不低，本例患者仅出现1次癫痫发作，难以证实是否由抗磷脂抗体综合征引起，但从"一元论"的角度，倾向于相关。治疗方面，若随诊过程中再次出现癫痫发作，建议加用左乙拉西坦控制神经系统症状。

感染内科吕玮医师：在本例患者首诊时，由于发现了心脏瓣膜赘生物及可疑的神经系统缺血表现，疑诊感染性心内膜炎，此时仍建议完善血培养后尽快经验性加用抗生素治疗。但需注意，持续的发热往往是IE最主要的临床表现，本患者体温正常，感染性心内膜炎的诊断须谨慎。血培养阳性作为Duke标准中的主要诊断标准，在感染性心内膜炎的诊断中占有重要地位，但在血培养阴性时，除外感染性心内膜炎须谨慎，因为部分病原体感染如布鲁菌病、Q热、猫抓病、结核杆菌感染等可导致血培养阴性的感染性心内膜炎。

免疫内科张上珠医师： 本例患者冠脉血栓明确，3个抗磷脂抗体均阳性，故抗磷脂抗体综合征诊断明确，应进一步评估后有无合并其他自身免疫性疾病。抗磷脂抗体综合征的临床表现多样，最常见血栓事件及病态妊娠，而在诊断标准以外多个系统受累的表现，如皮肤可见网状青斑，血液系统可见血小板减少及溶血性贫血，神经系统可见血栓、癫痫、舞蹈症、脊髓炎等表现，缺血性肾脏病表现，心血管系统可见冠脉血栓及瓣膜赘生物。在治疗方面，表现为静脉血栓的APS患者以常规治疗性抗凝为主，而对于动脉血栓的情况目前抗凝方案仍有争论，一为抗凝的同时加用低剂量阿司匹林，二为提高抗凝的目标值（INR 3～4）。对于抗体阳性而无血栓事件的患者，若3个抗体阳性或合并以下情况则建议加用抗血小板治疗：①结缔组织病。②高血压、高血脂等血栓事件的危险因素。对于部分出现血小板减少、溶血性贫血或脑炎的患者，则建议加用激素、免疫球蛋白、免疫抑制剂甚至利妥昔单抗的治疗。

转　归

随诊患者，嘱加用阿司匹林100mg，每日1次口服，继续口服华法林，INR目标值2～3，继续口服卡维地洛6.25mg，每12小时1次口服，培哚普利2mg，每日1次口服，阿托伐他汀20mg，每晚1次口服。患者活动后胸闷症状较前好转。患者出院后曾发作癫痫1次，嘱患者加用左乙拉西坦500mg tid，此后未再发作癫痫。出院后半年复查ACL、β_2GP1仍为阳性。

点　评

患者以中枢神经系统症状起病，心电图和超声心动图发现陈旧心肌梗死和二尖瓣赘生物，因此收入心内科病房。患者的心脏表现显然不能解释其整个病情，应该首先考虑全身性疾病的心脏累及。进一步检查高度提示APS，至此患者的病因诊断基本明确。但正如神经内科医生在发言中提到的，APS最常见的神经系统表现是缺血性卒中，本例患者的检查没有发现颅内缺血的证据，而是表现为癫痫发作和颅内压升高。因此，还应该警惕在APS背后，是否还隐藏着没有充分表现的其他疾病如系统性红斑狼疮的可能，应在随诊过程中予以关注。

（陆逸云　杨　明）

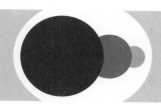

间断皮疹4月余，伴胸闷、腹胀2月余

引言　　本例患者为年轻男性，以皮疹首发，并伴有肝功能损害及广泛心肌受累；心肌病变以右心室受累为主，同时累及左心室，并有广泛的传导系统受损；进一步的心脏MRI和心肌活检病理符合心肌炎改变。结合发病前曾有服用抗癫痫药物及不知名中药的用药史，考虑药物过敏可能。然而，如此广泛而严重的脏器功能损害，能否用药物过敏"一元论"解释呢？

病历摘要

患者，男性，24岁。因"间断皮疹4月余，伴胸闷、腹胀2月余"于2016年1月3日入院。

（一）现病史

患者因怀疑"癫痫"服用苯巴比妥及不知名中药（具体不详）1个月后，2015年9月1日左上肢开始出现少量红色丘疹，伴轻度瘙痒，后皮疹逐渐蔓延至全身（图8-1A、B），9月11日开始出现发热，Tmax 40.5℃，伴寒战、乏力、全身酸痛，就诊于北京大学第一医院，查血常规：WBC 39.85×10⁹/L，NEUT% 62%，LY% 14%，MO% 4%，EOS% 20%；血生化：ALT 158IU/L，AST 70IU/L，Alb 28.7g/L，ALP 302IU/L，GGT 420IU/L，LDH 759IU/L，hsCRP 25.65mg/L，PCT 4.611ng/ml，心电图提示窦性心动过速（图8-2A），皮肤病理：表皮个别坏死角朊细胞，真皮浅中层血管周围灶状淋巴细胞伴个别嗜酸性粒细胞；诊断为药物超敏反应综合征，给予（甲泼尼龙 120mg qd＋丙种球蛋白 20g qd）×3d→静脉甲泼尼龙 80mg qd×3d→口服泼尼松龙 50mg qd×7d治疗，2天后体温正常，皮疹基本消退，肝功能好转，后于9月24日出院，院外继续服用泼尼松龙 50mg qd×10天后自行停药。10月17日（停用激素约2周）再次出现充血性斑丘疹，伴瘙痒，性质同前，主要分布于双上肢及前胸部，后逐渐出现胸闷、腹胀，呈持续性，活动后为著，无胸痛、咳嗽、咯血、双下肢水肿等，4天后（10月21日）就诊于当地县医院，测Tmax 38.3℃，查血生化：ALT 51U/L，AST 63U/L，ALP 84U/L，GGT 64U/L，LDH 351U/L，CK 372U/L，CK-MB 83U/L，给予抗生素（具体不详）

治疗后无好转，胸闷、腹胀进行性加重伴乏力，走数步即感胸闷。10月27日（11时）查血常规：WBC 24.92×10⁹/L，EOS 0.02×10⁹/L，NEUT% 81.10%，LY% 8.40%，EOS% 0.1%；血生化：ALT 789U/L，AST 823U/L，ALP 205U/L，GGT 520U/L，LDH 2600U/L，Cr 137μmol/L；心肌酶：cTnI 16.7ng/ml，CK 598U/L，CK-MB 33.2ng/ml；胸闷、腹胀进一步加重，呼吸频率加快,30～40次/分，后因意识障碍行气管插管，予机械通气并转入当地市医院，急查血生化：AST 4720U/L，LDH 4819U/L，Urea 16.15mmol/L，Cr 122μmol/L，CK 599U/L，K⁺ 5.2mmol/L，BNP 1592.4pg/ml；PCT 0.95ng/ml；肺部CT提示两肺炎性改变合并肺水肿改变可能；10月29日心电图提示窦性心律，肢体导联低电压，V₁、V₂导联异常Q波（图8-2B）；Holter提示窦性心律，偶发室早，短阵室速（3个，1阵），间歇性Ⅰ度及Ⅱ度房室传导阻滞。心脏彩超示左心室收缩功能减低（EF 46%），心包少量积液。诊断为重症心肌炎，予机械通气、血液透析、血管活性药及利尿等支持治疗，同时给予激素冲击（具体不详）并序贯口服激素治疗，以及莫西沙星抗感染，恩替卡韦抗病毒及保肝治疗，3天后呼吸困难及腹胀症状好转，皮疹逐步消退，肝、肾功能逐渐恢复。3周后出院，院外继续服用泼尼松25mg qd、螺内酯 20mg qd、呋塞米 20mg qd、恩替卡韦 1片 qd及曲美他嗪、辅酶Q10等。11月复查心电图发现交界性自主心律，肢导低电压（未见心电图）。2015年12月无明显诱因下出现咳嗽、咳痰，痰中带血丝，无明显胸闷腹胀加重，胸部CT提示双肺感染、右侧胸腔积液；心脏磁共振（cardiac magnetic resonance，CMR）提示右心房、右心室增大，左心室心尖部心肌内见心室下壁延迟强化，心包积液；BNP 284.32pg/ml；总IgE 6100IU/ml，予适当利尿，加用依那普利5mg bid、华法林 3mg qd抗凝治疗，泼尼松减至 20mg qd，并给予营养心肌、护肝、抗病毒等治疗，症状较前无明显改善。2周后胸闷、腹胀较前加重，自行将利尿剂改为螺内酯 20mg bid＋呋塞米 20mg bid后自觉好转，上3～5层楼感气短，日常活动不受限，间断有少量血丝痰，12月27日复查心脏彩超示中等量心包积液，为进一步诊治收入我院心内科。

自发病以来，神清，精神可，食欲、睡眠可，大小便正常，体重无明显变化。

2015年10月以来有3次一过性意识丧失发作，第一次为坐位突发意识丧失、晕倒于沙发上，目光发直、四肢僵直伴轻微抖动，牙关紧闭，无抽搐、口吐白沫、大小便失禁等，第二、三次均发生于睡眠中，本人无知觉，闭眼睡眠中突发呼吸急促，无意识肌肉僵直，牙关紧闭，症状同前，3～5分钟后均可自行缓解。病程中无口腔、外阴溃疡、面部红斑、皮下结节、发作性咳嗽、喘息等。

（二）既往史

可疑癫痫病史：自述从小有活动时突然出现的行动不能，持续3～5秒可自行恢复，多于情绪紧张时发生，父亲和叔叔也有类似症状。对枇杷花粉、油漆过敏（此次发病后出现）。18岁体检时发现有乙肝病毒感染，未予重视，2015年10月于北京大学第一医院就诊时因发现病毒载量高，持续接受恩替卡韦抗病毒治疗。

（三）个人史、家族史

2015年3月起从事家具组装工作，自述长时间接触油漆过的家具，无皮疹。不嗜烟酒。否认心脏病及猝死家族史，一姐姐及父亲近期本院超声心动图均未见异常。

（四）入院查体

T 36.5℃，R 18次/分，HR 62次/分，BP 127/65mmHg，SpO_2 96%@RA。双肺呼吸音清，未及干湿啰音，心界不大，心律齐，未及异常心音及杂音，腹软，肝脾肋下未及，移动性浊音（-），周围血管征（-），双下肢可见点状色素沉着及脱屑，双下肢无水肿。

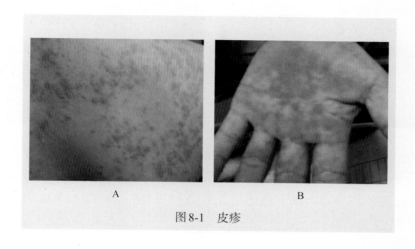

图8-1　皮疹

（五）诊治经过

入院后完善相关检查。

血、尿、便常规均正常。血气分析（自然状态）：pH 7.45，PO_2 84，cLac 1.5；甲状腺功能、血管紧张素转化酶均（-）；心肌酶及凝血均正常，BNP 392ng/L。胸部CT：左肺下舌段、下叶多发索条影；双侧胸腔积液，右肺下叶部分膨胀不全。CTPA：双肺动脉未见明显血栓形成。腹部超声：肝大，肝回声增强，肝静脉扩张，胆囊壁毛糙、增厚，少量腹腔积液。睡眠监测：轻度睡眠呼吸暂停综合征，中枢性为主。

心脏方面：心电图：交界性自主心律，呈右束支阻滞图形，平均心室率60次/分，偶发室早，起源于左心室心尖部（图8-2C）；Holter：心房颤动，8060次室早，816次成对，50阵二联/三联律，18阵室速（最多由8个组成）。超声心动图：心肌病变，左右心房及右心室增大，轻度二尖瓣、三尖瓣关闭不全，左心室收缩功能减低（EF 37%），左心室限制性舒张功能减低，右心室收缩功能重度减低（TAPSE 6mm），心室内血流缓慢，可见自显影，下腔静脉增宽，少量心包积液。CMR（图8-3）：左心房、右心房及右心室增大；三尖瓣反流；左心室、右心室肌小梁增多；室壁收缩运动减弱，心功能减低；LVEF 35.7%，RVEF 25.0%；室间隔及右心室心肌弥漫延迟强化，考虑心肌病变。冠脉CTA：冠状动脉未见明确钙化或狭窄，前降支远端肌桥可能。2016年1月21日局麻下行心内膜活检术＋心内电生理检查，电生理检查提示窦性停搏，且房室结下传功能不佳，心肌活检病理（图8-4）：少许退变的心肌组织，心肌间纤维增生，可见较多慢性炎细胞浸润，局灶见个别散在嗜酸性粒细胞，未见巨核细胞及肉芽肿样结构。特殊染色结果：Masson染色（＋），刚果红（－），高锰酸钾化刚果红（－），磷钨酸苏木素（＋）。

血液系统：血涂片正常。

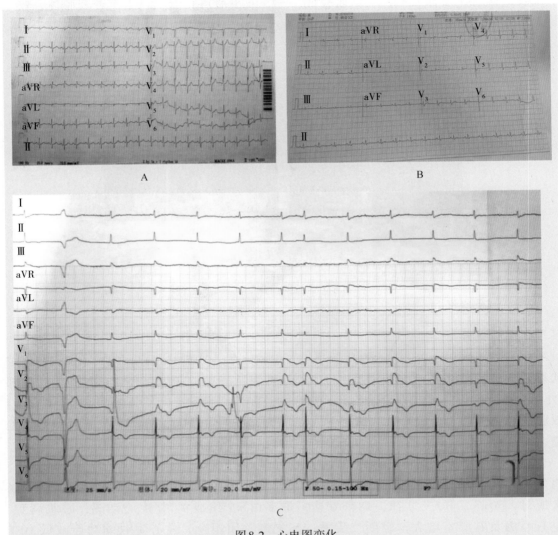

图8-2　心电图变化

注：A. 起病初心电图，提示窦性心动过速，QRS波形态基本正常；B. 发病1个月余骤停激素后皮疹再发同时合并暴发性心肌炎时心电图，提示窦性心律，肢体导联低电压，不完全右束支传导阻滞；C. 本次入院心电图，提示交界性自主心律，QRS波呈右束支阻滞样图形，平均心室率60次/分，偶发室早。

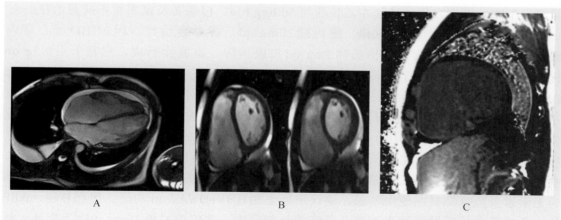

图8-3　心脏MRI

注：A. 四腔心可见左心房、右心房及右心室增大，右心可见较多肌小梁，左心室心尖段可见疏松肌小梁；心包积液；B. 短轴切面可见室间隔平直，提示右心压力增大；C. 可见室间隔及右室心肌弥漫延迟强化。

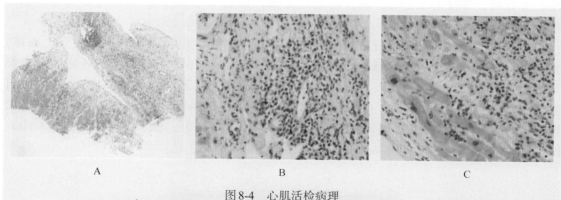

图8-4　心肌活检病理

注：A. 心肌组织大体标本，可见心肌退行性改变及较多炎细胞浸润；B、C. 高倍视野观察，可见心肌较多慢性炎细胞浸润，仅局灶见个别散在嗜酸性粒细胞，未见巨核细胞及肉芽肿样结构，未见中性粒细胞浸润及脓肿。

感染方面：CMV-IgM阳性（＋），细小病毒B19 IgM 可疑（＋），柯萨奇病毒、EB病毒及麻疹病毒IgM均（－）；乙肝5项：HBsAg（＋），HBeAg（＋）982.63S/CO，HBcAb阳性（＋）9.71S/CO，HBV-DNA 2.73×10^3 copies/ml。

变态反应：总IgE＞5000kU/L，吸入性及食物过敏原特异性IgE检测组套（－）；d2：粉尘螨 D.farinae：d2 2.14（2级）kUA/L；变态反应科会诊：建议注意避免诱因，发作时服抗组胺药即可，忌服苯巴比妥（药疹）。

自身免疫：ESR 6mm/h，hsCRP 1.77mg/L，抗核抗体、ANCA均（－）；血管超声：颈动脉、椎动脉、锁骨下动脉、肾动脉超声均（－）；耳鼻喉检查示干燥性鼻炎。

神经系统：脑电图中度不正常。神经科会诊：患者发作性症状，结合脑电图中度异常，不除外癫痫发作，建议左乙拉西坦500mg bid，但患者及家属暂不同意治疗。

治疗：予培哚普利8mg qd、螺内酯20mg qd，抗心衰治疗，因ECHO示心室内血流缓慢、可见自显影，予华法林3mg qd口服预防心室血栓形成，恩替卡韦0.5g qn抗病毒，辅以利尿、营养心肌、护肝等治疗。2月23日心内科专业组查房：诊断考虑DRESS相关心肌炎可能性大，不排除心源性晕厥可能，可考虑植入心电监测装置，进一步明确晕厥原因，必要时行ICD植入；治疗方面建议加用激素和免疫抑制剂，建议在植入起搏器基础上，加用β受体阻断剂，以改善长期预后。充分告知患者及家属以上病情、预后及风险，家属表示知情理解，拒绝器械治疗，同意使用激素及免疫抑制剂。本例患者同时合并慢性乙型病毒肝炎（非活动期）并抗病毒治疗中，感染科会诊后认为无激素及免疫抑制剂使用禁忌，建议定期监测HBV-DNA、肝功能、腹部B超、AFP等，免疫科会诊后同意激素加量及免疫抑制剂使用，建议泼尼松30mg qd×1个月，每2～3周减半片。2月26日开始加用泼尼松30mg qd＋硫唑嘌呤50mg qd，3月25日复查血常规：WBC 11.02×10⁹/L，NEUT 6.97×10⁹/L，LY 2.95×10⁹/L，予硫唑嘌呤加量至75mg qd，泼尼松减量至25mg，并继续螺内酯20mg qd，培哚普利8mg qd治疗慢性心力衰竭，华法林2.25mg qd预防血栓形成，恩替卡韦0.5g qn抗病毒及利尿、营养心肌、护肝等治疗。

大查房时情况：患者可上3层楼，诉腹围较前增加，但无明显胸闷、腹胀。查体：血压101/66mmHg，双肺呼吸音对称，心律不齐，心率70～80次/分，各瓣膜区未闻及杂音；腹部膨隆，无压痛，移动性浊音（±），双下肢无水肿。辅助检查：4月11日血常规、肝功能基本正常，INR 2.95，NT-pro BNP 4141pg/ml。心电图：仍提示交界性自主心律，呈右束支阻滞图形，平均心室率80次/分，偶发室早。复查ECHO：LVEF 37%→43%，TAPSE 6mm→9mm，较前略有好转。

讨　论

放射科曹剑医师：本例患者影像学方面突出表现在CMR，CMR可同时评估心功能和心肌形态结构改变。前者包括心室容积和心室功能测定，后者主要从形态学角度评估，包括有无心包积液及在T_2WI、早期增强和延迟增强序列中心肌有无异常信号。结合本例患者CMR表现：左心房、右心房及右心室增大，室壁收缩运动减弱，左右心功能减低，LVEF 35.7%，RVEF 25.0%，右心室 EDV/BSA＞110ml/m²；室间隔及右心室心肌弥漫延迟强化；室间隔平直，考虑右心压力增高；下腔静脉增宽；心包积液。本例患者CMR影像表现符合ARVC或心肌炎改变。心肌炎在CMR典型表现包括：T_2WI高信号，提示存在心肌水肿和渗出；早期增强序列显示强化，表明有血管充血渗出；延迟增强序列显示异常高信号，反映心肌坏死和纤维化瘢痕形成。本例患者病程4个月余，已超过心肌炎急性期，因此，CMR仅可见延迟强化这一表现，结合患者病史及心肌病理活检可见较多慢性炎细胞浸润，考虑心肌炎可能性大。2010年修订版的Task Force 诊断标准将ARVC诊断分为6个方面：①整体和/或局部功能障碍和结构改变。②室壁的组织特征。③ECG上可见复极化异常。④ECG上可见去极化/传导异常。⑤心律失常。⑥家族史。诊断ARVC至少需符合以上2条主要标准。本例患者右心增大，右心室收缩功能减低，右心室EDV/BSA＞110ml/㎡，只符合上述第一条主要标准，而其余5条均不符合ARVC典型表现，因此，本例患者ARVC诊断暂不考虑。

心内科王辉医师：总结病例特点，患者青年男性，病史4个月余；服用抗癫痫药物1个月后出现皮疹、发热、肝损害，伴嗜酸性细胞明显增多，结合外院皮肤病理，当时诊断考虑DRESS，予大剂量激素冲击治疗后好转；骤停激素后2周皮疹复发，并出现急性左心衰竭、心肌酶水平升高及多脏器功能损害，考虑为暴发性心肌炎，从临床过程看，心肌炎考虑与DRESS相关。经外院予激素、抗心衰药物及对症支持治疗后皮疹及临床症状虽好转，但心脏病变仍在进展，心腔扩大、收缩功能减低，右心病变更重，并出现窦房结及传导系统受累，有指征行心肌活检明确病理。心肌病理结果提示较多炎症细胞浸润，因此，在治疗方面除予规范抗心衰药物治疗外，加用激素和免疫抑制剂治疗。因患者为交界区心律，逸搏位置较低，β受体阻断剂应用受限，建议患者植入起搏器，但患者因经济原因暂不同意使用。经上述治疗1个月后复查超声心动，见左心室、右室收缩功能略有升高，但目前随访时间尚短，待治疗3个月后可再次复查超声心动，评估心脏结构及功能变化。

DRESS相关心肌炎临床相对少见，且本例患者初发皮疹及心肌炎均为外院资料，诊断与治疗方面仍存在一些问题：①本例患者最初院外DRESS诊断是否明确。②患者初次皮疹好转后复发且迟发出现暴发性心肌炎，与骤停激素相关还是DRESS本身的迟发变态反应，需要变态反应科、皮肤科等相关科室一起讨论。③本例患者是否可除外ANCA阴性的小血管炎，需要请免疫科协助明确诊断。④本例患者癫痫诊断是否明确，以及以后的抗癫痫药物选择。⑤关于心肌炎的免疫抑制治疗既往临床应用较少，需请免疫科提供激素及免疫抑制剂治疗过程的具体方案及注意事项。为此特提请本次大查房。

皮肤科舒畅医师：2002年日本提出的DRESS诊断标准包括：①应用某些特定药物3周后迟发性发病。②停用致病药物之后，症状仍迁延2周以上。③体温高于38℃。④淋巴结肿大。⑤皮损初发多为斑丘疹或多形性红斑，典型患者均出现颜面部肿胀。⑥多脏器受累，肝功能损害多见，其他还有消化道、心肌、肾脏累及。⑦血液学改变：其中一项以上：a.白细胞（$1.1×10^9$/L以上，但中性粒细胞分类计数无明显增高）；b.出现异型淋巴细胞（5%以上）；c.嗜酸性粒细胞增多（$1.5×10^9$/L以上）。⑧HHV-6再激活。典型DRESS临床表现呈双峰性，早期延迟活化T细胞免疫效应，形成第一次高峰症状；HHV-6的再激活二次引发免疫过敏反应，在激素减量过程中或骤停激素后可出现第二次高峰症状。回顾本例患者病史，DRESS诊断基本明确，且呈典型双峰表现：服用抗癫痫药物1个月后，出现严重药疹，为第一次高峰症状，骤停激素2周后皮疹再发，伴严重心肌受累，为第二次高峰症状。治疗包括系统应用激素和免疫抑制剂，激素减量宜慢，疗程宜长，急性期亦可静脉用免疫球蛋白。有文献报道，对于抗惊厥药物引起的DRESS，N-乙酰半胱氨酸治疗可能有效；DRESS第二次高峰时可能合并HHV-6的再激活，因此，部分患者抗病毒治疗可能有效。

病理科赵大春医师： 关于心肌炎的病理诊断标准，有1982年Edward标准和1984年Dallas标准，二者虽各有侧重，但均认为心肌炎必须有心肌损害和炎细胞浸润。因此，结合本例患者心肌病理活检可见心肌退行性改变及较多慢性炎细胞浸润，考虑心肌炎诊断基本明确，且提示心肌病变已超过急性期。然而对于心肌炎的原因，仅根据病理表现尚不能完全明确。本例患者病理仅局灶见个别散在嗜酸性粒细胞，未见巨核细胞及肉芽肿样结构，未见中性粒细胞浸润及脓肿，不符合感染性心肌炎和特发性心肌炎，包括巨细胞心肌炎、嗜酸性粒细胞性心肌炎的病理表现。DRESS相关心肌炎临床少见，且病理表现无特异性，因此仅从病理方面来讲，很难与病毒性心肌炎鉴别。

神经科姚远医师： 首先，导致本例患者发生DRESS的药物并不十分明确。本例患者在发病前有服用苯巴比妥及不知名中药的用药史，文献报道苯巴比妥可引起DRESS，但尚不能除外中药成分中可能混有大量的抗癫痫药物。其次，本例患者的癫痫诊断并非十分明确。自小出现的突然运动不能，3～5s可自行缓解，父亲和叔叔亦有类似症状，其表现属缺损症状，不同于癫痫的刺激症状，如抽搐、强直或阵挛，表现为突然运动不能的发作有失张力和负性肌阵挛，前者见于Doose综合征等癫痫脑病，后者见于不典型儿童良性部分性癫痫BECTS，但上述综合征都不符合本例患者表现，综上本例患者自小出现的突然运动不能发作，不考虑为癫痫发作，临床上符合发作性肌张力障碍，该病是一类遗传性离子通道病。而10月份以来的3次可疑晕厥，类似部分继发全面性发作，不除外癫痫，结合脑电图中度异常，左颞可见慢波及癫痫波，提示左颞局灶性病变可能，需警惕成人相关海马硬化或左颞局部肿瘤，建议进一步完善头颅MRI检查和视频脑电监测。治疗方面，我科会诊曾建议使用左乙拉西坦500mg bid，左乙拉西坦属新型抗癫痫药物，起效快，副作用小，目前尚未有文献报道发生过敏反应。若患者对药物副作用有顾虑，可以考虑完善相关检查明确诊断后再加用，并嘱患者神经内科随诊。

风湿免疫科刘金晶医师： 本例患者心肌炎病因方面需与嗜酸性肉芽肿性多血管炎（EGPA，即Churg-Strauss综合征）相鉴别，其分类标准包括：哮喘，嗜酸性粒细胞比例升高超过10%，单发/多发神经病变，游走性肺部浸润影，鼻窦病变，病理可见血管外嗜酸性粒细胞浸润。本例患者皮疹、肝损害、心肌受累突出，但ANCA（－），其嗜酸性粒细胞水平非常高时没有出现EGPA相对特异的表现，即使慢性期的心肌病理活检仍不支持EGPA，因此本例患者不能诊断为EGPA。治疗方面，DRESS合并严重脏器功能受损有应用大剂量激素指征，应用免疫抑制剂的则多为个案报道，血浆置换、吗替麦考酚酯、硫唑嘌呤、环孢素、利妥昔单抗等均有涉及，免疫抑制剂均用于激素减量过程中血嗜酸性粒细胞和炎症反应复发或者库欣综合征突出的病例。对于本例患者，初始治疗采用大剂量激素冲击是合适的，然而短期减停激素，皮疹复发时虽然使用激素冲击，但迅速减至中小剂量维持治疗2个月左右。结合心肌损伤证据，我们认为激素减量过快，免疫抑制治疗相对不足。目前脏器损伤以心肌慢性损伤为突出，血嗜酸性粒细胞计数和炎症指标均已正常，可参考血管炎心肌受累稳定期激素和免疫抑制剂的使用，同意使用中等量激素和硫唑嘌呤。若无明显副作用，硫唑嘌呤可加量至目标剂量100mg qd，激素缓慢减量至2～3片/天之后，根据心功能恢复情况，再尝试更加缓慢的激素减量，建议小剂量激素＋免疫抑制剂维持1～2年，减少复发。

变态反应科顾建青医师：血清总IgE水平升高不一定与过敏有关，总IgE大于5000kU/L可见于某些严重的特应性皮炎和过敏性支气管肺曲霉病（ABPA）等；总IgE水平轻度升高，多在数百左右，可见于过敏性疾病，另外还包括病毒感染、自身免疫系统疾病、淋巴瘤等。但在某些情况下，过敏性疾病患者的总IgE水平也可能不高。因此，总IgE水平升高并非过敏的特异性指标。诊断过敏反应，需要同时依靠特异性IgE阳性和与该过敏原相符合的过敏病史。结合本例患者，粉尘螨特异性IgE：d2 2.14（2级）KuA/L，如果无粉尘螨这类吸入性过敏原过敏的相关症状，则无法诊断粉尘螨过敏，可能只是处于致敏阶段或检测误差。

根据过敏症状出现的时间将药物过敏反应分为速发型反应（在暴露1小时内发作）和迟发型反应（在暴露1小时后发作），速发型反应通常在给药后1小时内开始出现过敏反应，绝大多数由IgE介导，多表现为荨麻疹、血管性水肿、哮喘、过敏性休克，临床上青霉素皮试可用于诊断速发型过敏反应；迟发型反应大多数在给药6小时后开始出现，有些甚至在治疗数日后出现，一般由IgG和T细胞介导，多以各种类型的皮肤表现为主，对于IgG介导的过敏反应也可同时伴有免疫复合物沉积造成的器官损伤或血液系统受累的表现。

心内科严晓伟医师：DRESS相关心肌炎临床少见，目前治疗尚无定论，尤其是激素和免疫抑制剂的使用缺少经验。本例患者青年男性，心脏病变严重，心脏扩大、心功能减低，并伴有广泛的传导系统受累，持续交界性逸搏心律。根据心内科专业组和免疫科的讨论意见，在规范抗心衰基础上，予加用激素及免疫抑制剂治疗，随访1个月，复查ECHO示心功能较前略有好转，症状亦有改善，然而本例患者心脏病变严重，预后不良，在后续治疗过程中，需密切随诊，观察心功能变化。

转 归

大查房后将硫唑嘌呤加量至100mg qd，泼尼松22.5mg qd，嘱患者每2～3周减2.5mg口服泼尼松，并继续螺内酯20mg qd，培哚普利8mg qd治疗慢性心力衰竭，华法林2mg qd预防血栓形成，恩替卡韦0.5g qn抗病毒及利尿、营养心肌、护肝等治疗。4月20日患者出现腹胀伴双下肢可凹性水肿，无明显胸闷、气急，当地医院查腹部B

超：平卧位腹腔内探及游离液性暗区，范围较宽处约16.8cm×7.2cm，予利尿剂加量至呋塞米40mg bid po，嘱患者监测血压、体重、电解质，并严格限钠、限水。目前患者门诊随诊中。

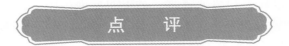

点　评

　　从患者发病到病情的整个过程，首先应考虑由不知名中药治疗癫痫过程中诱发的由免疫因素介导的全身性病理生理过程。在皮肤表现为Dress，同时伴心脏、肝脏和肾脏受损。在除外活动性感染的情况下，治疗应尽早采用强有力的免疫抑制治疗，甚至激素冲击治疗。类似的病例在临床并不罕见。因此，临床一方面应强调加强临床合理用药、减少不适当用药、提高用药安全。另一方面当某个致病因素（药物、毒素、病原体等）诱发包括药疹在内的发热、其他脏器明确的损伤时，应积极完善相关检查，并给予规范、足疗程糖皮质激素和免疫抑制剂治疗，缓慢减量。对于类似由免疫因素介导的心肌炎，经规范抗心力衰竭和初步免疫抑制治疗心脏结构及功能恢复不良者，应尽早行心肌活检明确病理。如心肌病理提示炎症浸润且病毒阴性，可联合糖皮质激素和免疫抑制剂治疗以改善患者预后。

（马政政　王　辉）

下肢水肿1年，气短1月

引言 这是一例以水肿、气短为主要临床表现的青年女性患者，有多系统受累，但心脏表现最为突出，入院时病情危重，心率快、血压低、心肌酶水平升高，经追问病史发现患者既往有步态异常、足背伸无力，行肌肉活检为诊断提供了重要依据，最终针对病因治疗后患者病情出现令人惊喜的好转。

病历摘要

患者，女性，16岁。因"下肢水肿1年，气短1月"于2016年6月18日入院。

（一）现病史

患者2015年5月无明显诱因出现双下肢可凹性水肿，2015年8月～2016年1月当地医院查血常规：WBC $3.75×10^9$/L，余正常；血生化：AST 43U/L，ALT 47U/L，TBil 28.2μmol/L，CK 364U/L，CK-MB 37U/L，cTnI 0.214ng/ml，LDH 303U/L；血涂片：成熟红细胞大小不一，部分细胞中央淡染区扩大，可见小红、球形（占3%）、口形、椭圆形、碎裂形红细胞；红细胞G6PD/6PGD酶比值0.86（正常＞1.03）；骨髓涂片：增生活跃，分类不明细胞4%；超声心动图：左心房、右心房、右心室增大，中-重度三尖瓣关闭不全，肺动脉收缩压40～45mmHg，少量心包积液，LVEF 57%→42%。PET/CT：双锁骨上、纵隔、肺门、腋窝、肝门区、腹膜后、肠系膜区、双侧髂血管旁、双侧腹股沟区多发肿大淋巴结影，大小不一，较大约2.8cm×2.3cm，SUVmax 3.1；脾大，下缘超过脐水平，SUVmax 1.9；心脏增大；右肩背部肌肉糖代谢稍增高，考虑为良性病变。予地高辛、卡托普利、螺内酯、呋塞米、盐酸曲美他嗪等治疗。2016年5月起双下肢水肿加重，出现活动后气短；查CK 279U/l，CK-MB 45U/L，cTnI 0.16μg/L，LDH 338U/L，BNP 2989pg/ml。遗传代谢疾病筛查：β-葡萄糖苷酶活性正常；线粒体相关基因（*MELAS*、*MERRF*）测序阴性；疑难遗传病相关基因检测；ACAD8（NM_014384.2）Exon4杂合致病突变，Intron 5杂合突变；超声心动图：全心增大，室壁运动普遍减弱，二尖瓣、三尖瓣反流（重度），肺动脉收缩压39mmHg，

LVEF 35%。病程中有脱发，无向阳疹、发热、关节痛、口腔溃疡、雷诺现象、口干、眼干等。

（二）既往史

2015年5月开始出现步态异常，左足背伸无力；双下肢皮疹及全身皮肤粗糙2年余，外院诊为"鱼鳞病"。

（三）个人史、月经史、婚育史、家族史

既往月经规律，2015年9月始月经减少，停经半年；父母、1兄体健，否认家族中相关遗传病史。

（四）入院查体

T 36.4℃，R 19次/分，HR 136次/分，BP 94/66mmHg，SpO$_2$ 96%。身高150cm，体重46kg，BMI 20.44kg/m^2。左颈部、双腋窝下、右侧腹股沟触及多个淋巴结；全身皮肤变薄、干燥，背部皮肤、腹部可见皲裂纹；双下肢广泛色素沉着、陈旧皮损，伴皮肤皲裂；颈静脉曲张；双肺部未及啰音，心律齐，奔马律，二尖瓣、三尖瓣听诊区3级收缩期杂音，腹部膨隆，肝脾触诊不满意，移动性浊音可疑阳性；双下肢重度水肿，左足背伸肌力0级。

（五）诊治经过

入院后完善常规检查。

血常规：WBC 5.45×10^9/L，Hb 121→100g/L（↓），MCV 78.4fl（↓），MCH 24.9pg（↓），PLT 103×10^9/L。尿常规：Pro 0.3→1.0g/L→阴性，BLD 80cells/μl（异常形态100%）→NEG，24hUP 0.24g/24h（↑），酮体（-）。便潜血：阳性×1次，阴性×2次；凝血功能（-）。血生化：K$^+$ 4.8mmol/L，ALT 18U/L，Alb 25g/L，TBil 37.2μmol/L（↑），DBil 16.2μmol/L（↑），LDH 319U/L（↑），Cr 68μmol/L。CK-MB 26.6（↑）→7.7μg/L（↑），cTnI 0.05（↑）→0.11μg/L（↑），CK 261（↑）→33U/L（↑）。NT-proBNP 10 070（↑）→5527pg/ml（↑）。Amon 8.0μmol/L（↓）。动脉血乳酸：1.9→4.2（↑）→0.8mmol/L。血脂：TC 2.56mmol/L（↓），TG 1.02mmol/L，HDL-C 0.38mmol/L（↓），LDL-C 1.79mmol/L，游离脂肪酸178μmol/L。血微量元素：硒、铅、锰、铜、锌、镁（-）。

影像学：①腹部超声：肝肋下6.8cm，肝内静脉血流双向，脾大（厚5.2cm，长径16.5cm，肋下达脐水平），腹盆腔积液。②浅表淋巴结超声：双颈部、双锁骨上窝、双侧腋下及双侧腹股沟区多发淋巴结肿大。③胸腹盆增强CT：双肺多发索条斑片影；双侧肺门、锁骨上及腋窝多发肿大淋巴结；全心增大，心肌薄；心包积液；双侧胸腔积液；双侧胸膜增厚。④骨显像：双下肢软组织内见数个点状放射性略增高灶。

血液病方面：①Ret% 2.30%（↑）；②铁4项：血清铁32.8μg/dl（↓），TIBC

216μg/dl（↓），TS 12.1%（↓），Fer 28ng/ml，叶酸10.0ng/ml，维生素B_{12} 1342pg/ml（↑）。③血涂片：红细胞大小不等，部分红细胞中心淡染区扩大。④Coombs试验、血浆游离血红蛋白、红细胞渗透性EOF（－）；血清蛋白电泳、血及尿免疫固定电泳、血游离轻链（－）；血$β_2$微球蛋白14.7mg/L（↑）；尿$β_2$微球蛋白0.279mg/L（↑）。葡萄糖-6-磷酸脱氢酶 1.1（参考值：1.10～1.65）；红细胞游离原卟啉7.8μg/gHb（↑）。外周血TCR重排（－）。⑤骨髓涂片：增生活跃，红细胞大小不等，轻度中心淡染区扩大。⑥铁染色：细胞外铁（＋），细胞内铁幼粒细胞0。骨髓活检：未见明显异常。右腹股沟淋巴结活检：淋巴结反应性增生。

免疫方面：IL-6 113.0pg/ml（↑），IL-8 436pg/ml（↑），IL-10 38.3pg/ml（↑），TNF-α 289.0pg/ml（↑）；ESR、hsCRP（－）；免疫球蛋白3项：IgG 6.94（↓）→12.4g/L，余正常；补体：C3 0.660（↓）→0.628g/L（↓），余正常；RF、ASO（－）；血清IgG亚类测定4项（－）；ACL、抗$β_2$糖蛋白I抗体（－）；抗ENA抗体、抗核抗体谱18项（－）；抗Jo-1抗体（双扩散法）、ANCA（－）；自身抗体9项（包含抗心肌抗体）（－）。

内分泌方面：①甲状腺功能：TSH3 5.475μIU/ml（↑），T_3 0.443ng/ml（↓），FT_3 1.74pg/ml（↓）；甲状旁腺素（－）；②ACTH、血F、24小时尿皮质醇（－）；③24h尿儿茶酚胺：去甲肾上腺素36.18μg/24h，24h肾上腺素3.02μg/24h，24h多巴胺80.4μg/24h（↓）；④生长激素3.6ng/ml（↑），IGF1 65ng/ml（↓）；⑤性激素：FSH 4.21IU/L（↓），E2 21.95pg/ml（↓），P 0.57ng/ml（↓），LH 0.84 IU/L（↓），PRL 12.77ng/ml。⑥内分泌会诊：低位性腺功能减退，生长激素缺乏症，甲状腺功能减退，HPA轴功能正常；目前内分泌各轴系功能改变考虑基础病及消耗状态所致继发性改变可能性大。

感染方面：①痰培养：铜绿假单胞菌、鲍曼不动杆菌、白色念珠菌；②TORCH：CMV-IgG（＋），RV-IgG（＋），HSV-1-IgG（＋）；③血EBV抗体：IgA/VCA（＋），IgA/EA（＋），IgG/VCA（＋），EB NA-IgG（＋）；④咽拭子：EBV-DNA 1800copies/ml（↑）；⑤血EBV-DNA、CMV-DNA×2次（－）；⑥TB细胞亚群11项：Ly 842/μl（↓），T 625/μl（↓），T4 252/μl（↓），memory T4 91.2%（↑），T8 373/μl（↓），B 136/μl（↓），NK细胞72/μl（↓），T4/T8 0.67（↓）；⑦痰六胺银染色、感染四项、细小病毒B19 IgM及IgG、柯萨奇病毒IgM抗体、血T-SPOT.TB、PPD试验（－）。

神经系统方面：①肌电图：左腓总神经运动纤维受损；未见肯定神经源或肌源性损害。②头颅MRI：双侧上颌窦及筛窦炎，并多发黏膜下囊肿；筛窦窦腔小，黏膜增厚。③垂体MRI：垂体未见明显异常，右侧乳突炎。④我院神经科会诊：患者临床无典型代谢性肌病特点；若心脏情况允许，可完善乳酸运动试验。⑤耳鼻喉会诊：听力未见明显异常。⑥眼科会诊：视乳头边界欠清，下方黄斑点状病灶。

心脏方面：①心电图：窦性心动过速，肢体导联低电压，广泛导联ST-T低平。②24小时动态心电图：窦速，24小时平均心率104次/分，133次室早，2次成对，1阵室速（由4个组成），40次房早。③超声心动图：心肌病变；左心房、右心房、右心室增大，重度三尖瓣关闭不全，中度二尖瓣关闭不全，LVEF 21%，右心室收缩功能减低，肺动脉收缩压51mmHg，中量心包积液，下腔静脉增宽（20mm）。心脏磁共振：全心增大；二尖瓣、三尖瓣关闭不全；左心室前壁、侧壁心肌变薄；右心室中间段及左心室、右心室近心尖段肌小梁增多；左心室及右心室壁运动减低，LVEF 17.8%，RVEF 18.1%；室间隔基底段、下室间隔中间段及左心室侧壁中间段多发片状 T_2 高信号，考虑心肌水肿可能；左心室心内膜下线样灌注减低；左心房、房间隔、右心房、左心室、室间隔及右心室弥漫延迟强化，心内膜下为著；心包中等量积液；主肺动脉略增宽，提示肺动脉高压；扩张性心肌病表现，请结合临床除外代谢性心肌病。

遗传代谢方面：①戈谢病检查：β-葡萄糖苷酶、β-半乳糖苷酶正常；外周血涂片、骨髓涂片、活检及淋巴结活检未见戈谢细胞；未检测到 *GBA* 基因致病性点突变和微小缺失/插入。②先天性代谢缺陷尿筛查：4羟基苯乳酸水平增高×2次。③先天性代谢缺陷血筛查：氨基酸血症筛查阴性；C0、C2、C4、C16、C18、C5DC水平升高，异丁酰辅酶A脱氢酶缺乏症可疑。血生物素水平正常。④患者父母 *ACAD8* 基因验证：未检测到患者父亲ACAD8外显子4、内含子5存在突变。检测到患者母亲ACAD8外显子4存在c.413delA及内含子5存在c.567＋8C＞T杂合突变。线粒体基因测序结果阴性。遗传代谢病检查不支持戈谢病、有机酸血症及脂肪酸代谢障碍。

入院后予纠正心衰、抗感染治疗及辅酶Q10、盐酸曲美他嗪、门冬氨酸钾镁等对症支持治疗，因患者持续肌酶水平升高伴步态异常，应除外肌病、肌炎心肌受累。但患者一般情况弱，心衰严重，心肌活检风险高危，遂完善股四头肌活检：肌源性改变，以肌束膜小血管周围炎性细胞浸润为主。

查房时情况：患者间断低热，无咳嗽、咳痰、胸闷、气短，心功能Ⅱ级。查体：血压72～75/40mmHg，心率105～107次/分，奔马律，二尖瓣区2级收缩期杂音，三尖瓣区3级收缩期杂音；肝肋下2cm，脾大肋下6cm；双下肢见鱼鳞样皮疹改变，伴色素沉着；双下肢无水肿；左足背伸肌力0级，余四肢肌力正常。

讨　论

放射科林路医师：心脏磁共振特点为全心增大，二尖瓣、三尖瓣关闭不全，心包积液；左心室前壁、侧壁心肌变薄，左心室、右心室壁运动减低，室间隔、左心室侧壁多发 T_2 高信号；首过灌注见心内膜下灌注减低；左心房、右心房、心室、间房隔、室间隔多发延迟强化，心内膜下明显，尤其是左心室，符合扩张型心肌病表现。病因方面，如果为成年人，首先考虑缺血性心肌病，本例患者年龄小，为弥漫性心肌病变，而非阶段性病变，故不支持缺血性心肌病。本例患者延迟强化特点更多见于心脏淀粉样变，但心肌淀粉样变多为限制型心肌病、心肌增厚，本例患者全心扩大，心肌变薄，与之不符。

心内科刘颖娴医师：①超声心动图：整体室壁运动弱，间隔和左心室后壁没有明显心肌变薄或者增厚，心肌回声略增强，左心室射血分数21.4%，室间隔舒张期与后壁呈同向运动，这种改变多见于右心室容量负荷过重。②二尖瓣短轴：少量心包积液，室壁运动弥漫减低，室间隔舒张期偏向左心室，略呈D字征。③乳头肌短轴切面：整体收缩功能减低，少量心包积液。④心尖短轴水平：除见弥漫室壁运动减低外，可见致密化不全的疏松肌小梁，疏松肌小梁与致密层的比值＜2。⑤四腔心切面：左心、右心普遍增大，右心室增大明显，右心室收缩功能显著减低，心肌回声略增强，右心房明显增大，中-大量二尖瓣、三尖瓣反流。下腔静脉显著增宽，吸气变化率＜50%，提示患者右心负荷重。

心内科刘颖娴医师：总结病例特点：青年女性，慢性病程，病程1年余，急性加重，主要表现为充血性心力衰竭，合并少到中量心包积液，多系统受累（心肌、骨骼肌、肝、脾、淋巴结、单神经病变、内分泌异常、营养不良、贫血），肌酶水平持续升高，提示骨骼肌受累，不明原因肝脾增大，全身多发深部及浅表淋巴结肿大，左下肢单神经病变，感觉和运动神经受累，同时又合并内分泌异常表现：甲状腺功能减退症、生长激素缺乏、低位性腺功能下降、营养不良表现突出。合并皮肤T细胞淋巴瘤，可疑蚕豆病。心脏方面持续cTnI水平升高，肌酶有波动，经过治疗后肌酶恢复正常，合并有窦速、室早、房早等心律失常。超声心动图和心脏磁共振提示全心增大，右心增大为著，左心室、右心室收缩功能均减低。心脏磁共振示心肌水肿和炎症改变，钆延迟显像弥漫强化，心内膜下病变为主。肌活检：肌源性损害，肌束膜小血管周围炎性浸润。内科大查房目的：①目前患者诊断不清，心肌病变，合并肝脾大，而无明显皮肌炎样皮疹及四肢近端肌无力，也无皮肌炎相关抗体，皮肌炎诊断是否能成立？②异丁酰辅酶A脱氢酶诊断是否能成立？③外周T细胞淋巴瘤诊断相对明确，在内脏受累时是否会出现脾大？甚至继而引起副肿瘤综合征，从而引起心脏扩心改变？④蚕豆病能否诊断？⑤治疗方面：如果能诊断皮肌炎心脏受累，是否需要非常强的免疫抑制治疗，甚至需要激素冲击？与皮肤T细胞淋巴瘤治疗有无矛盾之处？

皮肤科王涛医师：患者有脱发，头发稀疏，面部皮肤干燥、脱屑；背部皮肤呈鱼鳞样改变，弥漫性干燥和脱屑，为紧肤样脱屑；下肢皮肤呈鱼鳞样皮疹改变和色素沉着，红色斑丘疹；足踝处皮肤有陈旧色素沉着。皮肤呈弥漫干燥、脱屑，双下肢皮疹对称分布。外院皮肤活检病理片：①上层：弥漫性角质层全层角化不全；表皮及表皮基底层有移入表皮的细胞；②真皮浅层：细胞浸润较多，细胞形态、毛囊结构相对较完整，包膜和毛囊内似乎可见淋巴细胞侵入毛囊；浸润较深，浸润至脂肪层；汗腺周围有大量炎性细胞或淋巴细胞浸润；③脂肪层：有结构不明的物质，可能为被破坏的血管；小血管已被完全破坏；可见一个多核巨细胞。免疫组化：CD3弥漫阳性，可见T细胞侵入表皮，在毛囊周围、毛囊单位、汗腺有大量T细胞侵入。真皮中下层几乎每个汗腺周围都有T细胞浸润。CD20：散在少量，基本上可视为阴性。CD34：血管阳性，浸润细胞阴性。CD43：表皮到真皮深层都为阳性，包括真皮深部的汗腺、血管及附属器都有阳性表达。汗腺周围大量炎症细胞浸润。标记NK/T细胞的CD56基本是阴性结果。Ki-67指数约为20%。TB染色阴性，可基本除外麻风、结核等。免疫组化特点：T

细胞强阳性改变，B细胞阴性，NK/T阴性，Ki-67指数约为20%，TB染色阴性可除外麻风和结核。皮肤T细胞淋巴瘤诊断明确，蕈样肉芽肿可能。本例患者病变主要浸润在汗腺周围，相对少见，检索相关文献，不除外亲汗腺蕈样肉芽肿，此种类型相对罕见。本例患者如需明确亲汗腺蕈样肉芽肿诊断，还需要进一步免疫组化。分期：至少ⅢA期。T4：全身皮肤受累；Nx：暂时未见淋巴结受累；M0：无内脏受累证据；B0：外周血涂片阴性。治疗方面：治疗与常见蕈样肉芽肿不同，常规的蕈样肉芽肿可采用光疗，但因汗腺比较深，光疗很难达到，亲汗腺蕈样肉芽肿光疗治疗效果不肯定。回顾相关文献，亲汗腺蕈样肉芽肿可能考虑需要化疗，需进一步讨论。如患者体力允许，可使用光疗1～2个月，如有效果，可继续光疗；无效，则调整治疗方案。

血液科韩潇医师： 本例患者肝脾大、皮疹突出，但肝脾大较为隐匿，逐渐发展而来，1年前因皮疹就诊时，肝脾已明显肿大。蕈样肉芽肿根据临床表现可分为3期，第一期为红斑期，第二期为斑块期，第三期为肿瘤期，肿瘤期的中晚期阶段才会出现内脏及血液系统受累，表现为肝脾大。患者皮肤病变如为蕈样肉芽肿，则是处于早期的红斑期。患者肝脾大不除外出现在皮肤改变之前，不能用蕈样肉芽肿来解释。肝脾大的原因：从血液系统角度来说，发展到如此严重的肝脾大，主要见于3大类疾病：第一大类为淋巴瘤，主要为偏惰性淋巴瘤，最常见的为毛细胞白血病，此病临床较为惰性，巨脾可为首发表现，此外，小B细胞淋巴瘤也可出现巨脾。第二类为骨髓增殖性肿瘤，如骨髓纤维化可出现巨脾样改变。第三类为淀粉样变，可出现比较明显的肝脾大；此外，反复溶血性贫血发作，如先天性球形红细胞增多症等，也可出现比较明显的肝脾大。但患者PET/CT未见明显肝脾受累的表现，肝脾摄取不高；肝脾肿大不能用蕈样肉芽肿"一元论"来解释。治疗方面：肌活检提示可能为皮肌炎，炎症指标明显升高，需要给予相应的治疗和处理。皮肌炎最常用的治疗为激素和免疫抑制剂，仅从蕈样肉芽肿角度来看，目前处在红斑期，也许暂时无须全身化疗。如果考虑亲汗腺蕈样肉芽肿，光疗治疗效果不佳，结合合并可疑皮肌炎，是否可以选择合适的治疗方案同时处理这两个疾病需讨论。

儿科唐晓艳医师： 我院复查G6PD水平正常，不能诊断G6PD酶缺乏。此外，患者病史中无反复发作性溶血性贫血表现，无法用此病解释巨脾。患者先后进行2次先天性代谢缺陷血筛查：C0、C4水平两次差不多，第一次是1.99倍升高，第二次是2.0倍升高，第二次血筛报告可疑异丁酰辅酶A脱氢酶缺乏，主要还是基于患者基因突变的提示。异丁酰辅酶A脱氢酶缺乏症相对罕见，目前已发现20个*ACAD8*基因突变位点，本例患者*ACAD8*基因突变暂未见报道。本例患者基因突变验证*ACAD8*基因外显子突变和内含子突变都是来源于母亲；可考虑其母亲行血尿筛查，是否为无症状的异丁酰辅酶A脱氢酶缺乏症患者。*ACAD8*基因外显子突变不能解释全貌：肝脾大＋皮疹＋淋巴结肿大。生物素酶缺乏症、戈谢病、尼曼匹克病不支持。异丁酰辅酶A缺乏症是较为罕见的遗传代谢性疾病，仅有个例报道心肌病变，诊治经验有限，如补充左旋肉碱治疗有效，可继续补充左旋肉碱（东维力）。

病理科崔全才医师： ①骨髓活检病理：骨小梁、骨髓间的细胞分布、脂肪比例、细胞数未见明显异常，也未见幼稚的淋巴样细胞。②右腹股沟淋巴结病理：淋巴结体积增大，被膜、淋巴结结构，包括滤泡器和滤泡间的结构均存在。滤泡内有大量增生的组织样细胞，血管增生，可见一些吞噬的色素（脂褐素），生发中心见组织细胞，但无异型性。③免疫组化：CD20（＋），CD21（＋），CD3（＋），CD68（＋），CD79a（＋），S-100（＋），Ki-67指数25%；考虑为反应性增生，皮病性淋巴结炎。④外院皮肤活检病理：皮肤淋巴细胞弥漫浸润，主要以T细胞为主，考虑T细胞淋巴瘤可能性大，应补充T细胞淋巴瘤的免疫组化，包括CD2、CD4、CD8、CD30等；建议做T细胞基因重排，进一步证实T细胞淋巴瘤的诊断。皮肤大量淋巴细胞浸润，主要以小细胞为主，表皮有浸润，但肿瘤细胞异型性小，脑回样细胞核少见，Ki-67指数低，患者年轻，诊断皮肤蕈样霉菌病证据不足。皮肌炎皮肤的损害主要以真皮基底细胞水肿、真皮浅层及小血管周围有少量T淋巴细胞浸润，很少浸润表皮及附属器，本例患者未见此种表现；皮肌炎多为上躯干和面部损伤多见，而皮肤的淋巴瘤下肢皮肤损伤更多见，而且是交替出现病变，既有新鲜病变，又有陈旧病变，所以该患者更可能为皮肤T细胞淋巴瘤。

神经科陈琳医师：①肌活检病理：多数肌纤维稍微圆钝，部分大小不等，改变不重。主要表现为肌束膜炎性细胞浸润。高倍镜：血管周围炎症细胞浸润，主要为单核细胞，少量淋巴细胞。肌纤维大部分未见严重病变，也未见束周萎缩及间质炎性细胞浸润。小血管周围炎症细胞并不是袖套样均匀分布，而是在一侧比较集中。②免疫组化染色：CD4染色：CD4阳性细胞主要分布在血管周围。炎症细胞集中处有CD4$^+$细胞，也有CD8$^+$细胞。偶见CD20$^+$阳性。个别CD68$^+$细胞。MHC-1染色，肌纤维膜上表达轻度增强。C5b_9抗体染色：个别小血管着色，间质少量细小阳性颗粒。③糖原染色（PAS）：未见明显异常。④柔红染色：未见脂肪和脂滴增多。⑤NADH染色：少数变性的肌纤维轻度异染；SDH、COX染色未见异常。⑥酸性磷酸酶染色：肌纤维内未见大量溶酶体颗粒；ATP酶染色：Ⅰ、Ⅱ肌纤维比例尚可。结论：肌源性改变，无明显的束周萎缩，主要是间质小血管炎症的表现。典型的皮肌炎表现是束周肌纤维的萎缩、变性，为混合性的炎症细胞浸润；患者浸润的T细胞并不是单克隆性，不符合淋巴瘤肌肉受累。患者皮肤改变病史2年，四肢肌肉无力的症状并不突出，主要为左下肢无力，电生理证实为单神经病变，单神经病变的机制：患者步态异常为缓慢出现，而血管炎、血管性病变病程多为急性过程，与之不符；单神经病变出现在皮损较重之处，起病时水肿明显，不除外软组织损害殃及神经。

风湿免疫科周佳鑫医师：常见的炎性肌病一般都有对称的近端肌无力，肌酶水平升高，肌源性损害，肌活检需要符合特征性表现。本例患者无典型的皮疹，四肢近端肌无力的症状并不突出，病程中CK、CKMB、cTnI水平轻度升高，肌电图不是典型炎性肌病表现，肌活检病理：大部分符合皮肌炎的表现：有血管炎表现及束周肌萎缩；束周肌萎缩不是特别明显，但肌束膜周围有很多炎症细胞浸润；患者无典型皮疹，骨骼肌无力症状不明显，皮肌炎分类中有一类为无皮疹的皮肌炎，结合肌活检病理不除外无皮疹的皮肌炎可能。心脏磁共振中见比较多的长 T_2 信号、延迟强化，有炎症表现，符合皮肌炎心肌受累。肌活检不能除外皮肌炎，心脏病变用"一元论"解释更为合理，可行心肌活检进一步明确，但因患者心脏情况差，暂无行心肌活检条件。治疗方面：临床综合考虑皮肌炎可能，心脏受累不能排除皮肌炎所致，可积极免疫抑制治疗，如大剂量的激素治疗。如果患者反应良好，无禁忌证，甚至可给予激素冲击治疗。免疫抑制剂方面：如经济情况允许，可予IVIg治疗；如患者对激素反应好，可加用免疫抑制剂，如环磷酰胺。

心内科严晓伟医师：这是一例罕见的临床病例，目前尚不能做出最终诊断，患者心脏方面主要是心脏扩张、心力衰竭，合并有明显的肝脾大及皮肤T细胞淋巴瘤。肌肉方面：肌肉活检见间质部位淋巴细胞浸润，皮肌炎可能但诊断仍有有一定的不确定性；心脏病变不除外肌肉的炎症病变累及心肌，免疫科认为应该给予患者一个治疗机会，这可能会给患者带来获益，最终诊断仍需依赖治疗后评估及随访。面对病情如此复杂的患者，虽然心脏病变是影响患者预后非常重要的因素，但单凭心内科一己之力难以诊治，更多的是要多学科协作、共同努力来明确患者诊断，制定合适的治疗方案。患者心肌病变、肝脾大背后的病因尚不明确，还需进一步明确。

转　归

查房后开始甲泼尼龙40mg q12h静脉输液，随后复查CK-MB、cTnI水平降至正常。3日后予丙种球蛋白20g qd×3天治疗，续以甲泼尼龙500mg qd×3天静脉冲击治疗，同时加用甲氨蝶呤免疫抑制治疗，患者心衰症状缓解，自主尿量恢复至2000ml/d，血压稳定在90/60mmHg左右，皮肤脱屑好转，1周后复查超声心动图左心室射血分数恢复至44%，复查B超脾脏缩小至左肋下3cm，肝脏大小恢复正常，炎症指标IL-6、IL-8、IL-10、TNF-α水平降至正常。皮肤科行光疗及干扰素治疗1疗程后开始长期随诊。随访1年半，患者恢复良好，下肢皮肤逐渐恢复正常肤色，活动耐量恢复正常，复查肌酶谱及炎症指标持续正常，超声心动图左心室射血分数恢复至58%。目前原发病予泼尼松5mg qd及硫唑嘌呤50mg qd维持，心脏方面仅保留螺内酯20mg qd、美托洛尔缓释片95mg qd及福辛普利10mg qd，情况稳定继续随访。

点　评

本例患者多系统受累，其中心脏病变最为突出，入院时静息心率130～140次/分，低血压，奄奄一息。在进行遗传病相关检查无果后，考虑到患者反复肌酶谱异常、血炎症因子水平显著升高，遂进行肌活检获得肌肉病理。经过神经内科、免疫科、皮肤科、病理科反复会诊、内科大查房讨论拟诊为皮肌炎心脏受累。随着积极的免疫抑制治疗，患者病情出现了戏剧性变化，从而确立了患者的病因诊断。本例诊治过程提醒内科医师，对于年轻女性不明原因的扩张型心肌病变，除考虑病毒性心肌炎等常见病因外，需警惕全身性疾病如风湿免疫病的心脏受累。应对炎症指标进行全面筛查，尤其应评估单核-巨噬系统活性（包括白介素及肿瘤坏死因子家族）；对于疑诊患者应果断行肌肉或心肌活检，并与有经验的病理科医师探讨临床-病理吻合度。尽早确诊及积极的免疫抑制治疗对改善预后至关重要。

（彭文杰　刘颖娴）

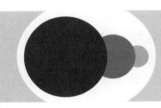

反复胸闷1年半

引言　　这是一例以反复胸闷为主要表现的青年女性病例，伴有急性ST段抬高心肌梗死，冠状动脉血管超声下可见左主干血管内膜增生，炎性指标正常，无多系统受累表现。病因方面，考虑了包括抗磷脂抗体综合征、血栓性血小板减少性紫癜、骨髓增殖性疾病、白塞病、多发性大动脉炎等鉴别诊断，但均不符合上述疾病的典型特点，最终患者如何诊治，我们一起来揭开谜底。

病历摘要

患者，女性，29岁。因"反复胸闷1年半"于2016年2月16日入院。

（一）现病史

2014年8月12日患者静息下突发心前区胸闷，范围巴掌大小，程度重伴濒死感，无胸痛、心悸、大汗，与活动无关，休息后无缓解，就诊当地医院行ECG：Ⅰ、aVL、$V_2 \sim V_5$导联ST段抬高（未见图），cTnI 12ng/ml（未见报告单）。7小时后转入安贞医院行急诊CAG：LM不规则，LAD开口100%闭塞，LCX中段轻度管壁不规则。于左主干至LAD近中段病变处植入支架1枚，LCX近中段病变处植入支架1枚。复查造影提示LCX支架近段血栓，抽吸后血栓减轻，TIMI血流Ⅲ级。术后患者症状缓解，规律服用抗血小板联合抗凝药物、瑞舒伐他汀、美托洛尔等二级预防药物，活动不受限。2014年9月4日复查ECG：Ⅰ、aVL、V_3病理性Q波伴T波倒置，$V_2 \sim V_5$导联T波倒置。ECHO：LA 24mm，LVEDD 47mm，LVESD 35mm，LVEF（Simpson法）47%，左心室前间隔及前壁基底段至心尖段、左心室心尖段心肌变薄，运动减低，二尖瓣及三尖瓣轻度反流，遂加用培哚普利。2015年2月5日复查ECHO：左心增大（LVEDD 56mm，LVESD 42mm），余同前。血栓弹力图：ADP抑制率33%，AA抑制率98%。CYP2C19基因型*1*2中代谢。2015年11月20日硫酸氢氯吡格雷服用满1年余遂停用。2016年1月患者于寒冷天气上二层楼出现气促，无胸闷胸痛，程度较轻，休息半分钟可缓解。查cTnI 0.17ng/ml，BNP 166ng/ml，再次加用硫酸氢氯吡格雷。为进一步诊治收入我院心内科。发病以来，食欲、精神可，睡眠不佳，大便1～2次/天，成形黄色便，小便如常，体重无变化。

（二）既往史

一过性关节痛1年余，2015年上半年夜间出现右跖趾关节（MTP）红肿痛，12小时达峰，1周左右缓解，2014年9月查UA 322μmol/L，未用药。否认高血压、糖尿病、高脂血症、心脏病病史。

（三）个人史、婚育史、家族史

不吸烟，未婚未育，家族史无殊。

（四）入院查体

BP 93/57mmHg（左上肢），92/47mmHg（右上肢），135/66mmHg（左下肢），135/48mmHg（右下肢）。口腔黏膜无溃疡。舌尖可见一粉红色溃疡。双侧颈部及锁骨下未闻及血管性杂音。肺部查体（－）。腹主动脉、双肾动脉听诊区未闻及杂音。四肢肌力对称Ⅴ级。生理反射对称存在，病理反射未引出。

（五）诊治经过

入院后完善相关检查。

血便常规、感染4项、肝肾功能（－）；尿常规＋沉渣分析：SG 1.014，WBC 15cells/μl，BLD（－），Pro（－）；血脂：TC 2.85mmol/L，TG 0.80mmol/L，HDL-C 0.94mmol/L，LDL-C 1.60mmol/L；凝血：Fbg 4.03g/L，INR 1.12，APTT-R 1.16，D-Dimer 0.15mg/L FEU；妇科肿瘤标志物：CA125 14.0U/ml，CA15-3 6.8U/ml；胸片、腹部BUS均（－）。

心脏方面：①心脏标志物：CK 50U/L，CK-MBmass 0.2μg/L，NT-proBNP 461pg/ml，cTnI 0.017μg/L。②ECG：窦性心律，HR 61次/分，Ⅰ、aVL病理性Q波，V_1～V_3导联可见ST段轻度上斜型抬高。③ECHO：左心房（LA）40mm，LVESD 41mm，LVEDD 55mm，LVEF 44%，E/A 3.5。陈旧性心肌梗死（室间隔、心尖部）。左心增大、左心室收缩功能减低、左心室限制性舒张功能减低。于2016年2月24日行冠脉造影＋经皮腔内冠状动脉成形术（PTCA）（图8-5），造影结果：左主干（LM）－左前降支（LAD）、左回旋支（LCX）支架植入术后，支架闭塞，LM-LAD PTCA术成功，血管炎待除外（图8-6，图8-7）。

易栓症方面：AT-Ⅲ、P-S、P-C、APC-R正常范围。血液科会诊意见：目前仅有冠脉病变，未见其他血管的血栓证据，结合辅助检查暂不考虑遗传性易栓症，建议重点排查血管病变。完善JAK2-V617FDNA序列测定，结果阴性。

免疫方面：①炎性指标：ESR 18mm/h，hsCRP 7.75mg/L，Fer 28ng/ml。②免疫球蛋白＋补体：IgG 9.94g/L，IgA 2.06g/L，IgM 0.83g/L，C3 1.440g/L，C4 0.253g/L。

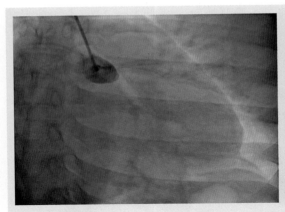

图8-5　PTCA术前冠脉造影

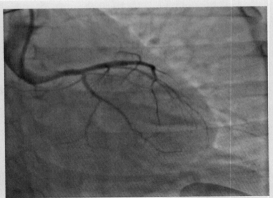

图8-6　PTCA术后冠脉造影

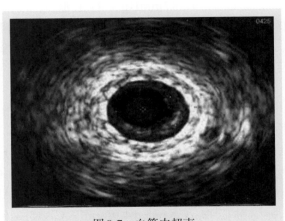

图8-7　血管内超声

ANA18项、ANCA、APS抗体、LA均（－）。③外周血管超声（包括锁骨下动脉、髂动脉、上肢动脉、下肢动脉、腹主动脉、肠系膜动静脉）（－）。④针刺试验（－）。⑤眼科会诊：不符合白塞病相关眼部表现。免疫科会诊意见：完善相关检查，进行全身评估。B超检查TCD、颈椎a、双肾a、腹腔干a、髂a、下肢深静脉；CTA检查主动脉弓、胸腹主动脉。患者TB-SPOT444。完善胸部CT平扫，请感染科会诊。随诊。

　　进一步完善全身血管评估：颈动脉、椎动脉彩色多普勒超声：双侧椎动脉阻力增高。下肢深静脉彩色多普勒超声：双下肢深静脉未见明显血栓；腹腔干动脉、肝动脉及脾动脉未见明显异常。门静脉系统彩色多普勒超声：肠系膜上静脉、脾静脉未见明显异常，门静脉未见明显异常。肾动脉彩色多普勒超声检查：双肾叶间动脉阻力指数增高。胸主动脉CTA（图8-8）：胸主动脉管腔稍细，请结合临床；冠状动脉多个支架置入后改变；双肺上叶、右肺下叶微小结节影，随诊；右肺门多发钙化灶；副脾结节。腹主动脉CTA（图8-9）：未见明显异常。PET/CT躯干显像（图8-10）：双颈部见数个

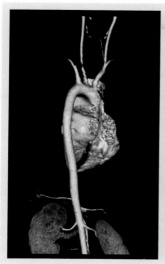
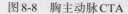

图8-8　胸主动脉CTA

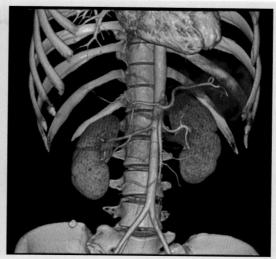

图8-9　腹主动脉CTA

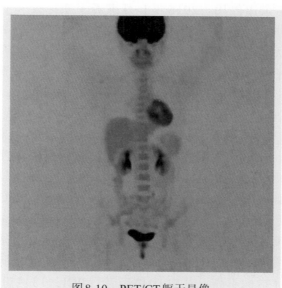

图8-10　PET/CT躯干显像

小结节影，大小为0.5～0.8cm，SUVmax为1.1～1.5。部分肠道可见节段性摄取，肛门局部放射性摄取增高，范围为1.7cm×2.4cm×2.4cm，SUVmax为5.2。检查意见：①双侧颈部炎性小淋巴结。②肛门局部代谢增高，炎性病变可能性大；颈、胸、腹部和盆部其余部位未见明确代谢异常增高病灶。

　　感染方面：淋巴细胞培养＋干扰素A＋B（血）：MLC＋IFN（A）444FC/10S6MC，感染科会诊意见：患者存在潜伏结核杆菌感染，若原发病加用足量激素，可考虑保护性抗结核治疗：异烟肼0.3g qd＋乙胺丁醇0.75g qd，注意药物副作用。

治疗方面：入院后予冠心病二级预防治疗，具体方案为：阿司匹林肠溶片 0.1g qd，硫酸氢氯吡格雷 75mg qd，瑞舒伐他汀 10mg qd，富马酸比索洛尔 5mg qd，培哚普利 4mg qd。

　　考虑到患者年青女性，已发生过冠脉事件，病变部位位于冠状动脉左主干，病变较重且病因未明，目前的治疗仅为对症治疗，疗效尚不明确。为明确患者诊断及指导下一步治疗，特提请 2016 年 5 月 11 日内科大查房。

讨　论

　　心内科田然医师： 青年女性，急性起病，慢性病程。2014 年 8 月因 STEMI 行急诊 CAG：LM 不规则，LAD 开口 100% 闭塞，LCX 中段轻度管壁不规则。于左主干至 LAD 近中段病变处植入支架 1 枚，LCX 近中段病变处植入支架 1 枚，TIMI 血流 3 级。此后规律服用双联抗血小板治疗、瑞舒伐他汀、美托洛尔、培哚普利。2015 年 11 月 20 日硫酸氢氯吡格雷服用满 1 年余遂停用。2016 年 1 月患者于寒冷天气上二层楼出现气促，休息半分钟可缓解。既往：口腔痛性溃疡每年 > 3 次、曾有关节痛病史 1 年余。其余个人史、婚育史、月经史无特殊，且患者无一级亲属早发冠心病家族史及特殊用药史。心脏超声提示缺血性心脏病改变，有左心增大、射血分数下降，节段性室壁运动异常及心肌变薄的改变。本次入院后于 2016 年 2 月 24 日行冠脉造影＋IVUS＋PTCA（药物涂层球囊）术，术中见 LM-LAD、LCX 支架植入术后，支架闭塞，IVUS 见组织密度影填充血管腔，予以 LAD 再血管化治疗，但 LCX 较难处理，暂未开通。考虑患者青年女性，冠脉开口病变，血管内膜增生非典型冠状动脉粥样硬化性改变，首先考虑非粥样硬化性冠状动脉疾病。这类疾病主要包括冠脉栓塞、冠脉原位血栓、冠脉夹层、冠脉痉挛、先天异常、血管炎等，血管炎又包含巨细胞动脉炎（GCA）、肉芽肿性多血管炎（GPA）、大动脉炎（TA）、白塞病（BD）、川崎病（Kawasaki disease）等，各类型原发性系统性血管炎均可有心脏冠状动脉受累，其中 TA 患者冠脉受累率较高。在阜外医院相关研究中可看到 1998～2011 年间 45 例（7.7%）大动脉炎患者冠脉受累，约 50% 冠脉受累患者炎症指标不高。其中 10 例患者行 PCI，13 例患者行 CABG，随访 5.8 年，8 例患者死亡。大动脉炎冠脉病变患者有一定特点：可以为冠状动脉近段的阻塞性病变、弥散/局部冠状动脉炎（血管呈串珠样改变）、冠状动脉瘤。本病患者青年女性，存在非动脉硬化性冠状动脉疾病，经免疫、易栓等方面检查筛查均未见明确支持证据。根据大动脉炎最新诊断标准，本例患者目前暂时无法诊断大动脉炎。但查阅个案报道中见一例明确诊断大动脉炎仅冠脉受累、红细胞沉降率不高的案例，未行激素治疗前反复支架植入，在激素治疗后冠脉症状消失。另外，文献报道可见 PET/CT 主动脉弓的炎症变化，本例患者也行 PET/CT，结果为阴性。目前患者在冠心病二级预防治疗中，但仅通过药物涂层球囊及针对动脉粥样硬化性冠状动脉疾病的二级预防治疗效果可能欠佳，随时存在再发心血管事件的风险。故提请内科大查房，协助明确患者诊断，指导下一步药物治疗及随诊计划。

放射科林路医师： 我院胸片提示心影饱满，其余大致正常。胸主动脉CTA肺窗提示小斑片及微小结节影，临床意义不大。纵隔窗上主动脉及主动脉分支无明显的狭窄及管壁增厚。腹主动脉CTA同样提示意义不大。影像学诊断无动脉炎的征象。

核医学科崔瑞雪医师： 患者心肌代谢不均匀，与陈旧性心肌梗死及缺血相关。此外，患者PET/CT未提示与血管病变相关的信息。

血液科张岩医师： 患者出现血栓年龄早，血栓位置不常见，同一位置血栓反复形成，故血栓形成需除外易栓症。血栓形成可能存在的原因包括：抗凝因子水平下降或促凝因子增加、血小板聚集增强、血流缓慢、血管本身炎症。遗传性易栓症发病年龄相对更早，发生血栓的部位多为静脉，与患者临床表现不匹配，且易栓全套为阴性，故凝血因子异常引起血栓的可能性较小。血小板异常主要表现为血小板数量增加和血小板异常活化，最常见于骨髓增殖性疾病，患者无真红细胞增多症及特发性血小板增多症的证据。血小板活化主要见于免疫介导，如抗磷脂抗体综合征（APS）、肝素相关血小板减少（HIT）、血栓性血小板减少性紫癜（TTP）等，目前实验室检查无APS的证据，且无HIT及TTP相应的临床表现。患者病变部位集中于冠状动脉，无全身血管病变，且反复发作，应高度怀疑血管局部本身病变。同时，患者此次入院时存在炎症指标轻度升高，不能除外血管存在局部炎症。总之，目前患者无系统性易栓症的证据，应怀疑血管病变。

风湿免疫科杨华夏医师： 患者青年女性，慢性病程，病变血管明确，为前降支开口和回旋支中段病变。冠状动脉属于中等大小血管，血管病变原因分为自身免疫病、动脉粥样硬化、血管局部痉挛、先天解剖结构异常，第二次血管病变原因除上述原因外，还应考虑支架过敏。免疫病中可以引起主动脉及前降支开口病变的疾病包括系统性血管炎、血管病（局部血栓、APS）、CTD。根据2012年Chapel Hill分类标准，可能与冠脉病变相关的血管炎包括：①多发性大动脉炎：患者病变局限于冠状动脉，虽大动脉炎可以引起冠脉受累，但结合患者全身症状及影像学表现，目前并无其他主动脉及一级分支受累的证据。且回顾我院文献及查阅相关文献，并未发现仅冠脉受累，无全身症状及其他血管受累且炎症指标阴性的大动脉炎病例。②结节性多动脉炎：患者青年女性，无网状青斑、无神经系统受累表现（多神经炎或多发单神经炎）、无肾脏受累及收缩压升高、无乙肝病史，故不支持PAN的诊断。③白塞病：患者既往反复出现口腔溃疡，不能除外白塞病。白塞病属变异性血管炎，即大中小血管、动静脉均可受累。临床可表现为血管炎，也可出现血栓或栓塞。累及眼、神经、消化系统可出现致死性病变。根据白塞病国际分类标准，4分以上方可诊断。患者仅3分（复发口腔溃疡、血管病变），且发病后炎症指标无明显增高，诊断白塞病证据不充分。文献复习中，我院吴庆军、朱燕林于2012年在《中华临床免疫与变态反应》杂志总结我院既往10年12例白塞病合并冠状动脉性心脏病患者，其中6例白塞病患者以冠脉病变为首发表现，故白塞病有以冠脉病变首发的先例。但同时文献中12名患者均有白塞病典型的血管炎指标升高，平均ESR 50（26～102）mm/h，平均CRP 73（18～127）mg/L。患者自发病以来，血管炎指标均大致正常，并不符合典型的白塞病。此外，患者无其他血管血栓事件的发生及抗磷脂抗体阳性，ANA（-），APS和CTD暂不考虑。综上，患者需严密随诊，动态监测病情变化。此外，患者是否存在病变部位局限狭窄，支架过敏及局部血管痉挛，也需要除外。患者诊断不清，且因ESR及CRP均为正常，治疗中无法监测病情变化，故治疗上存在难点。

心内科沈珠军教授：安贞医院造影结果提示存在血栓，我院CAG时IVUS提示血管内增殖性病变，增殖原因可能为异物刺激增殖或病变本身增殖。患者血管局部无先天异常。

感染内科郭伏平医师：目前患者虽T-SPOT.TB阳性，但无活动性结核证据，可暂不治疗。患者可能存在潜伏结核杆菌感染，若治疗中使用激素及免疫抑制剂，则建议预防性抗结核治疗。

心外科刘剑洲医师：目前患者无症状，虽LCX闭塞，但LCX较小，LAD、RCA通畅，外科重建的指征不强。患者短期内发生血管严重狭窄，原发病治疗最为重要。搭桥在炎症控制后方可考虑。

风湿免疫科徐东教授：患者目前临床表现及实验室检查看，血管炎证据不足。但考虑患者发病急，病情重，除外高凝、金属过敏等因素，充分向患者及家属交待病情及可能出现的后果之后，可尝试加用免疫治疗。从副作用及性价比等综合情况考虑，首先选糖皮质激素，免疫抑制剂的使用可暂缓。

普通内科曾学军教授：患者血管病变较重，虽未婚未孕，但生育风险大。患者已出现2次心脏事件，若症状再发，性命堪忧，应积极治疗。由于患者病变为增殖性，PET/CT无明确局部代谢增高，提示血管局部为慢性炎症改变，故单用糖皮质激素很难有效控制病变。结合患者症状再发的时间及对生育的要求，可考虑加用硫唑嘌呤等对生育影响较小的免疫抑制剂进行联合治疗。

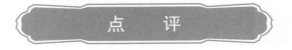

转　　归

大查房后患者加用泼尼松60mg、硫唑嘌呤100mg每天1次口服，并予以保护性抗结核治疗异烟肼 0.3 qd＋乙胺丁醇 0.75 qd。患者定期我科门诊随诊，逐渐将激素减量，目前活动耐量明显回升，寒冷刺激及劳累不诱发心前区不适。

点　　评

患者为年轻女性，以反复冠状动脉闭塞性病变为主要表现，未合并动脉粥样硬化性心血管病（ASCVD）危险因素。因此，临床上应高度怀疑或注意除外血管炎所致的动脉病变。但患者住院时的临床表现尚不能确诊某一种血管炎，这给治疗决策带来一定困难。通过内科大查房和风湿免疫科专家的协助，我们仍给患者以积极的泼尼松联合硫唑嘌呤治疗，使病情得以控制。值得一提的是，对怀疑血管炎引起动脉闭塞的患者，应避免置入金属支架，必要时采用药物球囊扩张，以减少后续操作部位再狭窄的发生。

（廉 慧 田 然）

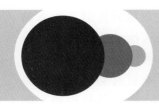

双眼睑下垂、肌痛3月，胸闷、发作意识丧失2月余

引言

　　本例为一例中年男性，短期内相继出现眼外肌、下肢骨骼肌及心脏症状，病情进展迅速、凶险，临床表现类似多发性肌炎或重症肌无力，却又不符合各自的诊断标准，治疗过程也较为曲折。

病历摘要

　　患者，男性，47岁。因"双眼睑下垂、肌痛3月，胸闷、发作意识丧失2月余"于2016年10月19日入院。

（一）现病史

　　患者2016年6月底无诱因出现双眼睑下垂，无晨轻暮重、视物重影。予针灸治疗2周，症状部分缓解。7月17日双眼睑下垂加重，7月23日进食较多小龙虾，7月25日出现双下肢屈侧及双侧腰部肌肉疼痛，无明显肌无力，活动不受限。当地查新斯的明试验、头颅CT、眼眶CT、肌电图均阴性。8月4日活动后出现持续胸闷、憋气。当地查血常规：WBC $11.26×10^9$/L，NEUT $10.06×10^9$/L，EOS $0.02×10^9$/L，Hb 130g/L，PLT $259×10^9$/L。尿常规：Pro（−），BLD（＋＋），RBC 5.28/μl。肌酶谱：LDH 747U/L，CK 10 161 U/L，CK-MB 184μg/L，cTnI 70.02ng/ml。心电图：QRS波增宽，可疑心肌梗死（未见图）。予抗凝、抗血小板治疗，症状未缓解。8月5日早晨心电图示Ⅰ度房室传导阻滞伴右束支传导阻滞；8月5日中午出现一过性意识丧失，心电图示Ⅲ度房室传导阻滞，BNP 495ng/L，CRP 31mg/L（正常值：0～6mg/L），予胸外按压并置入临时起搏器，后出现持续性室性心动过速，予电复律并胺碘酮静脉泵入。ECHO：LVEF 63%，左心房增大，升主动脉增宽，左心室壁增厚，左心室舒张功能减低。考虑心肌炎？肌炎？8月5日起予人免疫球蛋白20g共5天，肌痛、眼睑下垂迅速缓解，8月8日恢复窦律，8月11日撤除起搏器。8月16日查肌酶谱：CK 1150 U/L，CK-MB 66μg/L，cTnI 36.78ng/ml。8月18日出现发热，Tmax 38℃，咳大量白色黏痰，伴乏力，饮水呛咳。予头孢唑肟共2天，体温恢复正常。8月20日查血常规正常。肌酶谱：CK 3078U/L，CK-MB 120μg/L，cTnI 33.91ng/ml。Fer 715ng/ml，ESR 37mm/h，IgE 446IU/ml（正常值：0～100IU/ml）。8月25日于山东省立医院查抗核抗体、抗Jo-1抗体、狼疮抗凝物、抗磷脂抗体均阴性；EBV-DNA、CMV-DNA、呼吸道合胞病毒、腺病毒、流感病毒A和B、柯萨奇病毒、肺炎衣原体、肺炎支原体抗体均阴性。ECHO：LVEF 50%，左心室各段心肌运动普遍减低，左心室收缩功能减退，少量心包积液。ECG：房性心律，HR 110次/分。8月26日予甲泼尼龙40mg共3天，减量为20mg共3天，饮水呛咳好转。9月5日复查ALT 53U/L，TBil 19.5μmol/L，DBil 4.4μmol/L，LDH 252U/L，CK 39U/L，CK-MB 15μg/L，cTnI 0.13ng/ml，BNP 745.5μg/L。遂出院。9月25日出现右眼外斜，视物模糊，查cTnI 2.30～9.06ng/ml。10月10日就诊我院门诊查生化：ALT 23U/L，TBil 27.5μmol/L，DBil 10.0μmol/L，LDH 464U/L，Cr（E）75μmol/L；CK 316U/L。CK同工酶：CK-MM 95.1%（↓），CK-MB 4.9%（↑），CK-BB 0。ESR 21mm/h，hsCRP 2.43mg/L；甲状腺功能（-）；胸片（-）；心电图示室性心动过速。10月13日活动后出现胸闷、憋气、心悸、乏力，休息数分钟后症状可缓解，2日后症状加重，步行数十米后即感胸闷、憋气，伴恶心、呕吐胃内容物。就诊我院急诊查生化：ALT 37U/L，CK 330U/L，CK-MB 16.4μg/L，cTnI 11.09μg/L，NT-proBNP 12 950pg/ml，Cr 91μmol/L。ESR 21mm/h，hsCRP 4.1mg/L。心电图示持续室性心动过速，HR 125次/分。ECHO（10月16日）：心肌病变，全心增大，左心室收缩功能重度减低（LVEF 30%），右心室收缩功能轻度减低，主肺动脉增宽，左心室限制性舒张功能减低，少量心包积液。胸腹CT平扫：双侧胸腔积液；左肺上叶舌段胸膜下多发条索影及淡片影；两肺门及纵隔多发淋巴结，部分略饱满；主动脉弓周围及心包内少量积液；脂肪肝，双肾脂肪囊内多发条索影，渗出性改变可能。免疫科会诊考虑不除外肌炎，患者及家属治疗意愿积极，除外感染后，10月16日予甲泼尼龙1g每日一次静脉滴注，共3天，后改为40mg每日一次静脉滴注，人免疫球蛋白20g每日一次共3天，用药第2天患者心律恢复为房性心律，但仍有轻微活动后胸闷、心悸。为进一步诊治收入我院心内科。

自起病以来，精神、睡眠、饮食可。近1年工作压力较大。否认皮疹、光过敏、关节痛、口腔外阴溃疡、双手雷诺现象等，大小便正常，病初20日体重减轻10kg。

（二）既往史

高血压病史10余年，口服依那普利、美托洛尔、阿司匹林，血压控制可。多次体检查心电图：左前分支传导阻滞。否认其他慢性病病史，否认结核、肝炎等传染病病史及接触史，否认食物、药物过敏史。

（三）个人史、家族史

无吸烟、饮酒等不良嗜好。高血压、糖尿病家族史，否认心肌病及猝死家族史。

（四）入院查体

HR 105次/分，BP 109/87mmHg，SpO$_2$ 100%@2L/min。双肺呼吸音粗，双下肺呼吸音低，右下肺为著，双肺未闻及干湿啰音，心律齐，各瓣膜区未闻及病理性杂音。

腹部查体无特殊，关节肌肉无压痛，四肢肌力及肌张力正常。双下肢不肿。

（五）诊治经过

入院后完善检查。

血常规：WBC 9.38×10⁹/L，NEUT 8.59×10⁹/L，EOS 0，Hb 114g/L，PLT 203×10⁹/L。尿常规＋沉渣：Pro TRACE×3，BLD（－）；ACR、24hUP（－）。便常规＋潜血（－）。生化：ALT 179→47U/L，TBil 17.6→12.5μmol/L，DBil 8.1→5.5μmol/L，Cr（E）75μmol/L，Urea 7.78mmol/L，LDH 307→236μmmol/L。凝血：PT 13.4s，APTT 25.5s，Fbg 1.45g/L，D-Dimer 3.55mg/L。

心脏：CK 15U/L，CK-MB 2.8μg/L，cTnI 4.17→0.45μg/L，NT-proBNP 10 965→8874pg/ml，BNP 1474→169μg/L。10月19日心电图：房性心律，HR 106次/分。10月31日心电图：窦性心律，HR 76次/分。10月20日超声心动图：双平面法 LVEF 25%，心肌病变，全心增大，左心室收缩功能重度减低，左心室限制性舒张功能减低，右心室收缩功能减低，主肺动脉增宽，下腔静脉增宽，升主动脉及主动脉根部增宽，少量心包积液。冠脉CTA未见异常。11月17日Holter：窦性心律，24h心搏次数93 924次，平均HR 68次/分，22次室性早搏，1次成对，561次房性早搏，4次阵房性心动过速，ST-T改变。11月12日心脏MRI：全心增大，左心为著，左心室、右心室壁运动减弱，室间隔为著，LVEF 33.8%，RVEF 41.4%。室间隔、左室下壁基底段及中间段条片状延迟强化，左心室、右心室乳头肌可疑延迟强化，考虑心肌病变，室间隔中间段首过静息灌注减低，考虑缺血性改变可能，心包积液。

炎症及免疫：ESR 2mm/h；hsCRP 0.99mg/L。IL-6 3.4pg/ml，TNF-α 4.0pg/ml；总IgE 正常。ANA（18项）、ANCA（3项）、抗ENA、狼疮抗凝物均阴性；肌炎抗体谱：Anti-Ro-52（＋），余（－）。补体2项、IgG3项（－）。

感染：TORCH10项：CMV-IgG（＋），HSV-1-IgG（＋），余（－）。CMV/EBV-DNA（－）。B19-IgG（＋）。嗜肺军团菌抗体*2 IgM（＋），IgG（－）。柯萨奇病毒IgG抗体（－）；抗莱姆病IgG抗体（－）。PPD、血TB-SPOT（－）。

肿瘤：血清蛋白电泳、血、尿免疫固定电泳、血清肿瘤标志物（－）。

神经系统：重症肌无力抗体（北京大学第一医院）：AchR Ab 0.43，AchE Ab 0.926（＜0.352），Titin Ab 1.236（＜0.472），RyR Ab（＜0.382），MuSK Ab 0.272（＜0.258）。肌电图：异常肌电图，可疑肌源性损害；重复神经电刺激（RNS）未见异常。CSF压力：184mmH₂O。CSF生化：Cl 118mmol/L（↓），Pro 0.56g/L（↑），Glu 3.9mmol/L。CSF常规、细胞学、MBP、乳酸、抗神经节苷脂抗体GM1、特异IgG寡克隆区带、免疫荧光病理（－）。

其他：毒物筛查（－）；Lac 1.65mmol/L，HCY 15.9μmol/L；易栓全套（－）。胸片：两肺纹理增多、增粗，心影增大。全身动脉超声：右侧胫后动脉、右侧锁骨下动脉起始段斑块形成，双侧锁骨下动脉流速减低，双侧颈动脉、椎动脉未见异常。双大腿MRI：未见明显异常。

病理：心肌活检（图8-11）：肌纤维变性，间质水肿，伴淋巴细胞浸润，病变符合心肌炎。右侧股三头肌活检（图8-12）：免疫介导炎性肌病可能性大。

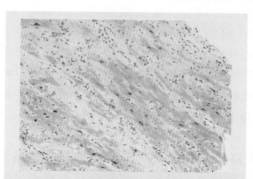

图8-11　心肌活检标本（HE染色，×400）
　　注：肌纤维变性，间质水肿，伴淋巴细胞浸润，病变符合心肌炎。

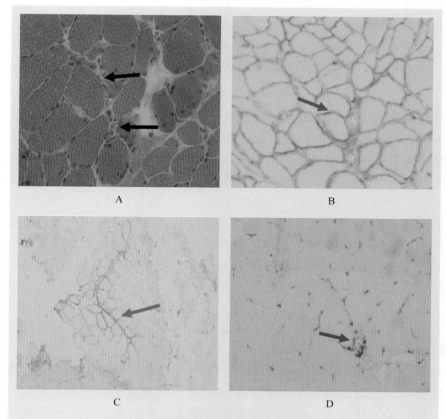

图8-12　患者股三头肌活检标本
　　注：A.肌纤维坏死（黑色箭头）（HE染色，×400）；B.肌纤维膜MHC1表达上调（红色箭头）（MHC1染色，×200）；C.肌纤维膜环形补体表达（绿色箭头）（MAC染色，×200）；D.肌内膜下CD4＋细胞表达（蓝色箭头）（CD4染色，×400）。

脑血栓栓塞：10月23日晨起出现右眼视物模糊，双眼向右侧凝视，左侧肢体肌力渐降至0级。急查头CT：右侧外囊小缺血灶。神经内科会诊：考虑急性脑梗死，NIHSS 9分，处于溶栓时间窗，家属顾虑溶栓及取栓风险，签字要求保守治疗。10月24日ECHO：LVEF（M型）27%，左心室腔内可见一强回声团块影，大小约13mm×10mm，附着于心尖部。考虑心源性脑血栓栓塞，予脱水降颅压及金纳多、阿司匹林肠溶片治疗。脑梗死后第9天行头常规MRI＋T_2^*＋DWI：右侧基底节区复杂成分异常信号影，右侧颞枕叶及右侧脑室体旁、小脑蚓部及左侧小脑半球异常信号。考虑脑梗死及脑梗死后出血转化；脑梗死后第10天（11月2日）开始予依诺肝素抗凝，并予物理康复治疗。

治疗：继续甲泼尼龙40mg qd静脉滴注，11月15日减量为泼尼松45mg qd po。心力衰竭治疗：入院后予限钠限水、利尿，双侧胸腔积液明显减少，逐渐将抗心衰药物加量至比索洛尔5mg qd，培哚普利4mg qd，螺内酯20mg bid。血栓栓塞：由依诺肝素过渡为华法林抗凝。10月31日心电图：窦性心律，HR 76次/分。11月2日复查超声心动图：LVEF 35%（双平面法），未见心内血栓。

讨　论

放射科朱亮医师：病初患者于外院行头颅CT及眼眶CT均未见明显异常，胸腹CT见少许索条影。本次我院就诊行胸腹盆CT示新发双侧胸腔积液，双下肺膨胀不全，叶间胸膜增厚，左肺上叶舌段及胸膜下多发条索影及淡片影；主动脉弓周围及心包内少量积液，主肺动脉增宽。结合外院及我院胸腹CT，纵隔均未见明显异常。住院期间，出现心源性栓子脱落导致脑梗死，头颅影像学亦支持新发脑梗死及脑梗死后出血转化。双大腿MRI若可检出病变，通常在压脂像表现为T_1相对低信号，T_2相对高信号。本例患者双大腿MRI可见双大腿肌肉萎缩，但骨髓及肌肉信号未见明显异常，可能为病变未被MRI检出，亦可能为肌肉本身不存在病变。冠脉CTA示心包积液及肺动脉增宽，未见冠脉异常。心脏MRI提示全心增大，左心为著，左右室壁运动减弱，室间隔为著，LVEF 33.8%，RVEF 41.4%。室间隔、左心室下壁基底段及中间段条片状延迟强化，左心室、右心室乳头肌可疑延迟强化，考虑心肌病变，室间隔中间段首过静息灌注减低，考虑缺血性改变可能，心包积液。

心内科郭潇潇医师：患者中年男性，病程3个月余。主要表现为发作胸闷、憋气后出现心脏骤停，心电图提示存在Ⅲ度AVB、持续性室速等严重心律失常，cTnI水平反复升高。既往心功能正常。3月内出现全心增大、左心室、右心室收缩功能明显减低等扩张型心肌病样改变伴少量心包积液，住院期间出现心室内血栓形成。病程中还有双侧眼睑下垂、下肢肌肉酸痛、间断发热、饮水呛咳、右眼外斜伴视物不清等心血管系统外表现，炎症指标及肌酸激酶水平明显升高。经免疫球蛋白或糖皮质激素治疗后上述症状可部分缓解。本例患者存在以心脏病变为主的多系统受累。病因方面考虑：①缺血性心肌病：中年男性，长年高血压病史，突发胸闷憋气、心脏骤停，短期内出现全心增大，收缩功能重度减低，结合心肌酶及心电图变化，首先应怀疑冠心病导致缺血性心肌病可能。但冠脉CTA未见有临床意义的血管狭窄，可排除该病。②扩张型心肌病：本例患者心脏形态学为扩张型心肌病样改变。但本例患者病程短，病情急，存在急性胸闷、胸痛、ST-T异常改变。且病程中出现晕厥、心源性休克、心脏骤停等危重情况。cTnI水平曾急剧升高。心电图曾出现Ⅲ度AVB、持续性室速，现遗留室内传导阻滞及多导联R波降低。心脏影像学示心脏结构及功能急骤变化。心脏MRI不仅存在特征性心肌内延迟强化，亦存在明显心肌水肿。故临床考虑为急性心肌炎。按照ESC对心肌炎诊疗推荐，患者已除外冠状动脉疾病，心内膜活检结果明确提示心肌炎，同时存在心脏形态及功能改变，应属于炎症性心肌病。病因方面：第一，感染性心肌炎：①病毒感染：为心肌炎最常见病因，本例患者血清病毒学阴性，但仍不能排除病毒感染可能，病毒感染可解释肌痛及CK水平升高。但反复追问病史，患者发病前无明确感染前驱症状。②军团菌感染：患者发病前曾使用中央空调，外院及我院查血军团菌抗体IgM均为阳性，我院IgG为阴性，军团菌感染可引起暴发性心肌炎和尖端扭转室速等恶性心律失常。不支持点为未行抗军团菌治疗，仅用激素治疗，心脏情况好转。③莱姆病：可引起肌肉疼痛、神经系统（颅神经症状）及明显心脏病变。但患者无明确疫区接触史，无蚊虫叮咬和皮肤游走性红斑病史，血清莱姆病抗体阴性，故不考虑。第二，免疫介导性心肌炎：①多发性肌炎（PM）：临床上PM累及心脏并非少见，累及心肌可导致严重心肌炎样改变，影响传导系统可导致严重房室传导阻滞及其他严重心律失常。此外，还可累及冠状动脉及心包。患者病初肌痛及肌酸激酶水平显著升高，肌电图可疑肌源性损害，骨骼肌活检提示免疫介导，需考虑PM可能。不支持点为PM很少累及眼外肌，本例患者无明显肌无力，肌炎抗体谱阴性。②重症肌无力（MG）：一种由乙酰胆碱受体抗体介导累及神经肌肉接头突触后膜，引起神经肌肉接头传递障碍，出现骨骼肌收缩无力的获得性自身免疫性疾病。全身骨骼肌均可受累。眼外肌无力所致对称或非对称性上睑下垂和/或双眼复视是MG最常见的首发症状，见于80%以上的患者；肌无力表现为波动性和易疲劳性，晨轻暮重。既往认为，MG等累及神经肌肉接头的疾病不会造成心肌炎，但实际存在MG累及心脏的相关报道。本例患者虽然有眼睑下垂的临床表现，但没有波动性和易疲劳性的特征，血清乙酰胆碱受体抗体阴性，肌电图RNS阴性，都不支持重症肌无力的诊断。③心脏结节病：结节病是一种非干酪样坏死性上皮细胞肉芽肿炎症性疾病，可以累及全身所有脏器。心脏表现为各种严重的心律失常、充血性心力衰竭、瓣膜功能不全和心源性猝死。存在结节病累及眼外肌和骨骼肌的个案报道。但本例患者无皮肤黏膜、肺部等结节病常见系统受累表现，心肌活检及肌肉活检均未见结节病受累表现。第三，中毒性心肌炎：①洗虾粉中毒：洗虾粉主要成分是柠檬酸、亚硫酸盐和草酸。食用后可出现全身肌肉酸痛、横纹肌溶解、酱油色尿、急性肾衰竭。本例患者眼睑下垂症状出现在服用小龙虾之前，显然无法用洗虾粉中毒解释病情全貌。②尚无心脏毒性药物、重金属、蚊虫叮咬毒素等中毒证据。

此外，患者住院期间出现心室内血栓，心肌炎本身即为心室内血栓形成的高危因素。研究显示，无论是急性心肌炎或慢性心肌炎，发生心室内血栓的概率均明显升高，原因与室壁运动减低、高凝状态、内皮细胞激活有关。

　　炎症性心肌病的治疗：第一，传统治疗：①急性期血流动力学不稳定：血管活性药物，心肺辅助装置治疗。②血流动力学稳定：依照心力衰竭指南的药物治疗。③心律失常：对症治疗，急性期暂缓ICD植入，急性期过后按照心律失常指南治疗。④限制活动。第二，免疫调节治疗：①感染相关治疗：若心内膜活检提示某种嗜心肌病毒活跃复制，建议正规抗病毒治疗。如果有其他病原微生物感染心肌证据，则给予特异性抗感染治疗。②若心肌组织无病原微生物感染证据，且心肌有大量淋巴细胞浸润，则考虑免疫介导心肌炎（可以为感染诱发，也可以是自身免疫性疾病导致），此时强有力的免疫抑制治疗对心功能恢复有益。由于检验方法受限，未能对本例患者的心肌活检组织进行病毒复制检测。临床考虑心肌活动性病毒感染可能性小，故予本例患者糖皮质激素冲击及大剂量激素序贯治疗。20余日后复查超声心动图提示左心室、右心室收缩功能明显好转。

　　下一步，还需请感染科、呼吸科、神经科、免疫科等相关科室共同讨论以下问题：①炎症性心肌病的潜在病因，是否存在病毒性心肌炎。②骨骼肌活检提示免疫介导，是否可诊断多发性肌炎。③血清抗乙酰胆碱受体抗体阴性，但北京大学第一医院化验发现多个特殊抗体阳性，临床意义有多大，是否可排除重症肌无力。④患者多次血军团菌IgM抗体阳性，是否存在军团菌感染。⑤下一步免疫抑制治疗的方案。

　　病理科冯瑞娥医师：患者心肌病理示心肌纤维显著变性、断裂，心肌纤维束之间水肿，炎细胞浸润。免疫组化示CD3（散在＋），CD20（－），CD4（散在＋），CD163（散在＋），CD68（散在＋）。心肌病变主要为T淋巴细胞及组织细胞炎症浸润。水肿一般在炎症病变早期出现，重度肌纤维损害几天之后可出现，间质未见纤维组织增生，故非长期慢性病变。组织中未见明显小血管。该心肌病理表现可见于病毒感染、主要导致淋巴细胞炎症的理化因素及免疫性疾病等，不易根据病理改变推断病因。结节病为间质肉芽肿性炎症，心肌纤维损害较轻，本例患者心肌病理尚未发现结节病相关证据。

　　神经科刘智医师：患者股三头肌大体病理示肌纤维大小不等，严重萎缩，个别变性，未见明显细胞吞噬及淋巴细胞浸润；可见萎缩，呈角型或个别变性的异常肌纤维；未见肌炎、皮肌炎、坏死性肌病或非特异性炎症性肌病等肌肉病变常见病理表现。特殊染色示炎症多集中于束膜，可见神经源性肌肉病变。免疫组化示本例患者肌纤维膜主要组织相容性复合体（MHC）Ⅰ表达上调，个别肌纤维MHC染色阳性。综上考虑病变主要为肌炎，免疫介导可能性较大，神经源性病变部分参与。

　　神经科谢曼青医师：纵观患者病程，心肌及骨骼肌活检结果，考虑双侧眼睑下垂及右眼向右侧凝视定位于眼外肌可能性大，定位于神经肌肉接头证据尚不充分。定性诊断方面：①MG：患者眼睑下垂无晨轻暮重，病情无明显波动性及易疲劳性，外院新斯的明试验、外院及我院RNS均为阴性，均不支持MG。送检外院重症肌无力抗体检测示Titin Ab、RyR Ab、MuSK Ab等水平轻度升高，但诊断MG特异性高的AchR Ab

正常。抗体特异性受检测方法影响，建议进一步追查我院AchR抗体测定结果。目前MG诊断不成立。②肌炎方面：炎性肌病出现眼外肌受累很罕见，但亦有眼外肌受累个案报道。用"一元论"解释，即患者眼睑下垂及右眼向右侧凝视，很可能为炎症性眼外肌肌炎临床表现。有条件可行眼眶MRI，寻找支持该诊断的证据。此外，患者存在双上肢神经传导速度、波幅减低，不除外周围神经运动纤维受累，病因上可能为免疫机制介导，亦可能为重症相关周围神经损伤。患者肌电图表现周围神经损伤不重，建议1～2个月复查肌电图，随诊观察。

呼吸内科徐燕医师：患者临床主要表现为心脏及骨骼肌受累。呼吸科结节病可累及心脏，表现为传导阻滞、快速心律失常、心肌病甚至心衰；也可累及骨骼肌，但有症状的肌肉受累较少。本例患者无皮肤黏膜、肺部等其他系统受累表现，心肌活检及肌肉活检均未见结节病受累表现，且仅累及心肌和骨骼肌，不伴其他系统受累的结节病罕见，故不考虑结节病。此外，患者病初曾集中学习，有中央空调使用史，病程中出现2次低热，Tmax 38℃，血清嗜肺军团菌IgM阳性，但无军团菌感染的其他典型临床表现，综上不足以诊断军团菌感染。

感染内科周宝彤医师：患者心肌炎诊断明确，病因方面首先应除外病毒性心肌炎。本例患者临床上无病毒感染导致的发热、呼吸道症状或胃肠道症状等前驱表现。病初血白细胞计数升高，以中性粒细胞计数升高为主，不符合病毒感染。已行多种病毒筛查，包括常见导致心肌炎的柯萨奇病毒等均为阴性。且病程最初以双睑下垂，类似眼肌受累起病，无法用病毒性心肌炎解释。目前无较好手段明确患者心肌是否存在病毒感染。若为病毒感染，使用大剂量激素后，病毒会再次大量复制，病情会复发，而本例患者病情整体呈好转趋势，故不考虑病毒感染。即使患者病初为病毒性心肌炎，至目前已有3个月病程，病毒感染本身具有自限性，目前的病情应考虑为病毒感染后诱发的免疫异常反应。治疗方面主要予免疫抑制治疗。患者临床表现不支持军团菌肺炎，两次军团菌抗体IgM阳性不足以诊断军团菌感染。

风湿免疫内科王迁医师：患者肌电图提示存在可疑肌源性损害，骨骼肌活检提示免疫介导可能性大，但临床上为单部位肌肉病变，无典型肌炎或皮肌炎表现，炎症指标虽有升高，但肌炎相关抗体阴性。目前病因仍不明确，但其心肌及骨骼肌病理提示与免疫介导相关，病程中IVIg及大剂量激素治疗有效，故诊断仍考虑炎症性肌病，目前大剂量糖皮质激素已经用满1个月，建议激素缓慢减量，同时加用免疫抑制剂甲氨蝶呤每周15mg，密切随诊观察病情变化。

心内科严晓伟医师：患者短期内出现明显心肌病变，骨骼肌病变的临床表现轻微，骨骼肌病理提示免疫介导炎性肌病可能性大，因心肌病理无法行免疫组化分析，故无法明确患者心肌病变是否为免疫介导。予大剂量糖皮质激素冲击、序贯足量激素治疗后，患者病情好转。临床上曾见到类似病例，予糖皮质激素冲击后效果显著，故很可能存在一类主要累及心肌的免疫异常状态。治疗上应予积极激素及免疫抑制剂治疗，但患者心脏改变已为终末期，预后仍有待进一步随诊。

转　归

12月2日将泼尼松减量为45mg qd（每周减5mg，至30mg维持1个月），加用甲氨蝶呤15mg qw；继续螺内酯20mg bid，呋塞米10mg bid，培哚普利4mg qd，比索洛尔5mg qd等慢性心力衰竭治疗；补钾；华法林抗凝；甲钴胺、维生素B_1营养周围神经。目前患者心脏病变稳定，左下肢肌力恢复至（＋＋＋）级，可独自站立，左上肢肌力0级，手指感觉恢复。门诊随诊中。

点　评

本例为中年男性，亚急性起病，短期内出现眼睑下垂、下肢肌肉疼痛和心肌病变，且心肌病变快速进展为扩张型心肌病并伴有恶性心律失常。患者在我院急诊时病情极为凶险，经及时的免疫抑制治疗后心脏情况稳定，心功能稳步改善。此后心内膜活检证实为心肌炎改变，骨骼肌活检提示伴免疫性因素参与的疾病。经过内科大查房讨论，患者很可能为我们尚不认知的某种以心肌受累为主的炎症性肌病。诊断上应注意病史中不能解释的多部位肌肉累及的特点（本例患者为眼肌和下肢肌），治疗的关键是在排除禁忌证后，不失时机地采用糖皮质激素冲击治疗，以阻止心肌病变的进一步恶化。

（马婉璐　郭潇潇）

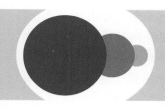

血压升高3年余，加重伴头痛、视野缺损2月

引言　　这是一例以难治性高血压为主要表现的青年男性病例，伴有视野缺损、蛋白尿、左心增大等多系统受累表现。高血压方面，考虑了肾性、内分泌性、神经源性等继发性高血压病因，但均无明确的证据支持。结合患者血压升高及控制情况，难治性高血压诊断明确，经治疗后患者得到明显好转。

病历摘要

患者，男性，24岁。因"血压升高3年余，加重伴头痛、视野缺损2月"于2015年12月25日入院。

（一）现病史

患者2012年5月体检发现血压升高（140/100mmHg），查尿Pro、BLD（－），无头晕、头痛、心悸、大汗、下肢水肿，未监测。2013年自觉尿中泡沫及夜尿增多（2～3次/夜）。2015年7月间断出现晨起及睡前头晕、憋气，约数小时自行缓解。2015年10月突发剧烈头痛，VAS评分8分，无心悸、大汗、恶心、呕吐，可自行缓解；后逐渐出现右侧视力缺损、视物模糊，起始为颞下视野缺损，后缺损面积进行性增大，左眼视力、视野变化不明显；外院检查示双眼视网膜豹纹样改变、双眼玻璃体混浊，予甲钴胺等治疗无效。2015年11月先后3次出现夜里血性遗精，外院诊为"精囊炎"，予以普乐安等治疗后未再发作。后于外院完善各项检查。肾内相关：尿常规：Pro（＋～＋＋＋）、RBC 10cells/µl，24hUP 0.42g，尿β_2-MG 5.9mg/L（↑）、NAG 32.4U/L（↑）；血生化：K^+ 2.87mmol/L（↓）、Cr 146µmol/l（↑）。心血管相关：BPmax 240/190mmHg，BNP 5000ng/L（↑），ECHO示左心轻度增大、LVEF 51%，余心肌酶、ECG（－）。免疫相关：CRP 9.16mg/L，余ESR、IgM、ANA、ANCA、抗GBM抗体（－）。神经相关：头颅MRI见白质区多发斑片状长T_1、长T_2信号。其余肝、胆、胰、脾、双肾、双肾上腺、双肾动脉BUS（－）。考虑"恶性高血压病"，予以氯沙坦氢氯噻嗪、氨氯地平、硝苯地平、单硝酸异山梨酯控制血压于140～150/90～100mmHg，头晕、头痛可缓解。外院治疗期间输液后针刺处出现直径8mm突起红斑，不伴瘙痒，结合头颅MRI考虑不除外白塞病、多发性硬化，先后予地塞米松5mg×5次，患者血压升至170/120mmHg，右眼视野缺损仍逐步增大，遂就诊我院门诊。神经内科考虑颅内病灶为高血压相关可逆性缺血病灶可能，但需除外血管炎或中枢免疫相关疾病；眼科复查眼底提示双眼高血压视网膜病变、视网膜动脉硬化（重度）；内分泌科、免疫科建议筛查继发性高血压因素。为进一步诊治收入院。病程中无向心性肥胖、口腔及外阴溃疡、关节肿痛、神志意识改变、发作性心悸、大汗，有夜间打鼾。发病以来，患者精神差，饮食、睡眠一般，尿便正常。

（二）既往史

无特殊。

（三）个人史、家族史

个人史无特殊。其父亲、一兄、外婆患高血压。

（四）入院查体

T 36.5℃，R 18次/分，HR 80次/分，BP 146/85mmHg（左上肢）、147/77mmHg（右上肢）、173/100mmHg（左下肢）、167/93mmHg（右下肢），BMI 24.3kg/m²。右眼颞上视野保留，右眼颞下、鼻上、鼻下侧视野缺损。心、肺、腹、神经系统（－）。

（五）诊治经过

入院后完善相关检查。

血常规：WBC $4.49×10^9/L$，NEUT $2.40×10^9/L$，Hb 168g/L，PLT $221×10^9/L$。凝血：PT 11.9s，APTT 29.3s，Fbg 4.79g/L，D-Dimer 0.36mg/L。生化：ALT 19U/L，Alb 38g/L，Cr（E）138μmol/L，Urea 6.15mmol/L，TCO_2 28.8mmol/L，Na^+ 137mmol/L，K^+ 4.3mmol/L。血脂：TG 1.99mmol/L，LDL-C 2.86mmol/L，HDL-C 1.16mmol/L，TC 4.88mmol/L。感染4项（－）。

心血管方面：BNP 144ng/L。ECG：窦性心律，左心室高电压伴非特异性ST-T段改变。ECHO：LVEF 61%，心脏结构与功能未见明显异常。

免疫方面：hsCRP、ESR、补体、ANA、ANCA、Ig、蛋白电泳、LA、抗磷脂抗体谱（－）；复查针刺试验（－）；动脉BUS示双侧椎动脉阻力稍高，双颈动脉、上肢动脉、锁骨下动脉、腹主动脉、下肢动脉（－）；胸部HRCT大致正常。

肾脏方面：尿常规：Pro 0.3g/L→TRACE→NEG，BLD 25cells/μl→NEG→NEG。24hUP 0.54g→0.39g→0.24g。肾功能：K^+ 3.3～3.7mmol/L，Cr 90～103μmol/L；血K^+ 3.5mmol/L，24hUK 27.0mmol（未补钾）。肾血流图：肾血流灌注及功能稍差，卡托普利介入试验（－）。双肾及肾动脉BUS、肾动脉CTA（－）。

神经方面：腰穿CSF压力为$140mmH_2O$，CSF常规、生化、细胞学（－）。血清及CSF IgG寡克隆区带弱阳性，IgG、CSF特异寡克隆区带阴性。头颅MRI：脑干斑片状异常信号基本消失，双侧大脑半球皮层下白质斑片状高信号及侧脑室旁白质高信号较前明显减少。

眼科方面：双眼压正常。视野：左眼上方、鼻侧视野缺损，右眼除中心透亮区外余区域视野缺损。眼底：右视乳头色苍白，左视乳头色红，双动脉极细，A/V = 1 : 4，未见明显出血、渗出，诊断考虑右视神经萎缩、双视网膜动脉硬化（极重）。FFA眼底血管造影：不符合白塞病相关血管炎表现。

内分泌方面：①甲状旁腺：PTH、P、Ca^{2+}（-）；②甲状腺：TSH3 4.921μIU/ml（↑）、A-TPO > 600.0IU/ml（↑），FT_3、FT_4、T_3、T_4、A-Tg（-）；③嗜铬细胞瘤：24小时尿儿茶酚胺2次、生长抑素受体显像（-）；④垂体前叶激素：血浆ACTH、PRL、GH、IGF-1、LH、F（-）；⑤原发性醛固酮增多症：肾上腺CT（-），醛固酮试验（卧/立）示PRA 0.47/1.91ng/（ml·h）、ALD 14.21/24.64ng/dl，卡托普利试验（服药前/服药后）示PRA 0.13/0.73ng/（ml·h）、ALD 23.35/19.79ng/dl。

泌尿生殖方面：双侧精囊腺、双肾、输尿管、膀胱、前列腺超声（-）。

肿瘤指标、睡眠呼吸监测、高血压基因测序（-）。

入院后给予硝苯地平、甲磺酸多沙唑嗪缓释片、缓释维拉帕米控制血压于150～170/90～110 mmHg，完善内分泌检查后停用甲磺酸多沙唑嗪缓释片并加用氯沙坦钾氢氯噻嗪、螺内酯控制血压于130～150/80～90mmHg；眼科方面给予前列地尔、葛根素治疗。

大查房时情况：患者一般情况可，无不适主诉。夜尿1～2次/日。查体：BP 130～150/80～90mmHg，HR 74次/分，心、肺、腹（-）。双下肢不肿。

讨 论

心内科赖晋智医师：本例为青年男性，病程3年，以血压升高为主要表现，严重时伴头痛，血压升高呈持续性、顽固性，病程中曾血钾稍低。靶器官受累情况、神经系统方面接下来由神经内科介绍，此不赘述。眼科方面，眼底检查提示视网膜动脉硬化，但突出表现为视神经病变，眼科考虑缺血性视神经病变可能性大；肾脏方面，病程中曾一过性肌酐水平升高，外院尿检提示肾小管功能受损，但随着血压控制平稳后，这些情况较前恢复。心脏、大血管方面：外院心脏超声提示左心增大，随着血压控制，较前好转，收缩功能正常；大血管超声未见异常。既往史方面，有高血压家族史，但无明确难治性HTN家族史。病程中曾针刺试验阳性，结合头颅影像学表现，外院考虑白塞病不除外，予激素治疗后血压更难控制。

目前顽固性高血压诊断明确，病因方面考虑：第一，肾性高血压：①肾实质性：如急、慢性肾小球肾炎，先天性肾脏病变（多囊肾），CTD、DN、Amyloidosis继发性肾脏病变，间质性肾炎、尿路梗阻性肾病等。②肾血管性：如肾动脉狭窄（动脉硬化、

FMD、TA、BD、PAN），肾动脉夹层，肾动脉血栓形成，肾动脉先天畸形等。③肾肿瘤。结合本例患者目前肾功能、超声等检查，目前暂不支持肾性高血压。第二，内分泌性高血压：高血压、低血钾首先需考虑原发性醛固酮增多症，入院后停用ACEI及ARB类药物后完善卧立位醛固酮实验及肾上腺CT不支持原发性醛固酮增多症。其他如库欣综合征、嗜铬细胞瘤、甲状腺功能异常（亢进或减退）、甲状旁腺功能亢进、垂体前叶功能亢进亦无相关提示。第三，神经源性：脑肿瘤、脑外伤、脑出血、自主神经病变、脑炎等，根据目前影像学检查，暂无相关证据。第四，心血管病变：如主动脉缩窄、大动脉炎，免疫指标、超声无提示。第五，遗传性疾病：Liddle综合征、家族性高醛固酮血症、可视性盐皮质激素增多症。第六，其他：睡眠呼吸暂停综合征、妊娠期高血压疾病、药物、交感神经兴奋药、糖皮质激素、医源性因素等，暂不考虑。靶器官受累方面，高血压眼底受累常见表现为微血管病变。本例患者双侧视网膜动脉极重度硬化，但以视野缺损、视力下降等视神经病变更突出，非高血压眼部受累常见表现。高血压脑病为血压急剧升高导致的脑循环障碍和暂时性脑功能障碍，常伴剧烈头痛与神志改变，有时出现肢体活动障碍，降压治疗后可恢复。机制为脑膜及脑细小动脉持久性痉挛，引起血管通透性增高、脑水肿和颅内压增高，导致坏死性小动脉炎、点状出血、多发性小栓塞。MRI表现为弥漫白质水肿，以顶枕叶为主，亦可累及脑干，呈可逆性改变。综合神经内科意见，高血压小血管病变可以解释。综上，患者靶器官病变大多可以HTN来解释，但HTN病因上目前仍无提示。

再次回顾患者病例特点：青年男性，高血压、血钾水平稍低，卡托普利治疗有效，考虑继发性原因导致醛固酮增多可能性大。患者血清醛固酮、肾素水平轻度升高，需重点除外肾动脉狭窄、肾素瘤等继发因素。肾素瘤较少见，为肾小球旁细胞分泌大量肾素的肾脏肿瘤，肾素、醛固酮水平明显升高，症状较重，与本例患者不符。肾动脉狭窄，CTA和MRA有较满意的阴性预测值，本例患者肾动脉B超、CTA未见狭窄，卡托普利肾图正常，暂无证据支持。此外，睡眠呼吸监测、高血压离子通道单基因筛查均未见异常。治疗上，予硝苯地平、缓释维拉帕米、氯沙坦钾氢氯噻嗪降压，考虑到可能存在醛固酮逃逸现象，加用螺内酯后血压控制可。

此次提请内科大查房，主要想解决几个问题：①诊断上，本例患者为青年，多脏器受累表现非高血压靶器官受累常见表现，诊断原发性高血压是否合适，需要肾内科、内分泌科、神经内科、眼科等相关科室一起讨论。②高血压眼底受累多为双侧，本例患者单侧视野缺损及视力下降，且经过有效多药联合降压治疗后心脏、肾脏功能较前有所好转，而视野缺损无明显好转，视神经病变与心脏、肾脏病变并不平行，是否存在其他因素？③借此机会通过各个科室交叉讨论，加深对难治性高血压这一疾病的认识和理解。

放射科张大明医师： 2015年12月外院头MRI病变主要位于脑干区域，对称分布，呈长T_1、长T_2信号，Flare高信号，DWI高信号，但因无ADC序列，无法判断是否存在弥散受限。2016年1月6日我院复查头MRI，脑干异常信号基本消失，双侧大脑半球皮层下白质、双侧侧脑室前后角多发斑点、斑片状高信号较前明显减少。结合本例患者有突发的重度高血压，治疗前后病灶减少，不除外合并可逆性后部白质脑病。该病发病率较低，病灶多位于顶枕部，文献报道少数病例也可脑干受累。此外，本例患者病程中诊断考虑白塞病，白塞病时脑干为常见受累部位，主要机制为血管源性脑水肿，故在T_2、ADC上为高信号。但影像学表现不特异，不可单从影像学上诊断，需结合临床其他表现。本例患者目前无其他白塞病相关证据，暂不考虑。我院其他影像学，双侧肾上腺CT形态及强化基本正常。肾动脉CTA提示双侧肾动脉未见明显狭窄，但CTA主要观察肾动脉主干，对于远端分支显示不清，故不能除外远端分支狭窄。

核医学科朱文佳医师： 卡托普利肾图原理为肾动脉狭窄时，肾素-血管紧张素-醛固酮轴激活，予ACEI药物可阻断此过程，导致肾血流减少、滤过减低，清除能力下降。结果判读主要根据两方面：①肾图曲线分级：共5级（0～5级），曲线分级越高，提示曲线越差。②GFR百分数。根据指南，诊断肾血管性高血压分为低、中、高度三种可能：a.低度可能（＜10%）：ACEI肾图正常，基态肾图异常，但ACEI肾图好转（曲线分级下降），分肾功能下降＜5%。b.中度可能：基态肾图异常，ACEI肾图保持不变（曲线分级不变），分肾功能下降5%～9%。c.高度可能（＞90%）：ACEI肾图显著恶化（曲线形态显著改变），分肾功能下降＞10%。本例患者双肾两次曲线分级均为0级，双肾两次GFR无明显变化，提示：双肾均无肾血管性高血压；双肾功能受损，且基本为对称性改变。此外，肾血管性高血压为功能诊断，不等同于肾动脉狭窄。

神经科姚远医师： 2012年起患者晨起出现头痛，以顶部为著，无恶心、呕吐等提示原发性偏头痛的前驱表现。2015年头痛进行性加重，同时出现右眼颞下侧视野黑点，右眼视力下降，左眼视力及视野正常。那么，患者是否存在神经系统疾病？可逆性后循环白质脑病可出现头痛，且在一些患者中，头痛可为唯一表现。但单眼视野、视力下降，多考虑视交叉前视神经病变。可逆性后循环白质脑病引起颞顶枕叶皮层病变，导致同向性偏盲，不符合本例患者表现。此外，本例患者2015年10月病情加重时未行头MRI，当时是否存在可逆性后循环白质脑病仅依据临床症状无从判断。可逆性脑血管收缩综合征多见于高血压尤其是高血压急症患者，可表现为头痛、单眼视力下降，诊断依据头MRA、CTA，提示大脑前、中、后动脉节段性串珠样改变，部分收缩，部分扩张。本例患者未做头颅血管相关检查，无法明确，可能血压急剧升高致眼动脉痉挛、视神经缺血，因未及时降压治疗，视神经持续缺血导致视力下降。2015年12月患者头MRI提示脑桥、双侧侧脑室旁及皮层下Flare高信号，DWI等信号，ADC信号不详，T_1上可见皮质下扩张的血管周围间隙，该影像学表现为典型的高血压相关小血管病改变，在老年、高血压患者中常见。本例患者高血压病史3年余，2016年1月复查头MRI病变明显缩小或消失，高血压相关小血管病可以解释上述表现。

眼科陈哲医师： 患者12月19日我科门诊查：矫正视力左眼0.4，右眼0.08；眼压正常；眼底示右视乳头色苍白，左视乳头色红，双动脉极细，A/V＝1:4（正常2:3），未见视网膜明显出血、渗出。结合患者病史，诊断考虑右视神经萎缩、双视网膜动脉硬化（极重）。进一步完善FFA眼底血管造影，血管边界清晰，结果不符合BD相关血管炎表现。视野检查提示左眼上方、鼻侧视野缺损；右眼中心透亮区，余区域视野缺损。视野图可见齐水平中线、与生理盲点相连的视野缺损，提示缺血性视神经病变可能。结合患者高血压病史，予降压、前列地尔等扩血管治疗5天后，复查视野可见右眼透亮区变大，左眼视野也较前恢复。复查视力右眼0.15，左眼0.8；眼底动静脉比值为1:3，右眼视乳头色仍较淡，左眼色正常，说明治疗有效。予前列地尔、葛根素治疗2周后复查视野，右眼透亮区扩大，左眼基本完全透亮，故支持缺血性视神经病诊断。缺血性视神经病定义为由视神经的营养血管发生循环障碍引起的营养不良性疾病，分为动脉炎性、非动脉炎性。前者大多与颞动脉炎有关，后者半数以上伴发高血压。因此，缺血性视神经病在高血压患者中并不少见，而25%患者合并糖尿病，约25%患者双眼发病。病因包括低血压、低灌注、高血压动脉硬化、糖尿病、贫血血液系统疾病导致携氧能力下降，青光眼眼压增高压迫视神经等。临床上大多中年后发病，双眼可同时发病，也可先后发病，间隔数周至数年。发病突然，常可明确说出具体发病日期，几天至几周内加重，早期视盘水肿，晚期视盘苍白，中期视力受损不重，特征性的视野缺损，与生理盲点相连的象限性缺损，多见于鼻侧和下方，并与视盘缺血区高度对应。鉴别诊断方面，特发性的脱髓鞘性视神经炎发病后2～4周视力进行性下降，而缺血性视神经病通常视力急性下降后不再出现视力进行性下降；压迫、外伤、浸润、中毒、代谢、遗传等可引起视乳头水肿；此外，视中枢、视交叉引起的视神经萎缩，视野改变以垂直线为界，而非以水平线为界。因此，本例患者病变定位于视交叉前。

回顾患者的诊断过程，缺血性视神经病支持点包括：①恶性高血压。②视网膜动脉非常细，符合高血压视网膜动脉硬化表现。③有典型的与盲点相连的齐水平中线的象限性视野缺损，眼底荧光造影无血管炎表现。④前列地尔扩血管治疗1周后即有效，加用葛根素与银杏叶片后视野大幅度改善。本例不太相符之处在于，高血压视网膜病变多表现为双眼视乳头高度水肿、视盘周围线状出血、视乳头与视盘间有浆液性的视网膜脱离、黄斑硬性渗出、双眼比较对称，但本例患者来我院就诊时已无急性期视乳头水肿表现，直接为萎缩苍白状态。综合分析，患者眼科病变完全可用高血压解释。

肾内科陈罡医师：患者26岁男性，严重的高血压，伴多个靶器官损害。肾脏方面表现为蛋白尿，且随着血压升高，蛋白尿增多；尿潜血不突出；病情严重时，夜尿增多；结合临床化验，尿比重正常低限，尿渗透压降低，表明尿浓缩功能下降。那么，高血压合并肾脏病变，究竟是高血压肾损害还是肾性高血压？对于高血压，如果长期控制不佳，约40%后期出现非肾病范畴的蛋白尿，若发生非常严重的急进性高血压，才导致大量蛋白尿。回顾本例患者临床过程，3年前发现血压升高时尿蛋白阴性，病程后期随着血压升高，出现尿蛋白，伴肌酐水平一过性升高。随着血压的控制，尿蛋白转阴，肌酐水平有所下降。因此，从患者的临床表现及血压升高、蛋白尿发生的时间顺序，我科认为蛋白尿可用高血压肾脏病解释。根据患者血压升高水平及靶器官损害，恶性高血压诊断明确。高血压病因中继发于肾脏疾病者约占5%，而恶性高血压中继发于肾脏疾病者约占50%。后者约80%继发于肾实质病变，常见为慢性肾盂肾炎，其次为肾小球肾炎，尤其时IgA肾病。但从患者临床表现来看，肾小球病变受累不重，肾间质病变无明显受累，因此不存在这方面因素。但需强调一点，RAAS系统激活在恶性高血压中占有非常重要的地位。RAAS系统激活导致肾脏压力性利尿，引起血容量不足，从而再激活RAS系统，形成恶性循环。所以，在补足容量前提下，早期应用ACEI/ARB可改善患者肾脏的预后。本例患者对RAS抑制剂的反应较好，应用后血压得到控制。恶性高血压除需关注血压水平、靶器官受累情况外，还需警惕电解质、酸碱平衡失调。RAS激活导致继发性醛固酮血症，引起低血钾，甚至碱中毒。患者早期血压明显升高时伴低血钾，后期血钾恢复，卧立位醛固酮试验中血管紧张素、醛固酮水平升高不太明显。需指出，在恶性高血压治疗过程中，治疗后期如果血压降脂正常，会出现醛固酮-肾素分离现象，即肾素水平降低、醛固酮水平升高，若予醛固酮抑制剂治疗，二者可得到较好的纠正。这时行卧立位醛固酮试验结果难以判断，但亦不能除外继发性醛固酮增多症。那么，本例患者是否存在与肾脏相关的遗传性疾病？目前认为此种可能性极低：①无遗传病史，尽管有高血压家族史，但无早发高血压家族史。②与肾脏疾病相关的单基因遗传病，多为水离子通道异常。常见的为肾小管上皮细胞钠离子通道异常，包括Liddle综合征、类盐皮质激素增多症、盐皮质激素受体活化异常等。这些疾病一般表现为低钾、低醛固酮，与本例患者不符。糖皮质激素可纠正的醛固酮增多症表现为低钾、醛固酮水平升高，但本例患者18-酮皮质醇及醛固酮水平并非同步升高，亦不符合。相关基因筛查阴性，进一步不支持与肾脏相关的单基因疾病。本例患者年轻，是否存在继发因素呢？追问病史，患者有明确的生活习惯改变，长期熬夜、玩游戏、高盐饮食，这些因素是否导致患者早年高血压暂无法明确。综合来看，本例患者高血压与遗传、肾脏等继发因素关系不大。

内分泌科王曦医师：总结患者病例特点：青年男性，病程3年余。临床表现为持续性高血压、可疑阵发性加重。多药联合血压方能控制。合并低血钾，停用补钾药及螺内酯后血钾基本正常或处于正常低限，明确伴有多个靶器官损害，症状及体征无内分泌相关或肾上腺疾病相关高血压临床表现。既往无代谢综合征，偶然发现亚临床甲状腺功能减低症，空泡蝶鞍，青春发育正常。有高血压家族史，否认早发高血压、低血钾家族史。查体无特殊阳性体征。入院后完善检查：血钾处于正常低限；HPA轴功能正常；卧立位、卡托普利试验支持继发性醛固酮增多症；嗜铬细胞瘤相关证据不多；肾动脉BUS、腹主动脉BUS、卡托普利肾图、肾动脉CTA（-）；甲状腺功能及B超提示亚临床甲状腺功能减低症、慢性淋巴细胞甲状腺炎；头MRI示空蝶鞍，但垂体前叶功能正常。

继发性高血压大致分为以下几类：肾实质性、肾血管性、内分泌性、药物性及其他。肾实质性、睡眠呼吸暂停综合征及药物性基本已排除，目前集中在肾血管性及内分泌性。内分泌性包括：第一，肾上腺疾病：最常见，包括：①肾上腺髓质激素分泌增多，如嗜铬细胞瘤、副神经节瘤，多表现为阵发性高血压，偶可表现为持续性高血压，影像学检查大多可发现肾上腺或肾上腺外占位。本例患者临床方面无发作性症状，不伴全身多汗、大便干燥、体重下降，两次24hUCA正常，胸腹盆CT未见占位，奥曲肽显像阴性，目前嗜铬细胞瘤、副神经节瘤基本可以除外。②糖皮质激素增多，如库欣综合征、糖皮质激素抵抗。本例患者病史3年余，无Cushing貌，不伴有血糖、骨质疏松等其他代谢异常，血F节律存在，24h UFC正常，亦不考虑。③盐皮质激素增多，如原发性和继发性醛固酮增多症。本例患者间断轻度低血钾，醛固酮水平升高明显（不考虑DOC水平升高），需重点考虑此方面。④盐皮质激素样作用增加，如Liddle综合征，本例患者醛固酮水平升高与此不符。第二，甲状腺疾病：甲状腺功能亢进症、甲状腺功能减低症、甲状旁腺功能亢进症等。甲状腺功能亢进症方面，患者无相关症状，甲状腺功能检查结果不支持；甲状腺功能减低症相关高血压以舒张压升高明显，脉压减小。患者亚临床甲状腺功能减低症不能解释重度高血压；血钙正常，甲状旁腺功能亢进症不支持。第三，垂体疾病：肢端肥大症、库欣病。患者无肢端肥大症相关症状及体征。头MRI发现空泡碟鞍，可能既往合并垂体大腺瘤，卒中后出现空泡碟鞍。但从患者整个病程来看，若既往合并垂体大腺瘤，卒中后随着激素水平下降，血压应相应下降，与本例患者不相符。因此，目前集中在RAAS这方面。血管紧张素较肾素、醛固酮缩血管作用强。原发性醛固酮增多症以醛固酮水平升高、血管紧张素水平降低为特征，血压升高幅度一般不太明显，且以舒张压升高为主，低血钾程度明显。继发性醛固酮增多症以醛固酮水平升高、血管紧张素水平升高为特征，血压升高显著，低血钾往往不太明显。因此，从临床症状大致可以推断是原发性醛固酮增多症或继发性醛固酮增多症。RAAS除肾素、血管紧张素、醛固酮三者之间相互影响，还受其他因素影响。高钠饮食可抑制肾素分泌，低血钾抑制醛固酮的分泌。因此，卧立位醛固酮和卡托普利试验时需同时测定血和尿电解质并停用螺内酯、ACEI/ARB类药物后一段时间进行。本例患者结果如下：卧立位醛固酮试验时血钾水平偏低，同期24h尿钾增多，说明低血钾与尿排钾增多相关；24h尿钠水平相对正常。因此，不考虑低血钾、高钠饮食对激素的影响。由卧位到立位，三种激素水平均增高，且立位醛固酮/肾素活性（ARR）＜30，不支持原发性醛固酮增多症；立位ALD＞15ng/dl，PRA＞1ng/（ml·h），说明醛固酮水平升高继发于上游激素水平升高，支持继发性醛固酮增多症。卡托普利试验中，服用25mg卡托普利后血压下降明显，虽然ALD水平下降幅度不明显，仍然支持继发性醛固酮增多症。

继发性醛固酮增多症原因见于：所有导致有效或绝对血容量下降的因素均可激活RAAS：①有效循环血量不足：充血性心衰/肝硬化/肾病综合征，利尿剂/Bartter综合征/Gitelman综合征/RTA/溶质性利尿，嗜铬细胞瘤/副神经节瘤，本例患者目前均不支持。②血容量相对正常：肾素瘤非常少见，肾素水平升高明显，患者目前无阳性发现；肾血管性高血压、肾实质性高血压较常见，但本例患者目前检查结果不支持。此外，本例患者有明确高血压家族史，虽然家族中其他成员临床表现与本例患者有所差别，但仍需考虑到单基因遗传病。行相关基因筛查（-），临床表现亦不支持。综上所述，本例患者继发性醛固酮增多症明确，病因方面，肾动脉狭窄不能完全除外。DSA为肾动脉狭窄诊断金标准，肾动脉分支为7级，B超可发现主干及1级分支狭窄，CTA可发现2～3级分支狭窄，故目前影像学检查尚不能完全除外远端肾动脉分支狭窄。年轻患者肾动脉狭窄常见病因为纤维性肌发育不良，为节段性病变，主要位于中小动脉，主干及上游分支影像学未见狭窄不能除外远端分支狭窄。影像学诊断肾动脉狭窄的特异性及敏感性受病因的影响，如肾动脉粥样硬化主要累及1级分支时，B超及CTA阳性率较高，但对于远端细小分支狭窄时则显示欠佳。因此，必要时可完善DSA明确诊断，但对于治疗的指导意义有限。目前肾动脉狭窄主要为介入治疗，但对于远端分支狭窄目前无有效的治疗方法。患者肾功能基本正常，切除单侧肾脏亦不值得。肾素瘤一般肾素水平升高明显，但文献报道肾素水平可以轻度升高，若瘤体较小，平扫或增强CT可能为阴性。因此，肾素瘤亦不能完全除外。其他内分泌相关的高血压目前可以除外。治疗方面，可优先选择ACEI及螺内酯，定期随诊亚临床甲状腺功能减低症及空泡蝶鞍。

转　归

内科大查房后将患者用药由氯沙坦钾氢氯噻嗪调整为奥美沙坦加氢氯噻嗪口服，缓释维拉帕米改为美托洛尔，患者血压控制在 115 ～ 125/65 ～ 75mmHg。患者暂不考虑进一步行肾动脉造影。平时患者摄盐量大，出院时向患者强调低盐饮食。随访期间患者视野缺失基本消失，血压控制良好。

点　评

本例是以眼部损伤为主要表现的恶性高血压患者。眼底病变严重，视野缺损突出；血性遗精、可疑针刺反应阳性、低血钾等提示继发性高血压的诊断。心内科在对继发性高血压彻底筛查后，仍然不敢轻易诊断原发性高血压。通过与眼科、肾内科、内分泌科的通力合作，认为高血压的小血管病变是导致各个系统表现的主要原因，诊断一致指向原发性高血压。在随访过程中患者的恢复情况也进一步印证了我们的出院诊断。本例患者的诊治过程再次体现了多科协作在疾病诊断中的作用。

（刘　英　赖晋智）

皮疹3年，阵发胸痛2月

引言

　　这是一例以皮疹、胸痛为主要临床表现的青年男性，检查发现冠脉狭窄及动脉瘤形成，结合患者口腔溃疡及外阴溃疡，考虑符合白塞病诊断，但患者有胸膜下结节，白塞病似难以解释病情全貌，背后有何隐藏疾病，让我们一起来揭开谜团。

病历摘要

　　患者，男性，30岁。因"皮疹3年，阵发胸痛2月"于2016年9月13日入院。

（一）现病史

　　患者2012年无诱因出现双大腿散在丘疹，伸侧为著，屈侧亦累及，逐渐蔓延至腰腹部、双上肢，上肢皮疹有硬结。2015年自行触及颈部包块。当地医院超声：双侧颈部多发大小不等肿大淋巴结，最大约3.6cm×1.5cm，部分形态失常，境界清，后包块自行消失。2016年外院行右前臂皮肤活检：真皮层小血管显著增生，大量炎细胞瘀管性浸润。2016年7月坐位休息时突发胸闷，胸口压榨感，持续1～2小时，平卧休息后好转。7月30日凌晨4点，情绪激动后出现胸骨后闷痛，NRS 5分，持续至次日上午10点，次日上午于外院查心肌酶（－）。ECG：窦性心律，HR 72次/分，Ⅱ、Ⅲ、aVF ST段压低，T波倒置。胸片：右肺中野中内带见团状高密度影。2016年8月胸部增强CT：右后胸膜增厚局部呈椭圆形，突起呈宽基底与增厚胸膜相连，相邻肋骨未见明确骨质破坏，增强后轻度均匀强化。拟行右胸探查，但心脏彩超示左心室大，左心室壁运动弥漫性轻度减弱，左心室收缩舒张功能受损。遂予曲美他嗪、氯化钾缓释片口服。2016年8月17日于阜外医院行超声心动图：左心室增大，舒张末期前后径57mm，EF 45%，左心室壁运动幅度呈弥漫性减弱。冠脉CTA示右冠后降支见一葫芦形高密度影，最大层面低密度血栓包绕，厚约0.68cm，考虑为假性动脉瘤形成。继续曲美他嗪1片tid、螺内酯20mg qd、比索洛尔5mg qd口服。转诊中国人民解放军总医院，多科会诊考虑胸壁肿物良性可能性大，若心脏功能恢复、动脉瘤处理后，可考虑手术摘除。完善外周血管超声（－）。颈部、双腋下及腹股沟淋巴结超声（－）。心脏磁共振：左心室略增大、功能略减低，延迟扫描未见异常强化。2016年8月31日行冠脉造影：左主干未见明显狭窄，前降支远段弥漫性狭窄，动脉瘤样扩张，狭窄程度60%，后降支远段弥漫性狭窄，动脉瘤，狭窄程度90%，未行介入治疗。术后予阿司匹林100mg qd、比索洛尔5mg qd、曲美他嗪20mg tid 口服。2016年9月13日就诊我院门诊，查体：双上肢血压对称100/70mmHg，心率68次/分。Ig3项、ESR、ANA18项、ANCA3项无殊，门诊以"冠状动脉瘤待查，免疫病？"收入院。患者反复口腔溃疡至少3次/年，多则7～8次/年，伴疼痛。龟头阴囊反复出现痤疮样皮疹和溃疡，伴疼痛，2周可自愈。平素有燥热和夜间盗汗，有双膝关节游走性疼痛。发病以来，精神、饮食、睡眠可，大小便正常。2014年曾于4个月内体重下降7kg。

（二）既往史

2014年2月患结膜炎。2016年5月患附睾炎，应用头孢类抗生素15天后好转。

（三）个人史、婚育史、家族史

无特殊。

（四）入院查体

生命体征平稳，躯干、四肢可见陈旧色素沉着，全身浅表淋巴结未及肿大，心肺、神经系统查体（－），腹部查体：脾大。

（五）诊治经过

入院后完善相关检查。

常规检查：血常规：WBC $5.70×10^9$/L，NEUT% 62.1%，PLT $178×10^9$/L，Hb 139g/L。尿常规＋沉渣：SG 1.025，Pro TRACE；尿ACR、24hUP正常。生化：Cr（E）108μmol/L，HDL-C 0.76mmol/L，HCY 18.8μmol/L。凝血：PT 13.7s，INR 1.16，APTT 39.1s，D-Dimer 0.45mg/L FEU。ESR 8mm/h，hsCRP 6.49，IL-6、IL-8、IL-10、TNFα（－）。甲状腺功能正常范围。

感染方面：感染4项（－）。淋巴细胞培养＋干扰素A＋B（血）：192＋444FC/10S6MC；PPD试验：20mm×25mm，伴水疱、疼痛。PPD对侧对照皮试（灭菌注射用水）（－）。免疫方面：AECA（＋）。ENA（4项＋7项）、抗磷脂抗体谱（－）。ACE、抗GBM抗体（－）。针刺试验（－）。

肿瘤方面：均（－）。

心脏方面：①BNP 7ng/L。②Holter：平均心率75次/分，最大122次/分，最小56次/分；2次房性早搏；短时T波改变（见于心率快时）。③UCG：左心室轻度增大（舒张末内径57mm，收缩末内径43mm）；左心室壁运动轻度弥漫减低，左心室收缩功能轻度减低（EF 48%）；左心室顺应性减低；右心室收缩功能轻度减低；轻度二尖瓣关闭不全。

影像学方面：①动脉、髂动脉超声：未见明显异常。②肝胆胰脾超声：脾大。③CTPA：右肺下叶可见大小约1.1cm×2.4cm胸膜结节突出影，增强扫描未见明显强化，周围肺内见少许淡片及条索影，CTPA未见明显异常。④PET/CT躯干显像：右肺下叶后胸膜处环状代谢增高灶，考虑良性病变可能；右肺中叶索条影，代谢未见增高，考虑陈旧性病变。

会诊方面：①心外科会诊：患者冠状动脉瘤目前无外科干预指征。②眼科会诊：屈光不正，结膜炎，眼底未见明显异常，未见虹膜睫状体炎表现。③耳鼻喉科会诊：未见受累征象。④呼吸科会诊：倾向结核分枝杆菌感染合并血管炎可能，但目前难以明确，可行肺部占位穿刺活检；结合患者PPD强阳性，外周血T-SPOT.TB明显升高，可予抗结核治疗。⑤放射科会诊：肺内占位可考虑CT引导下穿刺。⑥皮肤病理会诊：阅外院皮肤活检组织，真皮内可见破裂毛囊结构，内含中性粒细胞，周围血管周围中性粒细胞、淋巴细胞浸润，少量嗜酸性粒细胞；抗酸染色阴性。⑦9月27日行骨髓穿刺＋活检：骨髓涂片见中性分叶核粒细胞比例增高，余各阶段比例及形态大致正常，建议查感染。骨髓抗酸染色（－）。骨髓活检示造血组织中粒/红系比例大致正常；巨核细胞可见。免疫组化结果未见明显异常。（9月30日回报）骨髓全自动分枝杆菌培养：结核分枝杆菌抗原检测（金标法）阴性；分枝杆菌快速培养（＋），菌种待确定。细菌室王澎医师：患者外院皮肤活检白片弱抗酸染色（＋），抗酸染色（－），结合临床考虑分枝杆菌感染可能性大，拟进一步行骨髓培养及DNA-PCR检测鉴定。⑧感染科会诊：分枝杆菌感染明确，结合T-SPOT.TB较高水平，考虑结核分枝杆菌可能性大；胸壁病变考虑结核分枝杆菌感染所致。患者皮损、口腔溃疡、冠脉心脏病史考虑白塞病可能，可予抗结核治疗同时按风湿免疫科意见治疗。⑨免疫科会诊：诊断考虑系统性血管炎，白塞病可能性大。目前hsCRP水平升高，新发溃疡，病情似有活动。患者有冠状动脉受累，且合并分枝杆菌感染，建议尽快明确分枝杆菌菌种，确保强有力、有效的覆盖抗感染情况下可予免疫抑制治疗：泼尼松50mg qd，硫唑嘌呤100mg qod过渡至qd，监测血象。⑩10月11日心内科专业组查房：考虑结核分枝杆菌感染可能性大，同时存在血管炎，但两者关系难以明确；目前继续抗结核治疗，暂缓加用免疫抑制治疗；冠状动脉瘤治疗方面抗血小板强度存在争议，应评估重要脏器如头颅、肾动脉等是否同时存在血管瘤情况；患者病情复杂，诊断及治疗存在较多疑点，拟提请内科大查房讨论。查房后完善心肌断层显像（静息）：左心室下壁近心尖部心肌缺血可能。腹主动脉CTA：腹主动脉、肾动脉未见明显异常。头颅MRI＋MRA（－）。

治疗方面：入院后继续予阿司匹林肠溶片0.1g qd、贝那普利10mg qd、富马酸比索洛尔5mg qd、螺内酯20mg qd及盐酸曲美他嗪、辅酶Q10治疗。根据血压、心率，将富马酸比索洛尔逐渐加量至10mg qd。9月30日开始加用利福平、克拉霉素、左氧氟沙星口服，10月10日调整为异烟肼0.3g qd、乙胺丁醇0.75g qd、利福平0.45g qd、左氧氟沙星0.5g qd至今。患者住院期间偶感心前区针扎样疼痛，多为安静休息时出现，持续数秒至3分钟可自行缓解，不伴胸闷、心悸、头晕等不适。密切监测心电图未见动态改变。目前情况：患者原躯干、四肢皮疹及胸闷症状未再发，胸前区刺痛较前无明显变化。数日前出现左胸、腰部、右侧大腿伸侧可见片状分布红色瘙痒湿疹，阴囊、肛周瘙痒。11月7日复查肺部CT可见右侧胸膜下结节最大横径由2.5cm缩小至2cm，结节周围渗出影较前吸收。复查血常规、肝肾功能较前无明显变化，hsCRP 5.64mg/L，ESR 5mm/h。

讨 论

放射科朱亮医师：外院胸片：右肺中野、内带可疑结节影像，密度不高，余未见明显异常。外院冠脉CTA：左侧冠脉前降支、回旋支均未见明显异常，右冠脉远端葫芦形瘤样扩张，大小约1.4cm×1.2cm。心脏磁共振：从静态图片中可见左心室轻度增大，外院报告中提示轻度功能改变。我院图像：9月26日CTPA平扫可见右侧胸膜下宽基底表面尚光滑结节，周围骨质未见侵犯，表现为受压的慢性化改变。肺窗提示未见典型既往结核表现。右侧胸膜结节周围可见淡片渗出影，右肺中叶可见支气管扩张合并感染征象。增强图像中可见左心室轻度增大，心影左右心室比例异常。CTPA双肺动脉完好，未见明显充盈缺损。11月7日复查胸部CT平扫见右侧胸膜结节较前缩小，周围渗出影吸收。右肺中叶支气管扩张伴感染症状仍然同前。腹部图像未见明显异常。腹主动脉CTA：腹主动脉及其主要分支未见狭窄或瘤样扩张等明显异常。头部MRA可见常见解剖变异及空泡蝶鞍表现，余未见异常。

心内科刘颖娴医师：超声心动图示左心室、右心室收缩功能轻度减低，LVEF 48%。左、右冠脉开口无殊。四腔心切面可见心肌回声轻度增强。冠脉造影：前降支、右冠、回旋支近段及中段大致正常，前降支远段可见弥漫狭窄，狭窄远段可见瘤样扩张，右冠后降支近中段可见血流终止，造影剂残留、瘤样扩张，前降支远段向右冠逆灌，提示右冠后降支病变时间不短，已形成侧支循环。总结病例特点，患者青年男性，慢性病程，近期出现胸痛加重，临床表现为多脏器受累。皮肤表现为多发脓疱疹，表现为红斑、皮下结节。黏膜：反复口腔及外生殖器溃疡，口腔溃疡有舌体和黏膜溃疡，相对弥漫，反复发作。淋巴结：表现为颈部淋巴结增大，PET/CT提示腹腔及腹膜后淋巴结增大。肺：表现为右胸膜下宽基底占位，性质尚不明。心脏：左心室、右心室收缩功能降低，左心室增大，冠状动脉狭窄伴狭窄后瘤样扩张。临床多系统受累，难以用心脏单一问题解释，但可从心脏病变入手进行鉴别诊断。冠状动脉瘤若以管腔内径进行分类，患者冠状动脉瘤体已超12mm，达到大型动脉瘤标准。若根据动脉瘤内径与邻近节段内径的比值进行划分，属于中型动脉瘤（1.5～4.0cm），故患者冠状动脉瘤为中-大型。治疗方面，尚无统一定论，以个体化治疗为主。药物方面：抗血小板治疗适应证明确，抗凝治疗需结合患者情况，如急性冠脉综合征需双抗治疗，如为巨大动脉瘤，由于瘤体内有附壁血栓形成，需抗血小板联合抗凝治疗。本例患者具有抗血小板联合抗凝治疗指征。但我科反复阅读患者影像学资料，考虑冠脉病变不除外局部假性动脉瘤，抗凝治疗出血风险大，目前暂予抗血小板治疗。外科手术在巨大动脉瘤或合并腔内血栓、显著分流的冠状动脉心室瘘、缺血症状时可考虑。本例患者心外科会诊评估暂无手术指征。覆膜支架方面对直径＜10mm的病变效果较好，本例患者瘤体较大，覆膜支架不太适合。对于本例患者的核心问题还是在于诊断，对于这种较大的动脉瘤，特别是多发的远端动脉瘤的鉴别诊断需考虑：①动脉粥样硬化：流行病学中最常见，但多发生于冠脉近段，可见弥漫动脉粥样硬化斑块，患者常合并多种危险因素。但本例患者年龄较轻，无明确动脉粥样硬化危险因素，除远段狭窄及动脉瘤样扩张外，冠脉近中段管壁非常光滑，不符合动脉粥样硬化累及冠脉典型表现。②川崎病：多见于年轻人，可表现为婴幼儿时期不明原因的发热、皮肤结节、皮肤黏膜溃烂、冠状动脉瘤等，幼儿起病，急性期后遗留心血管后遗症如冠脉瘤。但本例患者临床表现为广泛全身多系统受累，追问病史幼儿时期亦无川崎病典型表现病史，难以用本病解释全身病变。③免疫疾病：白塞病、结节性多动脉炎、系统性红斑狼疮、硬皮病等，我科已进行详细筛查，稍后免疫科将发表专科意见。④冠状动脉夹层、马方综合征或梅毒导致冠状动脉既往夹层，反复追问病史并系统筛查无阳性发现。⑤冠脉操作相关：如球囊扩张、血管成形术后，患者无相关病史，暂不支持。⑥Ehlers-Danlos综合征Ⅳ型：由先天性结缔组织发育不全导致，反复询问患者，无皮肤弹性过大、关节活动度过大、先天性心脏病相关病史，暂不支持。故此，似以免疫系统相关疾病解释本例患者疾病更加合理。考虑到患者有反复口腔、外阴溃疡，结膜炎、结节红斑，颈部淋巴结肿大，考虑患者白塞病可能，经免疫科会诊也认可该诊断。本例患者以白塞病可以解释冠状动脉瘤、心肌收缩功能减低、心腔扩大，但胸膜下包块是否可用白塞病解释？查阅文献，白塞病如出现肺部受累最常见表现为肺动脉瘤，文献提及白塞病的肺部病变还可表现为主肺动脉扩张、肺静脉曲张及肺内栓塞，也可见胸膜下结节，间质性肺病、支气管扩张等表现。本例患者胸膜下结节表现与文献报道似有相似之处，免疫科会诊建议先除外肋间动脉瘤，CTPA检查未见胸膜下结节与血管相通表现，暂不支持。以白塞病解释全身病变特别是胸膜下结节虽似可成立，但较牵强。本例患者有燥热、盗汗症状，进一步完善检查，影像学提示胸膜下包块具有环形强化特点，同时PET/CT提示患者多发炎症性淋巴结，PPD强阳性、T-SPOT.TB高滴度，本例患者是否为分枝杆菌感染合并白塞病可能？骨髓穿刺标本分枝杆菌培养72小时报警阳性，细菌室回报菌量载量高。以分枝杆菌感染是否又可解释疾病全貌？检索文献发现结核性动脉瘤多见于胸腹主动脉，尚未见结核引起冠状动脉瘤的明确报道。结核若累及心脏，最经典表现为结核性心包炎，还可浸润心肌表现为干酪样肉芽肿，还可表现为继发血管炎表现。本例患者表现为心脏增大、射血分数减低，与经典的结核累及心脏表现不符，同时以分枝杆菌感染解释冠状动脉瘤、以白塞病解释胸膜下结节都较勉强。综上，考虑患者为白塞病合并分枝杆菌感染。本例患者内科大查房目的：①原发病诊断尚不清楚。②分枝杆菌感染为结核或非结核分枝杆菌感染不甚明确。③胸膜下包块经过1个月抗结核治疗后直径较前缩小、周围炎症渗出较前吸收，是否可以结核感染解释胸膜下炎症包块？④经1个月抗结核治疗后患者病情校对稳定，若原发病考虑白塞病，下一步治疗是否可加用激素和免疫抑制剂。

皮肤科渠涛医师：皮肤病理读片可见中性粒细胞、核碎裂、胶原纤维坏死等表现，提示坏死化脓性病灶，具体病因是否为感染尚不清楚。病理切片可见毛囊或毛囊周围组织。但表现与典型单纯毛囊炎不符。镜下可见血管内皮增多，周围可见核碎裂等表现，往往提示白细胞碎裂性血管炎如白塞病可能。针对病理进行抗酸染色，未见阳性表现。本例患者组织病理提示毛囊炎，多见于感染性疾病如细菌感染等，亦可见于真菌感染，还需考虑白塞病。结核相关皮疹可表现为坏死性丘疹性结核疹（多在伸侧，坏死更重、更广泛，临床表现往往有瘢痕且重）、瘰疬性苔藓（小儿多见，成堆毛囊性丘疹，关节伸侧及腰背部多见。病理完全为肉芽肿性改变，无坏死）。综上，本例患者病理表现更倾向毛囊炎，虽部分符合结核疹，但针对病原的检测为阴性。

细菌室王澎医师：针对病理切片进行染色，于皮核碎裂之处找到弱抗酸染色可疑阳性病原，但针对病原的抗酸染色阴性。患者骨髓分枝杆菌培养菌量达10^8/L，但行PCR检测暂无阳性结果，考虑受血红蛋白干扰可能性大。接种骨髓液至罗氏培养基，尚无菌落长出，结合金标法检测阴性，实验室结果上支持非结核分枝杆菌感染可能性大。但临床表现更支持结核分枝杆菌。同时，并非全部针对结核分枝杆菌之金标法检测结果都可为阳性。故患者为结核或非结核分枝杆菌感染仍为未知数，有待进一步确认。报警时间对区分菌种有一定帮助，一般一周内报警的都是快生长非结核分枝杆菌，但结核分枝杆菌也可表现为7天报警阳性、慢生长NTM也可表现为3天报警阳性，故培养报警时间难以作为菌种鉴定绝对标准。患者免疫状态、菌量均有影响。患者感染具体菌种，仍待PCR菌种鉴定结果为准。

呼吸内科徐燕医师：患者临床全貌符合结核可能性大。胸膜结节与血管无明显相关性，如心脏可以耐受可以择期穿刺活检。如条件不允许可继续目前经验性抗结核治疗疗程9～12个月。如能进一步行PCR明确病原对后续治疗调整非常重要。综上，考虑患者胸膜结节与感染相关，与血管炎无明确相关性。

感染内科曹玮医师：结合患者病史、实验室检查，考虑分枝杆菌感染明确。重点在于区分结核或非结核分枝杆菌感染。病史方面：结核分枝杆菌有广泛传染源基础，但非结核分枝杆菌多为机会性感染，本例患者虽曾有工作压力较大情况，并非免疫力低下人群。免疫学检查方面：患者PPD强阳性，T-SPOT.TB中滴度阳性，至少提示潜伏结核可能。但以上检查结果并不仅见于结核分枝杆菌感染中，NTM特别是慢生长型也可阳性。培养方面：报警时间为菌种区分的重点信息，分枝杆菌3日培养阳性，不太支持慢生长型非结核分枝杆菌。治疗反应：4联治疗方案中含乙胺丁醇、左氧氟沙星，可能对非结核分枝杆菌有效果，但非针对性很强的方案。治疗反应上来看该方案应对结核分枝杆菌反应较好。综上，具体感染病原尚不明，有待菌种鉴定结果。感染与血管炎的关系方面，查阅文献，唯一与结核分枝杆菌感染可能相关的是大动脉炎，其他的血管炎包括白塞病等，并未见明显相关性。而非结核分枝杆菌从未有与血管炎相关报道。总体建议：①继续抗结核治疗，观察1～2个月，如胸膜下结节无明显缩小，建议穿刺明确。②血管炎处理：建议按照血管炎正规治疗。③随访骨髓培养结果，暂不建议加用其他抗非结核分枝杆菌治疗。

风湿免疫科刘金晶医师：患者具有典型的阿弗他溃疡、毛囊炎表现及白细胞碎裂血管炎证据，冠脉瘤样扩张、狭窄改变，系统性血管炎明确，可诊断白塞病。白塞病病因方面，文献报道分枝杆菌和与白塞病间相关性不明确。很多病原体可引起系统性血管炎表现，但除黏膜表现外，少有严重内脏受累。该部分患者以经典白塞病治疗效果欠佳，停用免疫抑制治疗、规律抗菌治疗后症状好转。结合患者冠脉受累，考虑患者白塞病与分枝杆菌感染应为"二元论"。治疗方面，冠脉受累为白塞病较重表现，应有规范治疗机会，可考虑加用1mg/kg的激素治疗。免疫抑制剂方面，用硫唑嘌呤或环磷酰胺均无明确禁忌，若顾忌分枝杆菌感染问题，可明确病原后再决定。抗栓治疗方面，患者冠状动脉瘤较大，破裂出血风险大，可稍减弱抗栓治疗力度。

转　归

患者原有治疗基础上加用泼尼松50mg qd po，治疗1个月后逐渐减量，随访过程中病情稳定，后加用免疫抑制剂环磷酰胺0.4mg iv 每周1次，门诊随诊1年半，各项症状均未再反复，复查胸部CT原胸膜下结节缩小至5mm，冠脉CTA原冠状动脉瘤较前缩小，考虑结核继发白塞综合征。抗结核疗程满18个月后停用，继续泼尼松5mg qd及硫唑嘌呤100mg qd维持，随访病情稳定。

点　评

患者青年男性，皮疹、胸痛、冠状动脉造狭窄与血管瘤形成，故临床上血管炎诊断基本确立。结合患者外阴溃疡和口腔溃疡考虑白塞病可能大，同时发现分枝杆菌感染的证据。诊治难点主要在于：①是结核分枝杆菌感染还是非结核分枝杆菌感染，至今仍不明确，根据经验性抗结核治疗的效果，考虑为结核分枝杆菌感染。②感染与白塞病应该用"一元论"还是"二元论"解释，据治疗效果和随访情况判断为结核分枝杆菌感染继发白塞综合征。③白塞病需要免疫抑制治疗，而感染的存在限制了免疫抑制药物的应用。通过内科大查房，在细菌室、免疫内科、感染内科的通力协助下，在抗结核治疗的基础上，加用泼尼松及免疫抑制剂治疗，疗效佳。

（李佳宁　刘颖娴）

9 血液科

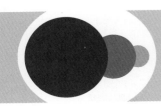

反复咳嗽、咳痰、发热3年

引言　　这是一例以反复咳嗽、咳痰、发热为主要表现的中老年女性病例，伴面部麻木、四肢乏力，肺部影像学表现为双肺多发结节、团块影及树芽征。反复抗感染治疗效果不佳，病理证实淋巴瘤，病原学示肺部混合感染，二者皆不能解释病情全貌，经多学科讨论，在治疗矛盾中寻求最优答案。

病历摘要

患者，女性，60岁。因"反复咳嗽、咳痰、发热3年"于2016年1月14日入院。

（一）现病史

患者2013年1月受凉后开始出现咳嗽，咳黄痰，间断发热，体温最高38.5℃，无畏寒、寒战、盗汗，予抗生素治疗体温可恢复正常，逐渐出现面部麻木、四肢乏力，胸部CT示双肺多发小结节，双下肺间质病变；头颅MRI示脑桥右侧及双侧桥臂均见斑片状稍长T_1、稍长T_2信号，T_2 FLAIR呈高信号，DWI呈稍高信号；左侧上颌窦内环状长T_1、长T_2信号。诊断为肺部感染、脱髓鞘疾病。予头孢菌素类抗生素（具体不详）、泼尼松55mg qd及营养神经治疗，患者症状较前好转，停用抗生素，泼尼松规律减量，2014年1月神经系统症状完全消失。口服泼尼松至2014年10月减停。这期间患者咳嗽、咳痰仍反复发作，多于受凉后出现，偶有发热，行头孢菌素类抗生素治疗症状可缓解。2014年9月复查胸部CT，与2013年6月7日老片相比，双肺多发病灶较前吸收变小，双下肺间质病变较前明显，双肺内有散在小结节灶（图9-1）。2014年11月患者打扫卫生吸入大量粉尘后发热、咳嗽、咳黄痰，胸部CT示双下肺多发病变，左侧少量胸腔积液（图9-2）；胸腔积液未找到瘤细胞；肺穿活检示（左肺下叶）炎性改变；予万古霉素＋阿莫西林克拉维酸抗感染治疗（约1个月），发热、咳嗽、咳痰症状逐渐加重，2014年12月开始予伊曲康唑口服液抗真菌治疗（至2015年12月），自诉期间间断糖皮质激素治疗，具体剂量不详，后症状逐渐好转。2015年2月复查胸部CT示双肺多发磨玻璃影，双下肺肿块明显缩小（图9-3）。2015年3月再次出现发热、咳嗽、咳痰加重，2015年3月9日胸部CT示双肺多发磨玻璃影基本吸收，双下肺肿块较前缩小（图9-4），伴全身多发皮下小结节，病理活检示肉芽肿性病变。后加用莫西沙星抗感染

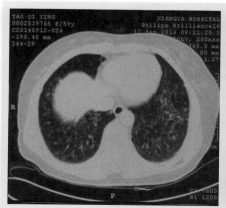
图9-1　胸部CT（2014年9月）

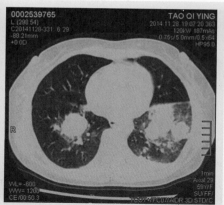
图9-2　肺部CT（2014年11月）

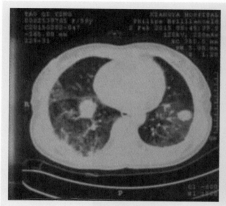
图9-3　肺部CT（2015年2月）

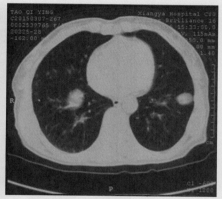
图9-4　肺部CT（2015年3月）

治疗，热峰略降低。2015年4月出现周身疼痛、口眼歪斜，予IVIg治疗后口眼歪斜消失，体温恢复正常，2015年4月10日胸部CT示右肺上叶及双肺下叶磨玻璃影增多（图9-5）。2015年5月中山大学第一附院PET/CT示右肺下叶内基底段肿块，其内可见小空洞，大小约3.7cm×2.6cm，SUVmax 7.1；左肺下叶内前基底段可见2个结节/肿块，亦有空泡，大小分别为4.6cm×2.8cm、2.1cm×2.5cm，未见FDG异常浓聚，双肺多发斑片状、斑点状及条索状高密度影，部分可见FDG异常浓聚，SUVmax 4.8，部分胸椎、双侧肋骨、多个腰椎、骨盆构成及右侧股骨近端可见FDG异常浓聚，SUVmax 11.6。2015年6月考虑周围神经病，加用泼尼松50mg治疗，症状逐渐好转，泼尼松规律减量至17.5mg维持，2015年8月疼痛基本消失，2015年8月复查胸部CT：左下肺及右中肺新现类肿块样病变（图9-6）。2015年11月患者受凉后出现咳嗽、咳痰、发热，偶咳血痰，体温最高40℃，就诊于湘雅医院，痰培养见铜绿假单胞菌；胸部CT：左肺下叶前内基底段片状密度增高影范围扩大（图9-7）；肺穿刺活检：较多淋巴细胞及巨噬细胞浸润，血管丰富，伴有坏死，个别细胞轻度异型，倾向炎症病变，抗酸染色、PAS

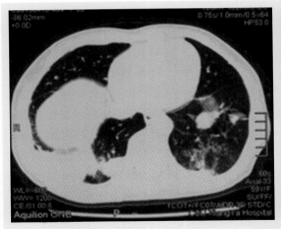

图9-5　肺部CT（2015年4月）

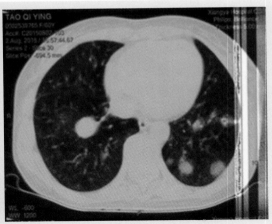

图9-6　肺部CT（2015年8月）

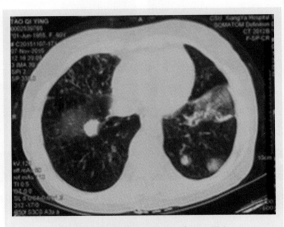

图9-7　肺部CT（2015年11月）

染色（－），免疫组化CD163、CD68、Lysozyme、LCA、CD20、CD3均（＋），Ki-67指数20%。我院病理会诊考虑不除外淋巴组织增生性疾病或间叶组织来源肿瘤可能性。抗细菌感染方面先后予哌拉西林他唑巴坦（2015年12月18日～2016年1月3日）、莫西沙星（2016年1月4日～2016年1月8日）、美罗培南（2016年1月9日～2016年1月13日）治疗，抗真菌方面予伏立康唑（2015年12月20日～2016年1月3日）治疗，抗病毒方面予更昔洛韦（2016年1月9日～2016年1月13日）治疗，1月5日～1月11日泼尼松加量至30mg qd，1月12～1月14日予甲泼尼松40mg qd治疗，1月15起加用泼尼松龙50mg qd体温控制。治疗期间患者咳嗽、咳痰症状缓解不明显，每日热峰仍大于39℃，为进一步诊治收入我院呼吸内科。患者自发病以来，有脱发、眼干，偶有掌指关节疼痛，无肿胀，无晨僵，无口干，无面部红斑，无光过敏，无口腔、外阴溃疡，无雷诺现象，饮食、睡眠较差，尿便正常，近1年体重下降约7kg。

（二）既往史

无特殊。

（三）个人史、家族史

否认明确慢性病史，否认结核、肝炎等传染病史及接触史，否认食物药物过敏史。

（四）入院查体

双前臂皮肤可见红色斑疹，触之不褪色，心肺腹查体无明显异常。

（五）诊治经过

入院后完善相关检查。

血、尿、便常规无殊。血生化：ALT 124U/L（↑），LDH 473U/L（↑），GGT 550U/L（↑），ALP 289U/L（↑），Cr（E）60μmol/L，ESR 102mm/h，hsCRP 51.33mg/L；C3 1.672g/L，C4 0.445g/L，IgG、IgA、IgM 均在正常范围。凝血：Fbg 4.54g/L，APTT 稍延长，D-Dimer 3.87mg/L FEU，PT 11.6s。TB 细胞亚群：$CD4^+T$ 细胞 96/μl（↓），$CD19^+$ B 细胞 8 /μl（↓）。免疫指标：ANA18 项、ENA（4＋7）、自免肝抗体谱、PBC 抗体谱、抗磷脂抗体谱均阴性；LA 1.21s。感染：PCT、G 试验、结核抗体、T-SPOT.TB 均阴性；EBV-DNA 21 000copies/ml（↑），CMV-DNA（－）。肿瘤方面：血清蛋白电泳及血、尿免疫固定电泳均阴性；肿瘤标志物：CEA 6.95ng/ml（↑），CA125 138.7U/ml（↑），NSE 26.0ng/ml（↑），CA15-3 35.8U/ml（↑）。超声心动图：室间隔运动减低，少量心包积液。肝胆胰脾超声：肝多发中等回声，良性倾向。双肾、输尿管、膀胱超声：左肾缺如，右肾未见明显异常。1 月 15 日行腰椎穿刺，测脑脊液压力约 160mmH$_2$O；脑脊液生化：Pro 0.66g/L（↑），糖和氯化物正常，脑脊液常规（－），脑脊液病原学（－）；24 小时 IgG 鞘内合成率：IgG（CSF）58.10mg/L，Alb（S）27.3g/L，IgG 合成率 4.707mg/d（↑）。同日行骨髓穿刺加活检：骨髓涂片未见明显异常，骨髓活检病理见骨髓组织中造血组织分布不均匀，部分区域造血组织增多，脂肪组织减少，造血组织中粒/红系比例大致正常，巨核细胞可见；特殊染色：PAS 染色（－），抗酸 -TB 未找到抗酸杆菌，六铵银（－）。1 月 25 日行 CT 引导下经皮穿刺活检术，病原学：粪肠球菌（＋）；病理学：弥漫大 B 淋巴瘤（图 9-8）。2 月 22 日友谊医院病理会诊意见：（左下肺）非霍奇金 EBV 阳性弥漫大 B 细胞淋巴瘤。2 月 14 日 PET/CT（图 9-9）：双肺内多发结节、团块、树芽征及磨玻璃影，代谢增高，可符合 NHL。

治疗方面：原发病方面，患者 1 月 12 日激素加量，1 月 15 日开始体温控制可，后激素规律减量至 10mg qd（2 月 14 日）维持。转入血液科于 2 月 24 日开始第 1 程 R-CHOP 方案，具体为：利妥昔单抗 500mg d0，环磷酰胺 1.0g d1，长春地辛 4mg d1，表柔比星 100mg d1，泼尼松 100mg d0 ～ d4，化疗过程顺利。3 月 4 日进入粒细胞缺如期，予 G-CSF 后缓解。肺部感染方面，患者入院后咳嗽、咳黄绿色黏痰明显，无痰中带血，无发热，结合胸部CT（图9-10）有大量斑片渗出影，肺部感染可能性大，入院后予镇咳、化痰，1月15日～1月18日加用亚胺培南西司他丁钠500mg q8h抗感染治疗，1月20日起加用左氧氟沙星0.5g qd抗感染治疗，咳嗽、咳痰未见明显缓解；1月30日痰细菌涂片、培养、药敏试验：大量铜绿假单胞菌，左氧氟沙星耐药，停用左氧氟沙星。1月30日再次调整为美罗培南1g q12h ivdrip抗铜绿假单胞菌治疗，疗程10天，这期间咳嗽、咳痰一度较前缓解，由咳黄痰变为咳黄白痰。但2月8日起咳痰较前增多，为黄绿色黏痰；2月27日胸部CT示支气管周围感染灶增多（图9-11），2月17日夜间出现咳嗽、咯血，呈鲜红色，每口约2ml，测生命体征平稳，双肺呼吸音粗，可闻及散在湿啰音，予止血治疗后未再咯鲜血。3月1日再次出现体温升高，Tmax 37.6℃，根据痰

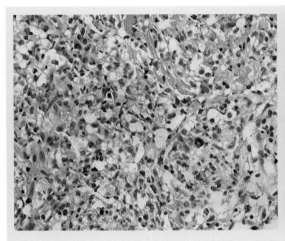

图9-8　肺穿刺活检病理

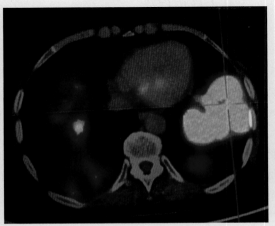

图9-9　PET/CT（2016年2月）

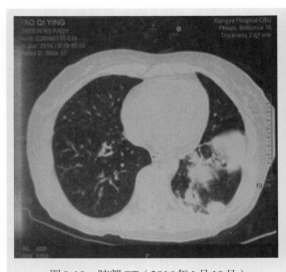

图9-10　肺部CT（2016年1月10日）

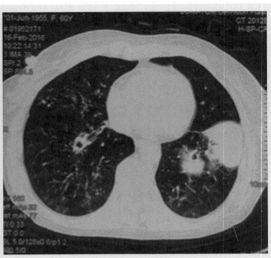

图9-11　肺部CT（2016年2月27日）

培养药敏结果回报（铜绿假单胞菌，环丙沙星中介敏感），调整抗生素为环丙沙星0.4g q12h治疗，后体温降至正常。2月3日患者痰培养非结核分枝杆菌阳性，2月4日起加用克拉霉素0.5g po bid，异烟肼0.3g po qd，乙胺丁醇0.75g po qd，莫西沙星0.4g po qd，利福喷丁0.45g po w2d五联抗非结核分枝杆菌，3月4日非结合分枝杆菌菌种鉴定结果回报龟/脓肿分枝杆菌，请示呼吸科调整抗生素为克拉霉素500mg bid po，莫西沙星0.4g qd po，米诺环素100mg bid po。

讨 论

血液科韩潇医师： 患者老年女性，慢性病程，病史可分为2个阶段，第1阶段为3年前四肢麻木、腹部束带感为症状起病，神经科考虑脱髓鞘病变，原因不明，予足量糖皮质激素治疗，激素治疗后症状缓解，病程中出现发热、咳嗽，完善肺部CT发现肺部多发小结节，与抗感染治疗后可缓解；第2阶段主要表现为反复咳嗽、咳痰、发热，2015年3月，抗感染过程中出现腿部皮下小结节，左侧下颌下腺肿大，结节具有自发性消失的特点，部分结节活检提示慢性炎伴聚合细胞增多反应。用过多种抗感染治疗，总体有3个方面：①抗生素：包括头孢菌素类、半合成青霉素类、喹诺酮类、碳青霉烯类。②抗真菌1年余，治疗过程中结节一度缩小，但治疗过程中因发热间断予地塞米松治疗，剂量不详。③短时间抗病毒治疗。另外，患者有长期激素治疗史。影像学方面主要表现为：结节样，伴空洞；出芽征；磨玻璃；渗出样斑片。辅助检查：LDH水平显著升高，B、T、NK淋巴细胞减少，细胞免疫缺陷。感染方面：EBV-DNA水平显著升高；铜绿假单胞菌，逐渐耐药；痰中出现NTM感染，菌种鉴定回报龟/脓肿分枝杆菌。抗感染治疗疗效不理想，故考虑其他可能性。病程中肺穿刺3次，第3次回报EB病毒阳性弥漫大B细胞淋巴瘤，结合PET/CT、骨穿刺、脑脊液评估病情，病变局限在肺。目前诊断：原发肺EB病毒阳性弥漫大B细胞淋巴瘤，肺部混合感染，副肿瘤综合征。入院后激素加量控制体温，确诊淋巴瘤后加用R-CHOP方案化疗。感染方面，铜绿假单胞菌感染方面针对药敏多轮治疗，NTM方案加用克拉霉素、莫西沙星、米诺环素治疗，目前咳嗽、咳痰明显好转，但神经系统症状再次出现。

分析淋巴瘤和肺的关系。肺是淋巴瘤较常累及的器官，文献报道达25%～40%，淋巴瘤可由3条途径累及肺组织：①肺门或纵隔内结内淋巴瘤的肺内浸润。②脉管性播散。③原发于肺的淋巴瘤直接累及肺组织。Cordier等提出的原发性肺淋巴瘤（primary pulmonary lymphoma，PPL）诊断标准为：明确的病理组织学诊断；病变局限于肺，可伴有或不伴有肺门、纵隔淋巴结受累；确诊后3个月内无肺和支气管外组织或器官淋巴瘤。检索国外文献，PPL罕见，占节外NHL的3%～4%，占NHL＜1%，占原发肺恶性肿瘤的0.5%～1.0%，50～60岁多见，男女无明显差异。检索1988～2008 CHKD和万方数据库，我国仅报道97例原发肺淋巴瘤，平均年龄52.7岁，男女患病比例 1.8∶1，5.3% 患者有长期吸烟史。分类方面：①肺原发性霍奇金淋巴瘤，罕见。②肺原发性非霍奇金淋巴瘤：低度恶性 B 细胞非霍奇金淋巴瘤：主要为黏膜相关淋巴组织淋巴瘤（MALT 型淋巴瘤）70%～90%，高度恶性 B 细胞非霍奇金淋巴瘤：弥漫大 B 细胞淋巴瘤（DLBCL）5%～20%；其他类型淋巴瘤：罕见。发病原因：肺 MALT 目前没有明确的致病原因，可能与干燥综合征、SLE、多发性硬化症、桥本甲状腺炎相关；特别是干燥综合征，与 16% 的原发 MALT 相关，干燥综合征的患者发生淋巴瘤的概率比普通人高 6.6～44.0 倍；肺 DLBCL 见于免疫缺陷的患者，如血管胶原病、艾滋病或移植后使用环孢霉素者。临床表现：多缺乏特异性；37% MALT 患者都没有症状，有症状者常多以咳嗽、体重减轻、乏力、呼吸困难为主；DLBCL 常有症状，多有呼吸困难、发热、体重减轻。影像学表现：缺乏特异性，孤立或者多发的灶性结节，团块影或者实变影，伴有支气管充气征或者弥漫的间质性病变，需要考虑 PPL，胸部 CT 是诊断 PPL 的首选影像学工具。MALT 最常见的影像学表现：两肺多发结节影伴支气管充气征（90%），胸腔积液并不常见（10%），5%～30% 的患者可见到纵隔淋巴结肿大，可有磨玻璃影和小叶间隔增厚，但不常见。约 50% DLBCL 患者表现为孤立或多发的结节及团块影，影像学上与之鉴别的疾病包括多中心发生的肺癌、肺部转移瘤、多灶性肺炎，以及各种形态的机化性肺炎。诊断：纤维支气管镜下活检对诊断 PPL 价值有限，约一半 MALT 散在分布，分子检测技术是一种创伤较小的诊断 PPL 的方法；新诊断技术如 FISH，检测支气管肺泡灌洗液中的 *MALT-1* 基因重排，一项小型研究显示，MALT 患者使用这项技术诊断 *MALT-1* 基因重排的效率可达 80%，而传统手术标本诊断 *MALT-1* 基因的阳性率则为 30%～70%。治疗与预后：目前没有前瞻性研究数据，MALT：局限型可手术切除，弥散病灶行化疗。预后较好，5 年存活率为 >80%，中位存活时间 >10 年；DLBCL：化疗，预后差，5 年生存率约 60%，进展快，易复发。

淋巴瘤合并免疫缺陷方面：淋巴瘤合并免疫缺陷的常见原因包括：原发病本身导致免疫缺陷，化疗继发免疫缺陷，合并症，如 HIV 或其他感染导致免疫缺陷。以上 3 种原因往往相互交叉，同一个患者可多种因素并存。DLBCL 免疫状态与预后是有关系的。已有研究证实，T 细胞亚群与多种实体肿瘤预后相关（肝癌、卵巢癌、非小细胞肺癌）。根据 IPI 评分进行分组，比较各组间 T 淋巴细胞亚群绝对值，研究结论：①DLBCL 的 $CD4^+$T 细胞数（751.3±367.4 个）均低于健康对照组。②DLBCL 高危组的 $CD8^+$T 细胞较健康对照组及低、中危组明显升高。③中高危组与高危组的 $CD4^+/CD8^+$ 值降低明显，与健康对照组、低危组、低中危组比较差异均有统计学意义。④中高危组与高危组 NK 细胞较健康对照组明显降低。

淋巴瘤合并非结核分枝杆菌感染方面：中文文献尚未报道；外文文献报道，2005 年至今共检索到 10 例，HL 3 例（其中 2 例为儿童），NHL 7 例（NK/T、外周 T 及 MALT），免疫抑制状态 2 例，肝移植后、HIV 感染。病原方面，鸟分枝杆菌 4 例，海洋分枝杆菌 2 例，嗜血分枝杆菌 2 例，偶发分枝杆菌 2 例。

下一步，还需请呼吸科、感染科、神经科、病理科、检验科、核医学科等相关科室共同讨论以下问题：铜绿假单胞菌定植，但间断感染，其抗感染治疗疗程；NTM 感染的疗程及远期预后；本患者NTM感染的高危因素；我院NTM的发病率、病例特点及药敏情况；疾病初期及近3年肺部影像学变化如何解释，能否区分开淋巴瘤和感染；脱髓鞘改变能否用副肿瘤综合征解释；原发病治疗后是否可好转；患者皮下结节能否用分枝杆菌感染解释。

核医学科石希敏医师：2016年2月14日我院PET/CT：双肺内多发结节及团块影，左下肺为著，部分内见低密度影，大小为1.4～6.3cm，SUVmax1.6～11.8。双肺多发树芽征及磨玻璃影，沿血管支气管束分布，放射性摄取增高，SUVmax 1.1～1.9。肝脏放射性分布尚均匀，SUVavg 1.8，脾不大，放射性摄取较肝脏增高，SUVavg 1.9。肺内原发淋巴瘤少见，弥漫大B淋巴瘤代谢较高，MALT淋巴瘤代谢较低，MALT可与弥漫大B淋巴瘤转化，沿支气管血管束分布的磨玻璃影代谢少增高，符合MALT淋巴瘤特点，但不能除外感染。

检验科孙宏莉医师：NTM是环境中存在的，有160余种，其中对人体致病的有20余种，其中以偶发分枝杆菌、脓肿分枝杆菌、龟分枝杆菌最为常见。实验室中，菌落形态及生长特性与结核分枝杆菌有区别，但可在结核分枝杆菌培养基生长，易与结核分枝杆菌相混淆。文献报道，近年来NTM感染，尤其是肺部感染有升高趋势，而肺结核病有下降趋势。NTM引起肺病的病例中，北美病原学主要是胞内分枝杆菌及堪萨斯分枝杆菌，国内以龟分枝杆菌、偶发分枝杆菌、堪萨斯分枝杆菌胞及胞内分枝杆菌多见，但由于上报机制不严格，故不能完整地反映全国的NTM发病特点。在台湾地区的研究中，2000～2012年NTM感染率有慢性升高趋势，后面随着鉴别诊断及实验室诊断水平逐渐升高，又有下降趋势。在国内有文献报告，不同地区专科医院进行统计，以胞内分枝杆菌、鸟分枝杆菌及脓肿分枝杆菌占主要，鸟分枝杆菌及胞内分枝杆菌从遗传学角度上说是非常相似的，有时不易区分，但临床治疗无区别。江苏以脓肿分枝杆菌及胞内分枝杆菌占主流，上海以脓肿分枝杆菌、鸟分枝杆菌及胞内分枝杆菌占主流。分枝杆菌培养阳性的病例中，约3%是NTM，包括NTM单纯感染及合并TB感染。NTM往往与TB并存，在TB与NTM混合感染中，由TB导致NTM感染占50%，由NTM引起TB占27%，TB、NTM同时发现的占23%。在协和医院不同标本TB及NTM的分离比率，2013年主要与呼吸道标本、外周血标本及骨髓标本为主，其他标本未见NTM；2014年不同标本，如呼吸道、外周血、腹水、关节液、淋巴结活检、便、脑脊液、骨髓均可见NTM，2015年与2014年相似。耐药性方面，目前国内尚不能出示正规药敏结果报告。文献统计，NTM对常用抗结核药耐药多在90%以上，应该引起重视。阿米卡星对脓肿分枝杆菌有较好的MIC结果。另外，克拉霉素体外药敏试验较敏感。国内一篇报道显示，克拉霉素、阿米卡星、利奈唑胺可治疗脓肿分枝杆菌。本例患者从2016年1月至今肺穿刺、血培养及脑脊液培养尚无阳性报警结果，痰培养中细菌感染，培养出铜绿假单胞菌，（＋）～（＋＋＋），形态上多变，从敏感至耐药，从野生株形态变成粗糙样耐药株形态，同时存黏液型铜绿假单胞菌，使抗生素难以到达胞内达到治疗目的，导致迁延不愈的肺部感染症状。仅有1次痰培养见NTM阳性，尚不能诊断NTM肺病，应与临床表现及影响学特点综合判断，可继续留痰培养以明确诊断。

病理科张静医师： 外院右大腿见肉芽肿性病变，中心有坏死，可除外结节病，考虑特殊感染。第一次肺穿坏死组织；第2次穿刺：肺组织，实变，淋巴细胞，血管增生，组织少，不能除外淋巴组织增生性病变及间叶来源肿瘤，但因穿刺组织有限，不能进一步完善诊断。我院穿刺标本：正常肺组织结构消失，弥漫性异型细胞浸润，局灶坏死，高倍镜：出血、点灶状坏死，大小不一，核多形性，核分裂象多见。恶性肿瘤基本明确。免疫组化结果：AE1/AE39、CD30（－）除外癌，TTF-1（－）除外腺癌，CD31、CD34（－）除外血管来源，HMB45及S-100（－）除外恶性黑色素瘤，CD20、CD3、Mum-1、EBER（＋），考虑淋巴瘤诊断基本明确，形态学考虑弥漫大B可能性大。总结本例患者老年女性，影像学：肺多发高密度影；穿刺病理组织学：肺组织结构消失，弥漫性异型细胞浸润；免疫组化除外癌、恶性黑色素瘤、其他间叶来源肿瘤等，提示淋巴组织增生性疾病。

神经科徐丹医师： 副肿瘤综合征可累及中枢神经系统各个层面，包括脑、脊髓、神经根、周围神经、神经肌肉接头，其中中枢神经系统方面，可累及半球、脑干及小脑，临床常见边缘叶脑炎、亚急性小脑性共济失调、脑脊髓炎，多数副肿瘤综合征在影像上无特殊提示，上述3种疾病可出现影像学变化，边缘叶脑炎表现为边缘叶皮层高Flair信号，亚急性小脑性共济失调主要表现为小脑萎缩，脑脊髓炎类似多发性硬化的白质病变。本例患者前后2次出现脑干异常信号，似乎可以用副肿瘤综合征解释。诊断上依赖2004年共识：典型的神经系统表现；肿瘤出现5年以内；且暂时无其他更好的解释。治疗：抗体筛查阳性者，包括细胞内抗体，如Ho、Yo、Ri，针对原发肿瘤治疗为主，免疫治疗效果不好；针对细胞表面抗体，如NMDA、VGKC、AMPAR、GABABR等，免疫治疗效果好。另外，抗体阴性的治疗无明确说明。本例患者激素治疗后明显改善，激素只是治疗一部分，目前考虑与治疗原发病为主，可完善相关抗体筛查。

呼吸内科赵静医师： 原发病方面，弥漫大B淋巴瘤恶性度高，故其慢性病程不能完全用弥漫大B淋巴瘤解释，其病理表现为多源的淋巴增殖性疾病，不同的部位是出于不同的进程当中，有早期和已经发生恶变的。纵览整个病程，治疗反应最好的是激素，结节多出现在停激素时。分析本次住院两次CT，第2次CT与第1次相比，结节及空洞无明显变化，变化在于肺内多发的树芽征，双上肺和左下肺背段可见典型的小叶中心性结节，临床表现为发热、咳嗽、咳黄痰，听诊双肺多发结节啰音，故感染诊断明确。患者痰培养1次见NTM，NTM肺病诊断标准：具有呼吸系统和/或全身性症状，经影像学检查发现有肺内病变，已排除其他病因（包括结核性），在确保标本无外源性污染的前提下，符合以下条件之一者可做出NTM肺病的诊断：①痰NTM培养3次均为同一病原菌。②痰NTM培养2次均为同一病原菌，1次抗酸杆菌（AFB）涂片阳性。③支气管灌洗液NTM培养1次阳性，阳性度（＋＋）以上。④支气管灌洗液NTM培养1次阳性，AFB涂片阳性度（＋＋）以上。⑤支气管或肺组织活检标本NTM培养阳性。⑥肺活检见与NTM改变相似的肉芽肿，痰或支气管灌洗液NTM培养阳性。结合以上标准，患者NTM肺病诊断条件不够。但本例患者淋巴瘤诊断明确，长期激素应用史，需经多疗程化疗，化疗后会经历粒细胞缺如期，从治疗合理性角度出发，建议予NTM治疗；从疗效看，咳嗽、咳痰好转，复查肺CT观察树芽征变化，若树芽征消失，更加证实抗NTM治疗有效，文献推荐1.5～2.0年，本例患者应至少治疗1年，评估后再决定下一步治疗。铜绿假单胞菌感染方面：患者咳嗽、咳黄绿痰，发热，抗感染治疗有效，痰培养多次见铜绿假单胞菌，诊断铜绿假单胞菌感染明确，细菌在治疗过程中菌种逐渐发生变化，特别是菌体形态变化，逐渐变为黏液型铜绿假单胞菌，其荚膜厚，难治，大环内酯类药物可破膜，可加强治疗效果，但清除困难，临床上应"见好就收"，定植状态即可，建议长期予大环内酯类药物及细菌溶解产物类药物治疗，定植及感染状态需依靠临床表现及影像学变化诊断，体外药敏仅供参考，泛耐药、全耐药菌种建议与三代头孢、酶抑制剂、碳青霉烯、阿米卡星等，推荐联合治疗。

感染内科阮桂仁医师：肺影像以淋巴瘤为主，感染仅是插曲。病程中皮下多发结节，双肺结节，活检示肉芽肿性病变，是否为感染不好确定，从病情演变看，无特殊治疗，结节自发缓解，感染如TB、NTM，播散性NTM可出现类似结节，但不能自愈，感染可能性比较小。铜绿假单胞菌感染方面，肺部病变及支气管扩张，细菌定植，在病情变化时出现，治疗上每次出现临床症状再予处理，很难根治，对于全耐药的铜绿假单胞菌感染，可选的办法有限，多黏菌素可能有效，但目前国内不能得到。另外，可予联合治疗，如大剂量、长时间输注碳青霉烯，联合阿米卡星或环丙沙星，可能有效。疗程应"见好就收"。NTM感染方面，如前所述，尚未达诊断标准，其反复痰病原学检查、抗酸染色仅一次培养阳性，其余全阴性，NTM不除外。由于患者化疗后处于免疫缺陷状态，建议积极予保驾性治疗，若治疗后临床表现好转，建议继续治疗至少1年。

血液科李剑医师：结合病史，本例患者符合淋巴瘤演变规律，由良性逐渐进展为淋巴增殖性疾病，经典例子可见于EBV感染，EBV感染至淋巴增殖性疾病模型可见于移植后PDLD患者，从良性的多克隆增殖至单克隆增殖，到淋巴瘤的演变，在肺内经典表现为淋巴瘤样肉芽肿1～3级至增殖性淋巴瘤的改变。本例患者经过3年的病程演变，有从良性进展至侵袭性疾病的可能，但已无从考证。总结本例患者诊治过程，实践了多学科合作重要性，诊断上虽以"一元论"为核心，但当"一元论"不能解释全部，需注重细节，多方面、多学科共同讨论，避免漏诊、误诊。

转 归

出院后NTM感染方面，持续予克拉霉素500mg bid，莫西沙星0.4g qd，米诺环素100mg bid治疗；淋巴瘤方面分别于2月24日、3月31日、5月14日行3程R-CHOP方案化疗（利妥昔单抗500mg d1，环磷酰胺1.0g d1，长春地辛4mg d1，表柔比星100mg d1，泼尼松100mg d1～d5）。患者于7月因感染去世。

点　评

　　本例在诊断时颇费周折，存在慢性感染，逐渐出现淋巴增殖性疾病，最终通过病理证实。在慢性病毒感染、长期使用激素等免疫抑制剂及淋巴瘤本身存在免疫功能低下的多重因素下，患者在化疗时及化疗后合并了混合感染，增加了治疗难度。经多科会诊，最大限度地抗感染保驾下艰难完成化疗。从最终的转归看，患者还是死于感染。本例给我们的启示是尽量取到病理明确诊断，在合并感染治疗困难时，应与合适的抗感染保驾，权衡化疗与感染的关系，使患者获益。

（郭　雯　韩　潇）

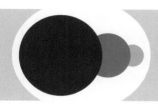

胸痛、咯血9年，乏力、食欲减退、少尿3周

引言　　这是一例青年男性，以血栓起病，合并肾功能损害，经完善检查发现了其背后的原因。如何解释合并的血栓和肾上腺皮质功能减退，请看多科协作的全面阐述。

病历摘要

患者，男性，35岁。因"胸痛、咯血9年，乏力、食欲减退、少尿3周"于2016年4月17日入院。

（一）现病史

患者2007年9月底左下肢红肿、疼痛3日后突发右侧胸部钝痛，伴咳少量血丝痰，无胸闷、气短。就诊当地医院，查D-Dimer 3.5μg/ml（正常值：0～0.5μg/ml），考虑肺栓塞，予"脉通"静脉滴注后略好转。10月底就诊外院，查凝血：PT 13.2s，INR 1.0，APTT 77.8s，Fbg 4.66g/L，TT 15.5s。下肢静脉超声：左侧股静脉下段、股浅静脉、腘静脉、胫后静脉、右侧胫后静脉血栓形成，少部分再通。CTPA：右肺下叶后底段肺栓塞并右侧胸腔积液。ECT：双肺下舌段、右肺后基底段放射性分布稀疏，通气灌注匹配；左侧胫静脉、右侧股静脉血栓形成，双下肢静脉瓣功能不全。予华法林抗凝治疗（初期重叠肝素），监测INR 2.42～3.18，左下肢肿痛及胸痛、咯血缓解。3月后停药，未复查B超或CT。2016年2月27日无诱因出现中上腹阵发性绞痛，进行性加重，VAS 10分。3月5日就诊外院，查BP 140/100mmHg，血常规：WBC $10.1×10^9$/L，NEUT% 80.2%；尿常规：Pro（＋＋），RBC 110/HPF（612/μl），未溶解83.1%，NIT（－）；肝肾功能：TBil 22.8μmol/L，DBil 9.2μmol/L，Cr 98μmol/L（正常值：53～97μmol/L）；凝血：PT 14.9s，INR 1.38，APTT 74.5s，Fbg 4.64g/L，TT 12.2s；B超：肝大、脂肪肝，胆囊壁光滑、厚2cm，胆囊内见多发胆石影，胆管不宽。予禁食水、头孢他啶抗感染、补液等治疗。3月7日发热，Tmax 38.7℃，伴咽痛、小便烧灼感，予药物退热伴大汗，可浸湿床单，尿量逐渐减少至每日300～400ml，无尿色加深、泡沫增多。3月15日行腹腔镜下胆囊切除术，术后出现腹部胀痛，左侧腰部疼痛，性质难以描述，伴排便排气停止，行X线片见肠道积气，予蓖麻油口服后缓解。围手术期血压120/80mmHg。仍间断发热伴乏力，改为阿莫西林克拉维酸钾抗感染治疗。3月21日血常规：WBC 13.5×10⁹/L，Hb 117g/L，PLT 75×10⁹/L。肝肾功能：Alb 32.3g/L，Cr 120μmol/L。3月25日体温正常，停用抗生素，尿量逐渐增多至1000ml，乏力好转，可上2层楼。3月29日乏力突然加重，不能起床，伴低热、食欲减退。3月31日就诊我院，查Tmax 39.5℃，BP 86/48mmHg（自诉最低60/40mmHg，未见记录），血常规：WBC 8.03×10⁹/L，Hb 131g/L，PLT 85×10⁹/L；尿常规：Pro 1.0g/L，NIT（＋），BLD 200cells/μl，Bil MODERATE，KET TRACE。肝肾功能：ALT 60U/L，Alb 34g/L，LDH 350U/L，K⁺ 5.8mmol/L，Na⁺ 132mmol/L，Cl⁻ 95mmol/L，Cr 405μmol/L；PCT（－）；CK、CKMB（－），cTnI 0.083μg/L。凝血：PT 15.9s，INR 1.40，Fbg 5.49g/L，APTT 105.1s，TT 19.8s，D-Dimer 6.96mg/L FEU。当日无尿；予美罗培南抗感染、补液、输血（予地塞米松）等治疗；此后血压可恢复至100/60mmHg，次日晨解出小便，小便烧灼感逐渐缓解。继续完善检查：正浆纠正试验：PT可纠正，APTT即刻、2h均不能纠正；血涂片（－）；LA 2.99，AcI 32PIgG/ml，抗β₂GP1 155RU/ml；FⅧ活性116.4%，FⅧ抑制物（－）；FⅫ活性25%，FⅪ、FⅨ（－），平行试验有抑制物现象。ANA（＋）胞浆型1:80；ANCA、抗GBM（－）；补体（－）；IgM 2.87g/L。血F 0.38μg/dl，ACTH 888.0pg/ml。超声心动图（－）；胸腹盆CT：双侧肾上腺区见团块状稍高密度影，考虑肾上腺血肿可能；肾动脉超声：右肾叶间动脉阻力增高；肾静脉超声（－）；下肢深静脉B超：左侧腘静脉血栓形成。就诊期间发现腰部皮肤较前变黑。监测Cr 557（4月1日）→161μmol/L，尿量逐渐增至1000～1500ml/d。4月15日予氢化可的松40mg qd8、20mg qd16口服，乏力、食欲减退缓解，次日减为20mg qd8、10mg qd16。现为进一步诊治收入我院血液科。发病以来乏力、食欲减退，小便如上述，2013年起反复出现尿痛、烧灼感，可自行或服抗生素后缓解。否认皮疹、口眼干、口腔及外阴溃疡、关节肌肉肿痛、雷诺现象等。因乏力无性生活。

（二）既往史

16岁发现肺内钙化灶，考虑陈旧性肺结核可能。双上肢多发脂肪瘤十余年。近1年来反酸、胃灼热。有输血史。

（三）个人史、家族史

吸烟20年，每日20支。父亲患高血压、糖尿病。

（四）入院查体

BP 98/63mmHg，P 88次/分，SpO₂ 98%@RA。双肺呼吸音清，未闻及干湿啰音，心律齐，各瓣膜听诊区未及杂音；可见陈旧腹腔镜手术瘢痕，腹软，无压痛、反跳痛，墨菲征（－）；双上肢多发皮下质软结节，活动可，大者左侧肘部直径3cm；双下肢无水肿、压痛，左小腿可见直径8cm暗紫色皮疹，巴宾斯基征（－）。

（五）诊治经过

入院后完善相关检查。

血常规：WBC 6.42×10^9/L，Hb 95g/L，MCV、MCH、MCHC（－），PLT 108×10^9/L。尿常规＋沉渣：Pro TRACE，RBC 8.2/μl，BLD TRACE。便常规：OB（＋）×1次，（－）×1次。肝肾功能：ALT 37U/L，Alb 41g/L，K^+ 4.5mmol/L，Cr 137μmol/L，Urea 7.15mmol/L，UA 465μmol/L。cTnI、NT-proBNP（－）。

血液方面：凝血：PT 14.6s，INR 1.30，Fbg 2.53g/L，APTT 64.8s，APTT-R 2.39，TT 19.7s，D-Dimer 4.64mg/L FEU。Acl 37PLIgG-U/ml，抗β_2GP1 122RU/ml。APC-R 2.0，AT-Ⅲ、P-S、P-C（－）。HCY 14.3μmol/L。肺通气灌注显像：右肺上叶（尖段、前段、后段）通气灌注不匹配。Ret% 1.26%（46.10×10^9/L）。LDH 300U/L。Fer 548ng/ml。SFA 3.7ng/ml。血涂片、血浆游离血红蛋白、EPO、Coombs试验（－）。

肾脏方面：Cr水平逐渐下降至109μmol/L。24h尿蛋白0.14g。尿ACR（－）。尿β_2MG 0.484mg/L。尿NAG 17.9U/L，NAG/Cr（－）。尿氨基酸（－）。泌尿系B超（－）。肾内科会诊：考虑肾前性因素导致AKI可能性大，因需持续抗凝，无明确TMA证据，暂不考虑肾穿。

内分泌方面：血F 1.10μg/dl，ACTH 524.0pg/ml。24h尿多巴胺112.5μg，肾上腺素、去甲肾上腺素（－）。立位醛固酮9.98ng/dl，血管紧张素Ⅱ 79.02pg/ml，肾素0.25ng/（ml×h）。甲状腺功能2＋3（－）。P 0.08ng/ml，硫酸脱氢表雄酮17.8μg/dl。LH、FSH、E2、T、17α羟孕酮（－）。随机PRL 23.17ng/ml，空腹10am PRL（－）。PTH 31.1pg/ml，ALP 64U/L，Ca^{2+} 2.21mmol/L，P 1.57mmol/L（同期Cr 112μmol/L）。奥曲肽显像（－）。肾上腺增强CT＋冠矢状重建：与4月6日老片对比：双侧肾上腺区团块状稍高密度影，较前缩小，密度较前减低；余大致同前。

免疫方面：抗核抗体谱：ANA（＋）胞浆型1:80。抗ENA（－）。抗C1q（－）。ESR 41mm/h。IgM 2.59g/L。补体（－）。

入院后继续氢化可的松替代治疗20mg qd8、10mg qd16，未诉乏力、食欲减退。监测血压100～120/60～75mmHg，HR 80～90次/分，尿量约2000ml/d。加用依诺肝素钠6000U q12h抗凝，监测抗Xa因子活性0.53U/ml。逐渐过渡至口服华法林4.5mg qd。INR 2.01同期Ⅱ因子活性27.2%。

目前情况：患者未诉不适，每日尿量约2000ml。BP 120/75mmHg，HR 96次/分，SpO_2 98%@RA。心肺腹（－）。

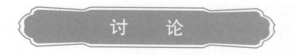

讨　　论

放射科王凤丹医师：外院术前CT上，患者肝内胆管、胆总管无扩张，胆囊增大。

MRCP可见胆囊中2个充盈缺损，但CT上未见。CT上未见结石不代表无胆囊结石，CT阴性的结石成分多为胆固醇。患者术后出现乏力、食欲减退等症状，行胸部CT提示左肺少许索条影，右下肺及左上肺舌段少许淡片影，炎性改变可能；纵隔窗上双侧腋窝及纵膈可见小淋巴结，无明确临床意义。对比术前术后影像：3月8日CT提示双侧肾上腺正常；3月31日我院急诊CT平扫可见双侧肾上腺区明显膨大、密度增高，边界清晰，未扩入腹膜后，CT值66HU，双侧肾前筋膜增厚；4月29日复查肾上腺增强＋冠矢状位重建CT可见肾上腺肿块大小大致同前，密度减低，CT值40HU左右，增强未见病变强化；从冠状位重建可见病变沿肾上腺走行，考虑病变位于肾上腺内部。结合影像学，考虑胆囊炎、胆石症诊断明确。病程中发现双侧肾上腺高密度肿块影，增强未见明显强化，随访中密度减低，符合肾上腺血肿诊断。临床常见神经系统血肿及其演变，起初密度增高，CT值60HU或以上，甚至可达90HU，因血肿逐渐吸收过程中红细胞破坏，CT值逐渐减低，血肿密度与正常实质接近，称溶冰征。肾上腺病变与之类似，患者出血后1个月CT密度已明显减低。肾上腺血供非常丰富，肾上腺上动脉由膈下动脉发出，肾上腺中动脉由腹主动脉发出，肾上腺下动脉由肾动脉发出，且均非单个分支，而是多个分支；分支管径小，最粗者直径4mm。肾上腺仅单支静脉回流，左侧肾上腺静脉经左肾静脉回流至下腔静脉，右侧肾上腺静脉直接回流至下腔静脉。动脉血供丰富，如静脉发生栓塞，容易出现静脉性梗死，发病机制类似于颅内静脉窦血栓导致颅内出血性梗死。结合患者存在应激因素即胆囊炎行腹腔镜手术，且存在高凝倾向，双侧肾上腺受累，发病机制可能为应激后肾上腺血流增加或肾上腺静脉性梗死。因影像上仅见肾上腺中动脉通畅，上、下动脉因管腔较细未见，且肾上腺静脉观察困难，两种不同机制难以鉴别。

血液科张路医师：患者青年男性，病史可分为2个阶段。第一阶段为9年前，出现多发的深静脉血栓、肺栓塞，APTT明显延长，华法林治疗有效。外院曾予肝素治疗，但核实病历资料，仅APTT延长，无TT延长，考虑非肝素治疗导致。第二阶段为2016年3月，临床表现复杂，存在典型的多系统受累。患者就诊我院急诊时存在发热、腹痛、少尿、乏力、低血压、皮肤发黑，实验室检查提示血小板减少、APTT延长、D-Dimer增多，尿潜血、蛋白及亚硝酸盐阳性，低钠血症、高钾血症、肌酐增多，影像提示胆石症、深静脉血栓、双侧肾上腺血肿。主要问题包括：胆囊手术后持续腹痛、急性肾功能不全、血栓及出血同时存在，用"一元论"解释众多临床表现颇具考验。具备FURY特点者需筛查易栓症，F即阳性家族史；U即非常见部位，如脾静脉、肠系膜上静脉等；R即反复血栓事件；Y即年龄＜45岁。凝血通路任意一处异常都可能导致易栓症。易栓症包括先天性及获得性，先天性包括蛋白C/S缺乏、AT-Ⅲ功能异常、APC抵抗、凝血酶原突变，获得性包括长期制动、高同型半胱氨酸血症、药物相关、抗磷脂抗体综合征、肾病综合征白蛋白水平显著降低时、恶性肿瘤、阵发性睡眠性血红蛋白尿、骨髓增殖性疾病、手术、外伤等。回顾9年前病史，青年男性出现多发血栓，尽管予抗凝治疗，未筛查病因并坚持应用。患者除易栓症外，存在APTT明显延长，可以先从正浆纠正试验入手筛查病因。患者正浆纠正试验提示，APTT即刻、孵育2h均不能纠正。一般情况下凝血因子活性50%即可正常激活凝血通路。如为凝血因子缺乏，与正常血浆1:1混合后，APTT即刻及2h均可纠正。如存在抗凝抑制物，即刻及2h均不能纠正；如有滴度较低的抑制物，如Ⅷ因子抑制物，可能出现即刻纠正，2h不能纠正。患者该检查高度提示存在抗磷脂抗体。进一步检查发现，狼疮抗凝物、AcI、抗β_2GP1均阳性，三阳性者血栓风险高，病情较重。内源性通路凝血因子活性无特殊。狼疮抗凝物检测机制：加入蛇毒血清后，其可固定并激活X因子，X因子在磷脂及钙的作用下将纤维蛋白转化为纤维蛋白原，激活凝血通路；存在抗磷脂抗体时，磷脂难以为X因子提供作用表面，凝血通路难以激活，检测APTT延长；如能加入过量磷脂，凝血通路正常激活，检测APTT可恢复正常。抗磷脂抗体综合征（APS）分类标准要求满足1个临床标准＋1个实验室标准，并除外其他因素；患者存在反复血栓，抗磷脂抗体阳性，考虑APS诊断明确。CAPS死亡率高，因此需重点除外，其要求1周之内出现3个或更多脏器受累，需病理证实，伴持续性抗磷脂抗体阳性。患者存在肾脏受累，临床上需重点除外血栓性微血管病（TMA），指在微血管中出现微血栓，伴内皮坏死，血小板局部切割，红细胞破碎。因难以取得病理，目前更多依靠临床诊断，存在微血管病溶血性贫血，即有溶血性贫血证据，并在血涂片中找到破碎红细胞＞2个/HPF，伴血小板减少。TMA可继发于多种疾病，包括TTP、HUS、妊娠相关先兆子痫及HELLP综合征、药物（如抗疟药）、骨髓抑制等。其他如感染、肿瘤、恶性高血压也可出现类似TMA表现。患者临床上不支持TMA，仅有深静脉血栓，暂不考虑CAPS。患者另一个突出临床表现为双侧肾上腺血肿。肾上腺血肿可继发于感染、应激、外伤、手术、APS等，其出血机制可能与特殊血供机制相关。复习文献，APS肾上腺受累报道100余例，结合高凝倾向，一种机制为梗死后出血，部分患者为抗凝导致。病理提示血栓与出血比例为2:1，高危因素为感染、应激、外伤、手术及骤停华法林。肾上腺出血可导致肾上腺皮质功能不全。Addison病可解释发热、泌尿系感染、低血压、电解质紊乱等众多表现。在CT成为临床常规检查之前，多数Addison病患者因发现不及时，出现低血压休克，死亡率极高。患者存在急性肾损伤、可疑的泌尿系感染表现，影像学无特殊提示。急性肾损伤病因方面，无明确肾后性因素，TMA所致肾损伤暂不考虑，低血压导致灌注不足可导致急性肾功能不全。此外，病程中反复应用抗生素也可造成肾功能损伤，但考虑可能性不大。因此用"一元论"解释，患者2007年APS起病，未持续抗凝，2016年出现胆囊炎，手术诱发APS活动，出现了肾上腺静脉栓塞后出血，导致肾上腺皮质功能不全，低血压休克导致急性肾损伤，Addison病导致泌尿系感染。患者胆囊炎存在一定疑点，胆结石明确，但无明确嵌顿，胆囊增大但壁光滑、不厚，胆管无明显增宽，非典型胆囊炎表现。有文献报道，APS可有胆囊动脉栓塞造成胆囊坏疽。这是另一种"一元论"解释，但可能鉴别困难。治疗上，Addison病方面，考虑肾上腺功能无法逆转，主要是终身激素替代。APS肾上腺出血的患者，未抗凝者血栓复发率高达50%，持续抗凝者预后良好，但抗凝起始时受到血肿、肌酐水平升高及APS影响，过渡方案选择存在一定挑战。低分子量肝素抗凝因APTT基线延长，如对用量存在疑问，监测可选择抗Xa因子活性，依诺肝素钠每12h给药4h峰浓度应维持于0.6～1.0U/ml。目前患者一般情况已明显好转。

风湿免疫科吴迪医师：抗磷脂抗体综合征诊断需参考2006年悉尼分类标准即修订札幌标准。需要1个临床症状及1个实验室检查支持，抗体测定2次，间隔大于12周，且临床表现与抗体检测阳性的间隔在5年以内。本例患者有多次深静脉血栓及肺栓塞表现，符合临床标准。一些大规模的临床分析提示，深静脉血栓患者中约10%合并APS，可见APS并不少见，临床中需提高警惕。患者9年之前即有明显的APTT延长，病程中反复出现血栓事件，临床上应高度怀疑APS诊断。其他可能存在APTT延长合并多发血栓的疾病包括：肝素诱导的血小板减少，但多为急性病程，少见长期APTT延长；肝硬化合并门静脉血栓，但其他部位血栓并不常见；弥散性血管内凝血，但以微血管血栓表现更为突出，亦多为急性病程。患者从病程及临床表现上，可基本排除以上几种鉴别诊断疾病，以"一元论"解释，APS最为合理。血小板减少与APS存在一定相关性，以ITP为表现的患者中15%为APS导致，APS患者中约30%存在血小板减少。患者病程中血小板减少，但应用激素或抗凝治疗前已回升，难以用APS解释，不除外为严重感染或抗感染治疗副作用所致。分类标准中要求检测间隔12周是为了避免如健康人一过性假阳性及感染、肿瘤、药物所致假阳性，出现假阳性者多为Acl-IgM低滴度阳性。本例患者3种抗磷脂抗体均高滴度阳性，假阳性可能性极小，可不拘泥于分类标准要求，考虑APS诊断明确。APS需鉴别原发性与继发性，继发性即存在其他自身免疫疾病时同时出现APS，其中80%左右继发于系统性红斑狼疮。欧洲文献报道50%APS为继发，我院文献报道80%APS为继发，可能因我院回顾性分析针对病房患者，存在偏倚。本例患者存在少量提示继发性APS的线索，但总体上证据不足。患者ANA（＋）1∶80，以现有检测方法的敏感度评判，可判定为阴性；多数ANA阳性者滴度均在1∶160以上，抗SSA阳性所致ANA滴度偏低，但患者并不符合。按照系统性红斑狼疮分类标准评价，抗磷脂抗体阳性可作为支持诊断的证据，但APS中抗磷脂抗体阳性并不提示SLE的诊断。血小板一过性减少，未经治疗即恢复，难以判断是否由自身免疫性疾病所致。肾脏受累考虑肾前性因素低灌注所致，未应用激素或抗凝治疗前即好转，不支持结缔组织病。综上所述，暂无证据支持继发性APS诊断。尽管患者目前诊断原发性APS，但大规模队列长期随访原发性APS患者后发现，9年后13%～23%患者诊断继发性APS，因此需长期随访，警惕其逐渐演变为系统性红斑狼疮等自身免疫病。原发性APS治疗需终身抗凝，一线抗凝应用华法林，INR目标为2～3；如果为动脉血栓，建议加用阿司匹林或将INR目标值提高为3～4；如规律抗凝后仍新发血栓，需联合阿司匹林或提高INR目标值或改为长期低分子量肝素抗凝，亦可考虑加用羟氯喹，其对复发患者有一定效果，但证据欠充分。患者血小板一过性减少原因未明，且仅轻度减少，暂无须特殊处理。

　　内分泌科王曦医师：患者青年男性，慢性病程。9年前出现过深静脉血栓、肺栓塞，短期抗凝后停药。1个月前外院诊断胆石症，行手术切除，围手术期血压正常。术后出现发热、乏力，抗生素治疗后好转。3周前突然出现乏力加重、食欲差、高热、低血压及少尿，存在可疑的肤色加深。辅助检查提示血钠水平降低、血钾水平升高，肌酐水平升高明显；血F水平降低、ACTH水平升高；CT发现双侧肾上腺团块影。否认器官特异性自身免疫疾病史，如甲状腺疾病、糖尿病等。经过氢化可的松替代治疗，症状明显好转。近2年性欲减退，查泌乳素水平升高。查体：身高正常，体型中等，肤色尚可，掌纹、乳晕颜色不深，口腔黏膜无色素斑，下肢无水肿。结合患者突发的乏力、食欲差、可疑的肤色加深、低血压、低钠血症、高钾血症及影像结果，考虑肾上腺危象、原发性肾上腺皮质功能减退诊断明确。病因方面，患者Addison病、双侧肾上腺增粗或占位，结合APS病史，首先考虑双侧肾上腺出血性梗死。需鉴别以下几种疾病：①可疑陈旧性结核病史，肾上腺增粗需考虑肾上腺结核可能。②双侧肾上腺肿瘤。③先天性疾病如CAH等；但外院影像资料不支持，可能性小。原发性肾上腺皮质功能减退需与继发性相鉴别，后者为垂体或下丘脑疾病导致，其表现为血F、ACTH水平均降低。两者区别在于，原发性肾上腺皮质功能减退仅有HPA轴功能低下，而不影响RAA系统、肾上腺分泌雄激素等功能。原发性肾上腺功能减退涉及四个部分激素减退。①肾上腺皮质束状带功能减退：表现为血F水平下降、ACTH水平升高，出现乏力、食欲差、恶心、呕吐、免疫功能低下，易出现空腹低血糖；低血压的发生主要与皮质醇对儿茶酚胺的允许作用有关，当皮质醇水平减低时，儿茶酚胺不能有效发挥作用，导致外周血管阻力下降；伴随皮肤颜色加深。②肾上腺皮质球状带功能减退：导致肾素、血管紧张素Ⅱ水平升高，醛固酮水平降低，主要表现为血压及电解质异常。③肾上腺皮质网状带功能减退：一般在男性患者中无明显症状，在女性患者中可表现为性欲减退。④肾上腺髓质功能减退主要表现为对血压的影响。以上所有临床表现均在肾上腺破坏超过90%的情况下发生，因此在单侧肾上腺病变或切除术后的患者中不会出现明显的症状。色素沉着与ACTH水平升高相关，因此在继发性肾上腺皮质功能减退中不会出现，且肤色加深存在一定特点：首先，表现为全身皮肤色素沉着，与日晒后仅暴露部位肤色加深不同，但此类患者在日晒部位肤色加深更为显著；其次，在掌纹、关节伸侧、乳晕、陈旧手术瘢痕部位出现肤色加深更具特异性；此外，黏膜色素斑提示Addison病病史较长。但皮肤颜色改变在疾病早期缺乏特异性，且改变较慢，难以为患者及家属察觉，判断受患者及医生主观因素影响，其发展速度与ACTH水平升高的幅度及时间相关。从皮肤颜色变化推断既往病史长短困难，文献中也无相应总结。本例患者突然出现的肾上腺危象，可以是慢性Addison病合并急性应激，亦可是急性Addison病，两者的病因存在不同。结合APS病史，既往影像学无明显肾上腺形态异常，近期突然出现肾上腺明显增大，推断急性Addison病可能性大。患者曾行胆囊切除术，手术为重大应激事件，围手术期无明显的低血压及电解质紊乱。考虑突发乏力、低血压时为肾上腺出血的时间。对于双侧肾上腺非外伤性出血，文献总结了相关临床表现，大部分患者以低血压休克为首发表现，可伴局部疼痛。发热为常见表现，但发热原因从经验上推断，大多考虑为合并感染，而感染亦可作为肾上腺危象的诱因。对于非外伤性出血的患者，如未能找到感染灶，发热可能与肾上腺局部大量出血造成的炎症反应有关。此外，还可出现其他肾上腺危象的表现。CT是发现肾上腺出血的重要检查，其他检查难以替代。筛查肾上腺皮质轴功能的时机方面，指南提出如存在其他原因不能解释的症状时应考虑筛查，但相关症状缺乏特异性。一般来讲，如果患者出现严重的低血压合并顽固的低钠血症，或明显的色素沉着，或既往长期乏力、食欲差、畏寒，多能及时诊断。本例患者缺乏明确提示，诊断困难，低钠血症及高钾血症可用肾功能不全解释，但低血压时无严重感染证据可能作为诊断的突破口。筛查肾上腺皮质功能不全的方法，指南推荐金标准为250μg ACTH刺激试验，但我国因无药品无法进行。对于非应激状态下，多次查血F低于5μg/dl，且有相关症状，需高度警惕肾上腺皮质功能不全。对于轻症者，即存在肾上腺皮质储备功能不全，平时临床表现不典型者，可行低血糖兴奋试验，但因试验需要将血糖水平压低至1.8mmol/L以下，存在较大风险，临床上并不常用。指南中提出，怀疑肾上腺危象时，不需要等待检查结果，可以直接试用氢化可的松治疗。可首先予50mg观察患者反应，如确实为肾上腺危象，可在数小时内发现患者一般情况、生命体征迅速改善。临床实际做法为，如怀疑肾上腺危象，但临床症状欠典型，可在给药前抽取随机血F待后续送检。血F为甾体激素，相对较为稳定。抽血后可予50mg氢化可的松试用。但ACTH为肽类激素，降解快，几小时内即可出现结果假性偏低，抽血后需冰浴并尽快送检，因此仅可在工作日上午抽血。文献中未提出应激状态下提示肾上腺皮质功能不全存在的血F界值，因不同应激状态也存在一定差别，但一般认为在严重低血压情况下，血F水平应升高至18μg/dl或以上，证明HPA轴功能大致正常，未达到18μg/dl者可能需后续依据治疗效果综合判断。治疗方面，本例患者已予糖皮质激素氢化可的松替代治疗。常规维持剂量为15～25mg/d分次口服，最大剂量晨起口服，第二次为午餐后2h左右。因氢化可的松为短效糖皮质激素，分次服用可减小血药浓度波动并减小用药总量，理论上将剂量越细分越有利于模拟生理曲线，但缺乏可操作性。针对此问题，国外已有新的缓释剂型上市。如患者依从性不佳，无法每日多次口服，也可考虑泼尼松，但因其盐皮质激素作用较弱，因此为维持血压、电解质平衡可能需要大幅度提升剂量，更易出现糖皮质激素的长期不良反应。地塞米松盐皮质激素效果微弱，不推荐使用。患者激素剂量调整不依赖血中激素水平。因氢化可的松短效，晨起空腹ACTH水平升高是必然现象，追求晨起ACTH水平正常所需要的激素剂量远超过实际需求量，长期不良反应亦会发生。因此调整剂量主要依赖临床表现决定，包括激素不足的表现如直立性低血压、低钠血症、食欲减退，以及激素诱导的库欣综合征表现，轻度增多时主要为体重增加、低钾血症、血糖水平升高等。指南推荐常规加用盐皮质激素氟氢可的松，但我国尚未上市。因儿童生长发育所需，建议加用；对于成人非必需，但仅氢化可的松的盐皮质激素作用并不充分，需监测肾素活性，如其水平升高则提示应加大剂量。肾上腺来源的脱氢表雄酮仅用于改善女性性欲，获益并不明确，不予常规替代。患者常规筛查发现泌乳素水平升高，其水平受多种因素干扰，复查空腹10am时泌乳素水平正常，考虑与应激及肾功能不全存在一定关系，不需要后续筛查。此外，APS还可合并其他内分泌疾病，如自身免疫性甲状腺疾病、垂体功能减退等，少量文献报道合并原发性腺功能减退，但相关性未明，糖尿病相关报道少，患者筛查均无殊。

肾内科陈罡医师：患者基础肌酐正常，短期迅速升高至基础3倍以上伴无尿，急性肾损伤、AKIN 3期诊断明确。判断是否存在肾前性因素，可计算尿素氮/肌酐值，大于20提示存在肾前性因素，10～20提示存在肾性因素。通过计算患者急诊及入院后的尿素氮/肌酐值，考虑为肾性因素。通过尿常规可分析肾性因素定位，患者潜血、尿蛋白均为阴性到微量水平，24小时尿蛋白阴性，且可发现小管性蛋白成分，因此定位为肾小管间质受损。分析小管间质损害原因，患者起病时存在大量失汗、围手术期限水，存在容量不足、肾脏灌注减少，引起急性肾损伤、肾小管坏死。肾脏灌注需平均动脉压60～70mmHg，Addison病血压降低可能加重肾小管坏死过程。通过激素补充、容量复苏解除了肾脏灌注不足的因素，肌酐未经特殊干预即逐步回落，符合肾小管坏死病程。APS常可累及肾脏，因其血管丰富，如出现肾血管栓塞或小球动脉栓塞即TMA，尿中会出现潜血及蛋白阳性，同时血压会明显升高，与患者临床表现不符，实验室检查亦无支持证据。肾小管坏死可以解释肾脏受累全貌，恢复时间约1个月，如持续不能缓解可考虑完善肾穿刺。此外，起病初期尿常规异常主要为正常形态红细胞、尿蛋白阳性、亚硝酸盐阳性，追问病史，既往反复出现泌尿系感染症状，当时尿量减少且排尿不适，通过补液、抗生素治疗后好转。考虑少尿时尿道失去尿液的冲刷作用，细菌易于生长，导致一过性泌尿系感染。

消化内科朱丽明医师： 患者起病时腹痛症状的部位、程度及性质符合胆绞痛。但其迁延时间长，超过1周后出现发热、查血白细胞计数及中性粒细胞比例升高，与常见胆囊炎病程不符。胆囊血供特殊，为单支动脉供应，结石嵌顿于颈部可以迅速出现胆囊缺血表现。结合APS存在高凝倾向，患者胆绞痛可能不是单纯胆结石诱发的胆绞痛。此种情况下如出现结石嵌顿、胆囊缺血坏死，需手术切除胆囊。但手术本身是一个重大应激，可能诱发Addison病，因此提示我们需充分评估胆囊切除手术的指征及术后预期。

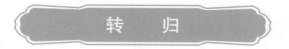

转　归

大查房后继续氢化可的松20mg qd8、10mg qd16替代治疗，华法林抗凝治疗，出院时INR 2.38。患者未诉特殊不适，尿量可。目前患者门诊随诊中。

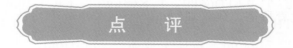

点　评

年轻患者出现不明原因血栓，要常规筛查背后原因。但患者同时合并了多种复杂的临床合并症，如肾功能损伤、肾上腺皮质危象、胆绞痛等，经过多科会诊，综合各方面的情况，最终使患者得到了妥善的安置。本例也是抗磷脂抗体综合征罕见的合并多系统损害且病情危重的一例，其诊治过程是各科综合能力良好协作的体现。

（杨晓曦　张　路）

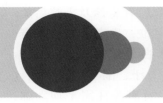

水肿、四肢麻木、无力9月，右侧肢体麻木半月余

引言　　这是一例原发病为POEMS综合征，在治疗过程中出现多发反复缺血性脑梗死为主要表现的青中年男性病例，伴有反复癫痫发作、上消化道出血、中重度肺动脉高压和心脏QT间期延长等多系统合并症。脑缺血病因方面，考虑了包括心源性栓塞、血管炎、易栓症等鉴别诊断，但均不符合本例患者的临床特点；最终考虑脑梗死及脑血管狭窄原因为原发病所致可能性大，经治疗后患者的原发病及脑缺血情况均较前好转。

病 历 摘 要

患者，男性，37岁。因"水肿、四肢麻木、无力9月，右侧肢体麻木半月余"于2016年10月7日入院。

（一）现病史

患者于2016年1月中旬无明显诱因出现面部、双足部水肿，3月中旬患者出现四肢无力，伴手指、足趾及舌尖部麻木，伴咳嗽、胸闷、气短，皮肤逐渐变黑，于2016年6月20日入住中国人民解放军总医院，查血常规正常；肝肾功能：Scr 85.9umol/L；血尿免疫固定电泳：IgA λ型M蛋白血症。骨髓涂片：异常浆细胞占6%。免疫分型：表型异常的单克隆浆细胞约占有核细胞的0.92%。血管内皮生长因子＞800pg/ml。内分泌指标：甲状腺功能：T_3 0.611ng/ml，T_4 5.63μg/dl，FT_3 1.76pg/ml，FT_4 1.06ng/dL，TSH 5.67IU/ml；ACTH（8am）75.46pmol/L，血F（8am）410.45nmol/L，血清睾酮2.67ng/ml，雌二醇22.74pg/ml，黄体生成素7.94mIU/ml，垂体催乳素32.80ng/ml，卵泡刺激素7.47mIU/ml，孕酮2.09nmol/L，甲状旁腺激素36.13pg/ml，25羟基维生素D3 3.6ng/ml，24hUFC 159.1nmol。自身抗体谱检查为阴性。超声心动图：二尖瓣、三尖瓣少量反流，肺动脉压力增高（最高43mmHg），EF 65%，少量心包积液；胸部CT：双侧胸腔积液、叶间胸膜腔积液，心包积液及左心室增大；腹部超声：腹腔积液；行腹水穿刺引流术，腹水介于渗漏之间。PET/CT：未见明显摄取增高灶。头颅MRI检查：双侧半卵圆中心多发异常信号，考虑脱髓鞘改变。四肢肌电图检查：周围神经受损。诊断为POEMS综合征，于2016年7月20日行大剂量环磷酰胺＋G-CSF动员，并成功采集干细胞。此后患者浆膜腔积液量增多、血肌酐115.7～191.7μmol/L，故未行造血干细胞移植；遂于2016年9月16日起口服来那度胺25mg qod、地塞米松40mg qw治疗。患者于9月21日夜间无明显诱因出现右侧面部及右侧肢体麻木感，无口角歪斜，无明显的肢体活动障碍及意识障碍，9月23日外院行头颅MRI：双侧额顶叶、左侧半卵圆中心、左侧侧脑室旁及右侧颞枕叶急性脑梗死，为新发病变；双侧半卵圆中心、侧脑室旁及基底节区异常信号，与前相仿。彩色经颅多普勒检查：颅内所有检测动脉均伴有中-重度狭窄。2016年10月1日患者突发意识不清，双眼上翻，牙关紧闭，四肢僵硬，伴大汗淋漓，尿便失禁，持续1～2分钟后自行缓解，考虑痫性发作，予丙戊酸钠治疗。现为进一步诊治收入我院血液科。患者自发病以来，饮食、睡眠可，有间断排尿困难，间断腹泻，体重下降5～6kg。

（二）既往史

1998年因"左侧自发性气胸"行手术治疗。对"头孢类"药物过敏。有输血史。

（三）个人史、婚育史及家族史

无特殊。

（四）入院查体

生命体征平稳，左侧锁骨上窝、双侧腋下可及质软、肿大淋巴结，最大直径1cm；左下肺少量湿啰音。心律齐，P2＞A2，各瓣膜听诊区未闻及病理性杂音。腹部膨隆，腹围75cm，腹部无明显压痛，肝脾触诊不满意。神经系统查体方面：记忆力、定向力、计算力减退；左侧鼻唇沟浅，伸舌居中；双上肢肌力Ⅴ-级，右下肢近端肌力Ⅴ-级，左下近端肢肌力Ⅴ级，双下肢远端肌力Ⅳ级，肌张力正常，双上肢腱反射弱，双下肢腱反射未引出，双侧巴氏征未引出，感觉检查不配合。

入院诊断：POEMS综合征；甲状腺功能减低替代治疗中；肺动脉高压；慢性肾功能不全（CKD 3期）；脑梗死。

（五）诊治经过

入院后完善相关检查。

血常规：Hb 95g/L，MCV 91fl，MCHC、MCH正常，Ret% 2.72%，PLT 300×10⁹/L；尿常规：大致正常。铁4项：Fe 11.7μg/dl，TS 7.1%，Fer 537ng/ml。血生化：Alb 33g/L，Cr（E）101～148μmol/L，Ca²⁺ 1.68mmol/L；血脂正常。血VEGF 4547pg/ml。内分泌评价：①甲状腺功能：TSH 4.611μIU/ml，FT₄ 0.780ng/dl，FT₃ 0.78pg/ml；②血总皮质醇（4pm）15.40ug/dl；③骨代谢：PTH 14.8pg/ml，1,25［OH］2-D3 7.05pg/ml，β-CTX 0.580ng/ml，T-25OHD＜3.00ng/ml。心功能评价：①BNP 153ng/L，NT-proBNP 4903pg/ml；②心电图：QT间期延长，QTc 510～532ms。③超声心动图检查提示中-重

肺动脉高压（肺动脉收缩压73mmHg），右心稍增大，轻-中度三尖瓣关闭不全，少量心包积液，未见心脏内血栓。腰穿评价：①腰穿脑脊液压力＞330mmH$_2$O；②脑脊液常规：正常；③脑脊液生化：CPro 2.40g/L，GLU、CL正常；GM1、Hu-Yo-Ri、NMDA/VGKC（－）；④寡克隆区带分析：IgG 314.00mg/L。血乳酸正常。头颅MRI：右侧枕叶病灶基本消失，右侧颞叶病灶较前缩小；左侧半卵圆中心病灶较前范围似增大。头部MRA检查：左侧颈内纤细，局部重度狭窄；左侧大脑中动脉M1中段闭塞；左侧大脑前动脉A1段闭塞；右侧颈内动脉末段、大脑中、大脑前动脉多发狭窄。TCD栓子监测未见血栓征象。易栓检查：①抗磷脂抗体谱：狼疮抗凝物、ACL、β$_2$GP1（－）；②易栓四项筛查：P-C 65%，AT-Ⅲ 84%，P-S 127%，APC-R 2.6；JAK2V617F、CD55/CD59未见异常。血管炎排查：①ESR 37mm/h；hsCRP 11.69mg/L；ANA、ANCA抗体谱3项（－）；②动脉超声：右侧颈内动脉频谱呈毛刺样改变，左侧颈内动脉管壁局限性增厚并管腔变窄；右侧椎动脉流速较左侧增高；双侧锁骨下动脉未见明显异常；腹主动脉近心段、双肾动脉、肠系膜上动脉近心段未见异常。

患者入院后仍有癫痫发作一次，多次类似TIA发作。脑血管病治疗：入院即予阿司匹林及降脂药；2016年10月14日加用依诺肝素4000IU q12h，予丙戊酸钠加量。感染治疗：2016年10月13日出现发热、寒战，予哌拉西林他唑巴坦后好转，10月21日停用。原发病治疗：经血液科专业组查房，10月20日给予硼替佐米＋地塞米松方案化疗1次。新发脑梗死治疗：2016年10月22日患者新发意识障碍，不能维持气道，行气管插管并转入MICU治疗。复查头部CT提示左侧额、岛叶低密度灶，脑干可疑低密度灶。经支持治疗后患者神志好转，10月25日拔除气管插管。当日15：30左右再次出现意识障碍，17：00左右神志逐渐转清。消化道出血、鼻出血治疗：患者10月23日发现鼻腔、口腔、胃管引流暗红色液体增多，复查血常规提示血红蛋白水平明显下降（98→60g/L），消化内镜科、耳鼻喉科会诊，考虑消化道出血可能性大，鼻腔黏膜损伤不排除，但不宜行内镜检查，予以保守治疗，并停用阿司匹林、依诺肝素，此后每日血性液体引流量逐渐减少（360→200ml/d）。2016年10月26从MICU转回血液科，仍有咖啡色及暗红色胃液引出，予PPI静脉泵入；间断失神发作请神经科会诊不除外癫痫，加用开浦兰。

POEMS综合征合并多发脑梗塞的病例罕见，为进一步明确本例患者出现多发反复脑梗的病因，并讨论患者下一步的治疗方案，特提请于2016年11月2日内科大查房讨论。

讨　论

放射科林路医师：复阅本例患者的头部影像学检查资料：患者2015年9月、2016年7月外院头部MRI检查未见明确异常病变；2016年9月26日脑梗死首次发病后外院头颅MRI检查DWI图像显示右侧颞叶、枕叶、左侧半卵圆中心、侧脑室旁及双侧皮层均可见多发高信号区，符合急性缺血性改变。2016年10月9日我院复查头MRI显示右侧颞叶、枕叶高信号区基本消失；左侧侧脑室旁及半卵圆中心高信号区范围较前变小；我院MRA提示颅内动脉、双侧颈内动脉颅内段多发狭窄；左右侧大脑前、中动脉多发狭窄；大脑后远端分支可见代偿改变。2016年10月22日患者再发意识障碍后复查头部CT可见左侧额叶、岛叶脑组织肿胀，脑沟变浅，皮层下可见大片低密度影。通过上述动态复查头部影像学结果，考虑患者的脑部病变符合脑梗死，但与常见的动脉粥样硬化所致脑梗死不同，其特点为病灶变化快，为双侧多灶分布，且多位于分水岭区。从影像学角度考虑需鉴别的病因包括：①脑血管炎：可有发作时缺血改变，发作后缺血改变迅速消失。②脑血管痉挛：但考虑患者MRA提示脑血管有多发狭窄，且大脑后动脉已有代偿性改变，不支持血管痉挛。③遗传代谢及低灌注方面原因。需结合患者临床情况进一步鉴别判断。此外，可考虑完善脑血管壁增强MRI进一步明确脑血管壁情况，该检查对于血管炎可发现一些特异性改变，可供进一步鉴别。

血液科冯俊医师：本例患者病例特点如下：青年男性，慢性病程，有多系统病变表现：周围神经病变，多浆膜腔积液，肺动脉高压，皮肤色素沉着及白甲，双下肢水肿，血M蛋白阳性，骨髓中可见异常克隆性浆细胞，VEGF水平明显升高，上述临床表现符合POEMS综合征的所有强制标准、1主要标准及1条以上的次要标准，因此POEMS综合征诊断明确。

本例患者临床表现的特殊性在于其同时合并多灶脑梗死表现，并且在抗凝、抗聚过程中脑缺血仍反复发作；同时MRA及TCD检查提示存在多发的颅内外动脉狭窄及闭塞。有关多发脑梗原因的鉴别，主要考虑以下几方面因素：原发病相关、脑血管栓塞、血管炎。

原发病方面，POEMS综合征合并脑梗死的文献报道较少，一篇美国在 *Mayo Clinic* 发表的回顾性研究中：208例POEMS综合征患者中脑梗死的发生率为9.2%，5年累积发生率为13.4%，患者的中位年龄52岁，男性63%，多数患者同时合并有其他类型的血栓事件。发病部位方面，89%患者脑梗死发生于单侧大脑半球，67%为单一血管受累；与未发生脑梗死的患者相比，发生脑梗死患者的中位血小板计数更高（$571×10^9$/L），而在VEGF及其他临床指标方面，两组患者无显著差别；此外，脑梗死均发生在尚未治疗或治疗未缓解的患者。部分患者存在脑血管狭窄，并且可以合并有急性冠脉综合征（ACS）、肢端坏疽及肠系膜血管缺血等事件，提示有可能存在原发病相关的血管病变。有关预后方面的数据报道较少，其中生存期最短患者的总生存时间（OS）仅为1个月。通过对我院POEMS综合征合并脑血管病患者的病例总结，其脑梗死的发生率为11.5%（14/121），其中11例发生于诊断之前。临床特征方面，与国外报道数据相似；但似乎我院患者中发生双侧脑梗死及反复脑梗死的比例较高，分别为35.7%和42.9%；患者总体的生存数据尚不成熟，但从生存曲线趋势上，提示合并脑梗患者的生存情况似乎比未发生脑梗的POEMS综合征患者更差。脑血管检查方面，只有1例患者行MRA检测，未见明确脑血管狭窄表现。综合上述文献报道及我院的病例资料总结，可见

POEMS综合征患者的确存在一定的脑梗死及脑血管狭窄发生率，但脑血管狭窄是否与原发病直接相关仍有待进一步探讨。

脑血管栓塞：支持点包括患者为急性起病，为双侧多发病灶，发病前曾有来那度胺服用史；不支持点包括患者心脏超声及TCD检查均未发现血栓证据；来那度胺虽有导致血栓形成风险，但既往文献尚无来那度胺在POEMS综合征患者中导致脑栓塞的报道；此外，患者在停用来那度胺后脑缺血症状仍反复发作；因此不支持脑血管栓塞的可能性。

血管炎：通过文献检索，POEMS综合征合并血管炎的报道罕见，有1例文献报道POEMS综合征患者出现皮肤坏死性血管炎；另1例文献中，对于1例POEMS综合征患者曾怀疑血管炎，但行脑膜活检、脑血管活检的病理结果均未见明确血管炎表现。本例患者ESR、CRP等炎性指标有轻度升高，但全身动脉超声检查除颅内及左颈内动脉外，未见其他大中动脉受累表现，且ANA、ANCA等自身抗体谱阴性，因此是否合并有血管炎尚不肯定，需免疫科会诊予以鉴别。

在治疗方面，本例患者的初始治疗策略为来那度胺＋地塞米松缓解后考虑行自体造血干细胞移植，但因患者在治疗中出现多发脑梗死的严重并发症，无法完成自体移植；但如无原发病控制，反复脑梗死可能无法改善，故选择硼替佐米为主的化疗。但目前的治疗中存在诸多矛盾和难点，如对于血管病变是否考虑加用激素冲击治疗以及在目前仍有上消化道出血情况下抗凝抗栓治疗的选择等。故提请内科大查房进一步讨论明确。

神经科韩菲医师： 患者青年男性，慢性病程，临床及影像学检查均提示存在反复发作的区域性脑缺血改变，TCD、MRA检查提示双侧多发颅内大中血管的狭窄闭塞，在多发脑梗死机制方面，考虑以下可能原因：①心脏及主动脉弓来源的血栓栓塞：患者脑梗死为多灶性、反复发作，符合心脏血栓脱落栓塞的特点，但患者无房颤病史，超声心动图、TCD栓子监测均未发现血栓，故目前无临床证据支持；此外，患者存在明确的多发脑血管狭窄闭塞，亦无法单纯通过血栓栓塞来解释。②在多发脑血管狭窄基础上如果合并有低灌注等诱因，也可导致出现可逆性的脑缺血改变。③导致脑血管狭窄的机制方面：国外文献报道，POEMS综合征本身的VEGF水平升高及高凝状态可能导致血管壁结构病理改变；本例患者的血管病变亦不能完全除外合并血管炎可能，但患者目前检查未发现明确证据支持血管炎的诊断，若患者情况许可，可考虑完善脑血管高分辨MRI检查以鉴别血管炎和其他原因所致的血管病变。治疗方面，脑梗死的二级预防是以阿司匹林抗聚为主，无常规抗凝指征；但若本例患者存在原发病相关、下肢DVT及肺动脉高压等高凝危险因素，也可以考虑酌情给予抗凝治疗。

风湿免疫科赵久良医师： 患者青年男性，原发病POEMS综合征诊断明确，合并颅内外动脉的多发狭窄及闭塞，目前的鉴别难点主要在于颅内血管狭窄是否合并有血管炎的问题。血管炎的诊断主要需满足2个方面条件：存在血管病变和有炎症反应相关指标。在血管病变方面，患者临床上有肾脏（血肌酐水平升高、尿蛋白）、肺动脉高压、颅内血管狭窄及周围神经等病变，似乎符合血管炎的多系统表现；但考虑上述临床表现除脑血管狭窄外，其余均可用POEMS综合征原发病解释，故诊断合并血管炎的临床证据并不充分。炎症因子方面：患者CRP、ESR水平轻度升高，但与患者临床血管病变的严重程度不平行。此外，ANCA、ANA等自身抗体检查均为阴性，因此也不符合血管炎的典型实验室表现。血管炎的分类方面，血管炎可分为原发血管炎和继发血管炎。原发血管炎方面，原发大动脉炎的特点为大多累及一级主动脉分支，目前尚无单纯孤立累及中枢神经系统血管的报道；另外一种需要鉴别的疾病为原发中枢神经系统血管炎，但该病极为罕见，确诊依据主要靠病理活检，本例患者目前活检不可行，既往文献也无相关报道。继发血管炎的特点为通常累及小血管，与本例患者的血管病变特点不相符。综上所述，目前本例患者的临床表现及检查结果没有明确的证据支持合并血管炎诊断。

心内科吴炜医师：本例患者病程中与心脏相关的问题主要有2个方面：①本例患者的脑梗死是否考虑心源性血栓栓塞：患者无房颤、扩张型心肌病、瓣膜赘生物等形成心脏血栓的高危因素，且除颅内动脉外无全身其他部位动脉栓塞的证据，故考虑不支持心源性栓塞病因。②患者入院后多次心电图存在QT间期延长。通过回顾患者既往外院病历资料，患者1年前外院ECG的QTc间期仍在正常范围（450～460ms），而在2016年8月外院ECG的QTc开始出现明显延长（540～560ms），入我院后多次复查心电图QTc为510～530ms，较前似有所恢复。QT间期延长的常见原因包括：①先天性长QT间期综合征：通过反复询问患者，本例患者家族中无早年心脏病及猝死家族史，且发病前的QT为正常水平，因此不支持该诊断。②继发因素：QT间期延长的继发因素中以药物较为常见，常见可引起QT间期延长的药物有胺碘酮、吗丁啉、三环类抗抑郁药及部分化疗药等。在本例患者既往应用的药物中，目前未发现可明确引起QT间期延长的药物，但结合患者QT间期的动态改变，考虑可能与既往服用的某些可延长QT间期且代谢较为缓慢的药物相关，可通过进一步查阅患者既往的用药史进一步明确病因。

消化内科严雪敏医师：本例患者原发病为POEMS综合征，合并多发脑梗及DVT，治疗期间又出现上消化道出血，在出血病因方面考虑可能与患者的抗凝治疗、脑梗死加重所致的应激性溃疡、情绪及精神应激因素，以及POEMS综合征原发病可能导致的胃黏膜血供不足等有关。待患者意识情况稳定后，可考虑完善胃镜检查进一步明确出血的部位、性质和病因，并根据病因予相应处理。治疗方面，目前可继续予PPI及胃黏膜保护剂的保守治疗；是否恢复抗凝治疗方面，需进一步评估目前抗凝治疗的获益和风险，必要时可根据胃镜检查的情况进一步做出决策。

普通内科曾学军医师：同意消化科严雪敏主治医师意见完善内镜检查。患者消化道出血不除外为肠缺血事件所致，可待意识情况稳定后完善内镜检查进一步明确病因。但患者目前多发反复脑梗死合并上消化道出血，且原发病未控，预后极差，需向家属充分交代病情。

血液科庄俊玲医师：该病例为罕见病中的罕见情况，本次查房主要提出的问题有两方面：①患者的脑梗死并发症如何解释。②针对脑梗死、上消化道出血等多种并发症，如何在治疗中处理好原发病、血栓、出血之间的关系，如何更好地平衡治疗的获益和风险。经多科协作讨论，考虑目前本例患者的脑梗死与原发病相关可能性大，在并发症治疗方面需神经内科、消化科等多科协作，在血止后予尽快加强原发病的治疗，以改善患者的全身状况。

转　归

大查房后患者继续予硼替佐米＋地塞米松的方案治疗原发病，并针对相关并发症予抗凝、抑酸、保护胃黏膜、静脉及肠内营养支持等治疗，未再出现严重的脑缺血、癫痫发作及消化道出血事件。1疗程化疗后患者的神志意识、四肢肌力等一般情况较前明显改善，可恢复经口进食，并逐步开始床旁活动，患者复查VEGF水平亦有下降，但3疗程化疗后患者再发脑梗死，最终回当地姑息治疗。

点　评

本例患者为罕见病中的罕见情况，患者原发病诊断明确，但出现危及生命的严重并发症，并且在治疗过程中病情反复进展。尽管我们在兼顾原发病及并发症处理上面已经通过多科协作进行了积极治疗，但结局仍然不尽如人意。鉴于该类疾病的病因尚未完全明确，最适宜的治疗有待于临床进一步探讨。

（胡少轩　冯　俊）

附　录

1. 缩略词表

英文缩写	英文全称	对应中文
24hUP	24 hours urinary protein	24小时尿蛋白定量
Ab	antibody	抗体
ABG	arterial blood gas	动脉血气
ABPA	allergic bronchopulmonary aspergillosis	变应性支气管肺曲霉病
ACA	anticentromere antibody	抗着丝点抗体
ACEI	angiotension converting enzyme inhibitor	血管紧张素转换酶抑制剂
ACL	anticardiolipin antibody	抗心磷脂抗体
ACR	albumin/creatinine ratio	白蛋白/肌酐比
ACTH	adrenocorticotrophic hormone	促肾上腺皮质激素
ADA	adenosine deaminase	腺苷脱氨酶
ADC	apparent diffusion coeffecient	表观弥散系数
AECA	anti-endothelial cell antibody	抗内皮细胞抗体
AFP	alpha fetal protein	甲胎蛋白
Ag	antigen	抗原
AKA	anti-keratin antibody	抗角蛋白抗体
Alb	albumin	白蛋白
ALD	aldosterone	醛固酮
ALP	alkaline phosphatase	碱性磷酸酶
ALT	alanine aminotransferase	丙氨酸氨基转移酶
AMA	antimitochondrial antibodies	抗线粒体抗体
ANA	antinuclear antibodies	抗核抗体
ANCA	antineutrophil cytoplasmic antibodies	抗中性粒细胞胞质抗体
Amon	ammonia	血氨
APF	anti-perinuclear factor	抗核周因子
APTT	activated partial thromboplastin time	活化部分凝血活酶时间
ARB	angiotensin receptor blocker	血管紧张素受体拮抗剂
ASO	anti streptolysin O	抗链球菌溶血素O
AST	aspartate amino transferase	天门冬氨酸氨基转移酶
A-Tg	antithyroglobulin antibodies	抗甲状腺球蛋白抗体
A-TPO	thyroid microsomal antibodies	抗甲状腺微粒体抗体
Bil	bilirubin	胆红素
BLD	latent blood in dipstick urinalysis	尿潜血

英文缩写	英文全称	对应中文
BMI	body mass index	体重指数
BST	brucella standard tube agglutination test	布氏杆菌凝集试验
BUN	nlood urea nitrogen	尿素氮
AMY	amylase	淀粉酶
BNP	b type natriuretic peptide	B型钠尿肽
BP	blood pressure	血压
BUS	B-ultrasound	B超
C3	complement 3	补体C3
C4	complement 4	补体C4
Ca	calcium	钙
CA125	carbohydrate antigen 125	糖链抗原125
CA15-3	carbohydrate antigen 15-3	糖链抗原153
CA19-9	carbohydrate antigen 19-9	糖链抗原19-9
CA242	carbohydrate antigen 242	糖链抗原242
CA72-4	carbohydrate antigen 72-4	糖链抗原72-4
CAEBV	chronic active epstein-barr virus infection	慢性活动性EB病毒感染
Anti-CCP	anti-cyclic peptide containing citrulline antibody	抗环瓜氨酸多肽抗体
CEA	carcinoembryonic antigen	癌胚抗原
CK	creatine kinase	肌酸激酶
CK-MB	creatine kinase-mb	肌酸激酶-MB
Cl	chlorine	氯
CMV	cytomegalovirus	巨细胞病毒
Cr	creatinine	肌酐
CRH	corticotropin-releasing hormone	促肾上腺皮质激素释放激素
CRRT	continuous renal replacement therapy	连续性肾脏替代治疗
CSF	cerebrospinal fluid	脑脊液
CT	computerized tomography	计算机化断层显像
CTA	computerized tomographic angiography	CT血管成像
cTnI	cardiac troponin i	心肌肌钙蛋白I
CTPA	computed tomographic pulmonary angiography	CT肺动脉造影
CTU	computerized tomographic urography	CT尿路成像
CTV	computerized tomographic venography	CT静脉成像
Cyfra21-1		细胞角蛋白19片段
DBil	direct bilirubin	直接胆红素

续 表

英文缩写	英文全称	对应中文
D-Dimer		D-二聚体
DIC	disseminated intravascular coagulation	弥散性血管内凝血
DLCO	diffusion capacity of the lung for carbon monoxide	肺一氧化碳弥散量
DNA	deoxyribonucleic acid	脱氧核糖核酸
DWI	diffusion weighted imaging	弥散加权成像
DPB	diffuse panbronchiolitis	弥漫性泛细支气管炎
EBER	epstein-barr virus encoded rna	EB病毒编码核糖核酸
EBV	epstein-barr virus	EB病毒
ECHO	echocardiogram	超声心动图
ECMO	extracorporeal membrane oxygenation	体外膜肺氧合
EF	ejection fraction	射血分数
eGFR	estimated glomerular filtration rate	估测肾小球滤过率
ECG	electrocardiogram	心电图
ENA	extractable nuclear antigen	可提取核抗原
EOS	eosinophile granulocyte	嗜酸性粒细胞
EPO	erythropoietin	促红细胞生成素
ESBL	extended-spectrum beta-lactamase	超广谱β-内酰胺酶
ERCP	endoscopic retrograde cholangiopancreatogra	经内镜逆行性胰胆管造影术
ESR	erythrocyte sedimentation rate	红细胞沉降率
F	compound f	皮质醇
Fbg	fibrinogen	纤维蛋白原
FDP	fibrin（-ogen）degradation products	纤维蛋白（原）降解产物
FEV1	forced expiratory volume in 1 second	1秒用力呼气容积
Fer	ferritin	铁蛋白
FIB	fibrinogen	纤维蛋白原
FiO_2	fraction of inspiration O_2	吸入气中氧体积分数
FSH	follicle-stimulating hormone	卵泡刺激素
FT_3	free triiodothyroine	游离三碘甲腺原氨酸
FT_4	free thyroxine	游离甲状腺素
FVC	forced vital capacity	用力肺活量
GAS	gastrin	胃泌素
GBM	glomerular basement membrane	肾小球基膜
GFR	glomerular filtration rate	肾小球滤过率

英文缩写	英文全称	对应中文
GGT	γ-glutamyltransferase	γ-谷氨酰转移酶
GH	growth hormone	生长激素
Glu	glucose	葡萄糖
GOT	glutamic-oxaloacetic transaminase	谷草转氨酶
HAV	hepatitis a virus	甲型肝炎病毒
Hb	hemoglobin	血红蛋白
HbA1c	glycosylated hemoglobin	糖化血红蛋白
HbcAb	hepatitis B core antibody	乙型肝炎核心抗体
HbeAb	hepatitis B e antibody	乙型肝炎e抗体
HbsAb	hepatitis B surface antibody	乙型肝炎表面抗体
HbsAg	hepatitis B surface antigen	乙型肝炎表面抗原
HBV	hepatitis B virus	乙型肝炎病毒
Hct	hematocrit	血细胞比容
HCV	hepatitis c virus	丙型肝炎病毒
HCY	homocysteine	同型半胱氨酸
HDL-C	high density lipoprotein cholesterol	高密度脂蛋白胆固醇
HEV	hepatitis e virus	戊型肝炎病毒
HIV	human immunodeficiency virus	人类免疫缺陷病毒
HR	heart rate	心率
HRCT	high resolution computerized tomography	高分辨计算机化断层显像
hsCRP	hyper sensitive c-reactive protein	超敏C反应蛋白
hscTnI	hyper-sensitive cardiac troponin i	高敏心肌肌钙蛋白I
HSV-1	herpes simplex virus-1	单纯疱疹病毒-1
HUS	hemolytic uremic syndrome	溶血尿毒综合征
IE	infective endocarditis	感染性心内膜炎
Ig	immunoglobulin	免疫球蛋白
IGF-1	insulin-like growth factor-1	胰岛素样生长因子-1
INR	international normalized ratio	国际标准化比值
IVIG	intravenous immunoglobulin	静注人免疫球蛋白
K	kalium	钾
KET	ketone	酮体
LA	lupus anticoagulant	狼疮抗凝物
LAD	left anterior descending artery	左前降支

续　表

英文缩写	英文全称	对应中文
LCX	left circumflex artery	左回旋支
LDH	lactate dehydrogenase	乳酸脱氢酶
LDL-C	low density lipoprotein cholesterol	低密度脂蛋白胆固醇
LH	luteinizing hormone	黄体生成素
LIP	lipase	脂肪酶
LM	left main artery	左主干
LVEDD	left ventricular end-diastolic diameter	左心室舒张末内径
LVEF	left ventricular ejection fraction	左心室射血分数
LVESD	left ventricular end-systolic diameter	左心室收缩末内径
LY	lymphocyte	淋巴细胞
MCH	mean corpuscular hemoglobin	平均红细胞血红蛋白
MCHC	mean corpuscular hemoglobin concentration	平均红细胞血红蛋白浓度
MCV	mean corpuscular volume	平均红细胞体积
MRA	magnetic resonance angiography	磁共振血管成像
MRI	magnetic resonance imaging	磁共振成像
MRCP	magnetic resonance cholangiopancreatography	磁共振胰胆管造影
MRV	magnetic resonance venography	磁共振静脉成像
Myo	myoglobin	肌红蛋白
Na	natrium	钠
NAG	glucosaminidase	氨基葡萄糖苷酶
NBP	noninvasive blood pressure	无创血压
NE	norepinephrine	去甲肾上腺素
NEUT	neutrophil	中性粒细胞
NSAIDs	nonsteroidal anti-inflammatory drugs	非甾体类抗炎药
NSE	neuronspecific enolase	神经元特异性烯醇化酶
NTM	nontuberculosis mycobacteria	非结核分枝杆菌
NT-proBNP	n terminal b type natriuretic peptide	N末端B型钠尿肽原
OB	occult blood	潜血
P	phosphor	磷
PA	prealbumin	前白蛋白
PAPs	pulmonary arterial pressure of systole	肺动脉收缩压
pCO$_2$	pressure of carbon dioxide	二氧化碳分压
PCT	procalcitonin	降钙素原

英文缩写	英文全称	对应中文
PC	pressure control	压力控制
PEEP	positive end expiratory pressure	呼气末正压
PET/CT	positron emission tomography/computerized tomography	正电子发射计算机断层显像
pO_2	pressure of oxygen	氧分压
PLT	platelet	血小板
PPD	purified protein derivative	结核菌素纯蛋白衍生物
PRA	plasma renin activity	血浆肾素活性
PRL	prolactin	泌乳素
Pro	protein	蛋白质
ProGRP	pro-gastrin-releasing peptide	胃泌素释放肽前体
PSA	prostate specific antigen	前列腺特异性抗原
PT	prothrombin time	凝血酶原时间
PTH	parathyroid hormone	甲状旁腺素
R	respiration	呼吸
RASS	richmond agitation-sedation scale	镇静程度评估表
RBC	red blood cell	红细胞
RCX	right circumflex artery	右回旋支
Ret	reticulocyte	网织红细胞
RF	rheumatoid factor	类风湿因子
RV	rubella virus	风疹病毒
RVEF	right ventricular ejection fraction	右心室射血分数
SAAG	serum ascites albumin gradient	血清腹水白蛋白梯度
SCCAg	squamous cell carcinoma antigen	鳞状细胞癌抗原
SCr	serum creatinine	血清肌酐
$ScvO_2$	central venous oxygen content	中心静脉血氧饱和度
SpO_2	pulse oxygen saturation	脉搏血氧饱和度
SUV	standard uptake value	标准摄取值
T	temperature	体温
TBA	total bile acid	总胆汁酸
T_3	triiodothyronine	三碘甲腺原氨酸
T_4	thyroxine	甲状腺素
T-SPOT.TB		淋巴细胞培养＋干扰素释放测定
TB	tuberculosis	结核

续　表

英文缩写	英文全称	对应中文
TBil	total bilirubin	总胆红素
TBLB	transbronchiallung biopsy	经支气管镜肺活检
TC	total cholesterol	总胆固醇
TCD	transcranial Doppler	经颅多普勒
TG	triglyceride	甘油三酯
TIBC	total iron binding capacity	总铁结合力
TLC	total lung capacity	肺总量
Tmax	temperature maxium	最高体温
TMA	thrombotic microangiopathy	血栓性微血管病
TP	total protein	总蛋白
TPS	tissue polypeptide specific antigen	组织多肽特异性抗原
TRAb	thyrotrophin receptor antibody	促甲状腺素受体抗体
TRF	transferrin	转铁蛋白
TS	transferrin saturation	转铁蛋白饱和度
TSH	thyroid-stimulating hormone	促甲状腺素
TTP	thrombotic thrombocytopenic purpura	血栓性血小板减少性紫癜
VAS	visual analogue scale	视觉模拟评分法
UA	uric acid	尿酸
UBG	urobilinogen	尿胆原
Urea	urea	尿素
V/Q	ventilation/perfusion	通气/血流灌注
WBC	white blood cell	白细胞
β_2GP1	β_2-glycoprotein1	β_2糖蛋白1

2. 北京协和医院化验项目

项目名称	涵盖内容
ANA 3项	ANA，dsDNA-IF，dsDNA-ELISA
ANA 18项	ANA 3项＋抗细胞质抗体、抗中性粒抗体、免疫印迹法14项（Sm、RNP、SSA、SSB、Scl-70、Jo-1、rRNP、PCNA、AHA、Ro 52、PM-Scl、ANuA、CENP B、AMA-M2）
ANCA 3项	ANCA-IF、PR3-ANCA、MPO-ANCA
DIC全套	PT，APTT，TT，Fbg，D-Dimer，FDP
感染4项	HBsAg，HCV-Ab，TP-Ab，HIV Ag/Ab
抗ENA（4＋7）	双扩散法（Sm、RNP、SSA、SSB），免疫印迹法（Sm、RNP、SSA、SSB、Scl-70、Jo-1、rRNP）
抗磷脂抗体谱	ACL，β_2GP1
输血8项	感染4项＋乙肝5项
铁4项	血清铁，总铁结合力，转铁蛋白饱和度，铁蛋白
TORCH 10项	弓形虫IgG＋IgM，风疹病毒IgG＋IgM，巨细胞病毒IgG＋IgM，单纯疱疹病毒1型IgG＋IgM，单纯疱疹病毒2型IgG＋IgM
乙肝5项	HBsAg，HBsAb，HBeAg，HBeAb，HBcAb
易栓症4项	APC抵抗，蛋白C，蛋白S，抗凝血酶